問題解決型
救急初期検査

第2版

田中和豊
福岡県済生会福岡総合病院
臨床教育部部長　兼　総合診療部主任部長

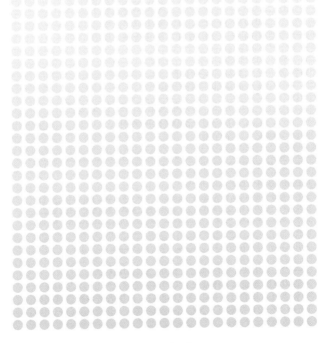

医学書院

問題解決型 救急初期検査

発　行	2008年 2 月15日　第 1 版第 1 刷
	2016年 5 月 1 日　第 1 版第 5 刷
	2019年 1 月15日　第 2 版第 1 刷Ⓒ
著　者	田中和豊
発行者	株式会社　医学書院
	代表取締役　金原　俊
	〒113-8719　東京都文京区本郷 1-28-23
	電話　03-3817-5600(社内案内)
印刷・製本	三美印刷

本書の複製権・翻訳権・上映権・譲渡権・貸与権・公衆送信権(送信可能化権を含む)は株式会社医学書院が保有します.

ISBN978-4-260-03598-9

本書を無断で複製する行為(複写,スキャン,デジタルデータ化など)は,「私的使用のための複製」など著作権法上の限られた例外を除き禁じられています.大学,病院,診療所,企業などにおいて,業務上使用する目的(診療,研究活動を含む)で上記の行為を行うことは,その使用範囲が内部的であっても,私的使用には該当せず,違法です.また私的使用に該当する場合であっても,代行業者等の第三者に依頼して上記の行為を行うことは違法となります.

JCOPY 〈出版者著作権管理機構　委託出版物〉

本書の無断複製は著作権法上での例外を除き禁じられています.複製される場合は,そのつど事前に,出版者著作権管理機構(電話 03-5244-5088,FAX 03-5244-5089,info@jcopy.or.jp)の許諾を得てください.

この本を
眼の前の患者を救いたい人に
捧げる

著者略歴

1988 年	慶應義塾大学理工学部物理学科卒業
1994 年	筑波大学医学専門学群(現 医学群医学類)卒業
1994～1995 年	横須賀米海軍病院　インターン
1995～1997 年	聖路加国際病院　外科系研修医
1997～2000 年	米国　ニューヨーク ベス・イスラエル・メディカル・センター 内科レジデント
2000 年	米国インディアナ州医師免許
2000 年	米国内科学会専門医
2000～2003 年	聖路加国際病院　救命救急センター
2003 年	日本救急医学会認定医
2003～2004 年 6 月	国立国際医療センター(現 国立国際医療研究センター) 救急部
2004～2005 年 1 月	福岡県済生会福岡総合病院　救急部
2004 年 9 月	日本救急医学会専門医
2005 年 2 月～	福岡県済生会福岡総合病院　臨床教育部
2005 年 9 月	日本内科学会認定内科医
2012 年 3 月	米国内科学会上級会員
2012 年 4 月	福岡県済生会福岡総合病院 臨床教育部部長　兼　総合診療部主任部長
2014 年 12 月	日本内科学会総合内科専門医

著書　2003 年　問題解決型救急初期診療　医学書院
　　　2005 年　Step By Step!　初期診療アプローチ　CareNet DVD
　　　2008 年　問題解決型救急初期検査　医学書院
　　　　　　　臨床の力と総合の力―ジェネラリスト入門(共著)　CBR
　　　2009 年　思考過程と根拠がわかる腹痛初期診療マニュアル―
　　　　　　　救急・プライマリケアでの鑑別診断と治療の鉄則　羊土社
　　　2011 年　問題解決型救急初期診療(第 2 版)　医学書院
　　　2012 年　研修医目線でわかる ER カンファレンス・ライブ　CBR

イラストレータ：伊藤弓美

第2版 序

　本書は『問題解決型救急初期診療』の姉妹編として 2008 年に上梓したが，幸い今回改訂の機会に恵まれることができた．

　初版からの 10 年間，医療は爆発的に進歩し続けている．初版執筆時には何とかまとめ上げるので精一杯であったが，今回の改訂時にも筆者一個人ですべての領域を十分に網羅できるのか危惧を抱いたまま改訂作業を開始した．

　実際 1 年以上にわたる改訂作業は，砂上の楼閣を建てるのに似ていて難儀を極めた．その間，新しい知識がすぐに風化して古いものとなっていくことが繰り返され，徒労を感じる日々であった．

　できうる限りの文献を検索し，参考になる文献は英語論文に限らず，日本語の論文や雑誌・新聞記事なども参考文献とした．また，検索して発見できなかったものははっきりとないと記載し，また，古い文献しかなかったものはそのまま古い文献を使用した．

　改訂版は，最新のエビデンスとガイドラインに準拠し，できるだけ簡略化して記載したつもりである．また，他の拙著とも共通するポリシーであるが，本書の内容は筆者が理解していること，および，筆者が実際に臨床で実践していることのみしか記載していない．筆者が理解していないこと，および，実際に臨床で実践していないことは一切記載しないこととしている．

　本書の基準値については，下記の書籍などを参考にして筆者が選出した．

- 河合忠(監)，山田俊幸，本田孝行(編)：異常値の出るメカニズム，第 7 版．医学書院，2018．
- Kasper DL, Fauci AS, Hauser SL, et al：Harrison's Principles of Internal Medicine, 19th ed. McGraw-Hill Education, New York, 2015.
- UpToDate®

初版との重要な改訂点を以下に列挙する．

第1部　イントロダクション
・医療も含めて現代のテクノロジーを理解するのに絶対不可欠な「**8. Bayes統計学**」の章を追加した（→26頁）．

第4部　血液検査
・「**7. カルシウムとリン**」に新しい制御ホルモン<u>FGF-23</u>の記述（→201頁）を追加．
・「**9. 腎機能**」における<u>急性腎障害（AKI）</u>（→217頁），および「**10. 肝機能**」における<u>急性肝不全</u>（→228頁）は新しい診断基準に準拠した．
・「**14. 循環器系マーカー**」（①トロポニン，②BNP/NT-proBNP，③D-dimerの各項目）については全面的に内容を刷新した（→264頁）．
・新たに「**15. 急性期反応因子**」（①CRP，②ESR，③CRPとESRの乖離，④プロカルシトニン，⑤フェリチン，⑥可溶性IL-2受容体の各項目）の章を新規追加した（→271頁）．

第5部　動脈血ガス
・「**4. 低酸素血症**」では，急性呼吸促迫症候群（ARDS）の<u>Berlin定義</u>を追加した（→292頁）．
・「**7. 酸塩基平衡障害の評価**」では，130年間混乱が続いているという酸塩基平衡障害の評価法について，その歴史を交えて以下の3つのアプローチ法を明確に区別して記載した（→308頁）．

　　Copenhagenアプローチ（別名　BEアプローチ）
　　Bostonアプローチ（別名　生理学的アプローチ）
　　Stewartアプローチ（別名　物理化学的アプローチ）

また，Bostonアプローチで使用する一次性酸塩基平衡障害に対する二次性反応の予測式は40年以上前のものであったので，今回改訂した．

第7部　尿・体液検査
・「**1. 尿検査**」に利尿薬服用時に有用なFE_{UN}（→396頁），そして，薬物中毒の診断に有用な<u>尿中薬物検査</u>（→397頁）の記述を追加した．

第8部 感染症検査
- 「2. 染色法」に LAMP 法(→431頁)，「4. 各種検査」に CD 検査(→437頁)および β-D-グルカン(→439頁)，「5. 結核検査法」にインターフェロンγ遊離試験(IGRA)(→442頁)の各項目を追加した．
- 「6. 敗血症」に新しい sepsis-3 の定義を追加した(→451頁)．

また，病態生理を理解するためにはイラストが効果的である．そのイラストも今まで自分自身で描いていたが，より効果的なイラストにするために今回からプロのイラストレータである伊藤弓美氏に依頼した．下記に本書のイラストを列記する．

- ルビンの壺(→21頁)
- 診療過程(→24頁)
- 錐体路(皮質脊髄路)(→134頁)
- 感覚神経経路(→136頁)
- 好中球の分化過程(→149頁)
- 浸透圧調節系と容量調節系(→176頁)
- 浸透圧調節系・容量調節系および血漿 Na 濃度のダイアグラム(→177頁)
- 高 Na 血症の鑑別診断のダイアグラム(→178頁)
- 肝胆膵酵素の動向による胆管閉塞部位の推測(→234頁)
- 古典的血液凝固モデル(cascade or waterfall model)(→251頁)：Frank Lloyd Wright の The House on the Waterfall 風に描画
- 止血(凝固)の細胞基盤型モデル：cell-based model of hemostasis (coagulation)(→252頁)
- 酸塩基平衡の海(→304頁)：初版のイラストをルネッサンス風に描画
- The Great Trans-Atlantic Acid-Base Debate(→308頁)
- 冠動脈の解剖(→361頁)
- 冠動脈と刺激伝導系(→363頁)
- 尿電解質による血漿浸透圧変化の評価(→395頁)

薬物については原則として日本の保険適用の薬物と使用量とした．日本の保険適用外である場合には明記した．ただし，アミノグリコシドについては筆者は米国の使用量で投与している．

　現在ではインターネットで瞬時に様々な情報にアクセスできるようになった．しかし，ネット検索でヒットした知識は信頼性に疑問が残る．医療の知識は単に医療者にとって検索しやすいという利便性だけではなく，患者の命に直結するものであるので，信頼性が最重要であるはずである．したがって，安易なネット検索で医療を実行するよりも，多少知識が古いかもしれないが信頼性がある書籍の知識を基に医療行為を行うべきである，と筆者は信じている．

　本日ここにようやく砂上の楼閣は形になり出版にこぎつけることができた．

　最後に，本書を上梓するにあたって，丹念に原稿をご校正いただいた神戸大学大学院医学研究科微生物感染症学講座感染治療学分野/同大学医学部附属病院感染症内科・国際診療部/同大学都市安全研究センター感染症リスク・コミュニケーション研究分野・教授 岩田健太郎先生，聖路加国際病院内分泌代謝科・部長　能登洋先生（五十音順），および，忍耐強く校正にご尽力いただいた医学書院の方々に深く感謝する．

　なお，本書に対する質問・要望やご意見は下記の連絡先までお願いいたします．

　連絡先　pr@igaku-shoin.co.jp

2019年1月

田中　和豊

初版　序

　2003年10月に著者は『問題解決型救急初期診療』を上梓した．この本は患者の訴える主訴，すなわち，主観的データに対してどのようにアプローチしマネジすればよいのかを解説した本である．

　しかし，実際の診療では，臨床家はこのような主観的問題だけでなく，診察や検査データの異常などの客観的データにも対処しなければならない．例えば，発熱，心雑音，腎機能異常，血液ガスデータ，心電図異常などの異常な診察所見あるいは検査データである．これらの診察所見や検査データの異常が診断の重要な手がかりとなることも少なくない．

　ところが，検査学の本には単に検査の基準値や異常値およびその異常値を起こしうる疾患の記載だけしかなく，異常値をどのように解釈し，それに対してどのように対処すればよいのか，などの実際の診療で生かせる「生きた知識」の記載がないことが多い．これでは，検査データのみを治療して生身の人間を治療することを忘れてしまいかねない．検査データは，問診・診察・診断・治療およびマネジメントという一連の文脈contextから把握されなければならない．そして，検査の究極的な目的は，検査データの正常化だけではなく，検査データの正常化を通して患者自身を治療することであるはずである．

　ともすると検査データばかり見て生身の人間を診ることを忘れてしまいがちな日常診療で，検査データの異常から何が問題で何をどうすればよいのかを明確にしようとしたのが本書の目的である．本書は救急室で使用されることを想定したが，単に救急室だけでなく病棟および集中治療室でも使えるように配慮したつもりである．

　検査値については国際基準であるSI単位はまだ日本で普及していないので，通常の単位を用いたのでご了承いただきたい．

　前書の『問題解決型救急初期診療』と同様に，本書は一個人によって書かれた本である．したがって，本書の内容には当然思い違い，間違いや行き届かない点が多々あるかもしれない．これらの点に気

づかれた読者の方々はご面倒でも下記までご連絡くださるようにお願いしたい．

　本書が日々の日常診療に役立ち，そのため患者に対して無駄な検査や治療が行われなくなって，それが患者一人一人の幸福につながり，ひいては日本の医療の発展に寄与することを著者は願ってやまない．

　最後に，原稿を丹念にご校正いただいた亀田総合病院総合診療部感染症内科　岩田健太郎先生，洛和会音羽病院ICU/CCU・感染症科・総合診療科・腎臓内科　大野博司先生，藤田保健衛生大学一般内科　山中克郎先生(50音順)，および，再三の校正でご無理をお願いした医学書院の方々に深く感謝してペンをおく．

2007年12月

田中　和豊

補足 拙著の相互関係を図に示す．

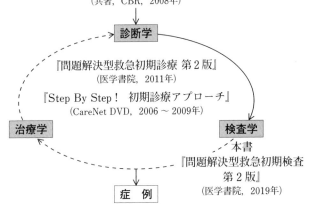

| 臨床医学オリエンテーション |

『臨床医学航海術』
〔医学書院ホームページ　週刊医学界新聞 第2666号(2006年1月16日)〜
第2956号(2011年12月5日)〕

『臨床の力と総合の力―ジェネラリスト診療入門』
(共著, CBR, 2008年)

診断学

『問題解決型救急初期診療 第2版』
(医学書院, 2011年)

『Step By Step！　初期診療アプローチ』
(CareNet DVD, 2006〜2009年)

治療学　　検査学
本書
『問題解決型救急初期検査
第2版』
(医学書院, 2019年)

症　例

『研修医目線でわかるERカンファレンス・ライブ』
(CBR, 2012年)

各論 思考過程と根拠がわかる腹痛初期診療マニュアル(羊土社, 2009年)
医学書ソムリエ(連載中)(日経メディカル・オンライン)
若手医師と医学生のためのサイト Cadetto.jp(会員登録必要)

謹告

　本書に記載されている検査・診断・治療・マネジメントについては，本書発刊時点の最新の情報に基づき正確を期するように，著者および出版社は最善の努力を行いました．しかし，医学の進歩により，記載された内容が正確でなくなる場合があります．

　本書に記載されている検査・診断・治療・マネジメントを個々の患者に適応するときには，読者各人の責任において判断するようお願いいたします．特に，不慣れな検査法や薬物を使用するときには，ご不明な点を確認するようお願いいたします．また，薬物などの投与量や投与方法は変更される場合がありますので，特に細心の注意を払うようお願いいたします．

　本書に記載されている検査・診断・治療・マネジメントなどによる不測の事故について，著者および出版社は一切責任を負いかねますのであらかじめご了承ください．
　　　　　　　　　　　　　　　　　　　　　株式会社　医学書院

目次

第1部 イントロダクション —検査の原則— 1

1 検査の目的 …………………………………………………………………… 2
2 検査の指標 …………………………………………………………………… 4
　❶有病率と罹患率 4　❷感度・特異度・陽性予測値・陰性予測値 4
　❸ROC 曲線・正確度 5　❹精密度・再現性・信頼度 7　❺尤度比
　（ゆうどひ）7　❻検査前確率と検査後確率 7
3 検査の選択 ………………………………………………………………… 15
4 検査計画 …………………………………………………………………… 17
5 検査解釈 …………………………………………………………………… 19
6 診断 ………………………………………………………………………… 21
7 マネジメント ……………………………………………………………… 24
8 Bayes 統計学 ……………………………………………………………… 26

第2部 バイタル・サインとモニタ —病態把握の指標— 31

1 バイタル・サインとモニタ ……………………………………………… 32
　❶バイタル・サインの定義 32　❷バイタル・サインの測定 32　❸バ
　イタル・サイン以外のモニタ項目 32
2 意識 ………………………………………………………………………… 33
　❶意識の分類 33　❷意識障害の分類 33　❸意識レベル 33　❹瞳
　孔・対光反射 35　❺眼球運動 37　❻認知機能検査 37　❼意識障
　害へのアプローチ 40　❽意識障害の鑑別診断 40　❾意識障害の治
　療 41
3 呼吸 ………………………………………………………………………… 43
　❶呼吸数 43　❷呼吸様式・パターンと体位 43　❸呼吸臭 45　❹呼
　吸異常へのアプローチ 45

4 脈拍 ··· 47
❶脈拍数　47　❷脈拍リズム　47　❸脈拍の異常　47　❹脈拍異常へのアプローチ　47

5 血圧 ··· 49
❶血圧　49　❷血圧高値へのアプローチ　50　❸血圧低値へのアプローチ　53　❹血圧と脈拍の特別なパターン　56

6 体温 ··· 57
❶体温　57　❷発熱のメカニズム　58　❸発熱へのアプローチ　59　❹熱型　61　❺相対的徐脈　62　❻熱源検索　63　❼一発熱　66　❽不明熱（FUO）　66　❾血液培養陰性菌血症　68　❿薬剤熱　69　⓫発熱の治療　69　⓬低体温へのアプローチ　70

7 酸素飽和度 ··· 72
❶原理と基準値　72　❷測定誤差の原因　73　❸SpO_2低値へのアプローチ　73　❹治療　75　❺肺塞栓症　75　❻脂肪塞栓症候群　77　❼一酸化炭素中毒　78

8 血糖 ··· 80
❶測定　80　❷高血糖の定義　81　❸高血糖へのアプローチ　81　❹糖尿病の診断　82　❺血糖モニタ　83　❻HbA1c　83　❼高血糖の治療例　84　❽低血糖の定義　84　❾低血糖へのアプローチ　85

9 尿量 ··· 88
❶尿量計測　88　❷多尿　89　❸尿崩症の治療例　91　❹乏尿・無尿・尿閉　92

第3部　身体診察 —鑑別診断の特定— 　95

1 問題解決型身体診察 ·· 96

2 stridor と肺音 ··· 98
❶stridor　98　❷肺音の分類　101　❸異常肺音へのアプローチ　102

3 心音 ·· 104
❶心音の分類　104　❷心雑音の表記方法　104　❸収縮期雑音へのアプローチ　105　❹感染性心内膜炎　106　❺大動脈弁狭窄症　108　❻肥大型心筋症　109

4 腹部診察 ··· 110
❶診察方法　110　❷腹部診察のエビデンス　110

5 黄疸 ……………………………………………………………… 113
❶黄疸の定義 113 ❷ビリルビンの代謝 113 ❸黄疸へのアプローチ 114 ❹閉塞性黄疸 115 ❺溶血性黄疸 117

6 リンパ節腫脹 ……………………………………………… 119
❶リンパ節腫脹へのアプローチ 119 ❷問診 119 ❸リンパ節診察法 120 ❹局所性リンパ節腫脹 121 ❺全身性リンパ節腫脹 121 ❻検査 122 ❼治療 123

7 皮膚 ……………………………………………………………… 124
❶皮膚所見のとり方 124 ❷問診 125 ❸検査 126 ❹治療 127 ❺致死性疾患 127 ❻蕁麻疹 127 ❼クインケ浮腫 129 ❽ヒスタミン中毒 129 ❾帯状疱疹 129 ❿血栓性静脈炎 130

8 神経学的診察 ……………………………………………… 131
❶神経学的診察の方法 131 ❷神経学的スクリーニング診察 131 ❸問題解決型神経学的診察 138

第4部 血液検査 ―病態生理の解明― 143

1 血液検査の原則 ………………………………………… 144
❶採血計画 144 ❷評価 144

2 白血球 ………………………………………………………… 147
❶基準値 147 ❷白血球増加症 147 ❸白血病の診断 148 ❹類白血病反応 149 ❺各種分画増加症 150 ❻白血球減少症 152 ❼好中球減少症 153 ❽発熱性好中球減少症(FN) 153

3 ヘモグロビン・ヘマトクリット …………………… 157
❶3 rules by Rutcky 157 ❷多血症 158 ❸貧血 158 ❹輸血 164

4 血小板 ………………………………………………………… 166
❶基準値 166 ❷血小板増加症 166 ❸血小板減少症 168 ❹血小板輸血 170 ❺汎血球減少症 171 ❻血栓性血小板減少性紫斑病(TTP)と溶血性尿毒症症候群(HUS) 171 ❼ヘパリン起因性血小板減少症(HIT) 173

5 ナトリウム ………………………………………………… 176
❶基準値 176 ❷高 Na 血症 177 ❸低 Na 血症 181

6 カリウム …………………………………………………… 191
❶基準値 191 ❷高 K 血症 191 ❸低 K 血症 195

7 カルシウムとリン··········200
❶検査適応 200 ❷基準値 201 ❸高 Ca 血症 202 ❹低 Ca 血症 206 ❺高 P 血症 207 ❻低 P 血症 208

8 マグネシウム··········211
❶検査適応 211 ❷基準値 211 ❸高 Mg 血症 211 ❹低 Mg 血症 212

9 腎機能··········214
❶腎臓の機能 214 ❷基準値 214 ❸腎機能障害 217 ❹腎機能障害へのアプローチ 219 ❺問診 220 ❻診察 220 ❼腎機能障害の原因検索 221 ❽急性腎機能障害の治療例 222 ❾高窒素血症 222

10 肝機能··········224
❶肝臓の機能 224 ❷肝機能検査の意義と基準値 224 ❸肝不全 226 ❹肝不全の分類 231 ❺肝不全へのアプローチ 232 ❻問診 233 ❼診察 235 ❽アルコール性肝障害の診断 235 ❾ショック・リバー 235 ❿肝不全の治療例 235

11 アミラーゼ··········236
❶基準値 236 ❷アプローチ 236 ❸問診 238 ❹診察 238 ❺急性膵炎の診断 238 ❻急性膵炎の重症度分類 239 ❼急性膵炎の治療例 240

12 CK··········242
❶基準値 242 ❷アプローチ 242 ❸問診 243 ❹診察 244 ❺悪性症候群(NMS) 244 ❻横紋筋融解症 245

13 凝固能検査··········249
❶適応 249 ❷凝固系のメカニズム 249 ❸基準値 253 ❹アプローチ 254 ❺抗リン脂質抗体症候群(APS) 255 ❻播種性血管内凝固(DIC)の診断 256 ❼播種性血管内凝固(DIC)の病型 260 ❽播種性血管内凝固(DIC)の治療例 260 ❾血球貪食性リンパ組織球症/血球貪食症候群(HLH/HPS) 261

14 循環器系マーカー··········264
❶トロポニン 264 ❷BNP/NT-proBNP 267 ❸D-dimer 269

15 急性期反応因子··········271
❶CRP 271 ❷ESR 272 ❸CRP と ESR の乖離 273 ❹プロカルシトニン(PCT) 273 ❺フェリチン 276 ❻可溶性 IL-2 受容体(sIL-2R) 277

第5部 動脈血ガス —診断・治療の羅針盤— 279

1 血液ガス分析 … 280
❶動脈血ガス分析の適応 280 ❷動脈血の採血方法 280 ❸静脈血ガス分析 280

2 呼吸不全 … 282
❶定義と分類 282 ❷アプローチ 283 ❸気管挿管の適応 284 ❹呼吸器の設定 284

3 高酸素血症 … 286
❶酸素中毒 286 ❷動脈血酸素分圧（PaO_2） 286

4 低酸素血症 … 287
❶定義 287 ❷鑑別診断 287 ❸低酸素血症の治療例 290 ❹急性呼吸促迫症候群（ARDS） 291

5 高二酸化炭素血症 … 295
❶定義 295 ❷アプローチ 295 ❸治療例 297

6 低二酸化炭素血症 … 298
❶定義 298 ❷アプローチ 298 ❸治療例 299

7 酸塩基平衡障害の評価 … 301
❶酸塩基平衡 301 ❷基準値 302 ❸acidemia, alkalemia と acidosis, alkalosis 303 ❹酸塩基平衡障害の分類 305 ❺評価法 306

8 練習問題 … 324
❶症例1 324 ❷症例2 324 ❸症例3 325 ❹症例4 325 ❺症例5 326 ❻症例6 327 ❼症例7 327 ❽症例8 328 ❾症例9 329 ❿症例10 330 ⓫症例11 330

9 代謝性アシドーシス … 332
❶アプローチ 332 ❷AG 開大性代謝性アシドーシス 333 ❸AG 非開大性代謝性アシドーシス 335

10 代謝性アルカローシス … 338
❶アプローチ 338

第6部 心電図 —心筋の電気活動を通して見る人体— 341

1 基本事項 … 342
❶適応 342 ❷計測方法 342 ❸推薦図書 343 ❹12誘導心電図の原理 343 ❺正常心電図 344 ❻波形の名称 345 ❼reciprocal change 346

2 心電図の判読方法 … 349
①アプローチ 349 ②心拍数 349 ③調律 350 ④軸 355 ⑤肥大 357 ⑥梗塞 359 ⑦その他 365

3 特殊な波形パターン … 367
①ST上昇・低下 367 ②早期再分極 368 ③V_1でのR波増高 370 ④poor R wave progression 370

4 不整脈 … 372
①アプローチ 372 ②代表的な不整脈 375

第7部 尿・体液検査 —局所から得られる全身の情報— 387

1 尿検査 … 388
①適応 388 ②一般検査 388 ③尿沈渣 392 ④尿電解質 394 ⑤尿妊娠反応 396 ⑥薬物検査 397

2 髄液 … 399
①適応 399 ②検体 399 ③外観 400 ④髄液圧 400 ⑤脳脊髄液減少症 401 ⑥細胞 403 ⑦蛋白 406 ⑧糖 406

3 胸水 … 408
①アプローチ 408 ②胸腔穿刺 408 ③胸水の分類 410 ④診断基準 411 ⑤治療 414

4 腹水 … 417
①アプローチ 417 ②腹腔穿刺 417 ③分類 418 ④細菌性腹膜炎 419 ⑤肝硬変による腹水 421

5 関節液 … 423
①適応 423 ②鑑別診断 423 ③感染性関節炎 423 ④痛風 424

第8部 感染症検査 —微生物との戦い— 425

1 基本戦略 … 426
①診療の流れ 426 ②証拠探し 427

2 染色法 … 428
①適応 428 ②グラム染色法 428 ③抗酸菌染色法 430 ④LAMP法 431

3 培養 … 432
①喀痰培養 432 ②尿培養 432 ③血液培養 433

4 各種検査 ··· 436
❶A群β溶血連鎖球菌検出用キット　436　❷インフルエンザ　436　❸レジオネラ尿抗原　437　❹肺炎球菌莢膜尿抗原　437　❺CD〔*Clostridium*(*Clostridioides*) *difficile*〕検査　437　❻β-D-グルカン　439

5 結核検査法 ··· 442
❶インターフェロンγ遊離試験(IGRA)　442　❷ツベルクリン反応　444

6 敗血症 ·· 446
❶概念　446　❷歴史　446　❸アプローチ　453　❹治療　453　❺治療抵抗性敗血症　458　❻総括　460

付録

1 基準値一覧　463
2 計算式一覧　466

索引　473

第1部 イントロダクション
―検査の原則―

1. 検査の目的 purposes of tests … 2
2. 検査の指標 parameters of tests … 4
3. 検査の選択 selection of tests … 15
4. 検査計画 planning of tests … 17
5. 検査解釈 interpretation of tests … 19
6. 診断 diagnosis … 21
7. マネジメント management … 24
8. Bayes統計学 Bayesian statistics … 26

1 検査の目的 purposes of tests

　検査の目的は大きく分けて2つある．第1は傷病の診断であり，第2は治療効果の判定である．

　検査の数については，過去には検査の数が多ければ多いほどよいと考えられていた．しかし，必ずしもそうではないということがある研究から明らかになった．1976年オーストラリアのDurbridgeらは，入院時一式検査において，ある総合病院で行った入院患者に対する影響についての比較試験を報告した．その報告によって，入院時一式検査の有無は入院患者の死亡率とその入院期間に重大な影響を与えないことが判明した．それと同時に，入院時一式検査を行った場合，検査費は64%増加し入院費用全体は約5%上昇する結果となった[1]．つまり，入院時一式検査を行うことにより，患者のより正確で迅速な診断・治療とマネジメントが行われて医療費が削減されるどころか，逆に経済的損失ばかりが増加することが判明したのである．

　これらの研究以後，欧米では入院患者に限らず広く一般外来患者に対しても，検査は無目的に多く行うものではなく，検査1つひとつの性格を考えて賢く行うべきであるという考え方が普及した．

　しかし，日本ではいまだに検査は多ければ多いほどよいという考えに取りつかれて診療している医師が少なくない．「念のため検査しよう」「何で検査しなかった！」などと言う医師は多いが，「なぜその検査をしたのか？」「その検査は本当に必要なのだろうか？」などという質問をする医師は少ない．また，診断や治療効果の判定のためどのような検査を行えばよいのか自分で理解せずに無闇やたらに検査をしたり，せっかく必要な検査を行ってもその検査データを臨床的に解釈することができずに診療に生かせていないこともある．医療の現場では，患者の幸福という究極の目的のための手段であるはずの検査それ自体が目的となってしまっていることがしばしば見受けられる．日本の医療が患者から「検査漬け医療」と呼ばれる理由である．このように検査ばかりに頼った医療を行っていると，検査値に異常が出ない「片頭痛」や「便秘症」などの疾患が診断できなくなってしまう．長年，原因不明の「頭痛」や「腹痛」と診断されている「片頭痛」や「便秘症」の患者を救急室でしばしば見ることがある．これは，日本の医師が検査に頼らずに問診と身体診察から傷病の診断ができないからではないかと筆者は推測している．

Durbridgeらの1976年の論文から36年の歳月を経過した2012年に，米国内科専門医機構財団の主導でChoosing Wiselyキャンペーンというキャンペーンが開始された．このChoosing Wiselyキャンペーンは2002年の「新ミレニアムにおける医のプロフェッショナリズム：医師憲章」(Medical Professionalism in the New Millennium：A Physician Charter)の臨床面での実践の1つである．

　このキャンペーンでは，「賢明な選択」を合言葉に，患者にとっての最も望ましい医療について"医療職と患者との対話を促進する"ことを目指し，患者向けの説明資料や診療場面の動画を数多く提供している．

　そして，それまでEBMではエビデンスがあるのに行われていない医療を行うように推奨することが主眼とされていたが，このChoosing Wiselyキャンペーンでは，エビデンスがないが実際には行われている医療を考え直し，最終的には削減することを目的としているのである[2]．

　このChoosing Wiselyキャンペーンは現在では世界で17か国以上に普及して，実際2015年には日本の厚生労働省が公表した医療制度改革の提言「保険医療2035」でもChoosing Wiselyが言及されている[3]．

　このように，検査や治療を考えて行おうという風潮がChoosing Wiselyキャンペーンとしてようやく世界中で始まったのである．

　本書では，傷病の診断と治療のためにどのような検査をどのように行えばよいのか(検査計画)，そして，その検査結果を患者の問診・診察などの他のデータと照らし合わせてどのように解釈し(検査解釈)，どのように対処すればよいのか(マネジメント)を示すことにする．

文献

1) Durbridge TC, Edwards F, Edwards RG, et al：An Evaluation of Multiphasic Screening on Admission to Hospital. Precis of a Report to the National Health and Medical Research Council. Med J Aust 1：703-705, 1976.
2) 小泉俊三：医学と医療の最前線　Choosing Wiselyキャンペーンについて．日内会誌 105：2441-2449, 2016.
3) その薬・検査　本当に必要？　米発「賢い選択」運動　日本でも　医師らに意識改革求める．日本経済新聞, 2016年12月18日．

2 検査の指標 parameters of tests

検査を行うためには、それぞれの検査の特性を知らなければならない。ある傷病を診断するためのある検査の特性を示すいくつかの指標が存在する。以下に臨床疫学で使用する基本的な検査の指標を示す。

❶ 有病率と罹患率

有病率 prevalence とは、「一時点における傷病異常者数の単位人口に対する割合」をいう。これに対して、罹患率 incidence とは、「定められた期間内に新発生した傷病異常者数の単位人口に対する割合」である。一般に「有病率＝罹患率×病期」の関係がある。

❷ 感度・特異度・陽性予測値・陰性予測値

一般にある検査である傷病の評価を行ったときに、以下の表から感度・特異度・陽性予測値・陰性予測値が計算できる。陽性予測値・陰性予測値は、陽性的中度・陰性的中度とも呼ばれているが、本書では陽性予測値・陰性予測値とする。

検査＼傷病	陽性	陰性	計
陽性	a	b	a+b
陰性	c	d	c+d
計	a+c	b+d	a+b+c+d

a＝真陽性 true positive　　b＝偽陽性 false positive
c＝偽陰性 false negative　　d＝真陰性 true negative

感度 sensitivity＝$a/(a+c)$
特異度 specificity＝$d/(b+d)$
陽性予測値 positive predictive value＝$a/(a+b)$
陰性予測値 negative predictive value＝$d/(c+d)$

ここで

有病率 prevalence＝$(a+c)/(a+b+c+d)$

である。
ある検査がある傷病を診断するのにどれだけ優れているかを評価するのには、感度と特異度が指標として用いられる。陽性予測値と陰性予測値は、傷病の絶対数ではなく検査の陽性あるいは陰性という相対

数を分母としているために，その値は傷病の有病率の影響を受ける．つまり，傷病の有病率が高いところでは陽性予測値は高くなるが，傷病の有病率が低いところでは陽性予測値は低くなるのである．このように傷病の有病率によって影響を受ける陽性予測値と陰性予測値では，検査自体の優劣を評価できない．このため，傷病の有病率の影響を受けない，検査独自の独立した変数である感度と特異度が検査の指標として用いられるのである．

しかし，実際には感度と特異度はともにある程度有病率に依存することが現在では知られている．

> **Point** 感度の高い検査はスクリーニングに適している
> 特異度の高い検査は確定診断に適している

感度の高い検査はその性質上，傷病のスクリーニングに適している．感度の高い検査によってすべての傷病が残らずピックアップできる．言い換えると，その検査が陰性であればその傷病はほぼ否定できるのである．これに対して，特異度の高い検査は確定診断するのに適している．したがって，特異度の高い検査が陽性であれば，その傷病であると診断してほぼ間違いない．このことは，別名 SnNout(スナウト)と SpPin(スピン)とも呼ばれている．すなわち，SnNout(スナウト)とは，感度 sensitivity が高い検査が陰性 negative であればその傷病はルール・アウト rule out できることで，SpPin(スピン)とは特異度 specificity が高い検査が陽性 positive であればその傷病であるとルール・イン rule in できるということである．

このことから，感度と特異度の両方が高い検査が優れた検査ということになる．しかし，検査の性質上感度が高ければ高くなるほど特異度は低くなり，逆に特異度が高ければ高いほど感度が低くなる傾向がある．そして，検査の閾値，つまり，いくつ以上で陽性でいくつ以下で陰性とするかで，その検査の感度と特異度の値も異なってくるのである．それでは，感度と特異度の両方を最高値にするためには，どのようにして閾値を決定すればよいであろうか？　そこで考え出されたのが，ROC 曲線である．

❸ ROC 曲線・正確度

ROC (receiver operating characteristics) 曲線とは，次頁の図 1-2-1 のようにさまざまな閾値における感度と特異度を，横軸に (1－特異度) を縦軸に感度をプロットして得られる曲線をいう．ROC 曲線の名称は，第二次大戦中のレーダー受信の判定問題で使用された曲線の名

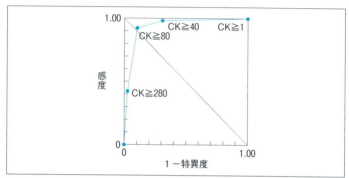

図 1-2-1. 急性心筋梗塞診断時の CK 値の ROC 曲線〔文献 2)の図を筆者改変〕

称に由来している．この ROC 曲線は，もともと敵軍の爆撃機をレーダーで探知するときレーダーの性能を評価するために用いられた．レーダーは本物の爆撃機と鳥の群れなどの偽物を判別するものである．ここで，レーダーの感度を高くする(特異度を低くする)と確実に敵軍の爆撃機(真陽性)は探知できるが，その分，鳥の群れなどの偽物(偽陽性)も探知してしまう．一方，レーダーの感度を低くする(特異度を高くする)と鳥の群れなどの偽物を探知すること(偽陽性)は少なくなるが，逆に本物の敵軍の爆撃機(真陽性)を見逃してしまう可能性が増加する．このジレンマを解決するために，ROC 曲線の研究を通して最適な感度の閾値の決定や個々のレーダーの優劣の比較が行われたのである．EBM はこのようにもともと軍事研究用に開発された ROC 曲線を疾患に対する診断戦略に応用したのである[1)]．

実際の EBM の ROC 曲線の例として上図は，いくつかの CK の閾値での急性心筋梗塞の診断のための感度と特異度をプロットしたものである．この図で左上の角に最も近い点(つまり，ROC 曲線と左上から右下への対角線の交点)の CK 値が感度と特異度ともに優れていることになる．つまり，この場合 CK≧80 の閾値にすれば急性心筋梗塞を診断するための感度と特異度はともに最も高くなるのである．

このことから ROC 曲線は左上に凸であればあるほどその検査は優れた検査といえることになる．つまり，この ROC 曲線の下の面積，つまり，曲線下面積 AUC：<u>a</u>rea <u>u</u>nder <u>c</u>urve が大きければ大きいほど，その検査自体の正確度 accuracy は高いということができるのである．したがって，この曲線下面積 AUC を計算することによって，

ある傷病を診断するためのある検査自体の正確度を評価できる．この正確度という1つの尺度によって，ある傷病を診断するときの複数の検査〔例えば急性心筋梗塞を診断するときのCK値，LD値やトロポニンT値など〕の正確度の比較が可能となるのである．

❹ 精密度・再現性・信頼度

検査には，上記の感度・特異度・陽性予測値・陰性予測値・ROC曲線と正確度以外に，精密度 precision という概念も存在する．正確度 accuracy が検査の測定値が真の値にどれくらい近いかを測るのに対して，この精密度 precision とは何回か検査を繰り返したときのばらつきの大きさをいう．つまり，ばらつきの少ない検査は精密度 precision が高く，再現性 reproducibility が高いので，信頼度 reliability が高いということができる．

> **Point** 精密度 precision＝再現性 reproducibility＝信頼度 reliability

❺ 尤度比 （ゆうどひ）[3]

感度と特異度が決まっているある検査が陽性のときに，その傷病がありうる可能性をどれくらい上げるか，あるいはある検査が陰性のときに，その傷病がありうる可能性をどれくらい下げるかを示す指標もある．それぞれを陽性尤度比 positive likelihood ratio と陰性尤度比 negative likelihood ratio といい，以下のように計算できる．

陽性尤度比 positive likelihood ratio
 ＝[a/(a+c)]/[b/(b+d)]＝感度/(1－特異度)
陰性尤度比 negative likelihood ratio
 ＝[c/(a+c)]/[d/(b+d)]＝(1－感度)/特異度
 (a, b, c, d は前出の表のもの)

この尤度比によってもいくつかの検査の優劣の比較が可能である．
参考のために尤度比と事後確率の変化の関係を次頁の**表1-2-1**に示す[4]．
この関係から一般的に尤度比10は診断確定的で，尤度比0.1は診断否定的と考えられている．

❻ 検査前確率と検査後確率

実際の診療時に，検査を行う以前に問診と診察から患者がある傷病であると考えられる可能性を，EBMでは検査前確率 pre-test probability という．実際はある主訴の患者がある傷病である検査前確率

表1-2-1. 尤度比と事後確率の関係

尤度比	事後確率の変化	評価
10	+45%	確率を高度上げる
5	+30%	確率を中等度上げる
2	+15%	確率を軽度上げる
1	±0%	確率を全く変えない
1/2=0.5	−15%	確率を軽度下げる
1/5=0.2	−30%	確率を中等度下げる
1/10=0.1	−45%	確率を高度下げる

は，その主訴を呈する$\overset{\cdot}{あ}\overset{\cdot}{る}$傷病の有病率で置き換えられる．そして，この患者が$\overset{\cdot}{あ}\overset{\cdot}{る}$検査を受けた後に$\overset{\cdot}{あ}\overset{\cdot}{る}$傷病である確率を検査後確率 post-test probability という．

この検査前確率と検査後確率の間には数学の確率論で一般的に以下のような Bayes の定理 Bayes' theorem と呼ばれる公式が存在する．この Bayes の定理は，簡単にいうと「ある結果からその結果を引き起こす原因がそれぞれどのくらいの確率なのかを計算できる」ということを示している．

Bayes の定理 Bayes' theorem[5]

ある結果 E が n 個の互いに排反ですべての場合をつくす原因，A_1, A_2, …, A_n によっているとき，そのうち1つの A_i によって結果 E が起こる確率 $P(A_i | E)$ は，

$$P(A_i | E) = \frac{P(A_i)P(E | A_i)}{P(A_1)P(E | A_1) + P(A_2)P(E | A_2) + \cdots + P(A_n)P(E | A_n)}$$

$$= \frac{P(A_i)P(E | A_i)}{\sum_{j=1}^{n} P(A_j)P(E | A_j)}$$

で表される．

$P(A_i | E)$ とは結果 E が起こったもとでの原因 A_i の条件付確率 conditional probability である．ここで，結果 E を検査 T の結果とし，原因を傷病 D と傷病がない $\overline{D}$ の2つのみとすると，上式は以下のようになる．

$$P(D | T) = \frac{P(D)P(T | D)}{P(D)P(T | D) + P(\overline{D})P(T | \overline{D})}$$

このとき,
P(D│T) ＝検査後確率
P(D)　 ＝検査前確率＝有病率
P(T│D) ＝感度
P(D̄)　 ＝1－検査前確率
P(T│D̄) ＝1－特異度
の関係があるので,

$$検査後確率 = \frac{検査前確率 \times 感度}{検査前確率 \times 感度 + (1-検査前確率) \times (1-特異度)}$$

となる.

実際この Bayes の定理を用いて検査後確率を計算するのは煩雑であるので,通常は検査後確率を検査前確率から導き出すには,ノモグラムを用いる方法とオッズを用いて数式で計算する方法の 2 通りの方法が用いられる.

まず最初にノモグラムを用いた検査後確率の導出方法を示す.一般に検査前確率と検査後確率には**図 1-2-2** の尤度比ノモグラムのような関係がある[6].

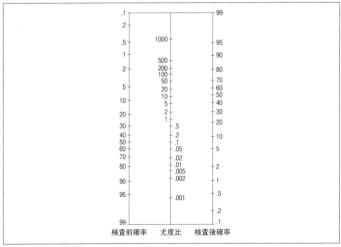

図 1-2-2. 尤度比ノモグラム

ここで心筋梗塞の心電図所見による診断について考える．虚血性心電図変化については，急性心筋梗塞であるための陽性尤度比と陰性尤度比は文献的検索から明らかにされている．例えば，心電図で2つ以上連続する誘導でのST上昇所見の陽性尤度比と陰性尤度比は次のとおりである[7]．

2つ以上の連続する誘導でST上昇所見
陽性尤度比(95%信頼区間) 62 (15～250)
陰性尤度比(95%信頼区間) 0.61 (0.51～0.74)

このデータを用いて，ある患者が心筋梗塞である検査後確率が予測できる．例えば，糖尿病，高血圧症，脂質異常症の既往歴のある胸痛を呈する60歳の男性が急性心筋梗塞である検査前確率は，おおよそ50%であると推測する．この患者の心電図でST上昇の所見が2つ以上の連続する誘導で確認できれば，2つ以上の連続する誘導でST上昇が認められる心電図所見の急性心筋梗塞の陽性尤度比は62であるので，図1-2-3のように尤度比ノモグラムを用いて検査前確率と尤度比の値を結んだ直線を延長して検査後確率は約99%であることがわかる．

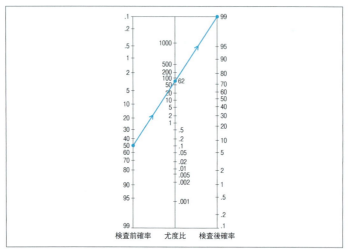

図1-2-3．陽性尤度比による検査後確率の判定

また，既往歴のない健康な20歳の男性の胸痛では，急性心筋梗塞の検査前確率はおおよそ10%であると推測する．この患者の心電図が正常で2つ以上の連続する誘導でST上昇が認められなければ，その陰性尤度比は0.61であるので，**図1-2-4**の尤度比ノモグラムから先の場合と同様にして検査後確率は約5%であることがわかる．

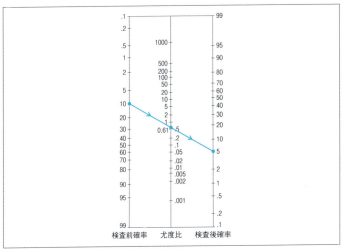

図1-2-4．陰性尤度比による検査後確率の判定

次にオッズを用いた検査後確率の算出方法を示す[3]．オッズは次のように定義される．

> **定義**
> オッズ
> ＝ある事象数またはその確率／それ以外の事象数またはその確率

つまり，確率が「ある事象数／全事象数」であるのに対して，オッズは「陽性と陰性の事象数あるいはそれらの確率の比」である．オッズについては検査前と検査後に下記の公式のような線型の関係式がある．しかし，検査前確率と検査後確率の間には9頁の式のようにオッズのような線型な関係式は成り立たない．このため，前述のようなノモグラムを使用するか，以下に示すように確率をオッズに変換する方法を

用いる.

> **公式**
> 検査後オッズ＝検査前オッズ×陽性あるいは陰性尤度比

　この公式は前述のBayesの定理と数学的に同値である(補足参照). この公式を利用して検査後確率を計算しようと考えると，検査前確率を検査前オッズに変換し，それを上記の公式に従って検査後オッズを計算する．その後検査後オッズを検査後確率に変換する作業を行うのである．以下に確率からオッズに変換する公式とオッズから確率に変換する公式を示す．

> **公式**
> オッズ＝確率/(1－確率)　　　確率＝オッズ/(オッズ＋1)

　前出の例についてこの計算を行ってみる．第1の症例の糖尿病，高血圧症，脂質異常症の既往歴のある胸痛を呈する60歳の男性が急性心筋梗塞である検査前確率は，おおよそ50%であると推測する．この検査前確率は上記の公式を用いてオッズに変換するとオッズ1である．この患者の心電図でST上昇の所見が2つ以上の連続する誘導で確認できれば，2つ以上の連続する誘導でST上昇が認められる心電図所見の急性心筋梗塞の陽性尤度比は62であるので，検査後オッズは1×62＝62となる．この検査後オッズを上記の公式にしたがって検査後確率に変換すると，検査後確率は62/(62＋1)＝0.98すなわち98%となり，ノモグラムによる検査後確率とほぼ一致する．もう1つの症例の場合も同様にして検査後確率を計算できる．

　このように，診断するとはこの検査後確率を100%に無限に近づける過程と言い換えることができる．EBMでは，この検査を単に血液・心電図検査だけでなく，「どのような痛みですか？」などの1つひとつの問診や，聴診上Ⅳ音が聴取できるかどうかなどの身体診察もそれぞれ1つの検査とみなしている．そして，その独立した1つひとつの検査について尤度比が存在して，診察中の独立した1つひとつの検査の結果によって刻々と検査後確率が変化していると考えるのである．この意味でSir William Oslerが言ったように「臨床医学は不確実性のサイエンスであり，確率のアートである」なのである．

補足

Bayes の定理とオッズ・尤度比の関係式が数学的に同値であることを示す.

Bayes の定理を傷病と検査に用いた式

$$P(D \mid T) = \frac{P(D)P(T \mid D)}{P(D)P(T \mid D) + P(\bar{D})P(T \mid \bar{D})} \quad \cdots ①$$

で, 検査後確率を検査後オッズに変換する. 確率からオッズに変換する式は

$$検査後オッズ = P(D \mid T)/\{1 - P(D \mid T)\} \quad \cdots ②$$

である. ここで②式に①式を代入すると,

$$検査後オッズ = \frac{P(D)}{P(\bar{D})} \times \frac{P(T \mid D)}{P(T \mid \bar{D})}$$

となる.

ここで, 以下の表で

検査 \ 傷病	陽性	陰性	計
陽性	a	b	a+b
陰性	c	d	c+d
計	a+c	b+d	a+b+c+d

$P(D) = (a+c)/(a+b+c+d)$
$P(\bar{D}) = (b+d)/(a+b+c+d)$
$P(T \mid D) = a$ あるいは $c/(a+c)$
$P(T \mid \bar{D}) = b$ あるいは $d/(b+d)$

と言えるので,

$P(D)/P(\bar{D}) = (a+c)/(b+d)$
 $= 検査前オッズ$
$P(T \mid D)/P(T \mid \bar{D}) = [a/(a+c)]/[b/(b+d)]$
 あるいは $[c/(a+c)]/[d/(b+d)]$

＝感度/(1－特異度)
あるいは(1－感度)/特異度
＝陽性あるいは陰性尤度比

であるので,

検査後オッズ＝検査前オッズ×陽性あるいは陰性尤度比

という式が導かれる.

文献
1) 野口善令, 福原俊一：コラム 4-2 ROC 曲線(受信者操作特性曲線). 誰も教えてくれなかった診断学. 患者の言葉から診断仮説をどう作るか. 医学書院, pp 133-136, 2008.
2) Sackett DL, Haynes RB, Guyatt GH, et al：Clinical Epidemiology. A Basic Science for Clinical Medicine, 2nd ed. Little, Brown and Company, Boston, p 118, 1991.
3) Bent S, Gensler LS, Frances C：Chapter 1. III. Approach to Medical Decision Making. Saint-Frances Guide. Clinical Clerkship in Outpatient Medicine, 2nd ed. Lippincott Williams & Wilkins, Philadelphia, pp 3-8, 2008.
4) McGee S：Chapter 2 Diagnostic Accuracy of Physical Findings. Evidence-Based Physical Diagnosis. 4th ed. Elsevier, Philadelphia, pp 5-16, 2018.
5) 薩摩順吉：ベイズの定理 理工系の数学入門コース7. 確率・統計. 岩波書店, pp 29-31, 1989.
6) Fagan TJ：Nomogram for Bayes' theorem. N Engl J Med 293：257, 1975.
7) Ball CM, Phillips RS：Chest pain. Evidence-based on-call Acute Medicine. Churchill Livingstone, Edinburgh, pp 168-198, 2001.

3 検査の選択 selection of tests

> **Point** 検査の選択には，検査の感度，特異度，迅速性，侵襲性，再現性，治療可能性，付加価値およびコストを考慮する

　実際に診断を行うときには，正確度，言い換えると，感度と特異度がともに高い1つの検査によって診断を行えることはほとんどない．通常，感度の高い検査でスクリーニングした後に特異度の高い検査で確定診断を行うというように，感度の高い検査と特異度の高い検査を組み合わせて診断することが多い．例えば，急性冠症候群の診断には心電図(高い感度)と冠動脈造影術(高い特異度)，急性膵炎の診断には血清アミラーゼ値(高い感度)と腹部造影CTでの膵臓融解の画像所見(高い特異度)というように複数の検査を組み合わせて診断する．

　<u>検査の性質上，同種の検査(例えば2種類の血液検査)は感度を増加させ，異種の検査(例えば血液検査と画像検査)は特異度を増加させる傾向がある</u>．検査の選択ではこのことをよく理解して検査をオーダーする必要がある．つまり検査を無闇にオーダーするのではなく，検査をオーダーするときにはある傷病をスクリーニングしたいのか，それとも，確定診断したいのか明らかにしながら検査をオーダーすべきである．

　また，これとは別に検査を選択するときには検査の**迅速性，侵襲性，再現性，治療可能性，付加価値**および**コスト**も考慮して選択すべきである．

　迅速性とは，いかに早く検査が行えて結果が得られるかである．肺塞栓の診断を行いたいとき，胸部造影CTは迅速に行えるが，換気血流シンチグラフィーは3日後でないと行えないとする．その場合検査の迅速性では胸部造影CTが換気血流シンチグラフィーを上回る．

　検査の**侵襲性**や起こりうる合併症も考慮すべきである．虚血性心疾患の診断時，心臓カテーテル検査は負荷心電図に比べて特異度が高いが，侵襲性も高く脳梗塞などの合併症が起こることもある．これらの要素も考慮して検査を選択すべきである．

　再現性とは前述したように検査を何回か繰り返したときのばらつきの大きさをいう．つまり，検査を繰り返したときに同様の質の検査が保証されるかどうかということである．例えば，総胆管結石や総胆管の拡張を検査したいとき，検査方法として腹部エコーと腹部造影CTの2通りの方法がある．腹部エコーでは総胆管結石や総胆管拡張は

術者の技術に大きく依存し，技量が劣る術者では必ずしもその所見が再現できない．しかし，腹部造影 CT では技師の技量に依存せず，ある程度の蓋然性で総胆管結石や総胆管拡張が再現できるという利点がある．同じくらいの感度や特異度の検査のときこのような再現性も考慮して検査を選択すべきである．

治療可能性とは，検査と同時に治療も可能であるかどうかである．例えば，上部消化管出血の診断には検査と同時に治療ができる上部消化管内視鏡を用いる．上部消化管出血の診断に，検査しかできない出血シンチグラフィーを用いることは通常ない．

検査の**付加価値**も考慮する．付加価値とは，例えば肺塞栓を疑って胸部造影 CT を撮影したとき，本来診断として疑っていなかった急性大動脈解離などの他の疾患も見落とすことなく診断できる場合などのように検査に付随して得られる価値のことである．肺血流シンチでは肺塞栓陰性の所見しか得られず，このような急性大動脈解離などの疾患は，必ずしも診断できない．より多くの情報を得たいときには付加価値が多い検査を選ぶべきである．

最後に，検査の**コスト**も考える．検査のコストには経済的コストと人的コストがある．経済的コストとは，同じ結果を得るためにできるだけ安価な検査を行うことをいう．この例としては不必要な CT や MRI を撮影しないことである．一方，人的コストとは，できるだけ少ない人数で同じ結果を得ようとすることをいう．この例としては，無闇やたらに緊急検査をせずに定時の検査で済ますことなどがある．

4 検査計画 planning of tests

鉄則 診断は通常最低 2 段階の検査で行う
　　　　感度の高い検査(スクリーニング)→特異度の高い検査(確定診断)

鉄則 形態(解剖)と機能(生理)の両方から検査する

　問診において傷病の局在と病態を絞り込もうとするのと同様に，検査においても常に形態(解剖)と機能(生理)という 2 つの側面から診断および治療の効果の判定を行うようにする．形態(解剖)と機能(生理)とは，検査でいうと血液検査のような生理検査と X 線検査のような画像検査をいう．

鉄則 検査は最小限に，そして，優先順位を考えて計画する

　1976 年の Durbridge らの研究が明らかにしたように検査は多ければ多いほどよいというものではない．常に必要十分な検査を心がける．

鉄則 マネジメントを変えない検査は原則として行わない

　それでは必要十分な検査を行うためにはどのような検査を削減すればよいのであろうか？　削減すべき検査はそれを行ったことにより患者のマネジメントを変えない不必要な検査である．

　例えば，ここに風邪症状で救急外来を受診した若い患者がいたとする．食事や水分はとれている．ただ，38℃の発熱と空咳がある．痰はなく，悪寒・戦慄もない．肺の音は清明である．インフルエンザ検査は陰性であった．いま，この患者を「急性気管支炎」，つまり「感冒」と診断し解熱薬だけで帰そうと考える．この場合，この患者の採血をする必要はない．なぜならば採血によってこの患者を「急性気管支炎」と診断して解熱薬で返すというマネジメントは変わらないからである．「白血球や CRP が上がっているかどうか見ろ」と言う人がいる．しかし，普通 38℃の発熱があれば白血球や CRP は上がっているはずである．その情報でこの患者のマネジメントは変わらないのである．「採血データがないとこの患者がまた救急外来を訪れたときよくなっているのかいないのか評価できない」と言う人もいる．しかし，空咳は減ったか，発熱はどの程度に減って，1 日に何回解熱薬を使っているかで，主観的かつ客観的に治療の効果を判定可能である．このように必ずしも採血は必要ないのである．ましてやこのような典型的なウイルス性上気道炎の患者に血液培養や痰のグラム染色などを行う必要はなく時間の無駄である．

Point 念のための検査でもマネジメントを変えることがある

　実際の臨床では，マネジメントを変えないであろうと思った念のための検査でも，思わぬ結果が出て診断・治療に結びつくこともある．このような場合は往々にして，問診・診察だけでは診断がつかない場合や，暫定診断に対する治療に反応がないのでもう一度診断から再評価が必要な場合，そして，無症候性の肝障害など検査でしか診断できない異常をピックアップする必要がある場合などであって，検査が本当に不必要な場合ではないことが多い．

　このように自分が何となく「念のために検査しよう」と感じる場合には，自分が腑に落ちない点を明確にすべきである．すなわち，上記の理由などのように検査を行う正当な理由が見つかれば検査を行うべきである．一方，その理由が単に自分が不安だから，自分が安心したいから，自分の診断に自信がないからとかいう理由であるのならば，検査をあえて行わない勇気をもつことも必要である．

5 検査解釈 interpretation of tests

鉄則	検査データのみを見ない
	検査データを通して患者を「診る」こと

　検査は患者の幸福の実現という目的の手段であることを絶対に忘れないようにする．

鉄則	検査データを臨床的に「解釈」する
	「異常データ＝異常」ではない
	「基準値＝異常がない」ではない

　検査の結果を適切に「評価」する．一般的な異常データは必ずしもその患者にとって異常ではない．例えば，血圧 80/40 mmHg は一般的には低血圧であるが，もともとこの血圧である人もいる．このような患者に数値だけ見てあわてない．逆に，通常の血圧が 180/110 mmHg の患者が消化管出血を起こしているとき患者の血圧が 120/80 mmHg であったら，そのデータ自体は正常だがこの場合はショックを疑う．これは，ちょうど 1 万円のお金が 1 人ひとりに違った価値であるのと同じである．1 万円をとても高額と思う人もいれば，たった 1 万円と思う人もいる．また，1 万円というお金の価値は何を買うかによっても違ってくる．このように，検査データを臨床的に「解釈」するのが医師の仕事である．ただ単に異常な数値で患者の病状が説明できれば，病院で医師が働く必要はない．もしそうならば，病院にコンピュータをおいておけばよいのである．そうすれば，患者にとっても病院経営にとっても都合がよいはずである．そうしないのは，コンピュータには医師がするような柔軟な思考やあいまいなデータ処理ができないからである．このことは言い換えれば，医師はコンピュータよりも臨床データ解析に優れていなければならないということである．コンピュータ以下の医師にはなってはならない．

　このように，検査値は解釈によって正常にも異常にもなる．その意味で正常患者の検査値の正常範囲はあえて「正常値」とは呼ばずに「基準値 reference value」と呼ぶようになった．これは，正常患者の検査値の正常範囲を「正常値」と呼ぶと，「正常値」以外の「異常値」はすべて「異常」という印象を与えてしまうからである．このため，本書では「正常値」という言葉は使わずに「基準値」という言葉を用いることにする．

> 鉄則　検査データのトレンドを読む

　同じ血圧 80/40 mmHg でも，前の血圧が 120/60 mmHg である場合と 60/30 mmHg である場合では意味が違う．検査値の瞬間値だけでなく，その流れにも目を向けること．

> 鉄則　検査データは絶対ではない

　検査データが臨床的に患者にそぐわないときは検査のエラーを疑う．その検査値は本当にその患者の検体のものなのか？　患者を取り違えて手術した病院もある．検体を取り違えて癌でない患者の手術をした病院もある．左右の足を間違って手術した病院もある．その X 線写真は本当にその患者のものだろうか？　患者は男性なのに胸部 X 線写真に乳房が写っていたらおかしいと思うこと．X 線写真の骨年齢がその患者と合わないときもおかしいと思うこと．本当にその患者の X 線写真なのか？　それとも患者はステロイド薬を飲んでいたことがあったのか？　電解質が異常なときや血糖があまりにも異常なときは，採血が点滴している腕からなされていないか疑う．それでも検査値がおかしいときには再検すること．検査を絶対視することは，医療過誤につながる．

6 診断 diagnosis

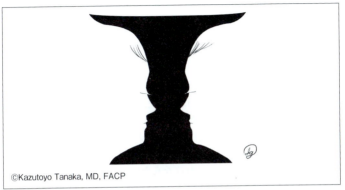

©Kazutoyo Tanaka, MD, FACP

図 1-6-1. ルビンの壺

この絵は何に見えるだろうか？
① 果物皿
② 顔を寄せ合っている 2 人の人の横顔
③ 見方によって，果物皿にも見えるが，顔を寄せ合っている 2 人の人の横顔にも見える

①〜③のすべてが正解である．しかし，確かにすべての選択肢は正しいが，ここで③は①と②の解答に比べて明らかによりよい解答である．それは，①と②の選択肢が 1 つのものをただ 1 つの側面からしか見ていないのに対して，③は 1 つのものを複数の側面から見た解答だからである．

診断も同様のことがいえる．似たような症候を示す傷病はいくつもある．例えば，肺炎と心不全の区別がつかない場合がよくある．また，肺炎と同時に心不全を合併していることもある．このように 1 つの見方にだけ固執してしまうと診断を誤ることがある．だから，診断するときには常に他の見方つまり他の診断が可能かどうか考えながら行うべきである．

> **鉄則** 診断は系統的に行う（系統的診断法）

筆者は『問題解決型救急初期診療 第 2 版』において，当たるも八卦当たらぬも八卦診断法，直感的診断法，しらみつぶし診断法と系統的診断法の 4 つの診断法を示し，系統的診断法を行うことを薦めた．

系統的診断法とは，問診・診察・検査から傷病の「臓器」と「病態」をフロー・チャートに従って絞り込むことによって診断する方法である．この系統的診断法によって誤診や見逃しを最小限にできると筆者は考えている．

この診断の証拠となるのが検査である．

> **鉄則** 診断の証拠（症候と検査所見）は十分に挙げる

診断は，警察の犯人捜査と似ている．警察は，ある容疑者が犯人であることを示すために，その証拠を示さなければならない．ただ単に，その人が怪しいとか，人相が悪いとか，その人が現場にいたとかいう理由だけでは，その容疑者を逮捕できない．その人が，犯人であることを示すのに十分な証拠を示さなければならないのである．言い換えれば，その人が絶対に犯人であり，かつ，他の人が絶対に犯人ではないということを示さなければならない．このことは，「その容疑者が犯人であればこの証拠がある」というその証拠のその容疑者が犯人であるための「必要性」だけではなく，「この証拠があるからその容疑者が犯人である」というその証拠のその容疑者が犯人であるための「十分性」を示すことであるということができる．つまり，証拠の必要十分性である．証拠には，物証・人証・状況証拠の3種類があり，実際はこれらを組み合わせて十分な証拠とする．

このことを診断について言い換えると，「その主訴と検査結果の患者の診断はこの傷病である」ということを示すためには，ただ単に「この主訴と検査結果ならばこの傷病がありうる」ということを示すだけでなく，「この傷病ならばその主訴と検査結果を起こしうる」ということを示さなければならないということである．つまり，その患者の診断は絶対にこの傷病であり，かつ，絶対に他の傷病ではありえないということを示さなければならないのである．この場合，証拠となるのは，問診・診察・検査で，実際はこれらを組み合わせて十分な証拠とする．

容疑者の「自白」だけでは証拠とならないように，患者自身が「私の病気は何々です」ということだけでは，確定診断できない．自白を裏付ける証拠が必要なように，他の客観的な証拠が必要である．

> **鉄則** 複数の仮説は必要なしに設定してはならない（オッカムの剃刀）[1]
> 病歴と検査データに何かしらそぐわない点があるときには，複数の別々の傷病の可能性を考える（ヒッカムの格言）

オッカムの剃刀（かみそり）とは，14世紀に英国のオッカムに在住

したウィリアムが言った言葉で,「できるだけ単純な仮説で事物を説明するように」という教えである.この原理は主に哲学領域で,不要な仮説を剃刀でそぎ落とすように簡略化することから「オッカムの剃刀」と呼ばれている.臨床医学の場合には,「多数の傷病ではなく,できるだけ1つの傷病で患者の病態を説明する」ということになる.

これに対して,ヒッカムの格言はオッカムの剃刀とは逆に,「複数の別々の傷病が同時に存在する可能性があるので,疑わしいときには複数の別々の傷病を疑え」という教えである.

この2つの教えは,犯罪捜査でいうと単独犯で説明がつかないことがあれば,複数犯を疑えということである.つまり,診断は1つとは限らずに複数存在することもあるのである.

文献
1) Hilliard AA, Weinberger SE, Tierney Jr. LM, et al：Occam's Razor versus Saint's Triad. N Engl J Med 350：599-603, 2004.

7 マネジメント management

> **鉄則** 極端な検査データ異常がある場合，仮に症状がなくても患者を入院させることを検討する

検査データ異常はそれが軽度で症状がなければ，経過観察で済ませられる．しかし，極端な検査データ異常は，潜在的に重症な疾患が進行していることがある．このような患者は，仮に診断がつかなくても検査・治療目的に入院させることを検討すべきである．

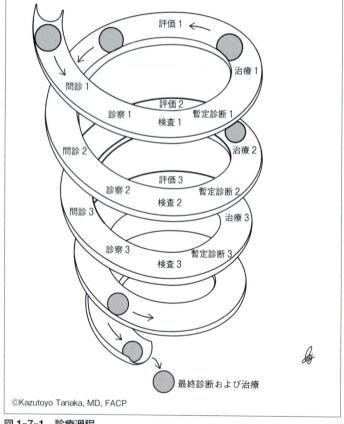

図 1-7-1．診療過程

> **鉄則　治療効果が思わしくないときは，診断から疑うこと**

　ある傷病を診断して治療したとき，その治療効果が思わしくない場合，おおもとの診断自体を疑う必要がある．なぜならば，診断が違い治療も違えば，治療効果は上がらないからである．この場合，最初の主訴・問診・診察および検査結果すべてを前頁の**図 1-7-1** のように必要に応じて何回も再評価すべきである．

8 Bayes 統計学 Bayesian statistics

Bayes 統計とは,18世紀のイギリスの牧師 Rev. Thomas Bayes, FRS(1702〜1761)〔Rev. は Reverend(牧師の略号),FRS は Fellow of Royal Society(イギリス王立協会会員)〕によって創始された統計学である.

Thomas Bayes は,英国南部のケント州ケンブリッジ・ウェルスにあった英国国教ではないプロテスタントのカルヴァン派の非国教徒 non-conformist であるマウント・シオンの教会を主宰していた.彼は牧師のかたわら数学の研究を続けたが,生前には研究結果を公表することはほとんどなかった.

彼の死後,彼の遺稿を同じ教派の牧師でかつ数学研究家であった Richard Price(1723〜1791)が整理して,1763年に「偶然の理論における問題の解に向けての小論」という論文をイギリス王立協会の『哲学紀要』誌に発表した.

その後,この研究を基にフランスの Pierre-Simon Laplace(1749〜1827)が,1812年に『確率の解析理論』で今日知られている形の Bayes の定理を定式化した.この著書のなかで Bayes の定理は,従来の時間の流れに沿って「原因から結果」を推測する確率とは,反対向きで時間の流れに逆らって「結果から原因」を推測する「逆確率」として紹介されている.しかし,この「原因から結果」という自然な時間の流れの方向と逆向きの不自然な「逆確率」である Bayes の定理は,科学の表舞台から忘れ去られることとなる.

この Bayes の定理の代わりに統計学の主流となったのは,R. A. Fisher(1890〜1962),E. Pearson(1895〜1980),J. Neyman(1894〜1981)らによって創始された頻度主義統計学である.この頻度主義統計学とは,我々が高校や大学の統計学で学ぶ「母集団」「ランダム・サンプリング」「正規分布」「検定」「推定」「有意水準」などを扱う統計学である.

しかし,Bayes の定理はもともとの Bayes の発見から約200年後の20世紀半ばに,B. de Finetti(1906〜1985),L. J. Savage(1917〜1971),H. Jeffery(1926〜2002),D. Lindley(1923〜2013)らによって,頻度主義統計学に対抗して Bayes 統計学として構築されることとなった.この Bayes 統計学の理論には,Bayes 推定,Bayes 予測,Bayes 信頼区間,Bayes 検定,共役事前分布などがある.

このBayes統計学は，前述の「逆確率」という結果から原因を推測するという不自然な特徴の他に，もう1つ「主観確率 subjective probability」と言われる大きな特徴がある．Bayes統計学の理論は事前確率を前提としているが，その事前確率は測定された厳密で正確な確率ではなく，往々にして「当て勘」により決められる確率である．つまり，事前確率は確率に主観が入る「主観確率 subjective probability」なのである．言い換えるとBayes統計学とは，主観確率を前提として逆確率を計算する，すなわち，曖昧な前提から過去を占う統計学と言える．

このような曖昧な「主観確率 subjective probability」を用いるBayes統計学は，厳密で客観的な精密数理化を志向する頻度主義統計学派から痛烈な批判を浴びて，「異端の統計学」というレッテルを貼られることとなった．

この「異端の統計学」であるBayes統計学は，統計学の世界では第二次世界大戦以前には完全に抹殺されていた．ところが，この抹殺されていたBayes統計学は1980年代以降に，突如統計学の表舞台に現れることとなった．その理由は，Bayes統計学の複雑な統計モデルが，マルコフ連鎖モンテカルロ法(MCMC法)というコンピュータ計算技法でデータ解析が可能となることが示唆されたからである．

1990年にGelfandとSmithが，事後分布をマルコフ連鎖モンテカルロ法(MCMC法)で求める論文を発表して以来，現代Bayes法が始まった．そして，2001年にはマイクロソフト社の会長Bill Gatesは「21世紀のマイクロソフトの基本戦略はBayesテクノロジーである」と明言した．現在ではBayes統計学は，コンピュータに限らず医学，金融工学，心理学など多彩な領域に応用され一斉に開花し始めた．このようなBayes統計学の約250年ぶりの復興を「ベイジアン・ルネッサンス Bayesian Renaissance」と呼ぶことがある．

現在の米国の統計学界では，正統的な頻度主義統計学を信奉する頻度主義者 frequentist よりも，Bayes統計学を信奉するBayes主義者 Bayesianist のほうが多勢なのではないかと言われている．また，統計学から抹殺されていたはずのBayes統計学は第二次世界大戦中およびその後の冷戦期間に，実は軍事機密として軍事戦略に利用されていたことも近年明らかになっている．

1991年に提唱されたEBMは，このBayes統計学の医療への応用なのである．例えば，診断するとは，曖昧な事前情報を基に事前確率

を見積り,「症候」あるいは「検査結果」という「結果」から「疾患」という「原因」の「逆確率」を計算することである. また治療するとは, 無治療時の自然経過という事前確率を見積り,「転帰」という「結果」から「治療」という「原因」の「逆確率」を計算することに他ならないからである.

しかし, 実際に我々は医療では新しい Bayes 統計学以外に伝統的な頻度主義統計学も使用している. 医療における頻度主義統計学アプローチと Bayes 統計学アプローチの関係を図 1-8-1 に示す.

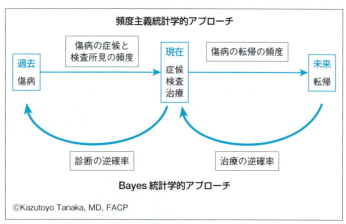

図 1-8-1 医療における頻度主義統計学的アプローチと Bayes 統計学的アプローチ

このように, ある疾患でどのような症状や徴候がどれくらいの頻度で出現するのか, あるいは, ある疾患がどれくらいの頻度で治癒や死亡などの転帰となるのかを, 時間の流れに沿って算出するのが頻度主義統計学的アプローチである.

一方, 現在の症候および検査結果から考えられる疾患の逆確率を推測するのが診断というプロセスであり, 未来の転帰から現在の治療の逆確率を推測するのが治療法の選択というプロセスである. これらはともに時間の流れに逆らった Bayes 統計学的アプローチで, 逆確率を計算していることになる.

頻度主義統計学的アプローチは時間の流れに沿って「運命の確率を知る」方法であるのに対して, Bayes 統計学的アプローチは時間の流

れに逆らって「運命を変える確率」を知る方法であると言える．運命を知りたいと思うだけではなく，運命を変えたいと思うのが人の性であるので，実際の医療では頻度主義統計学的アプローチと Bayes 統計学的アプローチの両方を用いることになる．

文献
1）間瀬茂：ベイズ法の基礎と応用．条件付き分布による統計モデリングと MCMC 法を用いたデータ解析．日本評論社，2016．
2）松原望：入門ベイズ統計—意思決定の理論と発展．東京図書，2008．
3）涌井良幸：道具としてのベイズ統計．日本実業出版社，2009．

Bayes の定理から Bayes 統計学の発生，そして，その Bayes 統計学が異端視され迫害の歴史を経て現在ベイジアン・ルネッサンスとして開花するまでの数奇の運命については下記の書籍に詳しい．
・シャロン・バーチュ マグレイン（著），冨永星（翻訳）：異端の統計学 ベイズ．草思社，2013．

第 2 部 バイタル・サインとモニタ
―病態把握の指標―

バイタル・サインとモニタ vital signs and monitor	32	1
意識 consciousness	33	2
呼吸 respiration	43	3
脈拍 pulse	47	4
血圧 blood pressure	49	5
体温 temperature	57	6
酸素飽和度 oxygen saturation	72	7
血糖 plasma glucose	80	8
尿量 urine volume	88	9

1 バイタル・サインとモニタ vital signs and monitor

❶ バイタル・サインの定義

生命維持に絶対必要な中枢神経・呼吸・循環・代謝機能の指標である徴候をバイタル・サイン(生命徴候)と呼ぶ．バイタル・サインの定義には様々なものがあるが，実際には，「意識・呼吸・脈拍・血圧・体温」をいうことが多い．しかし，最近ではこれらにパルス・オキシメータで容易に測定可能な酸素飽和度を追加することが多い．

❷ バイタル・サインの測定

> **鉄則** 診察は原則としてバイタル・サイン(意識・呼吸・脈拍・血圧・体温・酸素飽和度)の計測から開始する

患者を診察するときには原則として，バイタル・サインの測定から開始する．バイタル・サインに異常がある患者は重篤な疾患を患っている可能性が高いからである．バイタル・サインが計測されていないとき，あるいは，その数値に疑いがあるときには，自分自身でバイタル・サインを計測するように努める．バイタル・サインの測定は看護師だけの仕事ではない！　バイタル・サインを自分で計測しようとしない，あるいは，バイタル・サインを解釈できない医師は多い．

> **鉄則** バイタル・サインに極度の異常のある患者は蘇生法で対処する

バイタル・サインが極度に異常な患者は，突然心肺停止となることがある．だから，内因性疾患の患者ならばACLSプロトコールのABCD(BLSではCAB)で，外因性の外傷患者ならばJATECプロトコールのABCDEに従って対処する．このような場合には，身体診察を始める前に，必要ならば気管挿管や輸液などの処置を行ってバイタル・サインを安定化してから，問診などの情報収集や診察にもどるべきである．

❸ バイタル・サイン以外のモニタ項目

以上のような「意識・呼吸・脈拍・血圧・体温・酸素飽和度」の6つのバイタル・サイン以外にも救急室や病棟では，血糖と尿量をモニタすることがある．血糖と尿量もバイタル・サインと同じように病態の重要な指標となることがある．そこで，この第2部ではバイタル・サイン以外の重要なモニタ項目として血糖と尿量についても追加して記載する．

2 意識 consciousness

❶ 意識の分類

意識は大脳生理学で覚醒と認知の2つに分類される．神経解剖学的に覚醒の座は脳幹網様体調節系にあり，認知の座は大脳皮質に存在する．

❷ 意識障害の分類[1]

意識障害の分類には過去には主観的定性的な Mayo Clinic 分類というものがあった．

しかし，Mayo Clinic 分類のような意識障害の主観的定性的分類は，あいまいで意識レベルの相互比較が困難なため，❸意識レベルに記載する意識障害の客観的で定量的な分類が考え出された．

ただし，意識障害のうち，意識の変容を伴うものを以下のように特別に定義していて，現在でも使用されている．

せん妄 Delirium
軽度ないし中等度の意識混濁の上に，精神運動興奮，幻覚，妄想などが加わった状態，暴れたりする．これは脳の機能が比較的急性に障害された場合に出現する．たとえば発熱時，中毒，代謝障害などで起こる．

急性錯乱状態 Acute Confusional State
急性に生じたせん妄に近い状態をいう．

もうろう状態 Twilight State
もうろうとしていて，全体的な判断力が欠けている状態．この状態の時のことは後で思い出せないことが多い．意識混濁とともに意識の狭窄がある．

夢幻状態 Oneiroid State
夢遊状態に近い．

アメンチア Amentia（ドイツ語）
外界の認識が困難となり，思考がまとまらず，このために患者自身が当惑している軽い意識障害の状態．英語の amentia は精神発達遅滞を意味し，ドイツ語とは意味が異なるので注意が必要である．

〔文献1）より〕

---

❸ 意識レベル[2]

意識のうち覚醒のレベルを評価するには，JCS（Japan Coma Scale）と GCS（Glasgow Coma Scale）が用いられる（次頁以後の**表 2-2-1, 2-2-2**）．JCS は，別名 3-3-9 度方式と呼ばれている．

表 2-2-1. Japan Coma Scale(JCS)(1986)〔文献2)より〕

Ⅰ. 刺激しないでも覚醒している状態(1桁で表現)
1　だいたい意識清明だが,今一つはっきりしない
2　見当識障害がある
3　自分の名前,生年月日がいえない

Ⅱ. 刺激をすると覚醒する状態(2桁で表現)
10　普通の呼びかけで容易に開眼する 〔合目的的な運動(例えば,右手を握れ,離せ)をするし言葉も出るが間違いが多い〕
20　大きな声または体を揺さぶることにより開眼する 〔簡単な命令に応じる. 例えば離握手〕
30　痛み刺激を加えつつ呼びかけを繰り返すとかろうじて開眼する

Ⅲ. 刺激しても覚醒しない状態(3桁で表現)
100　痛み刺激に対し,払いのけるような動作をする
200　痛み刺激で少し手足を動かしたり,顔をしかめる
300　痛み刺激に反応しない

( )内は何らかの理由で開眼できない場合

　このGCSのレベル判定でレベルをどちらにするか迷う場合には原則として<u>よい方</u>で評価する. 表記方法はGCS8(E2V3M3)などと表記する. また, 患者が気管挿管されていたり気管切開が置かれている場合には, 言語の部分にT(気管チューブが挿入されていて言語機能評価ができないという意味)と記載し, 算出するときには1点として換算する. 例えば, GCS8 E2VTM5 などのようになる.

　これらJCSとGCSは, 傷病による意識障害の評価のために作成されたもので, 集中治療室で鎮静されている患者のように意図された意識障害の患者の評価のために作成されたものではない. <u>このような鎮静薬などにより意図された意識障害がある, すなわち, 鎮静されている患者にはこれらとは別に特別なスケールで鎮静度を評価する</u>.

　この鎮静度を評価する特別なスケールとしては, 1974年に発表されたRamsay scaleが長らく鎮静のGold standardであったが, 1999年の改訂SAS(Sedation Agitation Scale)などを経て, 現在では下記のリッチモンド興奮-鎮静スケール(RASS：Richmond Agitation-Sedation Scale)が最も信頼性が高いとされて頻用されている(次頁の**表 2-2-3**). <u>鎮静度の目標は0(意識清明で平穏)を目指す</u>.

　また, 意識のうち特に認知機能が障害されているときには, 後述す

表2-2-2. Glasgow Coma Scale(GCS)〔文献2)より〕

評価項目	スコア	成人	Pediatric Glasgow Coma Scale	
			幼児〜学童	乳児
E：開眼 (Eye opening)	4	自発的に		
	3	呼びかけにより		
	2	痛み刺激により		
	1	開眼しない		
V：言語音声反応 (Verbal response)	5	見当識あり	年相応な単語,会話	笑い,喃語
	4	混乱した会話	混乱した単語,会話	持続的な啼泣・叫び声
	3	不適当な発語		痛み刺激で啼泣
	2	無意味な発声	うめき声	痛み刺激でうめき声
	1	発声がみられない		
M：最良の運動反応 (Best motor response)	6	指示に従う		自発的に目的をもって動く
	5	痛み刺激部位に手足をもってくる		接触(触れる/つかむ)から逃避する
	4	痛みに手足を引っ込める(逃避屈曲)		
	3	上肢を異常屈曲させる(除皮質肢位)		
	2	四肢を異常伸展させる(除脳肢位)		
	1	全く動かない		

る改訂長谷川式簡易知能評価スケール(HDS-R)やMMSE(mini-mental state examination)が用いられる.

❹ 瞳孔・対光反射[4)]

意識障害のある患者では，脳内病変があるかどうかが問題になることが多い．このような場合には，瞳孔・対光反射所見が重要な情報を与えることがあるので，意識レベルと同時にこの瞳孔・対光反射所見も観察する．

瞳孔径は正常では2.5〜4 mmの範囲にあって，瞳孔径が2 mmより小さい状態を縮瞳miosis，5 mmより大きい状態を散瞳mydriasisと呼ぶ．また，左右の瞳孔径に0.5 mm以上差があるときにこれを瞳

表 2-2-3. RASS(2002)〔文献 3〕より〕

スコア	状態	臨床症状
+4	好戦的	明らかに好戦的で暴力的. スタッフに対して差し迫った危険がある.
+3	非常に興奮している	チューブやカテーテル類を引っ張ったり抜去するか,攻撃的な動作がみられる.
+2	興奮している	意図的でない運動が頻繁にあり,人工呼吸器と非同調である.
+1	落ち着きがない	不安で絶えずそわそわしているが,動きは攻撃的でなく激しくもない.
0	意識清明で平穏	
−1	傾眠状態	完全に清明ではないが,呼びかけで10秒以上の開眼とアイコンタクトでの応答がある.
−2	軽い鎮静状態	呼びかけに開眼し,短時間(10秒未満)のアイコンタクトでの応答がある.
−3	中程度の鎮静状態	呼びかけに体動があるが,アイコンタクトはない.
−4	深い鎮静状態	呼びかけに無反応だが,身体刺激で体動がある.
−5	昏睡	呼びかけにも身体刺激にも無反応である.

RASSの評価を以下の手順で行う.
　ステップ1:観察
　　患者と接触せず視診のみで観察.覚醒しているなら適切なスコアをつける(0〜+4).覚醒していないならステップ2へ.
　ステップ2:呼びかけ刺激
　　大きな声で名前を呼び注意を向けるか,こちらを見るように求める.必要があればこれを繰り返す.呼びかけに反応するなら,適切なスコアをつける(−1〜−3).反応がなければステップ3へ.
　ステップ3:身体刺激
　　患者の肩をゆする.無反応なら胸骨を強くこする.適切なスコアをつける(−4〜−5)

不同 anisocoria という[5,6].

以下に典型的な瞳孔所見とその鑑別診断を示す.

A. 縮瞳 miosis[1]

Horner症候群,橋出血や副交感神経刺激作用のある薬物あるいはコリン作動性の薬物(麻薬,抗精神病薬,バルビツレート,有機リン,サリン,アルコールなど)中毒などで起こる.

B. 散瞳 mydriasis

交感神経刺激作用のある薬物中毒,内頸動脈後交通動脈分岐部動脈瘤,テント切痕ヘルニアなどで起こる.

C. 瞳孔不同 anisocoria

脳内占拠病変，動眼神経麻痺やHorner症候群が存在する場合に出現する．

瞳孔不同を呈するのは，瞳孔光反射経路の遠心路が障害された場合である．一方，瞳孔光反射の求心路が障害された場合には瞳孔不同を来さない[7]．

D. 特徴的な瞳孔所見（図2-2-1）

	瞳孔所見	病変部位
共同偏視 conjugate deviation	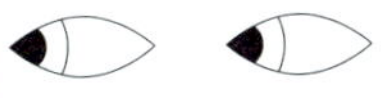	テント上病変（病側注視） テント下病変（健側注視） ただしてんかんの場合は焦点と逆向き
下方共同偏視 downward deviation	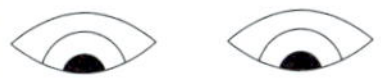	脳出血による視床病変
鼻尖注視	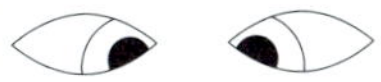	視床病変（通称「視床の眼」）
斜偏位 skew deviation	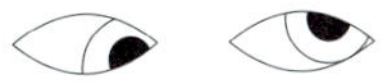	中脳もしくは延髄病変（下内方偏位眼側の病変）

図2-2-1．特徴的な瞳孔所見〔文献8）より筆者作成〕

❺ 眼球運動[9]

特徴的な眼球運動を列記する．

眼球彷徨　roving eye movement
　眼球の左右のゆるやかな振り子運動．通常代謝障害によって起こり，脳幹障害がないことを意味する．

眼球浮き運動　ocular bobbing
　魚釣りの「浮き」のように，両側の眼球が急に沈みゆっくりと元に戻る運動をする．橋の広範囲の障害で起こり予後不良の徴候である．

眼球沈み運動　ocular dipping
　上記の眼球浮き運動とは逆に，両側の眼球がゆっくり沈下して急速に上昇する．低酸素性昏睡で認められる．

❻ 認知機能検査[10]

意識の覚醒状態ではなく，認知機能が障害されている場合，次のような改訂長谷川式簡易知能評価スケール（HDS-R）あるいはMMSE（mini-mental state examination）が用いられる（次頁以後の表2-2-4，2-2-5）．

表2-2-4. 改訂長谷川式簡易知能評価スケール(HDS-R)

	質問内容	配点		
1	お歳はいくつですか?(2歳までの誤差は正解)	0 1		
2	今日は何年の何月何日ですか? 何曜日ですか? (年,月,日,曜日が正解でそれぞれ1点ずつ)	年 0 1 月 0 1 日 0 1 曜日 0 1		
3	私たちが今いるところはどこですか? (自発的にできれば2点,5秒おいて家ですか? 病院ですか?施設ですか?の中から正しい選択をすれば1点)	0 1 2		
4	これから言う3つの言葉を言ってみてください. 後でまた聞きますのでよく覚えておいてください. (以下の系列のいずれか1つで,採用した系列に○印をつけておく) 　1　a)桜　b)猫　c)電車 　2　a)梅　b)犬　c)自転車	0 1 0 1 0 1		
5	100から7を順番に引いてください. (100-7は?それからまた7を引くと?と質問する.最初の答えが不正解の場合は打ち切る)	(93) 0 1 (86) 0 1		
6	わたしがこれから言う数字を逆から言ってください. (6-0-2,3-5-2-9を逆に言ってもらう.3桁逆唱に失敗したら打ち切る)	(206) 0 1 (9253) 0 1		
7	先ほど覚えてもらった言葉を言ってみてください. 後でまた聞きますのでよく覚えておいてください. (自発的に回答があれば各2点.もし回答がない場合以下のヒントを与え,正解であれば1点) a)植物　b)動物　c)乗り物)	a 0 1 2 b 0 1 2 c 0 1 2		
8	これから5つの品物を見せます.それを隠しますので何があったか言ってください.(時計,鍵,タバコ,ペン,硬貨など必ず相互に無関係なもの)	0 1 2 3 4 5		
9	知っている野菜の名前をできるだけ多く言ってください.(答えた野菜の名前を右欄に記入する.途中でつまり,約10秒間待っても出ない場合には,そこで打ち切る) 0~5=0点,6=1点,7=2点,8=3点,9=4点,10=5点	0 1 2 3 4 5		

30点満点中20点以下は認知症の疑いあり

〔加藤伸司,他:老年精神医学雑誌2:1339-1347, 1991.より〕

表2-2-5. mini mental state examination(MMSE)

	質問内容	回答	得点
1(5点)	今日は何年ですか 今の季節は何ですか 今日は何曜日ですか 今日は何月何日ですか	年 曜日 月　　日	
2(5点)	ここは何県ですか ここは何市ですか ここは何病院ですか ここは何階ですか ここは何地方ですか(例:関東地方)	県 市 階	
3(3点)	物品名3個(相互に無関係) 検者は物の名前を1秒間に1個ずつ言う.その後被験者に繰り返させる. 正答1個につき1点を与える.3例すべて言うまで繰り返す(6回まで). 何回繰り返したかを記せ.___回		
4(5点)	100から順に7を引く(5回まで), あるいは「フジノヤマ」を逆唱させる.		
5(3点)	3で提唱した物品名を再度復唱させる.		
6(2点)	(時計を見せながら)これは何ですか? (鉛筆を見せながら)これは何ですか?		
7(1点)	次の文章を繰り返しさせる. 「みんなで,力を合わせて綱を引きます」		
8(3点)	(3段階の命令) 「右手にこの紙を持ってください」 「それを半分に折りたたんでください」 「机の上に置いてください」		
9(1点)	(次の文章を読んでその指示に従ってください) 「眼を閉じなさい」		
10(1点)	(何か文章を書いてください)		
11(1点)	(次の図形を書いてください)		
		合計得点	

30点満点中23点以下は認知症の疑いあり

〔Folstein MF, et al: J Psychiat Res 12:189-198, 1975.より〕

❼ 意識障害へのアプローチ

意識障害については図2-2-2のようにアプローチする.

> **STEP 1** 低血糖と転換障害（ヒステリー発作）の否定
>
> ↓
>
> **STEP 2** 気管挿管が必要か？　必要ならば気管挿管
>
> ↓
>
> **STEP 3** 意識障害の原因検索
> 脳幹（テント下）病変か？（覚醒障害）
> 大脳皮質（テント上）病変か？（認知障害）
> 全身性疾患か？

図2-2-2. 意識障害へのアプローチのフロー・チャート

> **鉄則**　意識障害が起こるには，
> 脳幹網様体調節系が障害される（覚醒障害）か，
> 大脳皮質全体が障害される（認知障害）か，
> 全身性疾患により意識が障害されるか
> のいずれかしかない

詳細については，『問題解決型救急初期診療 第2版』第2部 症状編 11. 意識障害の章参照のこと.

❽ 意識障害の鑑別診断

意識障害の鑑別診断には次のような疾患がある.

神経疾患

頭蓋内局在性病変：脳血管疾患, 脳腫瘍, 脳膿瘍など
　　　　　　　　　テント上とテント下に分類
頭蓋内びまん性病変：髄膜炎, 脳炎, 水頭症など

代謝疾患

低血糖, 高血糖, 電解質異常（高Na血症, 低Na血症, 高Ca血症, 高Mg血症, K異常は直接関与しないことに注意）, 甲状腺機能障害など

全身性疾患

低酸素血症, 薬物中毒, 敗血症, ショック, 肝不全, 腎機能障害, 痙攣後意識障害, ビタミンB_1欠乏症, 脂肪塞栓症候群, TTP（血栓性血小板減少性紫斑病）, HUS（溶血性尿毒症症候群）など

外傷

頭蓋内出血, びまん性軸索損傷, びまん性脳腫脹など

精神科疾患
  転換障害(ヒステリー発作), 統合失調症など

 意識障害は重篤な疾患であることが多いので迅速な対処が必要である.

● 意識障害の鑑別診断の記憶法[11]

A	apoplexy/alcohol/acidosis
	脳卒中/アルコール・ビタミンB_1欠乏/代謝性アシドーシス(循環不全)
I	insulin
	インスリン(低血糖・糖尿病性ケトアシドーシス・高血糖高浸透圧症候群)
U	uremia
	尿毒症
E	encephalopathy/electrolyte
	肝性脳症・粘液水腫・甲状腺クリーゼ, 副腎不全による二次性の脳症, 高血圧性脳症/電解質異常
O	oxygen・CO_2/opiate・overdose
	低酸素血症・高二酸化炭素血症/麻薬・薬物過量摂取
T	trauma/temperature/tumor
	頭部外傷/体温異常/脳腫瘍
I	infection
	感染症(髄膜炎・脳炎・敗血症)
P	pharmacology/psychogenic
	薬剤性/精神疾患
S	syncope/seizure/shock
	失神/痙攣/各種ショック

❾ 意識障害の治療

> **鉄則** GCS≦8の持続的意識障害には原則として気管挿管する

 迅速に改善が見込まれる低血糖や薬物中毒および精神科疾患以外の持続的意識障害で GCS が 8 以下の場合には, 気道確保目的で気管挿管する. 緊急に気管挿管した後に, 意識障害の原因検索を行い原因疾患を治療する.

文献
1) 田崎義昭, 斎藤佳雄(著), 坂井文彦(改訂):7. 精神状態の診かた. ベッドサイドの神経の診かた 改訂17版. 南山堂, pp 129-142, 2010.
2) 日本外傷学会, 日本救急医学会(監):第4章 外傷と意識障害. Ⅱ 意識障害患者の評価. 改訂第5版 外傷初期診療ガイドライン. へるす出版, pp 65-73, 2016.

3) 稲田英一(監訳)：第51章 ICUにおける鎮痛と鎮静. ICUブック 第4版. メディカル・サイエンス・インターナショナル, pp 735-752, 2015.
4) 塩尻俊明：2 眼のみかた. カラーイラスト図解 手軽にとれる神経所見. 文光堂, pp 6-17, 2011.
5) 田崎義昭, 斎藤佳雄(著), 坂井文彦(改訂)：瞳孔の観察. ベッドサイドの神経の診かた 改訂17版. 南山堂, p 111, 2010.
6) 向野和雄：瞳孔不同. 医学書院医学大辞典 第2版. 医学書院, p 1982, 2009.
7) McGee S：Chapter 21 Pupils. Evidence-Based Physical Diagnosis. 4th ed. Elsevier, Philadelphia, pp 161-179, 2018.
8) 東儀英夫 編集：L. 意識障害. 図説 神経症候診断マニュアル. 医学書院, pp 182-197, 1996.
9) 田崎義昭, 斎藤佳雄(著), 坂井文彦(改訂)：16. 意識障害患者の診かた. d)自発性眼球運動. ベッドサイドの神経の診かた 改訂17版. 南山堂, p 294, 2010.
10) 日本老年医学会：第20章 高齢者診療に用いる資料とその活用. 健康長寿診療ハンドブック 実地医家のための老年医学のエッセンス. メジカルビュー社, pp 135-136, 2011.
11) 日本救急医学会, 日本神経救急学会(監)：脳卒中初期診療のために. ISLSコースガイドブック. へるす出版, p 33, 2006.

3 呼吸 respiration

❶ 呼吸数[1]

> **基準値　呼吸数　16〜25回/分（成人）**

呼吸数の基準値は臨床上では簡便に10〜20回/分と考えることが多い.

呼吸異常には厳密には呼吸の回数と深さから以下のような分類がある.

頻呼吸 tachypnea	呼吸の深さは変わらないが，呼吸回数が24回/分より多い
徐呼吸 bradypnea	呼吸の深さは変わらないが，呼吸数が12回/分未満である
多呼吸 polypnea	呼吸数と深さともに増加する
少呼吸 oligopnea	呼吸数と深さともに減少する
過呼吸 hyperpnea	呼吸数は変わらないが，深さが増加する
無呼吸 apnea	呼吸が停止した状態

❷ 呼吸様式・パターンと体位

呼吸様式とパターンの異常はある種の疾患に特異的であるので，特徴的な呼吸様式とパターンが観察されるときには記録すべきである.

呼吸様式の異常には以下のようなものがある.

鼻翼呼吸	吸期に鼻翼を広げながら行う呼吸
下顎呼吸	下顎を突き出して喘ぎながら行う呼吸. 死の直前に出現するといわれている（別名「死戦期呼吸」あるいは「喘ぎ呼吸」）
陥没呼吸	吸期に胸壁が陥没する呼吸
シーソー呼吸	吸期に胸壁が陥没し呼期に胸壁が突出する呼吸

また，次頁の表2-3-1に特徴的な呼吸パターンを示す.

意識障害がある場合，瞳孔所見と呼吸パターンから，ある程度，脳の障害部位が推測できる.

チェーン・ストークス呼吸というと，脳幹よりも高位の出血・梗塞・腫瘍・髄膜炎や頭部外傷などの中枢神経疾患によって特異的に起こるという印象がある. しかし，実際には健常人でも睡眠中や高地で起こることがあり，また，安定した心不全患者の約30%にみられることも知られている. 実際，チェーン・ストークス呼吸でEF 40%未満を検知するための特異度は，すべての成人では94%，80歳以下の患者では96%，80歳よりも高齢者では84%である[1].

	呼吸パターン	原因疾患
正常呼吸	〰〰〰〰〰	
チェーン・ストークス呼吸	～〰〰〰～〰〰〰	両側大脳皮質下障害 間脳障害，パニック障害，心不全
中枢神経原性過呼吸	〰〰〰〰〰〰〰〰	橋上部障害，中脳下部障害
持続性吸息(呼気時休止性呼吸)	⎍⎍⎍	橋障害
群発呼吸	〰〰—〰〰—〰〰	橋下部障害，延髄上部障害
失調性呼吸	〰ⅿⅿ〰ⅿ	呼吸中枢障害(延髄)
ビオー呼吸	ⅿⅿⅼⅼ—ⅿⅿ	脳腫瘍，脳膿瘍，脳外傷
クスマウル呼吸	⌒⌒⌒⌒	糖尿病性ケトアシドーシス

表 2-3-1. 特徴的な呼吸パターン〔文献 2)より筆者作成〕

また下記の特徴的な 3 つの呼吸体位も鑑別診断を考えるうえで重要である[1]．

起坐呼吸 orthopnea
臥位で呼吸困難が増悪し，起坐位で呼吸困難が軽快する呼吸．うっ血性心不全に特徴的な呼吸体位とされるが，実際には大量腹水，両側横隔膜麻痺，胸水，高肥満や重症肺炎でも認められる．EF 50% 未満の低心拍出性心不全を検知するために起坐呼吸は感度 97%，特異度 64%，陽性尤度比 2.7，陰性尤度比 0.04 である．したがって，起坐呼吸を認めなければ，低心拍出性心不全はほぼ否定できる．

片側臥位呼吸 trepopnea
一側半臥位で呼吸が増悪し，他方の半臥位で呼吸が軽快する呼吸．片側間質性肺疾患，拡張型心筋症によるうっ血性心不全，および，縦隔あるいは気管内腫瘍の 3 つの病態が考えられる．片側間質性肺疾患と縦隔あるいは気管内腫瘍が原因の場合には，健側を下にする半臥位を，拡張型心筋症によるうっ血性心不全が原因の場合には右下の半臥位を取る．

臥床呼吸 platypnea
起坐呼吸とは逆に，臥位で呼吸困難が改善して起坐位で呼吸困難が増悪する呼吸．卵円孔開存あるいは心房中隔欠損による右左シャント，あるいは，肺内シャントによる右左シャントの 2 つの病態が知られている．

❸ 呼吸臭

また以下のように特徴ある呼気の臭気も特定の疾患に特異的である．

・アルコール臭	→急性アルコール中毒
・アンモニア臭	→肝性脳症
・アセトン臭(甘酸っぱい臭い)	→糖尿病性ケトアシドーシス
・腐敗臭,便臭(便臭があれば手術適応を考える)	→消化管出血，腸閉塞
・尿臭	→尿毒症
・アーモンド臭	→青酸カリ中毒

❹ 呼吸異常へのアプローチ

呼吸異常には図 2-3-1 のようにアプローチする．

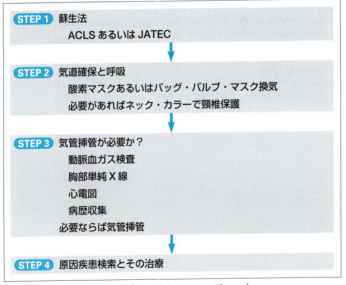

図 2-3-1．呼吸異常へのアプローチのフロー・チャート

次のような場合には気管挿管の適応となる[3]．

- 換気不十分
- 酸素化不十分
- 過剰な呼吸労力
- 気道確保(GCS 8 以下の持続的意識障害,口腔内出血,吐血あるいは嘔吐など)

- 死戦期呼吸(下顎呼吸,喘ぎ呼吸)
- 呼吸不全
    $PaCO_2 > 60$ mmHg
    $PaO_2 < 70$ mmHg 50%マスクで
    呼吸数>30回/分
- 著明な肺水腫などの胸部単純X線異常
- 心不全での大理石様皮膚
- **全身管理(多発外傷や多臓器不全など)**

〔文献3)を筆者改変〕

　詳細については,『問題解決型救急初期診療 第2版』第2部 症状編 18.呼吸困難の章参照のこと.

文献
1) McGee S : Chapter 19 Respiratory Rate and Abnormal Breathing Patterns. Evidence-Based Physical Diagnosis. 4th ed. Elsevier, Philadelphia, pp 145-155, 2018.
2) 東儀英夫(編):L. 意識障害. 図説 神経症候診断マニュアル. 医学書院, pp 182-197, 1996.
3) Gomella LG, Haist SA : Indications for Intubation. Clinician's Pocket Reference, 11th ed. McGraw-Hill Medical, New York, pp 430-431, 2007.

4 脈拍 pulse

❶ 脈拍数

| 基準値 | 脈拍数　60〜100回/分（成人） |

脈拍数60回/分未満を徐脈bradycardia, 100回/分より多い場合を頻脈tachycardiaと呼ぶ.

脈拍は血圧や体温と関係して増加したり低下したりする. 血圧や体温から予測される脈拍数よりも低いあるいは高い場合をそれぞれ相対的徐脈relative bradycardiaあるいは相対的頻脈relative tachycardiaと呼ぶ. これに対して, 血圧と体温にかかわらずに脈拍数60回/分未満を絶対的徐脈absolute bradycardia, 100回/分より多い場合を絶対的頻脈absolute tachycardiaと呼ぶこともある.

❷ 脈拍リズム

> 鉄則　脈拍リズムに異常があるときには, 必ず心電図モニタか12誘導心電図でリズムをチェックする

脈拍の触診では正確なリズム判定はできない. だから, 必ず心電図モニタか12誘導心電図でリズムを判定する.

❸ 脈拍の異常

	定義	原因疾患例
大脈 pulsus magnus	振幅が大きい脈	大動脈弁閉鎖不全症と hyperdynamic state
小脈 pulsus parvus	振幅が小さい脈	大動脈弁狭窄症
速脈 pulsus celer	経時的変化が大きい脈	大動脈弁閉鎖不全症と hyperdynamic state
遅脈 pulsus tardus	経時的変化が小さい脈	大動脈弁狭窄症

❹ 脈拍異常へのアプローチ

A. 洞性徐脈・頻脈

> 鉄則　洞性徐脈・頻脈ならば, 原因疾患検索とその治療

洞性徐脈と頻脈ならば不整脈ではないので, 程度がひどくなければ原則として薬物などにより脈拍数を是正する必要はなく, 原因疾患を検索してその治療をする.

洞性徐脈の原因疾患としては, スポーツ心, 薬剤性（β遮断薬など）

や頭蓋内圧亢進によるCushing現象などが多い．また，洞性頻脈の原因疾患としては，発熱・疼痛や脱水症，不安発作あるいは甲状腺機能亢進症などが多い．この場合はそれぞれの原因疾患の治療をする．

B. 洞調律以外の脈拍異常

> 鉄則　洞調律以外の脈拍異常は，ACLS頻脈と徐脈アルゴリズムで対処する

詳細については，『問題解決型救急初期診療 第2版』第2部 症状編 19.動悸の章と第4部 救命・救急編 1.蘇生法の章参照のこと．

5 血圧 blood pressure

❶ 血圧

> 基準値　139〜100/90 未満　mmHg（成人）

　成人における血圧は日本高血圧学会の高血圧治療ガイドライン（2014）では**表 2-5-1**のように分類される．

表 2-5-1．成人における血圧値の分類（JSH2014）〔文献 1）より〕

	分類	収縮期血圧		拡張期血圧
正常域血圧	至適血圧	<120	かつ	<80
	正常血圧	120〜129	かつ/または	80〜84
	正常高値血圧	130〜139	かつ/または	85〜89
高血圧	Ⅰ度高血圧	140〜159	かつ/または	90〜99
	Ⅱ度高血圧	160〜179	かつ/または	100〜109
	Ⅲ度高血圧	≧180	かつ/または	≧110
	（孤立性）収縮期高血圧	≧140	かつ	<90

　収縮期血圧と拡張期血圧が異なる分類に属する場合は，高いほうの分類に組み入れる．
　血圧は**図 2-5-1**のように時間に依存した波形をとる．

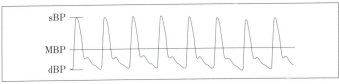

図 2-5-1．動脈波形

　ここで血圧の最高値を収縮期血圧（sBP：systolic blood pressure），最低値を拡張期血圧（dBP：diastolic blood pressure）と呼ぶ．平均血圧（MBP：mean blood pressure）は以下の式で算出できる．

$$MBP = dBP + 1/3 \times (sBP - dBP)$$

この血圧波形は，電気信号に例えて時間に依存しない直流成分と時間に依存する交流成分とに分けて数学的に近似することができる．すなわち，

$$P(t) = P_0 + P_1 \cos(\omega t + \alpha)$$

ω：角振動数，t：時間，α：初期位相
P_0：平均血圧，P_1：血圧の交流成分の振幅

と数式で表現できる．ここで収縮期血圧と拡張期血圧の差を脈圧 pulse pressure (PP) と呼ぶ．すなわち，

$$PP = sBP - dBP = 2P_1$$

である．

　この脈圧は血液量と血管の弾性などの因子に依存する．脈圧はショックの指標になることがある．また，大動脈弁閉鎖不全症でも増大する．なお，平均血圧の計算式で拡張期血圧に脈圧の 1/2 ではなく 1/3 を乗じるのは，動脈圧波形が純粋な余弦波では正確に近似できないからである．

　通常血圧は一方の上肢で測定されるが，筆者はルーティンで両側上肢の血圧を計測すべきであると考えている．その理由は下記の通りである．

Point 「血圧の左右差＝急性大動脈解離」ではない

　血圧の測定値に左右差が存在すると，急性大動脈解離，大動脈狭窄症や高安病などの血管疾患を想像しがちである．しかし，英国の高血圧のガイドラインには，収縮期血圧の左右差 10 mmHg 未満を正常として，20 mmHg よりも大きい場合は基礎疾患として血管疾患が寄与していると記載されている[2]．また，ある報告によると，血圧の左右差が 15 mmHg 以上である場合は，末梢血管疾患(感度 15%，特異度 96%)，現存する脳血管疾患(感度 8%，特異度 93%)，心血管死亡率の増加(有害比 1.7)，および，全死亡率の増加(有害比 1.6)と関連しているとのことである[3]．

　したがって，収縮期血圧の左右差が 15 mmHg 以上ある高血圧の患者では，ABI の計測，頸動脈エコーそして脳 MRA などの追加検査を検討すべきである．

❷ 血圧高値へのアプローチ

　血圧が正常よりも高い場合には次頁の図 2-5-2 のようにアプローチする．

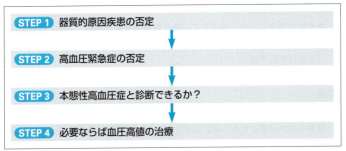

図 2-5-2. 血圧高値へのアプローチのフロー・チャート

STEP 1 器質的原因疾患の否定

血圧高値の器質的原因疾患には，クモ膜下出血，急性大動脈解離，急性冠症候群，急性薬物中毒あるいは甲状腺クリーゼのような内分泌疾患などがある．血圧高値の原因がこれらの器質的疾患である場合，その器質的原因疾患に対する治療が必要である．そして，それぞれの器質的原因疾患によって血圧のコントロール方法が異なる．

問診で頭痛，嘔気・嘔吐がある場合にはクモ膜下出血を，腰背部痛があるときには急性大動脈解離を，胸痛などの症状があれば急性冠症候群などの疾患を疑う．それぞれの場合，確定診断のために必要な検査を行う．散瞳や口腔粘膜乾燥などの抗コリン症状などがあれば抗コリン作用のある薬物中毒などを考える．発熱や頻脈などがあれば甲状腺クリーゼのような内分泌疾患を疑う．

STEP 2 高血圧緊急症の否定

STEP 1 の器質的原因疾患を否定した後，次に高血圧緊急症を否定する．

● **高血圧緊急症**[4]

乳頭浮腫を伴う加速型-悪性高血圧
高血圧性脳症
急性の臓器障害を伴う重症高血圧
　アテローム血栓性脳梗塞，脳出血，クモ膜下出血，頭部外傷，急性大動脈解離，急性左心不全，急性心筋梗塞および急性冠症候群，急性または進行性の腎不全
脳梗塞血栓溶解療法後の重症高血圧

カテコラミンの過剰
  褐色細胞腫クリーゼ，モノアミン酸化酵素阻害薬と食品・薬物との相互作用，交感神経作動薬の使用，降圧薬中断による反跳性高血圧，脊髄損傷後の自動性反射亢進
収縮期血圧≧180 mmHg あるいは拡張期血圧≧120 mmHg の妊婦
子癇
手術に関連したもの
  緊急手術が必要な患者の重症高血圧，術後の高血圧，血管縫合部からの出血
冠動脈バイパス術後高血圧
重症火傷
重症鼻出血

加速型-悪性高血圧，周術期高血圧，反跳性高血圧，火傷，鼻出血などは，重症でなければ切迫症の範疇に入りうる

  *ここでの「重症高血圧」は JSH 2014 の血圧レベル分類に一致したものではない．各病態に応じて緊急降圧が必要な血圧レベルが考慮される

STEP 3　本態性高血圧症と診断できるか？

　高血圧緊急症が存在しなければ，次に本態性高血圧症の診断基準に沿って本態性高血圧症の診断が可能かどうかを考える．ここで，血圧高値 high blood pressure とは，血圧が高い状態，つまり，「徴候」であり，一方本態性高血圧症 essential hypertension とは慢性疾患の「病名」であり異なることに注意する．なお，既に本態性高血圧症と診断されている患者の血圧高値は，本態性高血圧症による血圧高値と診断できる．本態性高血圧症と診断されていない患者の血圧高値は一過性血圧高値 transient high blood pressure と暫定的に診断する．

　本態性高血圧症診断時の診療室血圧測定法については文献1)を参照のこと．

　ただし，糖尿病性ケトアシドーシスで発症した患者が糖尿病と診断できるように，高血圧緊急症で発症した患者は基礎疾患として本態性高血圧症があると診断することもある．また，血圧には日内変動があり随時血圧はあくまで一時点の血圧で 24 時間の血圧を反映しないこと，また，真の本態性高血圧症を診断するためには医療機関訪問時にだけ血圧が上昇する白衣高血圧症および逆に医療機関訪問時にのみ血圧が正常化する仮面高血圧症をピックアップする必要があることなど

の理由から，家庭血圧や自動血圧計による 24 時間血圧測定（ABPM：ambulatory blood pressure monitoring）を行う場合がある．この場合は血圧平均値が 135/85 mmHg 以上を本態性高血圧症と診断する[1]．

STEP 4 必要ならば血圧高値の治療

クモ膜下出血，急性大動脈解離，急性冠症候群，急性薬物中毒や内分泌疾患はそれぞれ原因疾患を治療する．

■ 高血圧緊急症の治療例

> 治療目標：数分から 1〜2 時間以内に血圧を 25% 以内だけ（つまり元の血圧の 75% 以上の血圧に）降下させる．そして，2〜6 時間以内に血圧 160/100 mmHg のレベルにする
> これは血圧を降下しすぎると，冠動脈，脳あるいは腎臓への血流が低下することがあるからである
>
> ミリスロール® (nitroglycerin)（25 mg/50 mL/A）（濃度：0.5 mg/1 mL）原液で 0.2 µg/kg/分で持続点滴開始．（体重 60 kg で 1.44 mL/時）

■ 一過性血圧高値の治療例

> 後頸部痛，浮遊感などの症状があれば治療の対象となる
> アダラート® CR (nifedipine)（20 mg） 1 錠 経口 頓服

血圧が下がらなくても高血圧緊急症でなければ無理に降圧する必要はない．

高血圧の治療の具体的な治療については文献 1) を参照のこと．

❸ 血圧低値へのアプローチ

低血圧を明確に定義した文献は発見できなかった．文献により収縮期血圧が 90 あるいは 100 mmHg 未満を血圧低値とし，慢性的に収縮期血圧が 90 あるいは 100 mmHg 未満である疾患を低血圧症と定義している．血圧低値には図 2-5-3 のようにアプローチする．

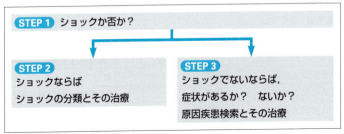

図 2-5-3．血圧低値へのアプローチのフロー・チャート

STEP 1 ショックか否か？

　ショックとは，酸素の需要供給の不均衡を起こすような急性全身性循環不全によって臓器・細胞機能障害が引き起こされた状態をいう．酸素の需要供給の不均衡とは，具体的には終末臓器症状として臨床的に観察される．すなわち，神経系では意識障害や不穏など，循環器系では胸痛などの虚血症状，腎泌尿器系では乏尿や無尿など，消化器系では腹痛など，そして，皮膚では末梢循環の低下などの多彩な症状を呈する．つまり，これらの症状が存在すれば血圧が正常でもショック状態にあるといえる．

　ショックの診断には血圧低下は必須ではないが，一般的に上記の終末臓器症状があり，かつ，収縮期血圧 90 mmHg 以下，あるいは，収縮期血圧が通常の収縮期血圧から 30 mmHg 以上低下しているときには，ショックを考える．**表 2-5-2** にショックの判断基準を示す[5]．

表 2-5-2．ショックの判断基準〔文献 5) を筆者改変〕

大項目：血圧低下 　収縮期血圧 90 mmHg 未満または通常の血圧より 30 mmHg 以上の血圧下降 小項目（3 項目以上を満たす） 　(1) 心拍数 100/分以上または 60/分未満 　(2) 微弱な頻脈・徐脈 　(3) 爪先の毛細血管の refill 遅延（圧迫解除後 2 秒以上） 　(4) 意識障害（JCS 2 桁以上または GCS 合計点 10 以下，または不穏・興奮状態） 　(5) 乏尿・無尿（0.5 ml/kg/時以下） 　(6) 皮膚蒼白と冷汗，または 39℃以上の発熱（敗血症性ショックの場合）

　また，ショックと診断したならば，ショックの重症度を客観的に評価するには以下のショック指数が簡便である．

● ショック指数 SI：Shock Index

ショック指数＝脈拍数（回/分）÷収縮期血圧（mmHg） 基準値：0.5〜0.7

● ショック指数による重症度分類〔文献 6) を筆者改変〕

ショック指数	重症度	循環血液喪失量（割合）
0.5 ≦ SI ≦ 0.7	正常	なし
0.7 < SI ≦ 1.0	軽症	1,000 mL（約 23%）まで
1.0 < SI < 2.0	中等症	約 1,500 mL（約 33%）
2.0 ≦ SI	重症	2,000 mL（約 43%）以上

STEP 2 ショックならばショックの分類とその治療

ショックであると判断したならば図 2-5-4 のようにアプローチする.

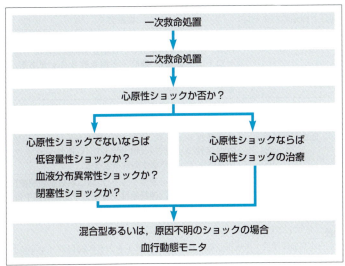

図 2-5-4. ショックへのアプローチのフロー・チャート

詳細は『問題解決型救急初期診療 第2版』第4部 救命・救急編 2. ショックの章参照のこと.

STEP 3 ショックでないならば,症状があるか? ないか? 原因疾患検索とその治療

症状がない体質性低血圧,つまり,もともと血圧が低い場合は,治療の対象とならない.これに対して,症状がある低血圧は原因疾患の検索と治療が必要である.症候性低血圧の原因疾患は通常脱水症,消化管出血,薬剤性や自律神経障害などがある.もともとの血圧を病歴などで調べることも大切である.

Point 体質性低血圧症の患者には自分の血圧を記憶させる

もともと血圧の低い患者には自分の血圧を記憶させる.これは,もともとの血圧レベルがわからないと,その患者の血圧の適正な評価が難しくなるからである.もしも患者が自分の血圧を知っていれば,この患者が他の病院を受診するとき余計な検査や治療を受けることを防

ぐことができる.

❹ 血圧と脈拍の特別なパターン

以下のような血圧と脈拍の異常パターンはある種の疾患に特異的である.

血圧と脈拍のパターン	疾患例
高血圧と頻脈	急性冠症候群,急性大動脈解離,交感神経刺激物質中毒,抗コリン作用あるいは副交感神経遮断薬中毒,セロトニン症候群(嘔吐・下痢を伴うことがある),敗血症性ショック(warm phase)やアナフィラキシーなど.
高血圧と徐脈	Cushing 現象,脳圧亢進,脳血管疾患,脳内占拠病変など.
低血圧と頻脈	低容量性ショック,アナフィラキシー・ショック,敗血症性ショック(cold phase),心原性ショック,閉塞性ショックや急性副腎不全など.
低血圧と徐脈	迷走神経反射,心原性ショック(特に右冠動脈閉塞),急性大動脈解離,神経原性ショックやβ遮断薬中毒,偶発性低体温症や重症甲状腺機能低下症など.

文献
1) 日本高血圧学会:高血圧の基準 高血圧治療ガイドライン 2014 ダイジェスト. ライフサイエンス出版, p 10, 2014.
2) National Institute for Health and Clinical Excellence. Hypertension: the clinical management of primary hypertension in adults, CG127. NICE, 2011.
3) Clark CE, Taylor RS, Shore AC, et al: Association of a difference in systolic blood pressure between arms with vascular disease and mortality: a systemic review and meta-analysis. Lancet 379:905-914, 2012.
4) 日本高血圧学会:高血圧緊急症,手術時の対応 高血圧治療ガイドライン 2014 ダイジェスト. ライフサイエンス出版, pp 50-52, 2014.
5) 日本救急医学会(監):Ⅳ章 ショック. 救急診療指針 改訂第 4 版. へるす出版, pp 74-77, 2011.
6) 宮城征四郎(監),入江聡五郎(著):表 ショックインデックス バイタルサインからの臨床診断 改訂版 豊富な症例演習で病態を見抜く力がつく. 羊土社, p 113, 2017.

6 体温 temperature

❶ 体温[1]

人間は，体温が環境の温度に左右される変温動物 poikilotherm, cold-blooded animal とは異なり，体温が一定に保たれる恒温動物 homeotherm, warm-blooded animal である．人間の体温は脳の前視床下部の体温調節中枢で日内変動 0.5℃ 以内の変動にコントロールされている．18 歳から 40 歳までの健康な成人の平均口腔温は 36.8±0.4℃ で，午前 6 時に最低となり午後 4 時から 6 時の間に最高となる．健康人の午前 6 時の最高口腔温は 37.2℃ で，午後 4 時の最高口腔温は 37.7℃ で，99％ の健康人がこの範囲に入る．直腸温は口腔温よりも 0.6℃ 高い．

臨床的に体温はその温度によって以下のように分類される．

基準値		
	38.0℃ 以上	高体温 high body temperature
	37.1〜37.9℃	微熱 mildly elevated body temperature
	36.0〜37.0℃	平熱 normal body temperature
	36.0℃ 未満	低体温 low body temperature

41.5℃ より高い高熱を異常高熱 hyperpyrexia と呼ぶことがある．これは，通常頭蓋内出血（いわゆる中枢熱）などで起こる[2]．41.5℃ を超えるとミトコンドリアの酸化的リン酸化が障害される．42℃ 以上では組織細胞の器質的破壊が始まり多臓器不全に陥る[3]．また，<u>感染症による発熱は通常 41℃ が最高といわれている．したがって，41℃ を超える高熱では鑑別診断として感染症以外の疾患を最も疑いながら感染症も否定することとなる</u>．

> **Point** 体温異常は体内で何らかの異常が起こっているという警報である

人間の体温は一定に保たれているので，その体温が明らかに異常であれば，それは体内に感染症や代謝・内分泌疾患などの異常が起こっているか，あるいは，熱中症や偶発性低体温症のような環境異常症などが存在しているということである．

> **Point** 「発熱がない＝異常がない」ではない

NSAID やステロイド薬を常用している患者は感染症に罹患しても発熱しないことがある．また，高齢者の感染症も必ずしも発熱を起こさない．だから，発熱がないからといって感染症などの疾患を必ずしも否定できないのである．

❷ 発熱のメカニズム[2]

発熱 fever とは、各種発熱物質 pyrogen が視床下部の体温調節中枢に作用し、体温のセット・ポイントが高く設定されて体温が上昇する状態をいう。これに対して、体温のセット・ポイントは変わらずに、熱の流入・産生が熱の放散を上回ったために体温が上昇する状態を高熱症 hyperthermia と呼ぶ。この高熱症には、熱中症、悪性高熱症、悪性症候群、甲状腺機能亢進症やアトロピンなどの薬物によるものなどがある。つまり、発熱は視床下部が関与しているが、高熱症には視床下部が関与していないのである。しかし、この発熱と高熱症は実際には臨床的に鑑別することは困難である。

発熱のメカニズムは次のように考えられている（図 2-6-1）。外因性発熱物質である細菌毒素、感染、炎症のメディエータや免疫反応などによって単球、マクロファージや内皮細胞などが刺激されて、内因性発熱物質である発熱性サイトカインが産生される。この発熱性サイトカインにはインターロイキン 1, 6 (IL-1, IL-6)、tumor necrosis factor (TNF)、interferons (IFN) などがある。これらの発熱性サイトカインが視床下部の内皮細胞を刺激することによってプロスタグランジン E_2 (PGE_2) が産生される。これとは別に視床下部の内皮細胞は細菌毒素自体によっても直接刺激されて PGE_2 を産生する。この PGE_2

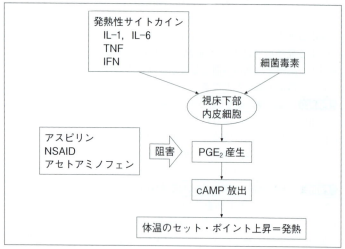

図 2-6-1. 発熱のメカニズム

はcAMPを放出して体温のセット・ポイントを上昇させて体温が上昇し発熱する．このように発熱のメカニズムには，好中球やリンパ球を主として介さないために，好中球減少症やAIDSでリンパ球減少症がある患者でも感染症に罹患すると発熱するのである．解熱薬であるアスピリンやNSAIDおよびアセトアミノフェンはこの発熱の過程でのPGE$_2$の産生を阻害することによって解熱作用を発現する．

❸ 発熱へのアプローチ

発熱には図2-6-2のようにアプローチする．

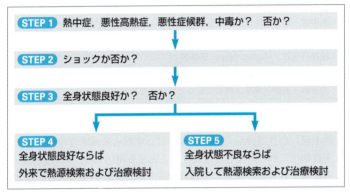

図2-6-2．発熱へのアプローチのフロー・チャート

> **Point** 「発熱＝感染症」ではない
> 「発熱」自体に抗菌薬やステロイド薬を投与しない

発熱の患者を診るとまず最初に感染症を考えがちである．しかし，心電図でST上昇が急性心筋梗塞だけで起こるのではないように，発熱も感染症だけで起こるものではない．最初から「発熱＝感染症」と決めつけない．したがって，発熱があるからという理由で原因検索もせずに経験的に抗菌薬やステロイド薬を投与することは避けるべきである．

発熱の鑑別診断には以下のようなものがある．

● 発熱の鑑別疾患

・感染症：感冒など各種感染症
・腫瘍：腫瘍熱を起こす各種腫瘍
・自己免疫疾患：SLEなど
・自己炎症症候群：家族性地中海熱，TNF受容体関連周期性症候群など

- 薬剤性：NSAID などの薬剤熱
- アレルギー：アナフィラキシーなど
- 内分泌疾患：甲状腺クリーゼや急性副腎不全など
- 代謝性疾患：偽痛風や急性間欠性ポルフィリン症など
- 血液疾患：TTP（血栓性血小板減少性紫斑病），HUS（溶血性尿毒症症候群）など
- 脱水症
- 中毒：覚醒剤やセロトニン症候群など
- 術後発熱：肺炎，尿路感染症，深部静脈血栓症，薬剤熱，創部感染症など
- 熱中症，悪性高熱症，悪性症候群など
- 組織障害：梗塞，外傷など
- 精神科疾患：Muenchausen 症候群
- rebound 熱：低体温復温後の発熱
- 中枢熱：頭部外傷や低酸素血症などによる視床下部破壊

STEP 1 熱中症，悪性高熱症，悪性症候群，中毒か？ 否か？

熱中症，悪性高熱症と悪性症候群はいずれも致命的な疾患である．まず最初にこれらの疾患を除外することから開始する．特に筋硬直などの症状を伴えば，第一に悪性高熱症や悪性症候群を考える．なお，熱中症の治療については，『問題解決型救急初期診療 第 2 版』第 4 部 救命・救急編 7. 熱中症の章参照のこと．

また，ある種の物質の中毒も発熱を起こす．セロトニン症候群や抗コリン薬中毒などである．セロトニン症候群は SSRI などの薬物の摂取で起こる．診断は，セロトニン作動性薬物服用のうえに，振戦や反射亢進，自発的クローヌス，筋固縮，眼球クローヌス，興奮，発汗，誘発性クローヌスなどの症状を確認することにより行う[4]．

STEP 2 ショックか否か？

次に，患者の全身状態と他のバイタル・サインからショックでないかどうかの判定をする．発熱を伴うショックでは，鑑別診断として特に敗血症性ショック，アナフィラキシー・ショックと急性副腎不全を考える．

STEP 3 全身状態良好か？ 不良か？

ショックでなければ，次に大切なのは患者の全身状態である．全身状態の良し悪しを外来でフォローするか，入院して検査・治療するかのマネジメントの参考にする．

STEP 4　全身状態良好ならば外来で熱源検索および治療検討

「発熱＝入院」ではない．全身状態が良好な患者は外来で検査・治療を検討する．感染症，腫瘍あるいは自己免疫疾患などが最も疑われるのならば，総合診療外来などで精査することを考える．

STEP 5　全身状態不良ならば入院して熱源検索および治療検討

他のバイタル・サインに極度の異常がある場合や，全身倦怠感，食欲不振などの症状が強い場合などは，入院適応となる．判断が難しいときには，入院させたほうが無難である．

❹ 熱型 fever pattern

慢性的な発熱，特に不明熱などではその熱型が診断に役立つことがある．代表的な熱型には表 2-6-1 のようなものがある．

表 2-6-1．代表的な熱型

熱型	定義	疾患例
稽留熱 sustained fever	日内変動が 1℃を超えない高熱（通常 38℃以上）が持続する発熱	腸チフス，ワイル病，髄膜炎，リケッチア症など
弛張熱 remittent fever	日内変動が 1℃を超える高熱（通常 38℃以上）が持続する発熱で平熱まで下降することがほとんどないもの	敗血症など
間欠熱 intermittent fever	日内変動が 1℃を超えて発熱するが毎日平常体温またはそれ以下まで下降するもの	マラリアなど
回帰熱 relapsing fever	発熱期と解熱期が交互に出現するもの	回帰熱ボレリアなど
波状熱 undulant fever	長期にわたり波状の発熱を示すもの	ブルセラ症など
Pel-Ebstein 熱型	弛張熱が 3～4 日で次第に高くなり，4～5 日持続後解熱する周期が 10 日から 2 週間ごとに繰り返されるもの	Hodgkin リンパ腫

しかし，熱型は実際診断的価値は低い．したがって，熱型を観察するために発熱に苦しむ患者に解熱薬を投与しないというような診療は慎むべきである．

また，解熱の型にも分利 crisis と渙散 lysis の 2 通りある．分利は突然短時間に解熱する型で，渙散は数日間に徐々に解熱する型であ

る.多くの発熱は後者の型をとるが,大葉性肺炎などでは前者の型をとることがある.

❺ 相対的徐脈 relative bradycardia

発熱時に体温から予測される脈拍数よりも実際の脈拍数が低い場合,これを相対的徐脈 relative bradycardia と呼び,ある種の疾患に特異的であることが知られている.

もともと 1800 年代後半に Carl von Liebermeister は発熱時に体温が 38.3℃から摂氏で 1 度上昇するごとに脈拍数が 8～10 回/分増加することが予測できることを報告して以来,この現象は Liebermeister の法則と呼ばれている[5].

また,脈拍数と体温が乖離する脈拍体温欠損 pulse-temperature deficit は,1860 年代にニュー・オーリンズで黄熱病患者にこの脈拍体温欠損が観察されることを報告した医師 Jean-Charles Faget にちなんで,Faget 徴候とも呼ばれている[6].

この現象は,相対的徐脈 relative bradycardia,脈拍体温欠損 pulse-temperature deficit,あるいは,脈拍体温乖離 pulse-temperature dissociation などと呼ばれていて統一した名称はなく,ある種の感染症や一部の非感染性疾患で報告されている.この相対的徐脈が認められる感染症としては,チフスなどのグラム陰性の細胞内寄生菌が有名であるが必ずしもグラム陰性の細胞内寄生菌には限定されずに,その他の細菌・ウイルス・寄生虫などの感染症でも確認され,そのメカニズムは未だに不明である.

● 相対的徐脈の鑑別診断 〔文献 6, 7〕より筆者作成〕

感染性	レジオネラ,オウム病,Q 熱,腸チフス,チフス,バベシア,ブルセラ,マラリア,レプトスピラ,リケッチア,黄熱病,デング熱,ウイルス性出血熱,ロッキー山脈紅斑熱,ウエスト・ナイル病,エボラ出血熱,マールブルグ病など
	マイコプラズマや野兎病では起こりにくいとされている
非感染性	β 遮断薬,中枢神経病変,リンパ腫,詐熱,薬剤熱など
	膠原病で起こるという文献は発見できなかった

相対的徐脈の決定基準としては,下記のものが最も優れていると筆者は考えている.この相対的徐脈の決定基準は,華氏で体温が 1 度上昇するごとに脈拍数は 10 回/分増加するという生理学的事実に基づいて作成されている.

● Cunha の相対的徐脈の決定基準(1997)〔文献7, 8)の表を筆者改変〕

適応基準
1. 患者は13歳以上の成人であること
2. 体温≧38.9℃
3. 脈拍数は体温上昇に同時に計測されていること

除外基準
1. 患者は正常洞調律で,不整脈,2度/3度ブロック,あるいは,ペースメーカのリズムがないこと
2. 患者はβ遮断薬を投与されていないこと

適切な体温-脈拍連関

体温(℃)	脈拍数(回/分)	相対的徐脈決定基準脈拍数(回/分)
41.1	150	140 未満
40.6	140	130 未満
40.0	130	120 未満
39.4	120	110 未満
38.9	110	100 未満

なお,体温から脈拍数を予測する計算式は複数存在するが実用的でないので筆者は使用せずに,上記の決定基準の適切な体温-脈拍連関の表を用いて相対的徐脈を決定している.

❻ 熱源検索

> **鉄則** 発熱の患者ではまず感染症を否定する

非感染症疾患により発熱が起こることもあるが,発熱患者の熱源検索では,まず感染症を否定することを考える.

A. 問診

a. 現病歴

何度の発熱が何日間続いているのか? 発熱は体温計で測定したか? それとも患者がただ熱感を感じているだけなのか? 1日に何回発熱があるか? 周期性があるか? 1日のうちの何時頃発熱するか? 解熱剤は服用したか? 服用したとしたらそれは効いたか? 旅行はしたか? 旅行したとしたらどこで何をしたか? など.

b. 既往歴

過去の感染症歴,ステロイド薬を使用するような疾患に罹患したことがあるか? 癌の診断や治療を受けたか? 癌があれば何の癌でどこの病院でどのような治療を受けたか? など.

c. 家族歴
結核，癌や自己免疫疾患の人がいるか？

d. 社会歴
どこで生まれてどこで育ったか？ どのような職業か？ 同性愛者か？ アルコールや薬物使用歴など．

e. 薬物
現在服用している薬物．特に抗菌薬を服用していたら何の疾患のためにどのような抗菌薬をどれくらいの量何日間服用しているのか？過去に副腎抑制を起こす量(プレドニゾロン換算量で 20 mg/日を 3 週間以上)のステロイドを服用したことがあるか[9]？ NSAID やアスピリンを常用していないか？

f. アレルギー歴
薬物や食物アレルギー歴など．金属アレルギーなどの接触性アレルギーも聴く．

g. システム・レビュー
具体的に各種臓器に関係する症状を聴いて発熱の責任臓器を絞る．

B. 全身症状

> **Point** 発熱，寝汗，体重減少，悪寒戦慄では全身性疾患を考える

システム・レビューで以上の発熱，寝汗，体重減少，悪寒戦慄などの症状が存在すれば，原因疾患は局所感染症ではなく，すでに全身に広がっている全身感染症である可能性が高い．例えば，発熱の感染源として尿路感染症を考えている患者が，発熱，悪寒戦慄を訴えているならば，それは単に尿路感染症という局所感染症ではなく，感染症は菌血症となって全身に伝播している可能性が高いということである．この場合，この患者は入院して点滴の抗菌薬投与が適切である．慢性的な発熱と咳の患者に，寝汗や体重減少の症状があれば，単純な肺炎ではなく結核のような全身性の感染症を疑う．

また，腫瘍性疾患の場合，このような全身症状が存在すれば，腫瘍は全身に広がっている，すなわち，すでに転移が起こっている第Ⅳ期であると考える．Hodgkin リンパ腫の病期分類である Ann Arbor 分類で B 症状(発熱，寝汗，体重減少)を聴取するのは，この B 症状があれば Hodgkin リンパ腫は全身に転移していると考えるからである．すなわち，Hodgkin リンパ腫の病期分類で Ⅰ から Ⅳ のいずれの病期でも B 症状があれば，その治療は全身腫瘍に対する化学療法でなければならず，局所腫瘍の治療である外科療法や放射線療法の適応には原

則としてならないのである．

実際には，菌血症のリスクは悪寒戦慄の程度が重いほど高いことが示されている．上着を必要とする寒気などの軽度の悪寒（感度 87.5%，特異度 51.5%），厚い毛布を必要とする中等度の悪寒（感度 75.0%，特異度 72.2%），厚い毛布をまとっても全身の戦慄が起こる悪寒戦慄（感度 45.0%，特異度 90.3%）である[10]．

C. 身体所見

> 鉄則　発熱患者の身体所見　すべての穴を診察する

感染源となるような，眼，耳，鼻，口，尿道，腟や肛門などは必要があれば必ず診察する．

その他，扁桃腺腫脹，リンパ節腫脹，肝腫大，脾腫などがないかどうかも診察する．皮膚所見も大切である．また，ラインやカテーテル類が挿入されていたらそれらが感染源になっていないかも観察する．

不明熱患者の身体診察所見の中で，脾腫（感度 35～53%，特異度 82～89%，尤度比 2.9）と末梢リンパ節腫脹（感度 21～30%，特異度 83～90%，尤度比 1.9）の 2 つの所見は，確定診断が血液疾患である可能性が高まり骨髄穿刺の必要性を高めることが EBM で示されている．

D. 検査

a. 熱源検索

通常熱源検索には次のような検査を行う．

- ・血液：血算（白血球分画も含める）・生化学，CRP
- ・尿検査
- ・画像：胸部単純 X 線（咳痰などの呼吸器症状がなくても）

- ・感染症が疑われるならば，喀痰培養，尿培養，便培養など
- ・全身性細菌感染症あるいは敗血症が疑われるならば，血液培養 2 セット，必要があればプロカルシトニン

b. 自己免疫疾患を疑うならば

RF（リウマトイド因子），抗 CCP 抗体と ANA（抗核抗体）をオーダーする．

c. 腫瘍

疑う腫瘍の部位の画像検査をオーダーする．

d. インターフェロン γ 遊離試験（IGRA）あるいはツベルクリン反応

潜在性の結核感染を疑うならばインターフェロン γ 遊離試験（IGRA）あるいはツベルクリン反応を行う．呼吸器症状がなくても，

胸部単純 X 線検査は必須である.

e. 特殊感染症

入院する場合には, 以下のような特殊感染症の検査も行う.

- HBs 抗原, HCV 抗体, 梅毒反応
- 必要があれば, HIV 検査

> 鉄則　旅行者の発熱ではマラリアを否定する

旅行感染症の中でマラリアは致命的な感染症である.

❼ 一発熱

臨床的に「一発熱」と呼ばれる発熱がある.「一発熱」とは, 1 回発熱してそれ以後持続しない発熱である. このような「一発熱」は, 歯磨きや外傷, 中心静脈ライン挿入などの手技や外科手術など生体に何らかの侵襲が加わったことによって起こる「一過性菌血症」あるいは「一過性エンドトキシン血症」による発熱とされている. この一過性菌血症を引き起こした病原微生物は健康な人体では通常脾臓の細網内皮系のマクロファージによって除去される. この場合感染は成立していないので, 患者の全身状態はよく, この「一発熱」に対する抗菌薬投与も不要である.

手術直後の発熱の原因として過去には無気肺が考えられてきたが, 現在では無気肺は発熱とは必ずしも関係がないことが証明された[11]. この術後の発熱は手術という生体侵襲によって「一過性菌血症」あるいは「一過性エンドトキシン血症」が起こることによって生じる「一発熱」あるいは生体侵襲に伴う発熱であると考えられる. つまり, 以前我々が無気肺を術後発熱の原因と考えていたのは, 発熱時の熱源検索という「犯人探し」で, 胸部単純 X 線写真にしばしば偶然に無気肺が存在したという理由だけであったのである. 言い換えると, 偶然に現場にいただけの「無実」の無気肺が, 真の発熱源つまり「真犯人」の汚名を着せられて, 術後発熱の「冤罪」を負わされていたということになる.

❽ 不明熱 fever of unknown origin (FUO)[12, 13]

1961 年の Petersdorf と Beeson の不明熱の定義によると, 不明熱の定義には以下の 3 つの要件が必要である.

① 38.3℃以上の発熱が数回ある
② 少なくとも 3 週間以上の発熱期間
③ 入院して 1 週間以上発熱検索をして診断がつかない

一方，Durackらは1991年不明熱を以下の4つに分類・定義した.

① **古典的不明熱**
　・38℃以上の発熱が数回
　・上記エピソードが3週間以上持続
　・3回の外来通院，入院3日間の精査でも原因不明

② **院内感染症の不明熱**
　・急性期の治療を受けている患者で38℃以上の発熱
　・入院時には平熱であった(あるいは潜伏期であった)
　・入院3日間の精査でも原因不明．適切な細菌培養検査も2日間陰性

③ **顆粒球減少症の不明熱**
　・2回以上38℃以上の発熱を記録
　・顆粒球が500/μL以下か1～2日以内に500/μL以下になると予想される
　・入院3日間の精査でも原因不明．適切な細菌培養検査も2日間陰性

④ **HIV感染症の不明熱**
　・38℃以上の発熱が数回
　・HIV抗体が陽性であり外来で3週間あるいは入院で3日間持続
　・適切な精査を3日間しても原因不明．適切な細菌培養検査も2日間陰性

いずれの定義を用いる場合にも，すべての要件を満たして初めて不明熱といえる．

Point　いかなる発熱でも十分原因検索しなければ不明熱である

十分な問診・身体診察・検査をしないで発熱の診断を「不明熱」と呼ぶ医師は多い．このような医師は「不明熱」を自分が診断不能であるいう意味で使っている．「不明熱」とは上記の定義を満たして始めて「不明熱」と呼ばれるもので，「不明熱」の原因が医師の怠慢や能力不足であってはならない．

不明熱を検索するときにはもう一度問診から徹底的に検索し直す．検査は通常の熱源検索の検査に以下の検査を追加する．

・血液：ESR(赤沈)，LD，リウマトイド因子(RF)，抗CCP抗体，抗核抗体(ANA)，フェリチン，可溶性IL-2受容体
・インターフェロンγ遊離試験(IGRA)あるいはツベルクリン反応
・HIV検査
・血液培養　3セット
・必要ならば抗EA IgG，抗VCA IgM，抗VCA IgG，抗EBNA IgG，サイトメガロ IgM抗体，サイトメガロ IgG抗体(伝染性単核球症の診断のため)
・腹部骨盤単純および造影CT

フェリチンは，血球貪食性リンパ組織球症，悪性リンパ腫，成人型 Still 病などで高値となり，可溶性 IL-2 受容体は，悪性リンパ腫などで高値となる〔第 4 部 15. 急性期反応因子の章(→271 頁)参照〕．

ガリウム・シンチや PET スキャンによって炎症の局在を検索する方法もある．抗菌薬やステロイド薬による治療的診断で診断が確定することはほとんどない．

不明熱の 3 大原因は，感染症，腫瘍と自己免疫疾患である．不明熱の原因疾患としては，統計的には感染性と非感染性炎症疾患がともに約 15～25%，悪性腫瘍が約 20% 未満で，診断なしが 1990 年以降に発表された研究では 9～51% とばらついている．具体的には，感染症としては結核，膿瘍，骨髄炎と細菌性心内膜炎などが，膠原病では成人型 Still 病と巨細胞性動脈炎などが，悪性腫瘍では悪性リンパ腫，白血病，腎細胞癌，肝細胞癌と転移性肝癌などが多い．これらの 3 大原因疾患の次に多いのが薬剤熱である[13]．

そして，これらの不明熱の 3 大原因疾患以外に，現在「自己炎症症候群」(自己免疫ではない)という疾患概念が提唱されていて，不明熱の第 4 の原因として注目されている[14]．

❾ 血液培養陰性菌血症 blood culture negative bacteremia[15]

血液培養が陰性でも以下のような場合,全身感染症は否定できない．

---

1. 抗菌薬の投与(最多原因)
2. 培養が難しい微生物(抗菌薬が使われていないときの最多原因)

    HACEK といわれる口腔内・上咽頭のグラム陰性桿菌

    Haemophilus sp., _Aggregatibacter_(以前の _Actinobacillus actinomycetecomitans_), _Cardiobacterium hominis_, _Eikenella corrodens_, _Kingella kingae_.

    Nutritionally variant streptococci(培養に特殊な培地が必要なタイプ)

    Abiotrophia defectiva, granulicatella spp.

3. 特に人工弁心内膜炎で培養は陽性でもコンタミネーションと誤解される．細菌室に皮膚の常在菌でも無視しないように伝えておく

    Staphylococcus epidermidis, Corynebacterium sp.

4. その他

    Anaerobic bacteria, _Coxiella burnetii_(Q 熱), _Legionella_ sp., _Brucella_, _Chlamydia_, _Bartonella_ sp., _Neisseria_ sp., _Candida_ & _Aspergillus_ sp.

    右心系心内膜炎(繰り返す肺梗塞，肺炎)

〔文献 13)より筆者改変〕

⓾ 薬剤熱 drug fever

薬剤熱の診断は原則として否定診断である．薬剤熱は，発熱の原因として頻度の高い感染症，腫瘍や自己免疫疾患などの可能性を否定した後に考える．

薬剤熱は薬剤投与と同期して起こる高熱で患者の全身状態はよいことが特徴であるという印象がある．しかし，実際の薬剤熱の薬剤投与後の発症時間の中央値は約8日で，投与後24時間以内の発症から数か月後の発症まである．熱型も症状なしの軽度発熱から悪寒戦慄を伴う消耗熱までと様々である．

採血所見で特徴的とされる好酸球増加を伴う高白血球症は，実際には薬剤熱の20％未満にしか認められない．

確定診断は原因薬物を中止して発熱が収まることで行う．薬剤熱を疑うときに，原因と考えらえる複数の薬物を一気に中止すると真の原因薬物がわからなくなる．したがって，原因と考えられる薬物をできるだけ1つひとつ中止していくことが重要である．ほとんどの薬剤熱は原因薬物を中止後72〜96時間で消失する[16]．

発熱を起こしうる薬剤には以下のようなものがある[16]．

- 抗菌薬：ペニシリン，セファロスポリン，フルオロキノロン，バンコマイシン，スルフォナミドなど
- 循環器系薬物：サイアザイド，フロセミド，スピロノラクトン，プロカインアミドなど
- 抗痙攣薬：フェニトインなど
- その他：ヘパリン，サリチル酸，NSAIDなど

⓫ 発熱の治療[1]

動物実験での感染症では発熱の有益性が示されているものが多数ある．また，高温での動物または人間の細胞の *in vitro* 培養で殺菌効果と免疫反応が増強することが示されている．実際に漢方では，経験的にこの事実を知っているのか，太陽病の実証のように病気の主座が体表にある場合，大青竜湯，麻黄湯，葛根湯のような麻黄を含む漢方薬を投与することによって体温をさらに上昇させて発汗を促して治療することがある．

しかし，西洋医学において発熱自体が感染からの回復を促進する，あるいは宿主の免疫反応を増強することを実証した研究は皆無である．

我々は日常診療において，発熱にはほぼルーティンで解熱薬を処方している．この慣習的な診療が果たして良いのか悪いのか記載されて

いる文献を筆者は発見することができていない．したがって，発熱への解熱薬の投与を筆者は経験的に行っている．すなわち，<u>発熱が生体の侵襲に対する反応であるので，患者の全身状態が悪い（つまり，生体の侵襲に対して宿主が劣勢であると判断される）場合には定期的に解熱薬を投与し，逆に患者の全身状態が良い（つまり，生体の侵襲に対して宿主が優勢であると判断される）場合には，解熱薬は保留する，あるいは，頓用で投与するようにしている</u>．

⓬ 低体温へのアプローチ

低体温へは図2-6-3のようにアプローチする．

> **STEP 1** 偶発性低体温症，急性薬物中毒，cold shockの否定
> ↓
> **STEP 2** 低体温の原因検索とその治療

図2-6-3．低体温へのアプローチのフロー・チャート

STEP 1 偶発性低体温症，急性薬物中毒，cold shockの否定

まず最初に偶発性低体温症，急性薬物中毒およびcold shockを否定する．診断がこれらの場合にはマネジメントが全く異なるからである．偶発性低体温症については『問題解決型救急初期診療 第2版』第4部 救命・救急編 8.偶発性低体温症の章を，急性薬物中毒については同じく4.急性中毒の章を，そして，cold shockについては同じく2.ショックの章を参照のこと．

STEP 2 低体温の原因検索とその治療

低体温の原因として，甲状腺機能低下症や急性膵炎などを考え必要な検査をする．敗血症の可能性も考えて血液培養の採取も考慮する．

文献
1) Porat R, Dinarello CA：Pathophysiology and treatment of fever. UpToDate®, 2017.
2) Dinarello CA, Porat R：23 Fever. Harrison's Principles of Internal Medicine, 19th ed (ed Kasper DL, Fauci AS, Hauser SL, et al). McGraw-Hill Education, New York, pp 123-126, 2015.
3) 日本救急医学会(監)：19. 環境異常，溺水，窒息，その他. A.熱中症. 標準救急医学 第4版. 医学書院, p 495, 2009.
4) Boyer EW, Shannon M：Current concepts. The Serotonin Syndrome. N Engl J Med 352：1112-1120, 2005.
5) Ye F, Hatahet M, Youniss MA, et al：The Clinical Significance of Relative

Bradycardia. WMJ 117, 73-78, 2018.
6) Mittal J, Estiverne C, Kothari N, et al：Fever and Relative Bradycardia：A Case Presentation and Review of the Literature. Int J Case Rep Short Rev 1：4-8, 2015.
7) Cunha BA：The diagnostic significance of relative bradycardia in infectious disease. CMI 6：633-634, 2000.
8) Cunha BA, Cunha CB：Legionnaire's Disease. A Clinical Diagnostic Approach. Infect Dis Clin N Am 31：81-93, 2017.
9) Nieman LK：Pharmacologic use of glucocorticoids. UpToDate®, 2017.
10) Tokuda Y, et al：The degree of chills for risk of bacteremia in acute febrile illness. Am J Med 118：1417, 2005.
11) Engoren M：Lack of Association Between Atelectasis and Fever. Chest 107：81-84, 1995.
12) Bor DH：Approach to the adult with fever of unknown origin. UpToDate®, 2017.
13) Bor DH：Etiologies of fever of unknown origin in adults. UpToDate®, 2017.
14) 井田弘明：自己炎症候群の診断と治療．日内会誌 104：1964-1973, 2015.
15) 青木　眞：Tab. 9-3 心内膜炎で血液培養が陰性となる原因微生物．レジデントのための感染症診療マニュアル 第 3 版．医学書院，p 631, 2015.
16) McDonald M, Sexton DJ：Drug fever. UpToDate®, 2017.

7 酸素飽和度 oxygen saturation

❶ 原理と基準値[1-4]

動脈血ガス分析で動脈血酸素飽和度 SaO_2 を計測する代わりに,簡易なパルス・オキシメータを用いた酸素飽和度 SpO_2 がバイタル・サインの1つとして計測されるようになった.この酸素飽和度計測によって容易に呼吸不全,特に低酸素血症が検知されるようになった.このため,この酸素飽和度を意識・呼吸・脈拍と血圧についで第5のバイタル・サインと呼ぶことがある.

パルス・オキシメータの前身であるオキシメータ自体は,もともと戦闘機のパイロットの低酸素血症を検出するために1940年代に導入されたものである.パルス・オキシメータによる酸素飽和度 SpO_2 は,プローブにある発光ダイオードと受光ダイオードが 660 nm の赤色光と 940 nm の赤外光のそれぞれの脈波成分と非脈波成分の吸光度を測定し,以下の式に従って計算される.

$SpO_2 = k \times (AC_{660}/DC_{660})/(AC_{940}/DC_{940}) + b$

k, b:定数,

AC_{660}, AC_{940}:それぞれ 660 nm の赤色光と 940 nm の赤外光の脈波成分の吸光度,

DC_{660}, DC_{940}:それぞれ 660 nm の赤色光と 940 nm の赤外光の非脈波成分の吸光度

こうして測定された酸素飽和度 SpO_2 は以下の式で近似できる.

$SpO_2 = \{[O_2Hb]+[COHb]\}/\{[Hb]+[O_2Hb]+[COHb]+[MetHb]\}$
([ ]は血中濃度)

一方,動脈血酸素飽和度 SaO_2 は,酸化ヘモグロビン(O_2Hb)と還元ヘモグロビン(Hb)の吸光度を用いて以下の式から計算される.

$SaO_2 = [O_2Hb]/\{[Hb]+[O_2Hb]\}$

このパルス・オキシメータによる酸素飽和度 SpO_2 と動脈血酸素飽和度 SaO_2 の誤差は Hb 値が 2.5〜9 g/dL では 1% 範囲内にある.

基準値[4]　SpO_2　96〜99%

　もともと低血圧の人がいるように SpO_2 が 95% 以下の低値の人もいる．SpO_2 のベース・ラインがわからない場合，酸素なしで呼吸困難感や頻呼吸がなければ SpO_2 低値という異常値に病理的意味はない可能性が高い．ヘビー・スモーカーや慢性閉塞性肺疾患の患者などではもともと SpO_2 が低い人がいる．

❷ 測定誤差の原因

　パルス・オキシメータによる酸素飽和度は以下のような場合に信頼できないことがあるので注意が必要である．

- 異常ヘモグロビン血症（COHb や MetHb など）が存在するとき
- 低血圧
- 貧血
- 皮膚色素（メラニンや黄疸など）
- マニキュア，ペディキュアや爪白癬があるとき

> **Point** $SaO_2 > SpO_2$ となる場合には，異常メトグロビン血症を疑う

　COHb や MetHb などの異常ヘモグロビン血症が存在する場合には，$SaO_2 > SpO_2$ となり SaO_2 と SpO_2 が乖離する．これは前述の酸素飽和度 SpO_2 の近似式からわかるように，異常ヘモグロビンが存在するとき，全 Hb 量，すなわち，[Hb]＋[O_2Hb]＋[COHB]＋[MetHb] のうちの，[COHB]や[MetHb]が増加するので SpO_2 は低下するが，SaO_2 の分母には異常ヘモグロビンがないので SaO_2 は低下しないからである．したがって，このような場合には，特別に一酸化炭素中毒やメトヘモグロビン血症の検査を行う必要がある．

　具体的には，煙を吸引した患者や同一場所で発症した多数の頭痛の患者などのように一酸化炭素中毒を疑わせる場合には，COHb が計測可能な動脈血ガス分析を行う．また，アニリンなどの工業用品による中毒や ST 合剤・硝酸薬などの医薬品中毒の場合には，メトヘモグロビン血症を疑い，MetHb を計測する．

❸ SpO_2 低値へのアプローチ

　SpO_2 低値の場合には次頁の図 2-7-1 のようにアプローチする．

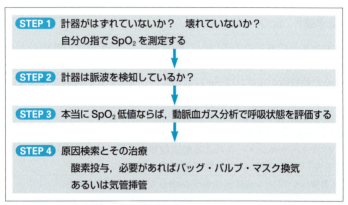

図 2-7-1. SpO_2 低値へのアプローチのフロー・チャート

STEP 1 計器がはずれていないか？ 壊れていないか？ 自分の指で SpO_2 を測定する

SpO_2 低値の場合，まず最初にパルス・オキシメータがはずれていないか，そして，それが壊れていないか確認すべきである．そのため自分の指で SpO_2 を計測して正常に計測できたら，計器に異常はないと考える．

STEP 2 計器は脈波を検知しているか？

次にパルス・オキシメータの画面で脈波が検知できているかどうかを確認する．もしも脈波が検知できていない場合には，前述の酸素飽和度の計測に誤差を与える低血圧，貧血，皮膚色素(メラニンや黄疸など)やマニキュア，ペディキュア，爪白癬などがないかどうか確認する．

特にパルス・オキシメータで脈波が検知できなく低血圧が存在する場合には，ショックであることがある．このような場合には，ショックの治療をする．

STEP 3 本当に SpO_2 低値ならば，動脈血ガス分析で呼吸状態を評価する

計器も正常に作動していて脈波も感知されて，かつ，本当に SpO_2 低値ならば，低酸素血症が最も疑われる．その場合には，速やかに動脈血採血をして動脈血ガス分析を行う．動脈血ガス分析のデータの評価方法については，第 5 部 動脈血ガス(→279 頁)参照のこと．

> **STEP 4** 原因検索とその治療
> 　　　　酸素投与，必要があればバッグ・バルブ・マスク換気
> 　　　　あるいは気管挿管

SpO_2 低値で低酸素血症が疑われれば，速やかに酸素あるいはバッグ・バルブ・マスク換気などの治療を行う．

❹ 治療

> **鉄則**　SpO_2 低値のときは，SpO_2 90% を目標に酸素化する

これは，酸素化によって CO_2 ナルコーシスが発症する可能性のある慢性閉塞性肺疾患 COPD などの患者にも適応される．過去には，COPD の患者には CO_2 ナルコーシスの発症を予防するために酸素を低容量から開始したが，現在では CO_2 ナルコーシスの予防よりも不可逆的に脳障害を起こす低酸素血症のほうが人体に危険であるという理由で，SpO_2 90% を目標に酸素投与を開始することが勧められている[5]．

気管挿管の適応については，3. 呼吸の章（→**43**頁）参照のこと．

SpO_2 低値を示す疾患には，心疾患，呼吸器疾患，胸水などがある．

ここでは，SpO_2 低値が特徴的な肺塞栓症と脂肪塞栓症候群の診断と治療例，および，SpO_2 は必ずしも異常とはならないが一酸化炭素中毒の診断と治療例について述べる．

❺ 肺塞栓症 pulmonary embolism[6]

長時間の旅行，長期臥床や悪性腫瘍の既往歴などの肺塞栓を起こすリスクのある患者の SpO_2 低下では肺塞栓症を疑う．特に胸部単純 X 線写真などで画像上説明がつかない低酸素血症があるときには，必ず肺塞栓症を疑う．しかし，肺塞栓では必ずしも低酸素血症を伴わないこともある．肺塞栓症の約 20% は失神を主訴に来院する．

> **Point**　肺塞栓症では必ずしも低酸素血症を伴わないことがある
> 　　　　肺塞栓症の約 20% は失神を主訴とする

肺動脈主幹の肺塞栓，慢性肺塞栓症や急性肺塞栓症で失神を主訴とする場合には，肺動脈に血栓が一過性に閉塞するので，必ずしも低酸素血症を呈さないことがある．

検査所見では，心電図で SI QⅢTⅢ，右脚ブロック，前胸部誘導での陰性 T 波などの所見も診断の手がかりになる．

A. 肺塞栓症の診断

● 肺塞栓の否定診断 PERC rule：<u>P</u>ulmonary <u>E</u>mbolism <u>R</u>uleout <u>C</u>riteria rule[7]

臨床的に肺塞栓の可能性が低い患者に，以下の 8 つの項目を満たせば，肺塞栓である可能性は 2％未満である．
- 年齢 50 歳未満
- $SpO_2>94\%$（室内気）
- 心拍数<100 回/分
- 過去に静脈血栓塞栓症の既往がない
- 最近の（過去 4 週間以内の入院・挿管あるいは硬膜外麻酔を要するような）手術や外傷がない
- 血痰がない
- エストロゲン製剤を使用していない
- 片側の下肢腫脹がない

● 血行動態が安定している場合の肺塞栓診断アルゴリズム〔文献 7〕より筆者作成〕

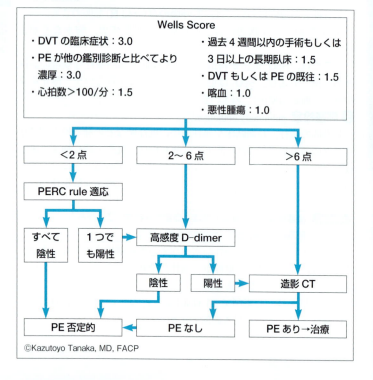

2006年のPIOPED II studyによって肺塞栓診断のためのMultidetector造影CTの重要性が示された(感度90%,特異度95%)[8]．造影CT撮影時には深部静脈血栓症も診断するため，下肢までスキャンする．また，鑑別診断に急性大動脈解離を考えるときには，単純CTも撮影する．

B. 肺塞栓症の治療例

> 酸素投与
> ヘパリンナトリウム注N(heparin sodium)(5,000単位/5 mL/A)　80単位/kg(体重約60 kgで5,000単位)　静注
> その後
> ヘパリンナトリウム注N　1A(5,000単位)＋生理食塩水45 mL(濃度：100単位/1 mL)を18単位/kg/時(体重約60 kgで10 mL/時)で持続点滴開始
> 循環器内科あるいは呼吸器内科へ緊急コンサルテーション
> ただし，ヘパリンは日本では出血の副作用を懸念してこれよりも低用量で使用されることが多い．

血行動態が不安定な肺塞栓症には以下のような血栓溶解療法を行う．

> クリアクター®注(monteplase)　1.375～2.75万単位/kg
> ＋生理食塩水　20 mL
> 2分間かけて静注

この他，場合によっては，肺塞栓除去術や経皮的心肺補助(PCPS：percutaneous cardiopulmonary support)あるいは体外式膜型人工肺(ECMO：extra corporeal membrane oxygenation)を行うこともある．

⑥ 脂肪塞栓症候群 fat embolism syndrome[9]

長管骨骨折や骨盤骨折の患者が受傷から24から72時間後に低酸素血症，神経学的異常や頭頸部・前胸部・眼瞼結膜・腋窩などに皮下出血などの症状を呈したとき，この脂肪塞栓症候群を疑う．長管骨骨折や骨盤骨折患者も長期臥床していれば肺塞栓症を起こす可能性があるが，脂肪塞栓症候群は肺塞栓症よりも通常早期に発症する．

この脂肪塞栓症候群は，骨折部の骨髄からの脂肪が全身の血管に塞栓となって播種して全身に多彩な症状を呈する症候群である．その死亡率は5～15%といわれている．

そして，現在では脂肪塞栓症候群は整形外科的骨折だけでなく，軟部組織外傷や美容整形外科手術での脂肪吸引術などの非整形外科的外

傷あるいは手術，そして，まれであるが膵炎・脂肪肝・骨髄壊死などの非外傷性疾患でも発症することが知られている．

A. 脂肪塞栓症候群の診断

三徴：低酸素血症・神経学的異常・皮下出血

診断の決め手となる血液検査や画像検査はない．診断は臨床的に行われる．通常発症状況と上記三徴を満たして，他に説明のつく診断がない場合除外診断で診断される．いくつか診断基準が存在するがいずれも有効性は証明されていない．

B. 脂肪塞栓症候群の治療例

- 骨折の根治術
- 対症療法
- 酸素投与や輸液など

脂肪塞栓症候群は血栓塞栓ではないのでヘパリンの適応はない．ステロイド薬の全身投与は予防的にも治療的にも実証されていない．予後はほとんどの症例が数日以内に完全回復するが，重症例では1週間以上続くこともある．

❼ 一酸化炭素中毒 carbon monoxide intoxication

A. 一酸化炭素中毒の診断

- 一酸化炭素中毒に特有な症状
- 一酸化炭素ヘモグロビン(COHb)濃度
- メトヘモグロビン血症やシアン中毒の合併の可能性も考慮する

一酸化炭素ヘモグロビン(COHb)濃度と症状の関係は下表の通りである[10]．

濃度(％)	症状
10〜	軽い頭痛(特に運動時)，前頭部頭重感
20〜	拍動性の頭痛，吐き気，めまい，動悸，呼吸促進
30〜	激しい前・後頭部痛，頻脈，めまい，視力障害，昏迷，失神
40〜	上記症状の増悪，視力・聴力障害，筋脱力
50〜	昏睡，痙攣
60〜	昏睡，呼吸の抑制，心機能の抑制
70〜	心不全，呼吸不全，死亡

便宜上一酸化炭素ヘモグロビン(COHb)濃度10％以上は異常とするが，ヘビー・スモーカーでは一酸化炭素ヘモグロビン(COHb)濃度が15〜17％となることがあるが，原則として無症状である．

B. 一酸化炭素中毒の治療例[11]

酸素吸入
　バッグ・バルブ・マスク換気
マネジメント
　COHbが10%未満になるまでCOHbを2〜4時間ごとにチェックする

高圧酸素療法の適応は，HbCO>15%の妊婦，HbCO>25%，失神，急性心筋梗塞の証拠，昏迷/意識障害，痙攣，昏睡，局所的神経学的脱落症候である

　一酸化炭素は酸素と比較してHbとの結合能が約200倍であるので，治療は単なる酸素吸入だけではなくできるだけバッグ・バルブ・マスク換気のような強制換気が望ましい．

　一酸化炭素中毒は全身虚血により，心筋虚血・脳梗塞・急性腎障害・横紋筋融解症・DICや多臓器不全などを引き起こすので，必要があれば検査・入院させる．

文献

1) Marino PL : 21. Oximetry and Capnometry. The ICU Book. 4th ed. Wolters Kluwer Health, Philadelphia, pp 391-408, 2014.
2) Hurford WE, Kratz A : Case 23-2004 : A 50-Year-Old Woman with Low Oxygen Saturation. N Engl J Med 351 : 380-387, 2004.
3) 熊谷和美, 金田浩太郎, 井上 健, 他：排気ガス吸入によりメトヘモグロビン血症と一酸化炭素中毒を合併した1症例. 日救急医会誌 16：62-65, 2005.
4) 柴田 治, 福崎 誠, 中村治正, 他：パルスオキシメーター モニタリングポケットブック. 日総研出版, pp 69-71, 1992.
5) Cydulka RK, Bates CG : 70. Chronic Obstructive Pulmonary Disease. A Comprehensive Study Guide, 8th ed (American College of Emergency Physicians®. editor-in-Chief Tintinalli JE). McGraw-Hill, New York, pp 475-479, 2016.
6) 日本循環器学会：肺血栓塞栓症および深部静脈血栓症の診断, 治療, 予防に関するガイドライン(2009年改訂版). http://www.j-circ.or.jp/guideline/
7) Thompson BT, Kabrhel C, Pena C : Clinical presentation, evaluation, and diagnosis of the nonpregnant adult with suspected acute pulmonary embolism. UpToDate®, 2017.
8) Stein PD, Fowler SE, Goodman LR, et al : Multidetector computed tomography for acute pulmonary embolism. N Engl J Med 354 : 2317-2327, 2006.
9) Weinhouse GL, Parsons PE : Fat embolism syndrome. UpToDate®, 2017.
10) 内藤裕史：42. 一酸化炭素. 中毒百科 事例・病態・治療 改訂第2版. 南江堂, pp173-180, 2001.
11) Maloney G : 222. Carbon Monoxide. A Comprehensive Study Guide, 8th ed (American College of Emergency Physicians®. editor-in-Chief Tintinalli JE). McGraw-Hill, New York, pp1437-1440, 2016.

8 血糖 plasma glucose

❶ 測定

　血糖は通常バイタル・サインには含まれない．しかし，血糖の測定が特定の疾患の診断に重要な役割を果たすことがある．したがって，全身状態が悪い患者や糖尿病の既往歴がある患者などでは，できるだけ血糖を計測すべきである．

　その最もよい例が「低血糖」である．「低血糖」はそのときどきで意識障害・痙攣・失神・冷汗など多彩な症状で発症する．時には瞳孔偏位や麻痺を伴うこともある．「低血糖」は症状発症時に血糖を測定しなければ確定診断不可能な病態である．

> **鉄則**　意識障害・痙攣・失神の患者では必ず血糖を測定する

　これらの症状があれば必ず簡易血糖測定器で血糖を測定する．最初に低血糖を除外しなければ，原因不明の疾患になってしまう．また，簡易血糖測定器で血糖を計測すると異常を意識するが，血糖が採血の一連の生化学の項目の1つにあると異常が見逃されやすい．

　高血糖も見逃されやすい．特に，腹痛，嘔気・嘔吐などを主訴とする糖尿病性ケトアシドーシス（DKA：diabetic ketoacidosis）や高血糖高浸透圧症候群（HHS：hyperglycemic hyperosmolar syndrome）は高血糖が診断の糸口になることがある．

> **基準値**　60〜200 mg/dL

　血糖は末梢臓器で消費されるために，動脈血，毛細血管，静脈血の順に低くなる．しかし，どの血液でもほぼ上記の範囲であれば正常と考える．ただし，敗血症の場合には動脈血の血糖測定が推奨されている．また，血糖は食事や薬物にも左右される．採血前に食事をしたかしなかったか，糖尿病薬を服用したかどうかなどの状況の違いでその値は大きく異なる．血糖値はこのような状況を考慮して解釈すべきである．

> **Point**　低血糖は緊急．高血糖は準緊急

　低血糖は脳に不可逆的な障害を起こすことがあるので，緊急に対処しなければならない．一方，単なる高血糖自体ではすぐに生命が脅かされることは少ない．ただし，DKAとHHSは致命的であるので，速やかに治療する必要がある．

❷ 高血糖 hyperglycemia の定義

基準値　血糖＞200 mg/dL

❸ 高血糖へのアプローチ

高血糖には図 2-8-1 のようにアプローチする.

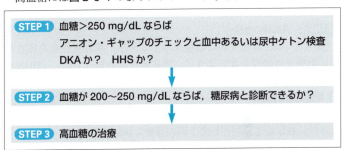

図 2-8-1. 高血糖へのアプローチのフロー・チャート

STEP 1 血糖＞250 mg/dL ならば アニオン・ギャップのチェックと血中あるいは尿中ケトン検査 DKA か？ HHS か？

まず血糖値が 250 mg/dL より大きいならば，DKA と HHS の可能性がある．この場合，診断のために動脈あるいは静脈血ガス分析か静脈血中 HCO_3^- と血中あるいは尿中ケトンの検査を行う．以下に DKA と HHS の診断基準を示す.

● DKA と HHS の診断基準 〔文献 1) の表を筆者改変〕

	DKA	HHS
血糖	＞250 mg/dL	＞600 mg/dL
血清 HCO_3^-	≦18 mEq/L	＞15 mEq/L
尿ケトン体	陽性	陰性あるいは軽度
血清ケトン体	陽性	陰性あるいは軽度
血清浸透圧	様々	＞320 mOsm/kg
アニオン・ギャップ	＞12 mEq/L	＜12 mEq/L
動脈/静脈 pH	＜7.30	＞7.30

STEP 2 血糖が 200〜250 mg/dL ならば，糖尿病と診断できるか？

随時血糖値≧200 mg/dL であれば血糖値は糖尿病型で，糖尿病と診断できる可能性がある．ここで「糖尿病」の診断を下すためには，次

項❹糖尿病の診断で示す糖尿病の臨床診断のフロー・チャートにあるように，血糖値のみ糖尿病型の場合には糖尿病の典型症状，あるいは，確実な糖尿病網膜症の存在のいずれかの条件が必要である．

ただし，血糖測定時に感染・外傷などのストレスがないこと，および，高血糖を起こしうるステロイド薬などの服用がないことなどを確認することも必要である．

STEP 3　高血糖の治療

DKA と HHS は速やかに治療する．しかし，無症候性高血圧を無理に治療する必要がないように，無症候性高血糖は DKA と HHS がなければ急速に治療する必要はない．

❹ 糖尿病の診断[2, 3]

糖尿病は慢性疾患である．高血圧症が1回の診療で診断できないように，糖尿病も原則として1回の診療で診断できない．

糖尿病には図 2-8-2 のような日本糖尿病学会（JDS：Japan Diabetes Society）の臨床診断のフロー・チャートがある．

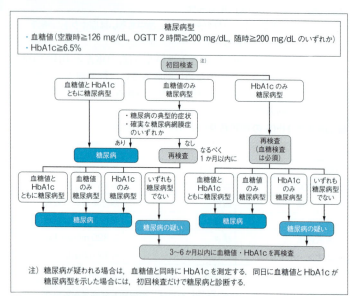

図 2-8-2．糖尿病の臨床診断のフロー・チャート
〔日本糖尿病学会（編・著）：糖尿病治療ガイド 2018-2019, p 23, 文光堂, 2018 より〕

糖尿病と診断した後は，1型，2型，妊娠などの成因分類を行うことになる．その際，各種自己抗体や血中Cペプチドなどの血清学的検査の他に，膵臓癌などの器質的疾患を否定するために膵臓の画像検査も考慮する．

❺ 血糖モニタ

患者自身の自己血糖モニタとして，1型糖尿病患者は1日少なくとも3回，2型糖尿病患者は1日少なくとも1回の血糖モニタが推奨されている．

入院患者で血糖モニタを行う場合は，通常1日4回，すなわち，朝食前・昼食前・夕食前と就寝前に計測する．また，1型糖尿病，妊娠糖尿病やDKAなどのように厳格な血糖コントロールが必要な場合には，1日7回，すなわち，朝食前後・昼食前後・夕食前後・就寝前に血糖値を計測する．

❻ HbA1c

高血圧症の治療の際，1日のうちのある一時点の血圧値である「随時血圧」を参照して血圧をコントロールするよりも，1日の平均血圧値を参照にして血圧をコントロールする方法がより適切である．これは，随時血圧には血圧に日内変動があるために必ずしもよい治療の指標とはならないからである．

同様なことが糖尿病での血糖コントロールについてもいえる．空腹時血糖は必ずしもその患者の血糖動態を反映しないのである．これには，空腹時血糖の検査では患者が本当に絶飲・絶食を遵守していたか不明なこと，空腹時血糖値は病院での計測時間が測定日によりまちまちになり再現性が乏しいこと，そして，糖尿病の患者の中には検査値をよく見せかけるために病院受診日直前にのみ食事制限を行う患者がいることなどの理由がある．このため考え出されたのが，ヘモグロビンA1c(HbA1c)である．HbA1cは赤血球表面上の糖鎖で，赤血球の寿命(120日)に依存し1〜3か月前の血糖の状態を反映する．

長期血糖コントロールの指標として，HbA1c以外にグリコアルブミンや1,5-AG（1,5-anhydroglucitol）などがある．しかし，実際に臨床で一般的に使用される指標となったのは，HbA1cである．

なお，HbA1cは，出血，鉄欠乏性貧血の回復期，溶血性疾患，エリスロポエチンで治療中の腎性貧血や肝硬変などで低値をとることがあるので注意が必要である．

> **基準値**[2]　HbA1c　4.6〜6.2%

HbA1cの値については、わが国では従来JDS（Japan Diabetes Society）値を用いてきた．このJDS値は国際的に広く用いられているNGSP（National Glycohemoglobin Standardization Program）値とは異なるもので、調査の結果、JDS値はNGSP値よりも約0.4%低値であることが判明した．

このHbA1c値の日本国内外での混乱を回避するために、日本糖尿病学会などの努力の結果、数年間の移行期間の後に、2014年4月1日からHbA1c値はNGSP値のみで表示してJDS値は併記せずに、HbA1cのあとに「(NGSP)」も記入しないこととなった．

❼ 高血糖の治療例

A. 糖尿病性ケトアシドーシス（DKA）と高血糖高浸透圧症候群（HHS）の治療例

> 生理食塩水点滴　最初の1時間に500 mLから1 L
> ノボリン®R　0.1単位/kg　静注後（米国ではインスリン持続点滴前の静注は必ずしも必要がないという結論になっている[3]）　および
> ノボリン®R（100単位/1 mL）　50単位（0.5 mL）＋生理食塩水49.5 mL（1単位/mL）で0.1単位/kg/時で持続点滴
> 血漿K濃度≦4.5 mEq/LならばK補正
> 血漿K濃度≦3.3 mEq/Lならばインスリン持続点滴中止
> 原因疾患（感染症や心筋梗塞など）が存在すれば原因疾患の治療
> 内科へ緊急コンサルテーション

DKAとHHSはほぼ同様の治療を行う．通常高K血症が存在するが、体内の総カリウム量は欠乏しているので、随時カリウムを補給する必要がある．

B. その他の高血糖の治療例

無症候性高血圧と同様に特に症状がなければ、血糖を急速に降下させる必要はない．もしも血糖を降下させたいのならば、一時的にスライディング・スケールでノボラピッド®を皮下注するか定期インスリン注射を行う．

❽ 低血糖 hypoglycemia の定義

> **基準値**　血糖＜60 mg/dL

低血糖と症状には下表のような相関がある[4].

血糖値（mg/dL）	症候
80	インスリン分泌低下
70	グルカゴンとエピネフリン分泌
55	交感神経刺激症状（神経質・不安・空腹・動悸・発汗・頭痛）
50	神経症状（傾眠・昏迷・一過性神経脱落症状・頭痛）
30	昏睡

　低血糖は一説によると 30 分以上持続すると不可逆的な脳障害を引き起こすことがあるので，緊急に対処する必要がある．

❾ 低血糖へのアプローチ

　低血糖には図 2-8-3 のようにアプローチする．

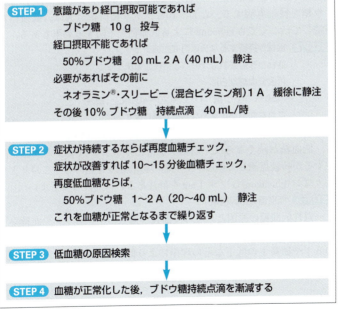

図 2-8-3．低血糖へのアプローチのフロー・チャート

> **STEP 1** 意識があり経口摂取可能であれば
>   ブドウ糖　10g　投与
> 経口摂取不能であれば
>   50% ブドウ糖　20 mL 2 A(40 mL)　静注
> 必要があればその前に
>   ネオラミン®・スリービー(混合ビタミン剤)　1 A　緩徐に静注
> その後 10% ブドウ糖　持続点滴　40 mL/時

　意識があり経口摂取可能であればブドウ糖を投与する．経口摂取不能であれば，意識のあるなしにかかわらず，まずブドウ糖の静注をする．しかし，意識障害があるアルコール中毒患者などの場合には，thiamine hydrochloride 投与前にブドウ糖を投与すると Wernicke 脳症を増悪させることがあるので，ブドウ糖投与の前に thiamine hydrochloride を投与する．

　50% ブドウ糖を静注した後にも低血糖が持続する場合には 10% ブドウ糖を持続点滴する．なお，10% ブドウ糖持続点滴は，低血糖が持続していなくても rebound による低血糖を予防する効果もある．

> **STEP 2** 症状が持続するならば再度血糖チェック，
> 症状が改善すれば 10〜15 分後血糖チェック，
> 再度低血糖ならば，
>   50% ブドウ糖　1〜2 A(20〜40 mL)　静注
> これを血糖が正常となるまで繰り返す

　持続的低血糖がないか rebound で低血糖にならないかをチェックする．低血糖が続くならば，血糖が正常化するまで 50% ブドウ糖を静注するか持続点滴しているブドウ糖の輸液速度を速める．このときグルカゴン (glucagon) G ノボ 1 mg を静注あるいは筋注してもよい．

> **STEP 3** **低血糖の原因検索**

　一過性低血糖の原因としては，断食，過量のインスリンや血糖降下薬投与などがある．また，腎機能増悪では腎臓でのインスリンの代謝の低下や糖新生の低下などの理由により低血糖を起こすことがある．このような場合には，常用しているインスリンや血糖降下薬を減量する．

　持続的低血糖の原因としては，敗血症(特に細菌性)，インスリン過量投与，アルコール中毒，副腎不全，肝硬変，ダンピング症候群，インスリノーマやインスリン自己免疫症候群などが考えられる．血糖を正常化させるために何回も 50% ブドウ糖を静注しなければならない

ときには，これらの疾患を考え検査・治療を行う．持続的低血糖が改善しない場合には，中心静脈ラインを挿入して高カロリー輸液を行うこともある．

STEP 4　血糖が正常化した後，ブドウ糖持続点滴を漸減する

通常一過性低血糖のときはブドウ糖持続点滴を漸減できる．持続的低血糖の場合には，入院して原因疾患を検索して治療してからブドウ糖を漸減する．

文献

1) Graffeo CS：227. Hyperosmolar Hyperglycemic State. A Comprehensive Study Guide, 8th ed (American College of Emergency Physicians®. editor-in-Chief Tintinalli JE). McGraw-Hill, New York, pp 1466-1469, 2016.
2) 日本糖尿病学会：糖尿病治療ガイド 2018-2019．文光堂, p 23, 2018.
3) Kitabchi AE, et al：Is a priming dose of insulin necessary in a low-dose insulin protocol for the treatment of diabetic ketoacidosis? Diabetes Care. 31：2081-2055, 2008.
4) 上田剛士(著)，酒見英太(監)：E　内分泌・代謝・栄養．5　低血糖発作．ジェネラリストのための内科診断リファレンス　エビデンスに基づく究極の診断学をめざして．医学書院, pp 305-310, 2014.

9 尿量 urine volume

❶ 尿量計測[1,2)]

尿量は循環動態と腎機能を反映する．したがって，尿量をモニタすることにより循環動態と腎機能のモニタをすることが可能となる．

> **基準値** 800～3,000 mL/日または 0.5～2.0 mL/kg/時

尿とは主に尿素と電解質という腎臓からの排泄物（溶質）が水（溶媒）に溶解した溶液である．つまり，腎臓からは溶質と溶媒が排泄されていて，溶質はレニン・アンギオテンシン・アルドステロン系と心房性利尿ペプチド ANP でコントロールされ，溶媒は脳下垂体ホルモンの1つである抗利尿ホルモン ADH であるアルギニン・バソプレシン AVP でコントロールされている．この2つの利尿系は溶質利尿 solute diuresis と水利尿 water diuresis と言い換えることができる．

溶質利尿は，糖尿病などでグルコースなどの高濃度の溶質が尿細管に漏れ出して尿細管中の尿の浸透圧が高くなり，体内の水分を尿中に引き込むことによって尿量を増加させるために，別名「浸透圧利尿 osmotic diuresis」とも呼ばれる．一方，水利尿は体内の水が多いとき水が尿として排泄されるもので，別名「溶媒利尿 solvent diuresis」とも呼ばれる．この2つの利尿系は実際は相互に密接に関係しあって，人体の浸透圧・電解質・酸塩基平衡および体液量を緻密にコントロールしている〔第4部 血液検査 5.ナトリウムの章（→176頁）参照〕．なお，利尿作用にはこれらの溶質利尿と溶媒利尿の他に，腎血流圧上昇による「圧利尿 pressure diuresis」や「寒冷利尿 cold diuresis」などがある．

一般に人体の腎臓から排泄すべき1日の排泄物は600～800 mosmolである．健康な腎臓は，尿浸透圧 50～1,200 mosmol/kg まで尿を希釈・濃縮可能である．これは，正常血漿浸透圧（約 285 mosmol/kg）の約1/5倍から4倍までの範囲である．ここで，腎臓が最大濃縮尿つまり最小の尿量で，1日に排泄すべき排泄物を排泄することを考える．この場合 1,200 mosmol/kg の濃度の溶液で 600 mosmol の溶質を溶解するためには，尿比重を約1とすれば，最低 0.5 L つまり 500 mL 必要となる．このことは言い換えると，何らかの原因で人体の1日尿量が 500 mL 以下に減量すると，人体から排泄されるべき排泄物が十分に排泄されずに体内に蓄積されることとなる．このような状態

が継続すると人体には老廃物が蓄積して，尿毒症や高 K 血症となりやがて人は死に至る．このような理由で，1 日尿 400 mL 未満を乏尿 oliguria，100 mL 未満を無尿 anuria と呼ぶ．

これとは逆に腎臓が最大希釈尿で，1 日に排泄すべき水を排泄することを考える．この場合 50 mosmol/kg の濃度の溶液で 600 mosmol の溶質を溶解するとすると，尿比重を約 1 とすれば，12 L まで排泄可能となる．このことは言い換えると，何らかの理由で必要以上に大量に水を摂取した場合，水が排泄されなくなり，体内に蓄積されるということである．これが，いわゆる「一次性(心因性)多飲症」である．

このように尿量から重要な情報が得られるが，実際には尿量の計測や蓄尿は労力がかかり非衛生的であるので，適応のある患者だけに限るべきである．

❷ 多尿 polyuria

1 日尿が 3 L を超える場合多尿 polyuria と呼ぶ．多尿には図 2-9-1 のようにアプローチする．

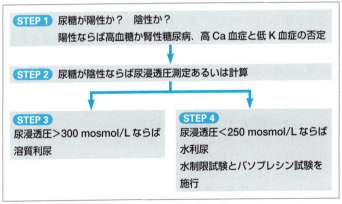

図 2-9-1．多尿へのアプローチのフロー・チャート
〔文献 2)の図を筆者が改変〕

多尿となるのは，何らかの理由で腎臓からの排泄物が増加する(溶質利尿の増加)か，あるいは，排泄すべき水が増加する(水利尿の増加)かのどちらかである．

STEP 1　尿糖が陽性か？　陰性か？
　　　　　陽性ならば高血糖か腎性糖尿病．高 Ca 血症と低 K 血症の否定

多尿の最も多い原因疾患の 1 つは高血糖である．多尿ではまず高

血糖を否定することから始める．そのためには単純に尿糖をチェックする．通常尿糖が陽性であれば，腎臓での糖の血清濃度の排泄閾値は170〜180 mg/dLであるので，血糖値は170〜180 mg/dLを超えているはずである．これに対して，腎臓での糖の排泄閾値が低くて尿糖が陽性となる病態が腎性糖尿病である．糖尿病の診断については8.血糖の章(→80頁)参照のこと．また，高Ca血症と低K血症も多尿を起こすので否定する．もしも存在すれば，第4部 血液検査 6. カリウム(→191頁)あるいは7. カルシウムとリン(→200頁)の項参照のこと．

STEP 2　尿糖が陰性ならば尿浸透圧測定あるいは計算

多尿の原因として最も頻度の高い糖尿病を否定した後，次に溶質利尿があるかどうかを判定する．そのため尿浸透圧を測定する．尿浸透圧が測定できない場合には，以下の近似式を用いる．

● 尿浸透圧近似式[3]

尿浸透圧＝(尿比重−1)×20,000〜40,000　(筆者は30,000で計算)

STEP 3　尿浸透圧＞300 mosmol/Lならば溶質利尿

尿浸透圧＞300 mosmol/Lならば高張尿であるので，水よりも溶質が排泄されている．つまり，溶質利尿が行われていることになる．

溶質利尿の原因としては，飴摂取，マンニトール，放射線造影剤，蛋白質過量摂取などの理由による尿素過剰，低K血症，高Ca血症，利尿剤，急性尿細管障害の回復期，尿路閉塞やmedullary cystic diseaseなどがある．

STEP 4　尿浸透圧＜250 mosmol/Lならば水利尿
　　　　　水制限試験とバソプレシン試験を施行

尿浸透圧＜250 mosmol/Lならば低張尿であるので，溶質よりも水が排泄されている．つまり水利尿である．水利尿の鑑別診断には，一次性(心因性)多飲症，中枢性尿崩症と腎性尿崩症がある．この鑑別は原則として以下の図2-9-2ような水制限試験とバソプレシン試験で行う．

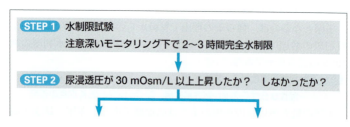

STEP 1　水制限試験
　　　　注意深いモニタリング下で2〜3時間完全水制限

STEP 2　尿浸透圧が30 mOsm/L以上上昇したか？　しなかったか？

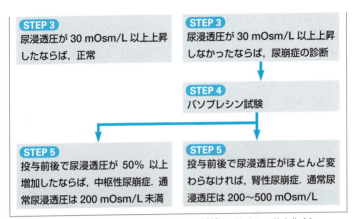

図2-9-2 水制限試験およびバソプレシン試験〔文献4〕より筆者作成〕

バソプレシン試験は, ピトレシン®(vasopressin)(20単位/mL/A)5単位(0.25 mL)皮下あるいは筋注する. ただし, 日本では高張食塩水負荷試験を行うことが多い[5].

❸ 尿崩症の治療例

中枢性尿崩症

デスモプレシン(desmopressin acetate hydrate)点鼻液(250 μg/2.5 mL)
1回 5～10 μg(0.050～0.10 mL)〔小児 2.5～5 μg(0.025～0.050 mL)〕
を1日1～2回 鼻腔内

または

ピトレシン®(vasopressin)(20単位/mL/A)1回 2～10 単位
1日2～3回 皮下注あるいは筋注

尿量2 L/日, 夜間排尿 0～1回程度を目標. 血漿Na濃度が 140 mEq/Lを下回らないように

それでも多尿のコントロールがつかないときには,

ピトレシン®(vasopressin)(20単位/mL/A)10 単位(0.5 mL)＋生理食塩水
49.5 mL(濃度：0.2 単位/mL)0.2 単位/時(1 mL/時)で持続点滴開始する(保険適用外)

尿量にあわせて 0.1 単位/時(0.5 mL/時)ごと最大 0.6 単位/時(3 mL/時)まで増量する

腎性尿崩症[6]

ヒドロクロロチアジド「トーワ」(hydrochlorothiazide)(25 mg)1回1錠

1日1〜2回　経口（保険適用外）

❹ 乏尿・無尿・尿閉 oliguria, anuria, urinary retention

1日尿 400 mL 未満を乏尿 oliguria，100 mL 未満を無尿 anuria と呼ぶ．これに対して全く尿が出ないことを尿閉 urinary retention という．

乏尿・無尿・尿閉には図 2-9-3 のようにアプローチする．

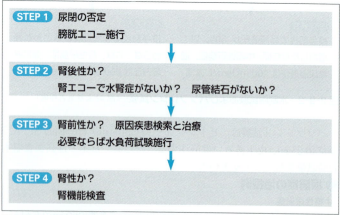

図 2-9-3．乏尿・無尿・尿閉へのアプローチのフロー・チャート

乏尿・無尿・尿閉の場合，通常「尿がでない」という主訴を患者は訴える．この「尿がでない」病態には，尿が産生されない場合と尿が排泄されない場合の2つの場合がある．乏尿・無尿と尿閉は問診からでは鑑別は困難である．

STEP 1　尿閉の否定
　　　　　膀胱エコー施行

膀胱エコーを施行して膀胱内に尿が貯留していれば尿閉が考えられる．一過性尿閉の場合には導尿し，持続的閉塞の場合には尿道カテーテルを挿入する．膀胱エコーで膀胱内に尿貯留がないのを確認して初めて乏尿か無尿と考える．

STEP 2　腎後性か？
　　　　　腎エコーで水腎症がないか？　尿管結石がないか？

乏尿・無尿の鑑別診断は腎機能障害と同じように腎前性・腎性・腎後性の3つに分けて考える．腎エコーを施行し片側だけにでも水腎

症が存在する場合，あるいは，尿管結石が疑われる場合には，腎後性の原因を考える．片側水腎症あるいは片側尿管結石で実際乏尿・無尿が起こることがある．これは，片側の尿管閉塞によって反射的に対側の尿管も攣縮するためではないかと筆者は推測している．このような場合には原因疾患を検索して治療する．

STEP 3 腎前性か？ 原因疾患検索と治療
必要ならば水負荷試験施行

腎後性乏尿・無尿が否定されたら，次に腎前性の原因を考える．腎前性乏尿・無尿の原因には，脱水症，心不全やショックなどがある．問診では，脱水症を起こすような経口摂取低下や下痢などがないかどうか，脱水症を引き起こすような薬物を服用していないかなどを聴く．また，心不全やショックなどの可能性がないかどうかも聴く．身体所見では tilt 試験などで低容量の所見あるいは皮膚の turgor 低下や粘膜乾燥などの所見がないかチェックする．頸静脈怒張，下腿浮腫など所見があれば心不全を考える．末梢循環不全があればショックと考える．血液検査で尿酸値の上昇や BUN/Cre 比高値などの所見があれば低容量が疑われる．胸部単純X線で肺水腫があれば心不全を疑う．低容量，脱水症，心不全，ショックなどが疑われれば，それぞれの治療を行う．

また，低容量や脱水症があるかないかはっきりしない場合には，水負荷試験 fluid challenge test を行うことがある．水負荷試験とは，250 mL の生理食塩水を1時間で点滴するなどして尿量が増加するかどうかチェックする試験である．この水負荷試験によって尿量が増加すれば，腎前性乏尿・無尿と考え低容量や脱水症の治療を行う．一方，この水負荷試験によって尿量の増加がなければ，腎前性乏尿・無尿は否定してよい．ここで，点滴量を 250 mL とするのは，患者の心機能が悪い場合でも生理食塩水 250 mL 程度であれば，心不全を増悪させないといわれているからである．また，この場合，輸液をブドウ糖などの他の輸液にせず生理食塩水にするのは有効に血管内容量を増加させるためである．

STEP 4 腎性か？
腎機能検査

尿閉，腎後性乏尿・無尿と腎前性乏尿・無尿が否定されれば，腎性乏尿・無尿しかない．この場合，腎機能検査を行う．腎性乏尿・無尿はさらに，糸球体腎炎，間質性腎炎，急性尿細管障害と腎血管炎に分

類される.詳細は第4部 血液検査 9.腎機能の章(→214頁)参照のこと.

文献
1) 河合 忠(監), 山田俊幸, 本田孝行(編):13章 尿・便・分泌液検査. 異常値の出るメカニズム 第7版. 医学書院, pp 191-231, 2018.
2) Lin J, Denker BM, : 61. Azotemia and urinary abnormalities. Harrison's Principles of Internal Medicine, 19th ed (ed Kasper DL, Fauci AS, et al). McGraw-Hill Education New York, pp 289-295, 2015.
3) 小松康宏, 西﨑祐史, 津川友介:シチュエーションで学ぶ輸液レッスン 改訂第2版. メジカルビュー社, pp 94-95, 2015.
4) Marino PL:35. Osmotic Disorders. The ICU Book, 4th ed. Wolters Kluwer Health, Philadelphia, pp 653-672, 2014.
5) 下垂体性ADH分泌異常症(指定難病72). 難病情報センターウェブサイト. http://www.nanbyou.or.jp/entry/3989
6) Bichet DG:Treatment of nephrogenic diabetes insipidus. UpToDate®, 2017.

第 **3** 部

身体診察
―鑑別診断の特定―

問題解決型身体診察 problem-oriented physical examination	96	1
stridor と肺音 stridor and lung sounds	98	2
心音 heart sounds	104	3
腹部診察 abdominal examination	110	4
黄疸 jaundice	113	5
リンパ節腫脹 lymphadenopathy	119	6
皮膚 skin	124	7
神経学的診察 neurological examination	131	8

1 問題解決型身体診察 problem-oriented physical examination

　診療の流れのなかで問診とバイタル・サインの後に身体診察をわざわざ行うのは一体なぜであろうか？　身体診察などわざわざ行わずに直接検査をすれば診断・治療可能ではないだろうか？

　例えば，胸痛を主訴に来院した患者に急性心筋梗塞を疑うならば，身体診察を行わずに直接心電図をとるはずである．同様に急性腹症で消化管穿孔を疑う患者は，腹部の診察をせずに直接腹部造影CTの検査をすればよいではないか？

　確かに，胸痛の患者を診るときにバイタル・サインが安定していれば我々は心電図をとることから診察を始める．それならば，もしもここで心電図に急性心筋梗塞を疑わせるST上昇があれば，我々は果たして身体診察を行わないでそのままそれ以後の検査・診断・治療を進めてよいであろうか？　確かに身体診察を全く行わずにそれ以後の検査・診断・治療をすることも可能である．しかし，この患者の聴診所見に収縮期駆出性心雑音あるいは連続性心雑音が存在したとしたらどうであろうか？　もしもこの患者に収縮期駆出性心雑音があれば心電図にST上昇があっても，単なる急性心筋梗塞の可能性以外に，肥大型心筋症あるいは急性心筋梗塞による心室中隔穿孔の可能性を考える．また，同様に連続性心雑音が聴取できれば急性心筋梗塞よりも急性心外膜炎が考えられる．

　このように身体診察から我々は他の検査からは得られない情報を得ることができるのである．その情報とは具体的に疾患の局在である臓器の特定あるいは疾患の病態の把握などである．言い換えると，身体診察によって我々は主訴に対する問診から考えられる鑑別診断をさらに絞りこむこと，あるいは，逆に鑑別診断に考えてもいなかった疾患を拾いあげることが可能となるのである．

　また，身体診察から我々はその患者の既往歴や社会歴などの情報も類推することが可能である．例えば，クモ状血管腫や手掌紅斑が認められる患者は慢性肝障害が疑われる．患者の服装などは患者の社会的状況の重要な手がかりでもある．このような身体診察から類推できる情報は，意識障害の患者や既往歴が不明な患者には特に重要である．

　それでは，一体どのようにして身体診察を行えばよいのであろうか？　身体診察を杓子定規に頭の先から足の先まですべての患者に行っていたら，とても時間が足りない．時間がない外来や救急室では

筆者は以下のような「問題解決型身体診察」を勧めている．

例えばここに呼吸困難を訴える患者がいたとする．この患者の診察をするときに鑑別診断を考えながら身体診察を行うことを考える．呼吸困難の鑑別診断には一般的に，貧血などによる血液疾患，異物などによる気道閉塞，甲状腺機能亢進症などによる代謝・内分泌疾患，気管支喘息などの肺疾患，心不全などの心疾患，腎障害などによる腎疾患，低アルブミン血症などによる体液過剰，Guillain-Barré症候群などによる神経疾患などが考えられる．このような鑑別診断を考えてこの患者の身体診察を行うと，「眼瞼結膜に貧血なし，頸部にstridorなし，甲状腺腫大なし，呼吸音清明，wheeze や crackle なし，心音にⅢ音・Ⅳ音などの過剰心音なし，下腿浮腫なし，神経学的に運動感覚異常なし」，などとなる．つまり，この身体診察の方法では，上記のそれぞれの鑑別診断の可能性を1つひとつ考えて，それぞれの疾患の可能性を支持あるいは否定するためにポイントを絞って身体診察を行っているのである．

<u>したがって，身体診察はすべての患者に漫然と眼底・直腸診・神経所見など何から何まで行うのではなく，鑑別診断を考えてポイントを絞って行うべきものなのである</u>．これは，ちょうど犯罪捜査で手当たり次第に捜査を行うのではなく，可能性の高い順序を考えてポイントを絞って効率よく捜査するのに似ている．米国で過去には研修医は入院患者の身体診察を頭の先から足の先まですべて，眼底・乳房・直腸診や婦人科診察も含めて完璧に行うように言われていた．しかし，現在ではこのように闇雲に身体診察を行うのではなく，鑑別診断を考えてポイントを絞って身体診察を行うようになっている．

ここで鑑別診断を考えて身体診察を行うときに，これまで経験を頼りに行われてきた身体診察の個々の項目がどれくらい信頼できるのかが，現在ではEBMによって数値で表現されるようになった．したがって，我々は個々の身体診察の所見がどれくらいの感度・特異度，あるいは，陽性・陰性尤度比があるのかを把握しながら身体診察を行うことが要求されるようになったのである．

この個々の身体診察のEBMについては，McGee S：Evidence-based Physical Diagnosis 4th ed. Elsevier, 2018 を参照のこと．

2 stridorと肺音 stridor and lung sounds

❶ stridor
A. stridorへのアプローチ

stridorは吸気の高音性の上気道の狭窄音である．このstridorを聴取した場合には，上気道狭窄を考える．

stridorには図3-2-1のようにアプローチする．

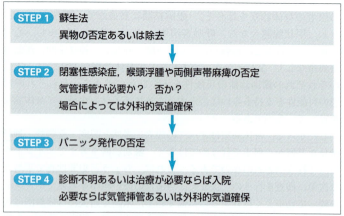

図3-2-1．stridorへのアプローチのフロー・チャート

> **STEP 1** 蘇生法
> 　　　　異物の否定あるいは除去

stridorが聴取できるということは，上気道が閉塞している証拠である．したがって，まず第1に異物によって上気道が閉塞していないかを考える．院外で異物誤嚥の可能性があるときにはハイムリッヒ法やabdominal thrustを行ってもよい．餅の誤嚥のときには掃除機で吸引を試みてもよい．院内ならば喉頭鏡で喉頭展開しマッギール鉗子で異物を除去することも可能である．異物があるかどうか不明なときには，頸部X線やCTを撮影することもある．

> **STEP 2** 閉塞性感染症，喉頭浮腫や両側声帯麻痺の否定
> 　　　　気管挿管が必要か？　否か？
> 　　　　場合によっては外科的気道確保

異物以外に上気道閉塞する原因として，クループ・急性喉頭蓋炎や

扁桃周囲膿瘍などの閉塞性感染症およびアナフィラキシーや血管浮腫に伴う喉頭浮腫などがある．これらの疾患が疑われるときには，治療的診断も兼ねて抗菌薬あるいはステロイド薬を投与し上気道閉塞が改善するかを見てもよい．

また，この閉塞性感染症や喉頭浮腫以外に，非常にまれであるが両側声帯麻痺という病態もある．この両側声帯麻痺という病態は，感冒・甲状腺腫・大動脈瘤・縦隔腫瘍・手術による損傷・気管挿管後・脳血管疾患などによって，両側の声帯筋の麻痺が起こるものである[1]．急激に発症することもあるので注意が必要である．筆者は脳血管疾患の既往のある老人ホームの高齢者が突然の呼吸困難で発症した症例を経験したことがある．脳血管疾患の既往だけで両側声帯麻痺を発症することがあるので，高齢者の呼吸困難には鑑別診断として必ずこの両側声帯麻痺を考えるべきである．

その症例では，両側の声帯麻痺のため声門が閉鎖されていたので気管挿管を行おうとして喉頭展開しても気管チューブが声門に当たり物理的に挿入不可能であった．このため緊急に耳鼻咽喉科にコンサルテーションして，外科的気道確保を行った．

STEP 3 パニック発作の否定

異物，急性喉頭蓋炎，喉頭浮腫と両側声帯麻痺以外に stridor が起こりうる疾患としてパニック発作がある．パニック発作が stridor を起こす機序は不明であるが，現象として見受けられる．このとき stridor の鑑別診断にパニック発作があることを知らないと，この患者にステロイド薬などを投与することになる．また，ステロイド薬に反応しない stridor のときには，逆にパニック発作を考える．治療は，ベンゾジアゼピンの筋注あるいは静注である．確定診断は治療に対する反応と他の疾患の除外である．

STEP 4 診断不明あるいは治療が必要ならば入院
必要ならば気管挿管あるいは外科的気道確保

STEP 1 から STEP 3 のいずれでもないときには，診断あるいは治療のため入院を検討する．stridor が甲状腺癌や頸部血腫などによって気管が外側から圧迫されて生じていることもある．また，熱気吸引，酸・アルカリ誤嚥や移植片対宿主病などにより stridor が起こることもある．このような場合には頸部造影 CT あるいは気管支鏡などの検査をしなければ診断不可能である．

治療に反応せず SpO_2 90% を維持できないときには，気管挿管する

か，気管挿管不能のときには外科的気道確保(輪状甲状靭帯穿刺あるいは切開術)も考慮する．

B. 異物の診断と治療例

- 頸部X線あるいはCT
- 喉頭鏡とマッギール鉗子による異物の確認と除去
- 場合によっては気管支鏡による異物の確認と除去
- 異物が除去できない場合には，喉頭異物ならば耳鼻咽喉科，気管異物ならば呼吸器内科コンサルテーション

C. クループ[2, 3]

クループとは，主に声門下の急性炎症により引き起こされる気道の閉塞性呼吸困難の総称である．

■ ウイルス性クループの診断と治療例

- 好発年齢：6〜36か月
- 好発季節：秋から冬
- 症状：stridor, 発熱はないか微熱，<u>流涎は少ない(声門下の炎症であるので)</u>
- 診断：臨床症状から診断する
- 頸部X線正面：声門下5〜10 mmに粘膜浮腫による尖塔像 pencil sign
- 治療例：
  ボスミン®(epinephrine)(1 mg/1 mL)0.2〜0.3 mg(0.2〜0.3 A)＋生理食塩水　2 mL　吸入　1〜2時間ごと，および
  デカドロン®(dexamethasone sodium phosphate)0.6 mg/kg　1回静注
  中等症以上は入院

起因微生物はパラインフルエンザ・ウイルスが最も多い．

D. 急性喉頭蓋炎の診断と治療例[4, 5]

- 好発年齢：通常6〜12歳
- 症状：stridor, 流涎(喉頭蓋すなわち声門上の炎症であるので), 発熱の三徴
- 診断：臨床症状から疑う
- 頸部X線側面：喉頭蓋の肥厚，"thumb-print" sign(感度38〜88%，特異度78%)
- 確定診断：喉頭鏡や内視鏡による直視
- 治療例：
  ダラシン® S(clindamycin phosphate)(600 mg/4 mL/A)　30〜40 mg/kg/日(保険適用は1日2,400 mgまで)　点滴　8時間ごと，および
  ロセフィン®(ceftriaxone sodium)(1 g/V)50〜100 mg/kg/日(保険適用は1日4 gまで)　点滴　24時間あるいは12時間ごと　7〜10日間　入院

通常起因菌はb型インフルエンザ桿菌 *Haemophilus influenzae* type b である．クループは<u>声門下</u>の気道の炎症であるのに対して，急性喉頭蓋炎は喉頭蓋すなわち<u>声門上</u>の炎症である．クループと急性喉頭蓋炎の炎症の部位，起因微生物，症状および治療の相違を押さえること．

気道確保が最重要である．状況に応じて必要があれば経鼻気管挿管，経口気管挿管，あるいは，外科的気道確保を行う．<u>クループと異なり，エピネフリン吸入やステロイド薬は推奨されていない</u>．

E. 喉頭浮腫の診断と治療例

- 確定診断：喉頭鏡あるいは気管支鏡
- 治療：

  酸素吸入

  ベネトリン®（salbutamol sulfate）2.5 mg（0.5 mL）＋生理食塩水　4.5 mL（つまり10倍希釈）ネブライザー　20分ごと3回，および

  リンデロン®（betamethasone sodium phosphate）（4 mg/1 mL/A）4 mg（1 A）＋生理食塩水　100 mL　点滴　6時間ごと

コハク酸を含むステロイドはコハク酸アレルギーの患者では喉頭浮腫を増悪させる危険があるので避ける．

F. パニック発作の診断と治療例

- 診断：他の器質的疾患の否定
- 治療例：ホリゾン®（diazepam）（10 mg/2 mL/A）10 mg（1 A）筋注

パニック発作はstridorだけでなく，チェーン・ストークス様の呼吸を起こすこともある．

❷ 肺音の分類

肺音は**表3-2-1**のように分類される．

表3-2-1．肺音の分類〔文献6）より〕

```
肺音　lung sounds
  1. 呼吸音　breath sounds
     正常　①肺胞（呼吸）音　vesicular (breath) sounds
           ②気管支（呼吸）音　bronchial (breath) sounds
               あるいは気管（呼吸）音　tracheal (breath) sounds
     異常　減弱・消失，呼気延長，気管支呼吸音化など
  2. 副雑音　adventitious sounds
     ①ラ音　pulmonary adventitious sounds
        連続（性ラ）音　continuous sounds
             笛（様）音（高音性）　wheezes
             いびき（様）音（低音性）　rhonchi
```

```
    断続(性ラ)音  discontinuous sounds
     水泡音(粗)  coarse crackle
     捻髪音(細)  fine crackle
  ②その他  miscellaneous
     胸膜摩擦音，Hamman's sign など
```

ラ音は上記のように連続性と断続性で分類され，前者はさらに音の高低で，後者はさらに音の粗さ(音質)で分類されている．したがって，ラ音を表記するときには聴取した音を以上の分類で忠実に聞こえた通りの音を表記すべきである．聴取した音を忠実に客観的に表記せずに，喘息の患者だから wheeze，心不全だから crackle などと診断に合わせた肺音表記をするのは誤りである．

実際の臨床現場では上記の肺音分類で肺音を記載すべきであるが，正確な表記でない場合が多い．したがって，筆者は個人的には混乱しやすいこの肺音分類を使用せずに，単純に肺音を，吸期・呼期，連続性・断続性，高音・低音と表記したほうが誤解は少ないと考えている．すなわち，「左下肺野に coarse crackle を聴取」と表現するのではなく，「呼期の断続的な低音の肺雑音を左下肺野に聴取」と記載するのである．

❸ 異常肺音へのアプローチ

異常肺音に対しては図 3-2-2 のようにアプローチする．

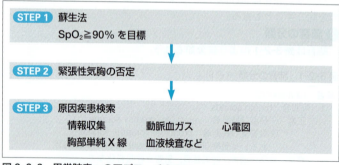

図 3-2-2. 異常肺音へのアプローチのフロー・チャート

STEP 1 蘇生法
　　　$SpO_2 \geqq 90\%$ を目標

まず最初に蘇生法の ABCD で対処する．酸素化は $SpO_2 \geqq 90\%$ を

目標にする．酸素マスクでこの値を維持できなければバッグ・バルブマスク換気する．それでも $SpO_2 \geqq 90\%$ を維持できなければ気管挿管を考慮する．

STEP 2 緊張性気胸の否定

異常肺音，特に肺音聴取不能で胸部打診上鼓音を聴取でき，血圧が低いときには，緊張性気胸を考える．このとき状況によっては緊急胸腔穿刺も考慮する．

STEP 3 原因疾患検索

情報収集　　　動脈血ガス　　　心電図
胸部単純X線　　血液検査など

$SpO_2 \geqq 90\%$ を維持できれば，次に異常肺音の原因検索をする．病歴などの情報収集，動脈血ガス採取，心電図，胸部単純X線，血液検査などを行う．異常肺音を起こす原因疾患としては，通常心疾患，肺疾患や腎疾患による肺水腫などがある．

文献

1) 脇坂仁美，大野恒久，佐藤進一，他：当院における両側声帯麻痺症例の検討．喉頭 27：6-9, 2015.
2) Woods CR：Croup：Clinical features, evaluation, and diagnosis. UpToDate®, 2017.
3) Woods CR：Croup：Pharmacologic and supportive interventions. UpToDate®, 2017.
4) Woods CR：Epiglottitis(supraglottitis)：Clinical features and diagnosis. UpToDate®, 2017.
5) Woods CR：Epiglottitis(supraglottitis)：Management. UpToDate®, 2017.
6) 三上理一郎：ラ音の分類と命名．日医師会誌 94：2050-2055, 1985.

以下本書で引用はないが，優れた論文であるので掲載しておく．
・髙階經和：特別寄稿　誕生から200年，聴診器の歩みを見つける時だ．日内会誌 105：861-865, 2016.
・Bohadana A, Izbicki G, Kraman SS：Fundamentals of Lung Auscultation. N Engl J Med 370：744-51, 2014.

3 心音 heart sounds

心音の聴診は内科,特に循環器内科を専攻する医師には必須であるが,現在では心エコーなどの最先端機器の発達によって聴診の重要性が薄れてきている.しかし,最先端技術が発達した現在でも救急室での聴診所見が特定の疾患の診断に決定的な役割を担うことがある.その例が,大動脈弁狭窄症,肥大型心筋症や感染性心内膜炎などである.聴診所見が不十分なあまりこれらの疾患を見過ごしている医師が多いのは嘆かわしいことである.

❶ 心音の分類

心音は以下のように分類される.

心音
正常心音:Ⅰ音,Ⅱ音
過剰心音:Ⅲ音,Ⅳ音,クリック,MOS(僧帽弁開放スナップ)など
心雑音
収縮期心雑音
拡張期心雑音
連続性心雑音

❷ 心雑音の表記方法[1]

心雑音は以下のように表記する.

時相	収縮期,拡張期,連続性
最強点	最強点の聴診部位を解剖学的に記述する.心尖部あるいは右第2肋間胸骨右縁など
伝播方向	頸部あるいは腋窩などに放散するなど
持続時間	長,短
高さ	高音,中音,低音
音色	楽音性:鳩の鳴き声,笛のような,弦を弾くような,など
	騒音性:遠雷様,灌水様,粗い,ひき臼様など
経時的変化	crescendo, decrescendo, crescendo-decrescendo, plateau

また,心雑音の強度については以下のような Levine の分類がある.

● Levine の分類

収縮期雑音	
Ⅰ/Ⅵ度	ごく弱い雑音,注意深い聴診のみで聴くことができる
Ⅱ/Ⅵ度	弱い雑音.雑音の存在を確認できる
Ⅲ/Ⅵ度	中等度の雑音

Ⅳ/Ⅵ度　　強い雑音
   Ⅴ/Ⅵ度　　強大な雑音
   Ⅵ/Ⅵ度　　極めて強大な雑音．聴診器を胸から離しても聴取できる
拡張期雑音
   1度　　弱い雑音
   2度　　中等度の雑音
   3度　　強い雑音
   4度　　強大な雑音

つまり，「右第2肋間胸骨右縁を最強点とし右頸部に放散する，LevineⅢ/Ⅵ度の収縮期全体にわたる低く粗い crescendo-decrescendo 型の雑音」のように心雑音を表記する．この表記方法は，音楽の楽譜で音の3要素である「高さ，強さと音質(楽器)」，それに，その音の長さを指定するのに似ている．

❸ 収縮期雑音へのアプローチ

救急室で診断上重要となるのは収縮期雑音である．ここでは，収縮期雑音へのアプローチ(図 3-3-1)を述べる．

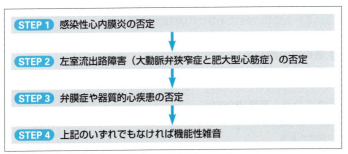

図 3-3-1．収縮期雑音へのアプローチのフロー・チャート

STEP 1　感染性心内膜炎の否定

心雑音を伴う発熱，悪寒，戦慄などの症状を呈する患者には必ず感染性心内膜炎を疑う．心雑音は必ずしも収縮期とは限らない．このようなとき身体診察では，指先に Osler 結節や Janeway 病変そして眼底に Roth 斑を探す．右心系の感染性心内膜炎のときには，septic emboli による肺の多発性空洞を胸部単純 X 線で確認できることがある．また，左心系の感染性心内膜炎では同様に septic emboli による脳梗塞を起こすこともある．検査所見では白血球や CRP の上昇がみられ

る．感染性心内膜炎を疑えば血液培養を少なくとも1時間に2セット採取し，その後 empirical に抗菌薬を投与することを検討する．最初の血液培養採取後12時間以降にさらに血液培養をもう1セット採取する．感染性心内膜炎には修正 Duke 基準という診断基準がある．

STEP 2　左室流出路障害（大動脈弁狭窄症と肥大型心筋症）の否定

胸痛，失神，心不全などの症状を呈する患者に収縮期雑音が聴取できれば，大動脈弁狭窄症と肥大型心筋症を疑う．心電図で V_5，V_6 に LVH with strain pattern が認められれば大動脈弁狭窄症を，前壁に巨大陰性T波の所見などがあれば肥大型心筋症を疑う．確定診断は心エコーで行う．確定診断が大動脈弁狭窄症であれば大動脈弁置換術による外科的治療で，肥大型心筋症であれば内服薬による内科的治療となり，治療が全く異なってくる．

STEP 3　弁膜症や器質的心疾患の否定

心エコーで弁膜症や器質的心疾患を否定する．もしも心雑音が弁膜症あるいは心室中隔欠損などによるものであれば，この患者が感染性心内膜炎に罹患する危険の高い抜歯や侵襲的手技を受けるときに抗菌薬の予防投与が必要になることがある．

STEP 4　上記のいずれでもなければ機能性雑音

心臓の器質的疾患が否定されれば，心雑音は機能性雑音である．

❹ 感染性心内膜炎

A. 感染性心内膜炎の診断

感染性心内膜炎には次のような修正 Duke 基準がある．

● 修正 Duke 基準（2000）[2]

感染性心内膜炎確定

病理的基準
- 微生物：疣贅，または心臓内膿瘍の培養または組織により確証されること
- 病理的病変：活動的な心内膜炎であることが組織学的に確証された疣贅または心臓内膿瘍

臨床的基準（以下に示す特別な定義を用いる）
- 大基準2つ，または，
- 大基準1つおよび小基準3つ，または，
- 小基準5つ

感染性心内膜炎の可能性大
- 大基準1つおよび小基準1つ，あるいは，小基準3つ

感染性心内膜炎否定（以下のいずれかを満せば）

- 心内膜炎の臨床像に反する確固とした他の診断が存在すること
- 4日間またはそれ以内の抗菌薬治療で心内膜炎の臨床像が消失すること
- 4日間またはそれ以内の抗菌薬治療で手術所見または剖検所見で感染性心内膜炎の病理的証拠が全くないこと
- 上記の感染性心内膜炎の可能性大または確定の基準に満たないこと

大基準

感染性心内膜炎を支持する血液培養陽性所見

- 2つの別々の血液培養で感染性心内膜炎に典型的な病原菌が示されること
    - 黄色ブドウ球菌
    - Viridans streptococci
    - *Streptococcus gallolyticus*（以前の *S. bovis*）
    - HACEK群：*Haemophilus*, *Aggregatibacter*（以前の *Actinobacillus actinomycete comitans*）, *Cardiobacterium*, *Eikenella*, *Kingella*

持続的に陽性な血液培養

- 感染性心内膜炎の典型的な起因菌ならば，12時間より長い間隔で採取された最低2セットの血液培養が陽性
- 皮膚常在菌ならば，3本連続した，あるいは，4本以上の血液培養を採取したときにはその過半数の血液培養が陽性（ただし，最初と最後の血液培養採取時間が少なくとも1時間より長く離れていること）
- *Coxiella burnetii* が1本の血液培養で陽性あるいは phase 1 IgG 抗体価が800倍より大きい

心内膜関与の証拠

感染性心内膜炎を支持する心エコー陽性所見（以下の2つのうち1つ）

- 心エコー陽性の定義
    弁上またはその支持組織，または，逆流の流路の中に，または，人工物質の上に，振動する心臓内の腫瘤が証明され，それが他に解剖学的に説明がつかないもの，あるいは，
    膿瘍，あるいは，人工弁の新しい部分的な披裂が証明されること
- 新しい弁の逆流所見
    前から存在した雑音が変化または増強したことでは不十分である

小基準
- 素因：素因となる心疾患または静脈薬物乱用がある
- 発熱：38℃以上
- 血管現象：大動脈塞栓，感染性肺梗塞，細菌性動脈瘤，頭蓋内出血，眼瞼結膜出血，または Janeway 病変
- 免疫学的現象：糸球体腎炎，Osler 結節，Roth 斑，またはリウマチ因子陽性
- 微生物学的証拠：血液培養陽性だが上記の大基準を満たさない．(コアグラーゼ陰性ブドウ球菌および心内膜炎を起こさない病原菌の1回の血液培養陽性は含まない) あるいは感染性心内膜炎に矛盾しない病原菌の活動的な感染を示す免疫学的な証拠
- 心エコーでの小基準は削除された

B. 感染性心内膜炎の empirical な初期治療例[3]

抗菌薬はできるだけ血液培養の結果を出てから開始する．なお，抗菌薬の選択は，血液培養の起因菌の種類，抗菌薬感受性，自然弁あるいは人工弁などによって緻密に区別されている．詳細は文献3)を参照のこと．

しかし，感染性心内膜炎の経験的抗菌薬投与の指針は下記のように簡略にまとめられる．

● 感染性心内膜炎の経験的抗菌薬投与指針〔文献4)を筆者改変〕
- 市中感染生体弁：バンコマイシンあるいはアンピシリン/スルバクタム
- 院内感染：バンコマイシン，および，抗緑膿菌βラクタム薬
- 人工弁：バンコマイシン

❺ 大動脈弁狭窄症

A. 大動脈弁狭窄症の診断

大動脈弁狭窄症は実際には収縮期心雑音と心電図所見で疑い，確定診断は心エコーで行う．

大動脈弁狭窄症は病状が進行するとともに，狭心症，失神，うっ血性心不全の順に症状が出現すると言われている．それぞれの症状が起こった時点での平均余命は次の通りである．

狭心症：5年，失神：3年，うっ血性心不全：2年

B. 大動脈弁狭窄症の治療例
- 大動脈弁置換術
- 症状があれば入院適応

基本的に症状のある大動脈弁狭窄症の治療は，薬物による内科的治

療は無効で，大動脈弁置換術による外科的治療しかない．

> **禁忌** 大動脈弁狭窄症の患者には，激しい運動と ACE 阻害薬は禁忌である

ACE 阻害薬は後負荷を軽減して血圧を急激に低下させるので，大動脈弁狭窄症には禁忌である．

❻ 肥大型心筋症
A. 肥大型心筋症の診断
大動脈弁狭窄症と同じように収縮期雑音と心電図所見で疑い，心エコーで確定診断する．

B. 肥大型心筋症の治療例

```
メインテート®(bisoprolol fumarate)(2.5 mg) 1回1錠  1日1回  朝食後
  経口で開始
後日循環器内科外来受診指示
```

大動脈弁狭窄症と異なり肥大型心筋症はまず薬物による内科的治療が第一選択となる．

> **禁忌** 肥大型心筋症に禁忌の薬物
> ジギタリス　　硝酸薬　　利尿薬

これらの薬物は閉塞を増悪させたり，前負荷を軽減させ相対的に閉塞を増悪するので，禁忌である．

文献
1) 山科　章(編)：I　循環器系　13　心雑音の強度の分類(Levine)．内科レジデントデータブック　第 2 版．医学書院，pp 32-33, 2002.
2) Sexton DJ, Chu VH：Clinical manifestations and evaluation of adults with suspected native valve endocarditis. UpToDate®, 2017.
3) 青木　眞：第 9 章　血管内感染症　A　感染性心内膜炎．レジデントのための感染症診療マニュアル．第 3 版　医学書院，pp 623-665, 2015.
4) American College of Physicians®：STUDY TABLE：Empiric Therapy for IE. ACP|MKSAP Board Basics® An Enhancement to MKSAP17® American College of Physicians® Leading Internal Medicine, Improving Lives, p 43, 2015.

4 腹部診察 abdominal examination

❶ 診察方法

"Look, Listen, Feel!"の順で行えといわれる．必要に応じて，鼠径部，生殖器，直腸診，婦人科診察を行う．ただし，これらの診察をすべての患者に行う必要は全くない．

Look(inspection，視診)：腹壁の膨隆や静脈の怒張がないか，手術痕などを調べる．

Listen(auscultation，聴診)：腸音の亢進や減弱がないか，血管雑音が聞こえないか調べる．

Feel(palpitation，触診)：圧痛，筋性防御，反跳圧痛，Murphy's sign, McBurney 点圧痛，psoas sign などを調べる．その他，臓器の腫大がないかどうかも調べる．

❷ 腹部診察のエビデンス[1]

腹部診察については，臨床経験から様々な徴候が記載されてきた．文献2)は外科医の経験の結晶である．しかし，長年経験を積むことによってのみ修得可能であった熟練した外科医の叡智がエビデンス時代の現在では，それぞれの徴候についてどれだけ識別能があるのかが数値で記載されるようになった．以下に臨床上重要な腹部徴候の尤度比を示す．

A. 腹膜炎

徴候	陽性尤度比 (95% 信頼区間)	陰性尤度比 (95% 信頼区間)
腹壁緊張	3.6(2.7〜4.8)	0.8(0.7〜0.9)
打診圧痛	2.4(1.5〜3.8)	0.5(0.4〜0.6)
腹壁防御	2.3(1.9〜2.8)	0.6(0.5〜0.7)
異常腸音	2.2(0.5〜9.7)	0.8(0.7〜0.9)
反跳圧痛	2 (1.7〜2.4)	0.4(0.4〜0.5)
咳試験陽性	1.9(1.5〜2.4)	0.5(0.3〜0.6)
直腸診圧痛	1.4(1〜1.8)	0.8(0.7〜1)

腹膜炎の診断のためには，尤度比は腹壁緊張が最も高く，反跳圧痛が低い事実は注目に値する．このため，腹壁緊張があれば患者に余計な苦痛を与える反跳圧痛を調べることに固執する必要はない．

B. 胆嚢炎

徴候	陽性尤度比 (95%信頼区間)	陰性尤度比 (95%信頼区間)
Murphy's sign	3.2 (1.6〜6.6)	0.6 (0.4〜0.8)
右上腹部圧痛	2.7 (1.8〜4)	0.4 (0.3〜0.6)
右上腹部腫瘤	0.8 (0.5〜1.2)	1 (1〜1)

> **Point** 「Murphy's sign 陽性＝胆嚢疾患」ではない！

胆嚢炎のMurphy's signの陽性尤度比が高いが，実際にはMurphy's sign陽性は十二指腸潰瘍穿孔などの胆嚢疾患以外の疾患でも起こりうる．したがって，Murphy's sign陽性の患者には筆者は胆嚢疾患以外の疾患も診断するために，腹部エコー検査ではなく腹部(造影)CTを撮影するようにしている．

胆嚢炎だけではなく肝胆道系感染症に対しては，間接的肝臓叩打という身体診察が陽性尤度比が最も高いことが示されている[3]．間接的肝臓叩打とは，患者の右肋骨下部を検者が左手で覆いその上を右手で叩打することである．このとき患者が疼痛を感じれば陽性である．この検査方法では，肝胆道系感染症の診断に対して，陽性尤度比4.1 (2.9〜5.8)，陰性尤度比0.47 (0.32〜0.69)である．そして，この検査方法は，認知症，あるいは，意識障害がある患者にも有効であるとのことである．

「Murphy's sign陽性＝胆嚢疾患」ではないように，「CVA叩打痛陽性＝腎臓疾患」ではない．CVA叩打痛は腎臓疾患以外に憩室炎などの後腹膜臓器疾患でも起こりうる．したがって，筆者は「CVA叩打痛陽性＝腎臓を中心とする後腹膜臓器疾患」と理解して，この場合も腹部エコー検査ではなく消化管疾患も検索できる腹部(造影)CT検査を第一選択としている．

また，CVA叩打痛がないからと言って，尿路感染症や尿路結石を否定してはならない．CVA叩打痛が陽性とならない尿路感染症や尿路結石もあるからである．

> **Point** 「CVA叩打痛陽性＝腎臓疾患」ではない！
> 「CVA叩打痛無＝尿路感染症および尿路結石を否定できる」ではない！

このCVA叩打痛の各種疾患に対する感度・特異度などのエビデンスについて筆者は発見することができなかった．

C. 虫垂炎

徴候	陽性尤度比 (95% 信頼区間)	陰性尤度比 (95% 信頼区間)
McBurney 点圧痛	3.4(1.6〜7.2)	0.4(0.2〜0.7)
Rovsing's sign	2.3(1.4〜3.8)	0.8(0.6〜0.9)
Psoas sign	2 (1.4〜2.8)	0.9(0.8〜1)
右下腹部圧痛	1.9(1.6〜2.4)	0.3(0.2〜0.4)
Obturator sign	1.4(0.4〜4.5)	1 (0.9〜1.1)

McBurney 点圧痛は陽性尤度比が最も高いが急性腸炎や婦人科疾患などでも起こりうる.

Point 「McBurney 点圧痛=急性虫垂炎」ではない!

文献 4)によると,虫垂炎診断のために「嘔吐の前の疼痛」は感度 100% で, psoas sign は特異度 95% である. したがって,「嘔吐の前の疼痛」がなければ理論的に虫垂炎は否定され, psoas sign が陽性であれば強く虫垂炎が疑われることになる.

D. 腸閉塞

徴候	陽性尤度比 (95% 信頼区間)	陰性尤度比 (95% 信頼区間)
体表まで見える蠕動	18.8(4.3〜81.9)	0.9(0.9〜1)
腹部膨満	9.6(5〜18.6)	0.4(0.3〜0.5)
腸音亢進	5 (2.4〜10.6)	0.6(0.5〜0.8)
異常腸音	3.2(1.7〜6.1)	0.4(0.3〜0.5)
腹壁緊張	1.2(0.4〜3.6)	1 (0.9〜1.2)
腹壁防御	1 (0.6〜1.7)	1 (0.7〜1.4)

文献

1) McGee S:Appendix Likelihood Ratios, Confidence Intervals, and Pre-Test Probability. Evidence-based Physical Diagnosis. 4th ed. Elsevier, Philadelphia, pp 653-704, 2018.
2) 小関一英(監訳):急性腹症の早期診断. 病歴と身体診察による診断技能をみがく. 第2版. メディカル・サイエンス・インターナショナル, 2012.
3) Ueda T, Ishida E:Indirect Fist Percussion of the Liver Is a More Sensitive Technique for Detecting Hepatobiliary Infections than Murphy's Sign. Current Gerontology and Geriatrics Research Volume 2015, Article ID 431638, 6 pages, http://dx.doi.org/10.1155/2015/431638
4) Wagner JM, McKinney WP, Carpenter JL:Does This Patient Have Appendicitis? JAMA 276:1589-1594, 1996.

5 黄疸 jaundice

❶ 黄疸の定義[1]

皮膚の黄色変化を黄疸と言う．黄疸は高ビリルビン血症およびみかんの過剰摂取などによって発症する高カロチン血症によって起こる．

高ビリルビン血症では，通常血清ビリルビン値 2 mg/dL 以上で皮膚が黄染し，3 mg/dL 以上で眼球結膜が黄染すると言われている．また，高カロチン血症では皮膚は黄染するが眼球結膜は黄染しないと言われている．

したがって，皮膚が黄染しているが眼球結膜が黄染していない黄疸の患者は，血清ビリルビン値が 2〜3 mg/dL の高ビリルビン血症である可能性があるので，身体診察だけで高カロチン血症と診断せずに採血で血清ビリルビン値を確認すべきである．

基準値　血清総ビリルビン　＜1 mg/dL

❷ ビリルビンの代謝[2]

人体中のビリルビンの約 75% はヘモグロビンに，約 15% はミオグロビンに，そして，残りの約 10% はカタラーゼやチトクロームなどに由来する．

正常成人では赤血球破壊によりヘモグロビンが遊離して，それが血中のハプトグロビンと結合して脾臓の細網内皮系組織に捕捉される．そこで，ヘモグロビンは蛋白質のグロビンとヘムに分解され，ヘムは鉄を失いビリベルディンを経てビリルビンに代謝される．

この脾臓で代謝されたビリルビンはジアゾ反応で間接型であるので「間接型ビリルビン」，または，肝臓でグルクロン酸抱合されていないので「非抱合型ビリルビン」と呼ばれ脂溶性である．この「間接型(非抱合型)ビリルビン」は血中でアルブミンと結合し，肝臓に運ばれ肝細胞に取り込まれる．肝細胞で「間接型(非抱合型)ビリルビン」はグルクロン酸抱合を受け，「直接型(抱合型)ビリルビン」となり水溶性となる．この「直接型(抱合型)ビリルビン」は胆汁中に排泄され腸管でウロビリノーゲンに代謝される．ウロビリノーゲンの大部分は便中に排泄されるが，一部は腸管から再吸収され再び肝細胞に取り込まれる(腸肝循環)が少量は尿中に排泄される．

高ビリルビン血症はこのビリルビンの代謝経路に異常があるときに出現する．高ビリルビン血症はそのメカニズムから直接型ビリルビン

優位と間接型ビリルビン優位に分類される．

| 直接型ビリルビン＝抱合型ビリルビン　＝水溶性 |
| 間接型ビリルビン＝非抱合型ビリルビン＝脂溶性 |

　高ビリルビン血症の人体への影響として，特に間接型高ビリルビン血症による核黄疸が有名である．核黄疸は通常脳血管関門が未熟な小児で起きる．

❸ 黄疸へのアプローチ

　黄疸には図3-5-1のようにアプローチする．

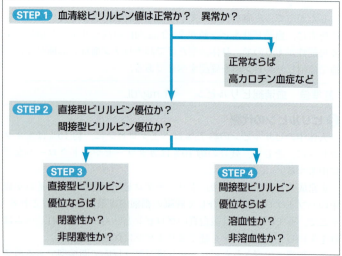

図3-5-1．黄疸へのアプローチのフロー・チャート

STEP 1 血清総ビリルビン値は正常か？　異常か？

　黄疸の患者を診たらまず最初に血清総ビリルビン値，間接型ビリルビン値，直接型ビリルビン値を測定する．通常このとき高ビリルビン血症の鑑別診断を考えて，肝酵素，胆道系酵素〔LD，ALP，γ-GT〕，膵酵素などの検査も提出する．血清総ビリルビン値が正常な黄疸では高カロチン血症などを考える．

STEP 2 直接型ビリルビン優位か？
　　　　　間接型ビリルビン優位か？

　直接型ビリルビン優位の場合には，ビリルビン代謝経路で肝細胞でのグルクロン酸抱合以後の異常である．一方，間接型ビリルビン優位

の場合には，肝細胞でのグルクロン酸抱合以前の異常である．

> **STEP 3** 直接型ビリルビン優位ならば
> 　　　　　閉塞性か？
> 　　　　　非閉塞性か？

グルクロン酸抱合以後の障害である直接型ビリルビン優位の黄疸で胆道系酵素の上昇を伴わない場合は体質性黄疸が疑われる．胆道系酵素の上昇を伴う場合は，胆道閉塞による閉塞性黄疸の可能性があるので，閉塞性と非閉塞性に分類する．なぜならば，閉塞性黄疸のときには迅速に胆道閉塞の解除が必要だからである．閉塞性黄疸は，胆道感染症を合併すると敗血症性ショックに容易に移行し致命的となる．血液検査で胆道系酵素の上昇があるときには，閉塞性黄疸を疑い腹部造影CT検査を行う．

非閉塞性の原因は，敗血症，外傷，薬物，Basedow病，あるいは右心不全によるうっ血肝などによる胆汁うっ滞性の肝細胞障害が多い．

> **STEP 4** 間接型ビリルビン優位ならば
> 　　　　　溶血性か？
> 　　　　　非溶血性か？

グルクロン酸抱合以前の障害である間接型ビリルビン優位の黄疸は，まず溶血を除外する．溶血以外の非溶血性の原因としては，薬剤性やGilbert症候群，Crigler-Najjar症候群などのいわゆる体質性黄疸などがある．

溶血の検査として，血清LDとハプトグロビン，末梢血検鏡などの検査を行う．

❹ 閉塞性黄疸

閉塞性黄疸には図3-5-2のようにアプローチする．

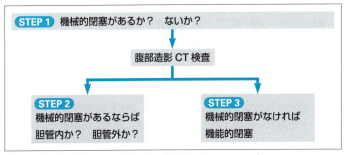

図3-5-2．閉塞性黄疸へのアプローチのフロー・チャート

閉塞性黄疸は結石などによる機械的閉塞と胆汁うっ滞による機能的閉塞に分類される．そして，機械的閉塞は総胆管結石などの胆管内閉塞と膵臓癌などによる胆管外閉塞にさらに分類できる．いずれにしろ腹部造影CT検査で物理的閉塞があるかないかを検査する．

A. 閉塞性黄疸の診断

- 血液検査　胆道系酵素の上昇
- 画像検査　腹部造影CT

機械的な閉塞性黄疸が否定的であれば，機能的閉塞が疑われる．機能的閉塞は胆汁うっ滞によるものであるが，頻度的には脂肪肝や薬物によるものが多い．まれに，敗血症に伴う敗血症誘発性胆汁うっ滞[3]や外傷に伴う胆汁うっ滞そして，非常にまれにBasedow病による胆汁うっ滞[4,5]などの病態が知られている．これらの疾患では胆汁の排泄機能などが障害されて黄疸が発症する．特に，外傷の場合は，血腫による溶血性の黄疸（高間接ビリルビン血症）の頻度が高いが，これとは別に胆汁うっ滞を起こして高直接ビリルビン血症を起こすことがあることが知られている[6]．

B. 閉塞性黄疸の治療例

機械的閉塞ならば

ERCP(endoscopic retrograde cholangiopancreatography　内視鏡的逆行性胆道膵管造影術)あるいは経皮的胆道ドレナージ

胆管炎と合併しているとき（血液培養2セット採取の後に）

ユナシン®-S(sulbactam sodium/ampicillin sodium) (1.5 g/V) 3 g(2 V)
＋生理食塩水　100 mL　点滴　6時間ごと

(消化器)内科への緊急コンサルテーション

機能的閉塞ならば

機械的閉塞を伴わない胆管炎を疑えば上記の胆管炎治療および入院治療

機能的胆汁うっ滞が疑われれば，原因疾患の治療

胆管炎合併などの緊急性がなく必要があれば，後日，消化器内科外来受診指示

機械的閉塞のなかに"stone passage"と呼ばれる総胆管結石排石による一過性高ビリルビン血症という病態もある．この場合，症状は一過性で，高ビリルビン血症のピークは，ちょうど肺炎の胸部X線像が臨床よりも遅れて出現するように，排石後に遅れて出現することがある．"stone passage"は排石が確証的であれば，絶対に入院は必要ではなく外来通院可能である．

❺ 溶血性黄疸[7]

A. 溶血の診断

血清ハプトグロビン＜25 mg/dL　感度83％，特異度96％で溶血の診断
あるいは
血清LD上昇とハプトグロビン低下　90％の特異度で溶血と診断
血清LD正常と血清ハプトグロビン＞25 mg/dL　92％の感度で溶血を除外

末梢血塗抹標本で溶血性疾患に特異的な赤血球形態異常がある

B. 溶血へのアプローチ

溶血性黄疸および溶血性貧血はともに図3-5-3のようにアプローチする．

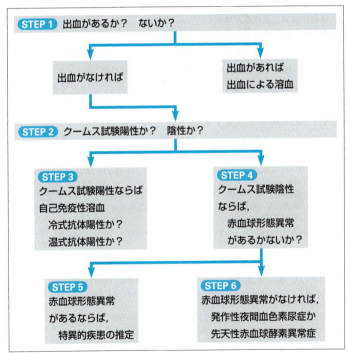

図3-5-3．溶血へのアプローチのフロー・チャート

溶血は病態から血管内溶血 intravascular hemolysis と血管外溶血 extravascular hemolysis, あるいは, 血球内溶血 intracorpuscular hemolysis と血球外溶血 extracorpuscular hemolysis に分類することもある. しかし, 診断的には前頁の図 3-5-3 のフロー・チャートのように考えるのがよい.

フロー・チャートで自己免疫性溶血の冷式抗体陽性には, さらに寒冷凝集素が陽性の寒冷凝集素症と Donath-Landsteiner 抗体陽性の発作性寒冷血色素尿症(PNH：paroxysmal nocturnal hematuria)がある. 温式抗体陽性は温式自己免疫性溶血である.

以下のような赤血球形態異常は疾患特異的である.

・球状赤血球	遺伝性球状赤血球症
・楕円赤血球	遺伝性楕円赤血球症
・鎌状赤血球	鎌状赤血球症
・標的赤血球	サラセミア
・破砕赤血球	赤血球破砕症候群(DIC, HUS, TTP, 心臓機械弁による溶血)
・Heinz 小体	G-6-PD 欠損症, 不安定ヘモグロビン症

赤血球形態異常がなければ, フロー・サイトメトリーで PNH 型血球が検出されれば発作性夜間血色素尿症で, 赤血球酵素異常があれば先天性赤血球酵素異常症である.

文献

1) Savio J, Pratt DS：58. Jaundice. Harrison's Principles of Internal Medicine, 19th ed (ed Kasper DL, Fauci AS, Hauser SL, et al). McGraw-Hill Education, New York, pp 279-285, 2015.
2) 河合 忠(監), 山田俊幸, 本田孝行(編)：3 章 含窒素化合物, 生体色素, 腎機能の検査. 5 血清ビリルビン. 異常値の出るメカニズム 第 7 版. 医学書院, pp 60-63, 2018.
3) Chand S, Sanyal AJ：Sepsis-Induced Cholestasis. Hepatology 45：230-241, 2007.
4) Owen PJD, Baghomian A, Lazarus JH, et al：An unusual cause of jaundice. BMJ 335：773-4, 2007.
5) Yan LD, Thomas D, Schwartz M, et al：Rescue of Graves thyrotoxicosis-Induced Cholestatic Liver Disease Without Antithyroid Drugs：A Case Report. J Endocr Soc 1：231-236, 2017.
6) 森下幸治：外傷後の黄疸. INTENSIVIST 2, 585-589, 2010.
7) Schrier SL：Diagnosis of hemolytic anemia in the adult. UpToDate®, 2017.

6 リンパ節腫脹 lymphadenopathy

❶ リンパ節腫脹へのアプローチ[1,2]（図3-6-1）

外来診療では，リンパ節腫脹の原因疾患の2/3以上が非特異的疾患あるいは上気道炎であり，悪性腫瘍は1%未満である．

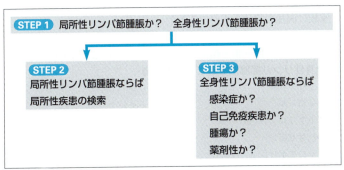

図3-6-1．リンパ節腫脹へのアプローチのフロー・チャート

STEP 1 局所性リンパ節腫脹か？ 全身性リンパ節腫脹か？

まず最初にリンパ節腫脹が局所性なのか全身性なのかを鑑別する．
局所性リンパ節腫脹とは，頸部，鎖骨上部，腋窩，滑車上部，鼠径部，あるいは，膝窩部のいずれか1つの部位のリンパ節腫脹で全身性リンパ節腫脹は上記の2部位以上〔文献2〕では3部位以上〕の部位のリンパ節腫脹を伴うものである．

STEP 2 局所性リンパ節腫脹ならば局所性疾患の検索

リンパ節腫脹が局所性であればその周囲の炎症（感染症や腫瘍など）による局所性疾患が考えられる．

STEP 3 全身性リンパ節腫脹ならば
感染症か？ 自己免疫疾患か？ 腫瘍か？ 薬剤性か？

リンパ節腫脹が全身性ならば，感染症，自己免疫疾患，腫瘍あるいは薬剤性などの全身性疾患を考える．

❷ 問診

A. 現病歴

疼痛はあるか？
結核患者や動物との接触（猫引っかき病など），よく火が通っていない肉などの食事（トキソプラズマなど），虫刺され（ライム病など），旅

行,性交渉や静脈麻薬注射歴などを聴く.

全身症状(発熱,寝汗,体重減少など)はあるか? あれば結核,悪性リンパ腫や他の腫瘍が考えられる.

B. 既往歴
結核や HIV など.

C. 家族歴
家族に同様の症状の人がいるか?

D. 薬物
全身性リンパ節腫脹を起こしうる薬物には次のようなものがある.

● 全身性リンパ節腫脹を起こしうる薬物[1]

アロプリノール	ペニシリン
アテノロール	フェニトイン
カプトプリル	プリミドン
カルバマゼピン	ピリメタミン
セファロスポリン	キニジン
金製剤	スルホンアミド
ヒドララジン	スリンダク

❸ リンパ節診察法

A. 診察法
それぞれのリンパ節について以下の項目を記載する.

- 部位
- 大きさ(通常大きさ1cm以上がリンパ節腫脹.ただし,健康成人では正常でも鼠径リンパ節は2cmになることもある)
- 性状(硬いか軟らかいか?)
- 可動性
- 圧痛

B. 部位
どの部位のリンパ節が腫脹しているのかを表記する.

- 咽頭(Waldeyer 輪)
- 頸部(前頸部か? 後頸部か?)
- 鎖骨上部
- 腋窩
- 滑車上部
- 鼠径部
- 膝窩部

全身性リンパ節腫脹があるならば，血液腫瘍も鑑別診断にいれて，同時に肝脾腫がないかも観察する．

❹ 局所性リンパ節腫脹[1,2)]

A. 咽頭

感染症(急性咽頭炎など)，自己免疫疾患(SLE や川崎病など)や悪性リンパ腫を考える．

B. 頸部

前頸部リンパ節腫脹は頭頸部あるいは全身性感染症で起こることが多く，後頸部リンパ節腫脹は伝染性単核球症，結核，悪性リンパ腫，頭頸部悪性腫瘍で起こることが多い．

C. 鎖骨上部

鎖骨上部リンパ節腫脹は必ず異常である．右鎖骨上部リンパ節腫脹は，縦隔，肺または食道癌が，左鎖骨上部リンパ節(Virchow リンパ節)腫脹は腹部悪性腫瘍(胃，胆嚢，膵臓，腎臓，精巣，卵巣，前立腺などの悪性腫瘍や悪性リンパ腫など)が疑われる．

D. 腋窩

腋窩リンパ節には，上肢，胸壁，そして，乳房からリンパが流れ込む．したがって，腋窩リンパ節腫脹では，同側上肢の感染症，乳癌(対側も含めて)あるいは転移性癌を考える．感染症としては，猫引っかき病に特徴的であるが，剃毛などによる雑菌の混入なども原因となりうる．

E. 滑車上部

滑車上部リンパ節腫脹は必ず異常である．この滑車上部リンパ節腫脹では，前腕の感染症，悪性リンパ腫，サルコイドーシス，野兎病，そして，第 2 期梅毒を考える．

F. 鼠径部

鼠径部リンパ節腫脹は正常でも観察されるので必ずしも異常とは限らない．鼠径部リンパ節腫脹では，下肢の感染症，性行為感染症，あるいは，骨盤内悪性腫瘍などが考えられる．

G. 膝窩部

膝窩部リンパ節腫脹は下腿の感染症を考える．

❺ 全身性リンパ節腫脹

リンパ節腫脹が全身性ならば，鑑別診断は感染症，自己免疫疾患，腫瘍あるいは薬剤性などと多岐にわたる．この場合，手当たり次第に検査することは得策ではないので，鑑別診断を絞るために詳細な問診

と身体診察を行うことが大切である．全身性ヘルペス感染症では，口腔内あるいは陰部の潰瘍や水疱が診断の決め手になることもある．

また，アトピー性皮膚炎などの慢性皮膚疾患による反応性リンパ節腫脹の局在部位は，頸部・鎖骨上窩・腋窩・鼠径などの体外部位にのみ分布するのが特徴的である．これに対して，悪性リンパ腫などの全身性疾患は体外部位のみならず傍大動脈リンパ節のような体腔内リンパ節も腫脹するのが特徴的である．

❻ 検査[1, 2]

リンパ節面積 1.0 cm²（1.0 cm×1.0 cm）以下はほぼ良性である．悪性腫瘍と肉芽腫疾患を発見するためのリンパ節の大きさの閾値は，面積 2.25 cm²（1.5 cm×1.5 cm）以上であるという報告がある[2]．

全身性リンパ節腫脹の場合，血算と胸部単純X線検査，そして，必要があればHIV検査を行う．これらが正常なときには，インターフェロンγ遊離試験（IGRA）あるいはツベルクリン反応，RPR，ANA，抗EA IgG，抗VCA IgM，抗VCA IgG，抗EBNA IgG，抗サイトメガロIgM抗体，抗サイトメガロIgG抗体，フェリチン，可溶性IL-2受容体などの検査を検討する．

頭頸部リンパ節腫脹では超音波検査で，長短軸比 2.0 未満であれば感度と特異度ともに 95％ で頭頸部悪性腫瘍が否定される[2]．

内臓悪性腫瘍や悪性リンパ腫を考えるときには，胸腹部骨盤造影CTを検討する．

確定診断がつかない 4 週間以上持続するリンパ節腫脹は，リンパ節生検も検討する．

参考のためにEBウイルスの特異抗体の解釈を**表3-6-1**，次頁の**図3-6-2**に示す．

表3-6-1. 各種EBウイルス特異抗体の解釈〔文献3）の表を筆者改変〕

抗VCA IgG	抗VCA IgM	抗EA IgG	抗EBNA IgG	解釈
−	−	−	−	未感染
＋	−	−あるいは＋	＋	既感染
＋	＋	＋	−〜＋	初感染（伝染性単核球症）
＋＋＋	−	＋＋＋	＋	再活性化，慢性活動性，リンパ腫

注：抗VCA IgMは発症時から陽性で，1〜2か月後に陰性化．抗EBNA IgGは発症時は陰性で3〜4週後に陽転し，一生持続．

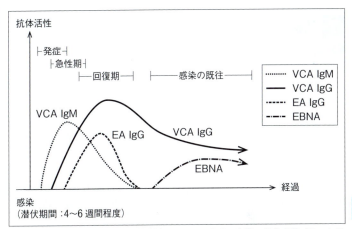

この図は一般的な初感染時の抗体応答パターンである．実際の抗体応答パターンは図と異なることがある．

図 3-6-2．各種 EB ウイルス特異抗体の時間経過〔文献 4) より〕

❼ 治療

リンパ節腫脹の治療は，原則として診断がついてから治療を開始すべきである．診断不明のリンパ節腫脹に経験的に抗菌薬を投与することは，有益でないとされている．

文献
1) Ferrer RL：Evaluation of peripheral lymphadenopathy in adults. UpToDate®, 2017.
2) Henry PH, Longo DL：79. Enlargement of Lymph Nodes and Spleen. Harrison's Principles of Internal Medicine, 19th ed (ed Kasper DL, Fauci AS, Hauser SL et al). McGraw-Hill Education, New York, pp 407-413, 2015.
3) 藤本卓司：感染症レジデントマニュアル　第 2 版．医学書院，p 72, 2013.
4) 感染症検査統計情報サービス LABEAM　SRL http://www.srl.info/srlinfo/90_virus/sonota/topics/201205.html

以下本書で引用はないが，優れた文献であるので掲載しておく．
・青木　眞：第 5 章　特殊な発熱患者へのアプローチ　C　発熱とリンパ節腫脹　レジデントのための感染症診療マニュアル　第 3 版．医学書院，pp 409-426, 2015.
　(→部位別のリンパ節腫脹の系統的鑑別診断が役立つ)

7 皮膚 skin

❶ 皮膚所見のとり方

皮膚の診察の基本は視診である．すなわち，皮膚病変を正確に「言語」で記述することである．現在ではデジタル・カメラなどの映像で皮膚病変を記録することが可能となった．だからといって「言語」による皮膚病変の表記の重要性が失われたわけではない．「言語」で皮膚病変を表記することによって，より明確に皮膚の特徴を把握することが可能となり，そして，より正確な診断に辿り着くことができるからである．

皮膚と粘膜の病変を総称して発疹 eruption と呼ぶ．発疹は表3-7-1のようにその形態から分類される．これらの定義，特に大きさ，については文献により若干の相違がある．

表3-7-1. 発疹の分類〔文献1）の表を筆者改変〕

原発疹 primary lesion
- 斑 macule　平坦で円形の色素変性．直径1cm以下
- 出血斑 petechiae　圧迫で消退しない紫色の点．直径2mm未満
- 毛細血管拡張 telangiectasia　圧迫で消退する細い表皮の毛細血管
- 紫斑 purpura　圧迫で消退しない紫色の色素変性
- 膿瘍 abscess　圧痛を伴う発赤し波動を伴う結節
- 嚢腫 cyst　液体あるいは半固形物を含む袋状の構造物
- 結節 nodule　直径1cm未満の触診可能な固形の病変
- 腫瘤 tumor　直径1cmより大きい触診可能な固形の病変
- 膨疹 wheal　一過性の浮腫性丘疹あるいは末梢発赤を伴うプラーク
- 小水疱 vesicle　直径5mm未満の円形で薄壁の隆起した水疱
- 大水疱 bulla　直径5mmより大きい円形で薄壁の隆起した水疱
- 膿疱 pustule　膿を含んだ小水疱
- 丘疹 papule　直径1cm未満の隆起して固形の触診可能な病変
- プラーク plaque　直径が0.5cmより大きく，先端が平坦な隆起の形の丘疹
- 面皰 comedo　内部に脂腺性毛皮が埋もれている丘疹

続発疹　secondary lesion
原発疹から生じた発疹
- びらん erosion　破裂した小水疱，あるいは，はがれた表皮を伴う大水疱
- 表皮剥離 excoriation　線状のびらん
- 亀裂 fissure　皮膚表面の線状のひび割れ
- 潰瘍 ulcer　表皮または真皮の喪失
- 硬化 sclerosis　硬く硬結した皮膚
- 瘢痕 scar　皮膚の硬化した領域

- 胼胝(べんち) callus　限局的な角質肥厚
- 萎縮 atrophy　成熟した皮膚が収縮した状態
- 鱗屑 scale　肥厚した角質が剥離し皮膚面に固着している状態
- 痂皮 crust　血液・滲出液・膿などが乾いて固着した状態

ここで「湿疹 eczema」とは「発疹名」つまり「徴候名」ではなく,「病名」であることに注意する. 湿疹とは, 複数の原発疹とそれに伴う続発疹が同時に存在するような表皮の皮膚炎と筆者は理解している.

発疹の分類ができたら, 次のその発疹の**表 3-7-2** のような項目について表記する.

表 3-7-2. 発疹の表記〔文献 2)より〕

- 種類
- 大きさ
- 形(環状, 蝶形状, 弓状, 円形, 線状, 卵円形など)
- 数と配列(孤立性, 散発性, 播種状, 集簇性, 帯状, 環状など)
- 分布(限局性, 汎発性など)
- 色
- 硬度
- 解剖学的部位

例えば,「右胸部の Th5 のデルマトーム領域に, 直径約 5 mm で基部に発赤を伴う小円形の水疱が約 10 個ほど播種状に分布していて, 一部は痂皮化していて, 疼痛を伴っている発疹(つまり, Th5 領域の帯状疱疹)」というように表記する.

ちなみに手掌・足底に分布する皮疹は**表 3-7-3** のような疾患に特徴的である.

表 3-7-3. 手掌・足底に分布する皮疹の鑑別診断〔文献 3)より筆者作成〕

- 感染症:手足口病, Ⅱ期梅毒, ネズミ咬症, リケッチア, ロッキー山脈紅斑熱, チフス, 髄膜炎菌感染症, 異型麻疹, 感染性心内膜炎, 天然痘, 疥癬など
- 非感染症:掌蹠膿疱症, 異汗性湿疹, ライター症候群, 多形紅斑, 乾癬, 薬疹など

❷ 問診

A. 現病歴

発疹はどこから始まってどのように広がったか?　疼痛・掻痒感・発熱などを伴うか?　など. 旅行歴, 性交渉歴, 虫刺され, 接触歴

(化粧品など)も聴く．

B. 既往歴
同様の症状が過去にあったか？　糖尿病，高血圧症，脂質異常症，癌，性感染症などの内科的疾患があるか？

C. 家族歴
家族に同様の症状の人はいるか？

D. 社会歴
職業やタバコ，アルコール歴など．

E. 薬物
最近使用した薬物を聴く．

F. アレルギー
薬疹に限らずすべてのアレルギー歴を聴く．

G. システム・レビュー
全身の各臓器症状がないかを聴く．

❸ 検査[4)]
以下の検査は救急外来でも簡単にできて診断に役立つので知っておくと便利である．

A. 硝子圧法 diascopy
ガラス板で発疹を圧迫すると，紅斑では色調が消退するが，紫斑では色調が消退しない．これは，紅斑では赤血球が血管内にあるのに対して，紫斑では赤血球が血管外に露出しているためである．

B. 皮膚描記法 dermography
皮膚を先端が鈍な爪のようなもので機械的刺激を与えると，その部位が紅色となり浮腫を生じる．これを紅色皮膚描記症といい，蕁麻疹に特徴的である．一方，その部位が白色となるのを白色皮膚描記症といい，アトピー性皮膚炎や紅皮症に特徴的である．また，色素斑部で皮膚描記法によって皮膚が隆起するとき，これを Darier 徴候と呼び，肥満細胞症に特徴的である．

C. ニコルスキー現象 Nikolsky phenomenon
健康な皮膚を摩擦すると，皮膚剥離や水疱を生じる現象で，天疱瘡，先天的表皮水疱症，SSSS(ブドウ球菌性熱傷様皮膚症候群)などでみられる．

D. ケブネル現象 Köbner phenomenon
健康な皮膚に摩擦などの刺激を加えると，発疹と同一の病変が生じる現象．乾癬，扁平苔癬，自家感作性皮膚炎などで生じる．

E. アウスピッツ現象 Auspitz phenomenon

鱗屑を剥離すると出血する現象．乾癬でみられるが，湿疹でもみられる．

❹ 治療

発疹の治療の原則は，確定診断がつくまでは緊急性がなければ経験的な治療（特にステロイド薬）を開始しないことである．これは，診断のつかない発熱やリンパ節腫脹に経験的に抗菌薬を開始しないのと同様である．

❺ 致死性疾患

皮膚科疾患は原則として緊急性が低い．しかし，表 3-7-4 に記す致死性疾患ではまれに皮膚病変が診断の鍵にあることがある．

表 3-7-4．皮膚病変が診断の鍵になりうる致死性疾患（筆者作成）

- 紅斑：アナフィラキシー，ヒスタミン中毒，toxic shock syndrome
- 紅斑と水疱：Stevens-Johnson 症候群/TEN（toxic epidermal necrolysis）
- 腫脹や紅斑：深部静脈血栓症，うっ滞性皮膚炎
- 出血斑：髄膜炎菌性髄膜炎，脂肪塞栓症候群
- Osler 結節・Janeway 病変：感染性心内膜炎
- 蜂窩織炎：劇症型 A 群連鎖球菌感染症，Vibrio vulnificus 感染症（肝硬変の患者），壊死性筋膜炎の初期
- 壊死：壊死性筋膜炎，ガス壊疽

これとは別に悪性腫瘍を合併することが知られている表 3-7-5 のような皮膚病変では必ず悪性腫瘍の検索をする．

表 3-7-5．悪性腫瘍を合併する代表的皮膚病変〔文献 5〕より〕

- 強皮症，皮膚筋炎：内臓悪性腫瘍
- 紅皮症：リンパ系腫瘍
- 水疱性類天疱瘡，天疱瘡：内臓悪性腫瘍
- 葡行性迂回状紅斑：肺癌
- Sweet 病：MDS（骨髄異形成症候群）
- 皮膚瘙痒症：リンパ系腫瘍
- Leser-Trélat 徴候：内臓悪性腫瘍

❻ 蕁麻疹 urticaria

救急室で頻回に遭遇する発疹に蕁麻疹がある．研修医が 1 人で診察可能なコモン・ディジーズである．

- 問診：海鮮物などの食物や薬物摂取などの後に発症．しかし，何の誘因もないときもある．通常瘙痒感を伴う

- 診断:視診.紅斑あるいは膨疹.皮膚描記法を試みてもよい
- 治療例:アレグラ®(fexofenadine hydrochloride)(60 mg)1回1錠 1日2回 朝夕食後 経口 3日間

蕁麻疹は通常24時間以内に消失する.症状がひどければ経口薬でなく点滴で治療してもよい.

薬物によって起こる薬疹 drug eruption と外因性物質一般によって生じる中毒疹 toxicodermia も同様の治療をする.

> **鉄則** 呼吸器・循環器・消化器症状がある蕁麻疹,全身性アナフィラキシーやアナフィラキシー・ショックにはボスミン®とステロイド薬を投与する

stridor や wheeze などの呼吸器症状を呈する蕁麻疹,上記の呼吸器症状や嘔気・嘔吐などの消化器症状など皮膚以外の臓器の症状を伴う蕁麻疹である全身性アナフィラキシー,そして,ショック症状などの循環器障害を伴うアナフィラキシー・ショックはボスミン®とステロイド薬投与の適応となる.

■ アナフィラキシーの治療例

ボスミン®(epinephrine)(1 mg/1 mL/A)0.3 mg(0.3 mL) 筋注(上記の適応があれば)
および
ポララミン®(d-chlorpheniramine maleate)(5 mg/1 mL/A)5 mg 静注
および
ガスター®(famotidine)(10 mg/2 mL/A)10 mg+生理食塩水 18 mL 静注
および
リンデロン®(betamethasone sodium phosphate)(4 mg/1 mL/A)4 mg(1 A)+生理食塩水 100 mL 点滴(上記の適応があれば)

抗ヒスタミン薬は H_1 阻害薬と H_2 阻害薬の両方を用いる.ステロイド薬を選択するときには,コハク酸アレルギーの可能性を考えてコハク酸を含むものは避ける.

> **鉄則** 蕁麻疹の患者では,Stevens-Johnson 症候群/TEN は絶対に見逃さない.

Stevens-Johnson 症候群/TEN(toxic epidermal necrolysis)は致死率の高い疾患であるので,眼球結膜や口腔粘膜などの異なる2か所以上の部位の粘膜に水疱が認められた場合には,原則として皮膚科などの専門医にコンサルテーションして入院させる.

薬剤投与後遅発性に出現する,あるいは,薬剤中止後も2週間以

上遷延する皮疹で，特に高熱と肝障害などの臓器障害を伴う場合には，薬剤性過敏症症候群(DIHS：Drug-induced Hypersensitivity Syndrome)を疑う．

7 クインケ浮腫 Quincke edema

眼瞼や口唇などが突然限局的に腫脹する疾患をクインケ浮腫という．これは蕁麻疹と異なり，表皮でなく真皮のアレルギー反応であるので「血管神経性浮腫」と呼ばれる．病因は，ACE阻害薬の副作用や補体第1成分阻害因子欠乏によるものもあるが，大部分は原因不明の特発性である．治療は蕁麻疹に準じる．

■ 治療例

アレグラ®(fexofenadine hydrochloride)(60 mg)
リンデロン®(betamethasone)(0.5 mg)
　ともに1回1錠　1日2回　朝夕食後　経口　7日間
後日皮膚科外来受診指示

8 ヒスタミン中毒 histamine intoxication[6]

アナフィラキシーと類似した疾患にヒスタミン中毒がある．腐敗細菌によってヒスチジンがヒスタミンに分解された魚類を摂取することによって起こる．皮膚の発赤以外に嘔気・嘔吐・下痢などの消化器症状がある場合や，同一場所で多数発症したアナフィラキシー様症状の患者では，必ずこのヒスタミン中毒を考える．

治療は，アナフィラキシーと同じである．

9 帯状疱疹 herpes zoster

・症状：発疹部の疼痛．発熱を伴うこともある
・診断：デルマトームにそって分布する，基部に紅斑のある集簇する小水疱．痂皮化する
・治療例：
　バルトレックス®(valaciclovir hydrochloride)(500 mg) 1回2錠　1日3回
　ブルフェン®(ibuprofen)(200 mg) 1回1錠　1日3回
　メチコバール®(mecobalamin)(500 μg) 1回1錠　1日3回
　　以上3剤　毎食後　経口　7日間
　1週間以内に皮膚科外来受診指示

過去には帯状疱疹の病変が鼻の頂点を含むときには，眼合併症が高率に出現する(いわゆるHutchinson徴候)ので，この場合にのみ眼科診察が推奨されていた．しかし，現在ではこのHutchinson徴候は，感度43〜84%，特異度76〜90%，陽性尤度比3.3，陰性尤度比0.3で

中等度の正確度しかないことが判明している．

実際鼻の頂点に限らずに三叉神経の眼枝領域の帯状疱疹の患者の約半数が，皮疹発症後1～4週間以内(眼合併症の平均発症日は11～13日後)にブドウ膜炎あるいは角膜炎などの失明の危険性がある合併症を発症している．

したがって，現在ではHutchinson徴候の有無(つまり帯状疱疹の病変が鼻先を含んでいるかいないか)にかかわらずに，三叉神経の眼枝領域の帯状疱疹の患者はすべて抗ウイルス薬の投与と眼科診察を受けるべきであるとされている[7]．

❿ 血栓性静脈炎[8]

- 症状：体表静脈に沿って索状の構造物を触知
- 診断：問診と診察．Mondor病のように特発性もあるが，点滴刺入の物理的刺激や点滴薬物による化学的刺激などによって発症することもある
- 治療：非ステロイド性抗炎症薬の経口投与あるいは局所投与．もしも血栓が広範囲に及ぶ場合には，抗凝固薬考慮

抗癌剤などの薬物が血管外に漏出した場合は全く異なるので，専門書参照のこと．

文献

1) Rushton W, Grover JM, Brady WJ：20. Initial Evaluation and Management of Skin Disorders. A Comprehensive Study Guide, 8th ed (American College of Emergency Physicians®. editor-in-chief Tintinalli JE). McGraw-Hill, New York, pp 1625-1641, 2016.
2) 富田　靖(監)，橋本　隆，岩月啓氏，照井　正(編)：第4章　皮膚科症候学．標準皮膚科学　第10版．医学書院，pp 42-53, 2013.
3) 松村理司(監)，酒見英太(編)：MEMO　手掌・足底にも病変を来す疾患．症状をみる　危険なサインをよむ　診察エッセンシャルズ　改訂版．日経メディカル開発，p 92, 2009.
4) 富田　靖(監)，橋本　隆，岩月啓氏，照井　正(編)：第5章　皮膚疾患の診断．標準皮膚科学　第10版．医学書院，pp 53-71, 2013.
5) 富田　靖(監)，橋本　隆，岩月啓氏，照井　正(編)：第34章　全身と皮膚．標準皮膚科学　第10版．医学書院，pp 558-582, 2013.
6) 大谷典生，浅野　直，望月俊明，他：カジキマグロの照焼きによる集団ヒスタミン中毒．日本救急医会誌15：636-640, 2004.
7) McGee S：Chapter 60 Miscellaneous Cranial Nerves. Evidence-based Physical Diagnosis. 4th ed. Elsevier, Philadelphia, pp 544-545, 2018.
8) Klein JA：56. Venous Thromboembolism. A Comprehensive Study Guide, 8th ed. American College of Emergency Physicians®. editor-in-chief Tintinalli JE. McGraw-Hill, New York, pp 388-399, 2016

8 神経学的診察 neurological examination

❶ 神経学的診察の方法

　神経学的診察は煩雑で時間がかかり面倒なものである．大学で学習した神経学的診察を完璧にとろうとすると，1人の患者に何時間も費やしてしまう．このように1人の患者に何時間もかけて神経学的診察をとるのは救急室ではほとんど不可能である．したがって，筆者は神経学的診察を，神経学的所見に異常があるかないかを系統的に検索する**神経学的スクリーニング診察**と神経系のどこの部位が異常であるかを検索する**問題解決型神経学的診察**の2通りに分類して，目的に応じて使い分けている．

● 2通りの神経学的診察

| 1. 神経学的スクリーニング診察＝神経系異常の存在診断 |
| 2. 問題解決型神経学的診察　　　＝神経系異常の部位診断 |

　ここで，**神経学的スクリーニング診察**とは，系統的に神経学的診察を行って，神経系に異常が存在するか否かを検索する診察をいう．したがって，この**神経学的スクリーニング診察**に全く異常がなければ神経疾患は否定的で，もしも患者に神経症状があるのならば，その原因は心因性などの他の疾患が疑われる．また，もしも**神経学的スクリーニング診察**で異常があっても，その病変が神経解剖学的に説明ができなければ，その病因としてはやはり心因性をまず疑うことになる．

　一方，**問題解決型神経学的診察**とは，もしも患者の主訴が片麻痺やしびれであれば，神経学的診察でどの部位の障害なのか明らかにすることである．言い換えると，この**問題解決型神経学的診察**というのは，すべての神経学的診察を闇雲にとるのではなく，この場合は麻痺や感覚障害の部位診断という問題に焦点を当てて運動神経や感覚神経を重点的に診察することである．

　以下にこの2通りの神経学的診察方法を述べる．

❷ 神経学的スクリーニング診察

　系統的な神経学的スクリーニング診察をとるときには，筆者は以下の7つの項目を問診，つまり症状も含めておおざっぱに診察している．

● 神経学的スクリーニング診察

| A. 意識 | B. 脳神経 | C. 運動神経 | D. 感覚神経 |
| E. 歩行・姿勢 | F. 髄膜刺激徴候 | G. 自律神経 | |

次にそれぞれの項目について述べる.

A. 意識

意識は医学的には覚醒と認知に分類される. そして, 覚醒の座は脳幹網様体調節系で, 認知の座は大脳皮質全体である. 前者はJCSやGCSで評価され, 後者は改訂長谷川式簡易知能評価スケール(HDS-R)やMMSE(mini-mental state examination)などで評価される〔第2部 バイタル・サインとモニタ 2.意識の章(→33頁)参照のこと〕.

意識障害が覚醒障害であるならば, 脳幹(特に橋)病変が疑われるので, 橋から出る脳神経麻痺, 両側の運動や感覚麻痺がないかどうか診察する.

● 覚醒障害の患者の神経学的診察のポイント

- 瞳孔(眼球頭反射は? pinpoint pupilならば橋出血が, 瞳孔散大ならばテント切痕ヘルニアによる動眼神経麻痺あるいは脳幹障害を考える)
- 脳神経麻痺(特に橋から出る脳神経Ⅴ〜Ⅷに麻痺がないか?)
- 運動麻痺(両側の運動麻痺はないか?)
- 感覚麻痺(両側の感覚麻痺はないか?)

認知障害があるときには, どのような認知機能が障害されているかを調べて大脳皮質のどの部分が, そして, 最終的にはどの血管が障害されているかを探る(表3-8-1).

表3-8-1. 症候と病変部位の特定〔文献1)より〕

症候	病変部位
精神障害(知能低下, 人格崩壊, ふざけ症など), 異常反射(把握反射, 吸引反射, 緊張性足底反射など), 運動失調, 錐体路症状, 運動失語(Broca失語)など	前頭葉障害
複合感覚(2点識別覚, 皮膚書字覚, 立体認知, 2点同時刺激識別覚)障害, 劣位半球の構成失行・疾病否認・着衣失行・空間認識障害, など	頭頂葉障害
手指失認, 左右失認, 失算, 失書など	Gerstmann症候群(優位半球の角回障害)
精神運動発作, 自動症, 記憶障害, 聴覚性失認, Klüver-Bucy症候群(情動行為の変化, 性的行動亢進など), 感覚性失語(Wernicke失語), 同側上1/4半盲など	側頭葉障害
黄点回避のある対側の同名半盲, 幻視, 視覚失認(後頭葉性失読), 皮質盲, Anton症状など	後頭葉障害

障害部位の特定に有用な認知機能を以下に示す．

● 優位半球障害と劣位半球障害

- 失語＝優位半球（利き手と逆側の脳）の障害
- 疾病否認，構成失行，着衣失行，空間認識障害＝劣位半球（利き手と同じ側の脳）の障害

B. 脳神経

脳神経の診察は脳神経ⅠからⅫまで1つひとつ診察するが，つまりは末梢性脳神経単麻痺（例えば顔面神経麻痺）なのか，あるいは中枢性の脳幹の障害なのかを診察する．

脳神経の障害によって脳幹の障害部位が推測できる．

● 脳神経障害による脳幹の障害部位の推測

脳神経Ⅲ，Ⅳ	中脳
脳神経Ⅴ～Ⅷ	橋
脳神経Ⅸ～Ⅻ	延髄

ただし，Ⅴ，Ⅶ，Ⅷは延髄にもまたがる．

特徴的な脳幹障害は，それぞれの脳幹の障害部位によって個別の名称がついている．たとえば，中脳がWeber症候群やBenedikt症候群，橋がMillard-Gubler症候群，そして，延髄がWallenberg症候群などである．

C. 運動神経

通常運動神経の診察は，上下肢の筋萎縮・筋力・筋トーヌス・腱反射・不随意運動そして協調運動について診察する．運動神経を診察する目的は，運動神経障害が麻痺なのか錐体外路症状なのかそれとも運動失調なのかを鑑別し，次にその障害部位を特定することである．

- 麻痺→錐体路障害か？　神経筋接合部疾患か？　筋疾患か？
- 不随意運動→錐体外路障害
- 運動失調→大脳・前庭・小脳・脊髄後索・末梢神経・筋障害のいずれかか？

a. 麻痺

麻痺の場合には，錐体路障害（上位運動ニューロン障害あるいは下位運動ニューロン障害）か神経筋接合部疾患か筋疾患かを麻痺の部位診断から鑑別する（次頁の表3-8-2）．錐体路は神経解剖学的に皮質脊髄路と呼ばれる（次頁の図3-8-1）．

表 3-8-2. 麻痺の部位診断〔文献 2〕を筆者改変〕

部位	上位運動ニューロン	下位運動ニューロン	神経筋接合部	筋
筋萎縮	−	＋ (遠位筋優位)	−	＋ (近位筋優位)
筋トーヌス	亢進 (痙性麻痺)	低下 (弛緩性麻痺)	正常〜低下	正常〜低下
腱反射	亢進	低下〜消失	正常〜低下	低下
病的反射	＋	−	−	−
筋線維束性収縮	−	＋	−	−
針筋電図	正常	神経原性	正常	筋原性
神経伝導速度	正常	低下	正常	正常
反復刺激誘発筋電図	正常	正常	異常	正常
テンシロンテスト	−	−	＋	−

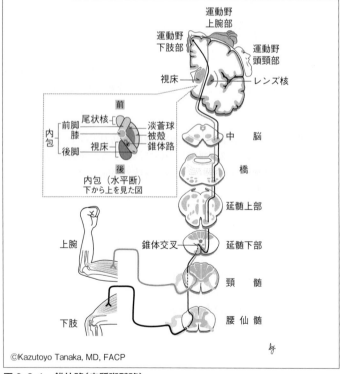

図 3-8-1. 錐体路(皮質脊髄路)

b. 不随意運動

不随意運動は通常大脳基底核の障害で起こる．不随意運動についてはどの部位のどのような不随意運動なのかを記載する．不随意運動の種類によって大脳基底核のどの部位の障害なのかを推測することも可能である．

c. 運動失調

運動失調は広く大脳・前庭・小脳・脊髄後索・末梢神経・筋障害で起こりうる．通常小脳障害か脊髄後索障害が問題となる．これらの身体診察による鑑別方法を図 3-8-2 に示す．

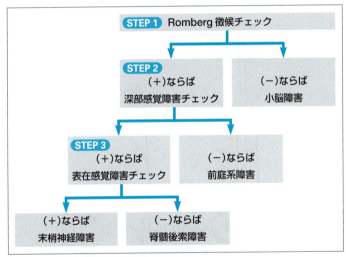

図 3-8-2．身体診察による運動失調の鑑別

また，小脳障害は通常 Romberg 試験陰性で，表 3-8-3 のように小脳虫部障害である体幹失調と小脳半球障害である四肢失調に分類する．

表 3-8-3．小脳障害の鑑別〔文献 3）より〕

	症候
体幹失調（小脳虫部障害）	起立障害，座位障害，歩行障害
四肢失調（小脳半球障害）	企図振戦，測定障害，拮抗運動反復不全 dysdiadochokinesis，運動失調，筋緊張低下

D. 感覚神経

感覚神経は、視覚・聴覚などの脳神経による特殊感覚以外は、図3-8-3のように大きく表在感覚と深部感覚に分類される.

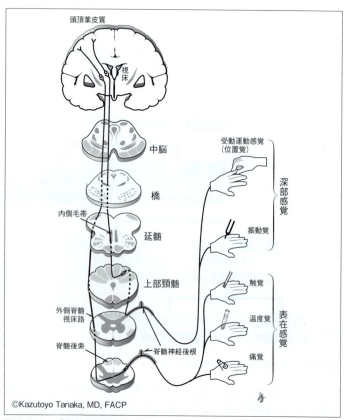

図 3-8-3. 感覚神経経路

前述の感覚神経を診察して前述の経路のどこが障害されているのかを推測する. これら特殊感覚, 表在感覚と深部感覚以外に, 2点識別覚, 皮膚書字覚, 立体認知, 2点同時刺激識別覚などの感覚を複合感覚と呼び, これらは大脳皮質(特に頭頂葉)の機能による.

この複合感覚に障害がある場合には, 障害部位は大脳皮質を考え,

大脳基底核以下の病変は否定的である．複合感覚の障害の有無は脳梗塞の局在診断で重要である．

E. 歩行・姿勢

歩行や姿勢の診察で神経障害部位が推測されることもある．**表3-8-4**に典型的な歩行障害を示す．

表3-8-4. 歩行と障害部位の推定〔文献4）より筆者作成〕

歩行	障害部位
痙性片麻痺歩行 spastic hemiplegic gait（コンパス歩行・ぶん回し歩行）	錐体路障害，上位運動ニューロン障害
痙性対麻痺歩行 spastic paraplegic gait	両側錐体路障害
Parkinson歩行 Parkinsonian gait	錐体外路障害
小刻み歩行 Marche à Petit Pas	多発脳梗塞，ラクネ状態
酩酊歩行 drunken gait	前庭あるいは小脳障害
踵打歩行 tabetic gait	深部覚障害
鶏歩 steppage gait	腓骨神経麻痺
動揺性歩行 waddling gait Trendelenburg歩行	下肢筋障害
ヒステリー性歩行 Hysterical gait	解離性障害（ヒステリー）
間欠性跛行 intermittent claudication	下肢動脈・神経障害

姿勢については，パーキンソン病の前かがみ姿勢や，脳血管障害による痙性片麻痺のWernicke-Mann肢位が有名である．

F. 髄膜刺激徴候

項部硬直，Kernig's sign，Brudzinski's signなどの症状があれば，髄膜炎などの疾患を疑う．髄膜炎の診断のために，項部硬直は感度30%，特異度68%，Kernig's signとBrudzinski's signの感度はそれぞれ5%で，特異度は95%である[5]．

1991年Uchihara, Attiaらの論文により，頭痛と発熱を伴う患者では，jolt accentuation（1秒間に首を横に，自らあるいは他動的に2, 3回振ることによって頭痛が増強する徴候）は髄膜炎の診断のために，感度100%，特異度54%，陽性尤度比2.2，陰性尤度比0である（ただし，髄液細胞増多の感度は97%）[6,7]ことが示された．この唯一のエビデンスからjolt accentuationが陰性であれば，髄膜炎はほぼ否定できるとされてきた．

しかし，近年この jolt accentuation についての 3 つの追試が発表された．それによると，髄膜炎の診断のために陽性尤度比 5.52(95% 信頼区間：0.67〜44.9)，陰性尤度比 0.95(95% 信頼区間：0.89〜1.00)[8]，感度 63.9%(95% 信頼区間：51.9〜76.0%)，特異度 43.2%(95% 信頼区間：34.7〜51.6%)[9]，また，髄液細胞増多の診断のためには感度 21%，特異度 82%[10] と，感度は当初の報告よりも低く jolt accentuation が陰性であるからと言って髄膜炎を否定するのは危険であるとの結論を示唆した．

これに対して，1991 年の jolt accentuation の論文を書いた Uchihara は，文献 11)の論文について髄膜炎の事前確率が低い患者も対象としているので感度が低くなっていると指摘している[11]．

jolt accentuation の信頼性については，最終的には meta-analysis などの新たなエビデンスを待たなければならない．したがって，現時点では「jolt accentuation が陰性であるから髄膜炎を完全に否定できる」とは言えないと筆者は考えている．

G. 自律神経

起立性低血圧を疑う場合には，臥位と立位の血圧と脈拍を比較する．この他，膀胱・直腸障害がないかなども診察する．直腸障害を確認するためには，直腸診をして肛門括約筋を収縮させられるかどうかを観察する．

❸ 問題解決型神経学的診察

例えば，片麻痺の患者がいれば，まず救急室ではそれが脳幹病変なのかどうかを鑑別する．なぜならば，脳幹病変であれば頭部 CT 検査の前に気管挿管が必要である可能性が高いからである．その後病変が頭部 CT で脳出血であれば，頭部 CT で脳出血の診断(種類と部位)が明らかであるので，詳細な神経学的診察は重要でなくなる．一方，頭部 CT で病変が脳出血でなく脳梗塞が疑われるならば，MRI を施行する前に脳梗塞の疾患診断と部位診断を行うために，より詳細な神経学的診察を行う．

また，回転性めまいの患者については，末梢性めまいと中枢性めまいを鑑別するために，眼振，聴覚，脳幹，小脳を重点的に診察する．

このように問題解決型神経学的診察は，神経学的異常の部位診断に焦点を当てた診察である．

a. 片麻痺の部位診断

片麻痺を主訴とする脳梗塞での脳梗塞部位診断においては，筆者は

図 3-8-4 のように簡略に診察している.

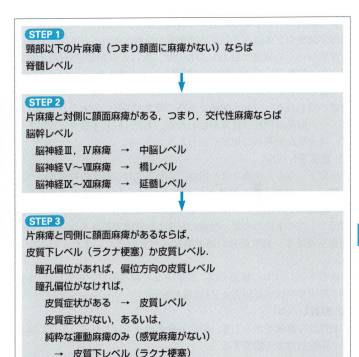

図 3-8-4. 脳梗塞の局在診断のフロー・チャート

　脳梗塞の部位診断とは，下記のように脳梗塞の部位を神経学的所見から皮質レベル，皮質下レベル，脳幹レベルと脊髄レベルの4つに分類することである[12]．

(1) 皮質レベル

　大脳皮質レベルでの梗塞である．瞳孔偏位があれば偏位方向の脳の皮質レベルの梗塞である．右利きの人では左脳(優位半球)と右脳(劣位半球)でその皮質機能が異なるので，右片麻痺と左片麻痺ではチェックする症状が異なる．

　右片麻痺の場合，左脳(優位半球)の皮質障害症状である失語をチェックする．一方，左片麻痺の場合，右脳(劣位半球)の皮質障害症

状である疾病否認，構成失行，着衣失行，空間認識障害などをチェックする．

また両側の大脳半球に共通する機能として，位置覚，局在感覚，皮質書字試験や立体覚などの皮質性知覚の障害がないかどうかもみる．

皮質レベルの梗塞が疑わしいならば，次にどの動脈領域(前大脳動脈，中大脳動脈，後大脳動脈)の梗塞なのかを考える．

下肢の障害が顔面や上肢の障害よりも強ければ，前大脳動脈領域の梗塞が疑われる．一方，顔面や上肢の障害が下肢の障害よりも強ければ，中大脳動脈領域の梗塞が疑われる．また，同名半盲や幻視があれば，後大脳動脈領域の梗塞が疑われる．

(2) 皮質下レベル

皮質下レベルの梗塞とは，内包，大脳基底核や視床の梗塞をいう．

顔面，上肢や下肢の麻痺が同程度ならば，内包の梗塞が考えられる．dystonia の姿位ならば，大脳基底核の梗塞が考えられる．また，顔面，上肢や下肢の痛覚と触覚の高度な知覚障害があるならば，視床梗塞を考える．通常純粋な運動麻痺か感覚麻痺のいずれかの形をとる．

皮質下のレベルの梗塞では，原則として瞳孔偏位と皮質症状(皮質書字障害や立体感覚障害など)は現れない．

(3) 脳幹レベル

交代性片麻痺があるとき，脳幹の梗塞が強く疑われる．脳神経麻痺と小脳症状はよく観察する．

(4) 脊髄レベル

顔面が障害されない片麻痺のとき，脊髄レベルの梗塞を考える．障害側の完全麻痺と対側の痛覚・温度覚障害が起こる Brown-Séquard 症候群が認められることがある．このとき，痛覚あるいは振動覚の障害領域あるいは発汗がない領域の上端のデルマトームが脊髄の障害レベルであることがある．膀胱直腸障害はよくみられる．

脳梗塞の局在診断ができたら，最後に責任動脈の推定を行う．これは，ちょうど急性心筋梗塞の患者のときに，心筋梗塞の局在(どの壁が梗塞しているのか？)と責任動脈(何番の冠動脈が閉塞しているのか？)の判定を行うのと同じである．

また脳梗塞の原因疾患として，急性大動脈解離，塞栓(心臓内血栓，感染性心内膜炎の疣贅，空気，腫瘍，脂肪など)も考える．頸動脈の

bruit も忘れずに聴取する．

文献
1) 田崎義昭, 斎藤佳雄(著), 坂井文彦(改訂)：18 局在診断のすすめかた 5. 脳病巣の局在診断. ベッドサイドの神経の診かた 改訂 17 版. 南山堂, pp 319-322, 2010.
2) 田代邦雄(著), 杉本恒明, 小俣政男(総編集)：Ⅳ. 四肢麻痺 2. 運動麻痺. 内科鑑別診断学 第 2 版. 朝倉書店, pp 287-293, 2003.
3) 大石 実(著), 高久史麿, 他(編)：歩行・起立障害. 新臨床内科学 第 8 版. 医学書院, pp 1425-1426, 2002.
4) 田崎義昭, 斎藤佳雄(著), 坂井文彦(改訂)：3 運動機能の診かた 13. 歩行の異常. ベッドサイドの神経の診かた 改訂 17 版. 南山堂, pp 59-62, 2010.
5) Tunkel AR：Clinical features and diagnosis of acute bacterial meningitis in adults. UpToDate®, 2017.
6) Uchihara T, Tsukagoshi H：Jolt accentuation of headache：the most sensitive test for CSF pleocytosis. Headache 31：167-171, 1991.
7) Attia J, Hatala R, Cook DJ, Wong JG：The rational clinical examination. Does this adult patient have acute meningitis? JAMA 282：175, 1999.
8) Waghdhare S, Kalantri A, Joshi R, et al：Accuracy of physical signs for detecting meningitis：A hospital-based diagnostic accuracy study. Clin Neurol Neurosurg 112：752-757, 2010.
9) Tamune H, Takeya H, Suzuki W, et al：Absence of jolt accentuation of headache cannot accurately rule out meningitis in adults. Am J Emerg Med 31：1601, 2013.
10) Nakao JH, Jafri FN, Shah K, et al：Jolt accentuation of headache and other clinical signs：poor predictors of meningitis in adults. Am J Emerg Med 32：24, 2014.
11) 内村俊記：寄稿 Jolt accentuation 再考 髄膜炎のより適切な診断のために. 週刊医学界新聞 第 3086 号, 医学書院, 2014 年 7 月 28 日
12) 田中和豊：第 2 部 症状編 12 麻痺 問題解決型救急初期診療 第 2 版. 医学書院, pp 204-205, 2013.

第4部 血液検査
―病態生理の解明―

1	血液検査の原則 principles of blood tests	144
2	白血球 white blood cell	147
3	ヘモグロビン・ヘマトクリット hemoglobin/hematocrit	157
4	血小板 platelet	166
5	ナトリウム sodium	176
6	カリウム potassium	191
7	カルシウム calcium とリン phosphorus	200
8	マグネシウム magnesium	211
9	腎機能 kidney function	214
10	肝機能 liver function	224
11	アミラーゼ amylase	236
12	CK creatine kinase	242
13	凝固能検査 coagulation test	249
14	循環器系マーカー cardiac markers	264
15	急性期反応因子 acute phase reactants	271

1 血液検査の原則 principles of blood tests

❶ 採血計画

鉄則　採血を行う前に何のために採血を行うかを考える

　採血のオーダーを出す前に，何のために採血をするのか，その採血が本当に必要なのか，そして，もしも採血が必要ならばすべての必要な採血のオーダーが提出されているかどうか考える．鑑別診断を考えずに何となく採血検査をしている人が多い．採血検査が必ずしも必要ない場合には，針刺しによって患者に余計な苦痛を与えてしまうことになる．このようなことがないように採血を行うときには，事前によく考えてから行うべきである．

鉄則　採血をすると決めたら同時に点滴が必要かどうか考える

　実際に採血をすると決めたら，同時に点滴が必要かどうかを考える．なぜならば，点滴が必要ならば点滴ラインの挿入と同時に採血を行うことができるからである．そうすれば，採血のあとにもう1回点滴ラインをとらずにすみ，患者に余計な針刺しの苦痛を与えることを防ぐことができる．

鉄則　点滴をすると決めたら，どのような部位にどのような針で何の点滴を落とすかを考える

　緊急性があるならば，とりあえず腕の正中肘静脈から点滴ラインをとることを考える．緊急性がなく入院してそれ以後も点滴を落とす可能性があれば，前腕から点滴ラインをとる．また，後で造影CTで造影剤を静注したり輸血をする可能性があれば，できるだけ太い20G以上の針で点滴ラインを確保する．患者や治療目的によって点滴の輸液の種類と量も考えてから点滴をする．

鉄則　静脈採血ができないときには動脈採血を考える

　どうしても静脈採血が技術的に不可能なとき，あるいは，無理に静脈採血しても溶血してしまうか必要量の採血ができないときには，無理せずに動脈採血することを考える．そのときには同時に動脈血ガスのための採血が必要かどうかも考える．この場合，動脈血採血は原則として医師しかできないので医師が採血する．

❷ 評価

鉄則　採血した結果は必ず確認する

　オーダーした採血の結果を確認せずに放置しない．必ず結果をできるだけ早く確認してそれを評価し計画を立てることを考える．なぜな

らば，採血結果によってはカリウム高値のように緊急に対処しなければならないことがあるからである．「採血結果は明日確認すればいいや」などという悪魔のささやきに耳を貸さないこと．

> **鉄則** 検査結果は穴の開くほど確認する

　異常値は眼に飛び込んでくることもあるが，BUN/Cre 比などのように意識しないと異常に見えてこない異常値もある．検査の異常値を見落とさないために，検査結果は何回か穴の開くほど見つめて確認する必要がある．文献 1)に「データは舐めるように確認する」とあるが，データがどうせ正常だろうと舐めてかかると逆にデータから舐められる．

> **鉄則** 検査結果が異常であれば必ずそれを評価する

　検査結果を評価するとは，その検査結果を患者という「文脈」から解釈することである．例えば，慢性腎不全の患者でカリウム 6.0 mEq/L という検査結果はその人にとっては正常なのかもしれない．しかし，健康な人でカリウム 6.0 mEq/L という検査結果は明らかに異常である．

　検査結果を患者という「文脈」から解釈してそれが果たして異常なのか正常なのかを評価する．したがって，必ずしも「異常値＝異常」，「基準値（正常値）＝正常」ではないのである．

> **鉄則** 検査結果が異常ならばそれが本当かどうかを考える

　検査結果の異常は検査のエラーによっても起こる．血液検体の取り違え（採血結果が他人のものである）あるいは溶血などのように採血技術による検査結果異常もある．例えば，カリウム高値であるが採血結果で LD が上昇していて心電図でテント状 T 波がなければ，溶血による偽性高 K 血症を疑う．

> **鉄則** 検査結果を異常と評価したら必ず行動する

　異常と評価した検査結果は必ずそれを治療する．例えば，溶血によるものではなく本当に異常なカリウム高値は，経過観察するのではなくすぐに治療する必要がある．真性高 K 血症は治療しないと心室細動など不整脈を起こすことがあるからである．

> **鉄則** 治療したら異常値を再度評価する

　例えば，カリウム高値に対してカリウムを低下させる治療を行ったら今度はカリウムがどれくらい下がったか確認する．治療して治ったあるいは緊急性はとりあえず脱したと思っても，今度は低 K 血症に陥っているかもしれないからである．

> **鉄則　異常値はそれが何回か正常になるまでフォローする**

　異常値はそれを是正しようとすると基準値の周辺をジグザグ状に高値と低値を行き来することがある．だから，本当に基準値に落ち着いていることを確認するために，できるだけ 2 回以上検査値が正常であることを確かめることが望ましい．

　ただし明らかに症状が改善している場合は必ずしも検査値をフォローする必要はない．例えば，抗菌薬の中止は臨床的に判断する．抗菌薬の中止に必ずしも CRP 陰性化は必須ではない．

文献
1) 黒田俊也：step 3　その時点でわかっている検査結果の確認(O)．臨床力ベーシック　マニュアル使いこなし OS．CBR, pp 72-74, 2004.

2 白血球 white blood cell

❶ 基準値

基準値　3,300〜8,600 個/μL

基準値の範囲は上記であるが，筆者は白血球が慣例的に 10,000 個/μL より多い場合を白血球増加症 leukocytosis，白血球が 3,000 個/μL 未満の場合を白血球減少症 leukopenia と考えている．

❷ 白血球増加症 leukocytosis（図 4-2-1）[1)]

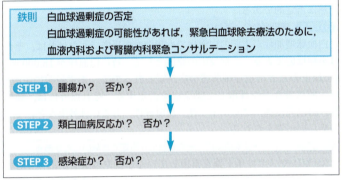

図 4-2-1．白血球増加症へのアプローチのフロー・チャート

鉄則	白血球過剰症の否定
	白血球過剰症の可能性があれば，緊急白血球除去療法のために，血液内科および腎臓内科緊急コンサルテーション

白血球，特に好中球が 250,000 個/μL よりも多い病態は白血球過剰症 hyperleukocytosis と呼ばれる．この病態では血液が過粘稠となり血管閉塞の危険性が高くなるので，場合によっては緊急白血球除去療法が行われることもある．また，白血病の芽球では，血球の可塑性が乏しいため血管内で破壊されやすいので，75,000 個/μL くらいでも血液が過粘稠となりうる．

STEP 1　腫瘍か？　否か？

特に白血球数 80,000〜100,000 個/μL 以上の場合，まず最初に腫瘍を疑う．腫瘍には白血病と悪性腫瘍の骨髄転移がある．白血病を疑う場合，問診で出血傾向，発熱や家族歴などを聴く．身体所見では，全

身のリンパ節や肝臓・脾臓を診察する．検査上では末梢血に未分化幼若芽球が観察される．悪性腫瘍の骨髄転移の場合には，骨髄穿刺からその腫瘍の組織型が明らかになるので，それから悪性腫瘍の原発巣を検索する．

STEP 2 類白血病反応か？ 否か？

類白血病反応とは，重症感染症によって末梢血に幼若球が出現する現象をいう[1]．類白血病反応を疑えば，重症感染症の感染源となる感染症を検索する．また逆に，発熱の患者に類白血病反応が認められれば，それは感染症による発熱とまれに慢性骨髄性白血病のような血液疾患が最も疑われ，それ以外の生体侵襲による発熱などの非感染性の発熱は否定的である．

STEP 3 感染症か？ 否か？

白血球増加症が上記の白血病でも類白血病反応でもなければ，それは炎症反応である．炎症反応の原因として，特に白血球が 15,000 個/μL 以上のときは重症細菌感染症が疑われるので，まず最初に血液・痰・尿培養などを採取して感染症を否定する．それ以外には，腫瘍性，自己免疫性，アレルギー性，放射線性，あるいは外傷などによる炎症反応が考えられる．

Point 白血球が基準値以内でも炎症反応が否定できないことがある

NSAID やステロイド薬を常用している患者や感染症があってもすでに抗菌薬で治療を受けている患者などでは，白血球が基準値以内であっても必ずしも炎症反応は否定できないので検査値の解釈には注意が必要である．

また，NSAID やステロイド薬を常用していなくても，急性虫垂炎，消化管穿孔，クモ膜下出血，急性髄膜炎などの炎症性疾患では，必ずしも白血球が増加しないことがある．白血球が正常であるからといって，これらの疾患の可能性を完全に否定してはならない．

❸ 白血病 leukemia の診断

白血病の確定診断は骨髄穿刺で行う．白血病と骨髄異形成症候群（MDS：myelodysplastic syndrome）の診断基準と分類については，従来 1985 年の FAB（French-American-British）分類が用いられてきた．この FAB 分類では骨髄中の芽球が 30% 以上を急性白血病と定義した．そして，ペルオキシダーゼ反応陽性の骨髄の芽球が 3% より多い場合を急性骨髄性白血病，それ以下を急性リンパ球性白血病と定義していた．

しかし，2001 年の WHO 分類では，骨髄中の芽球が 20% 以上を急性骨髄性白血病と定義することになった．また，この新しい分類では，最新の分子遺伝学の知見も取り入れて造血器腫瘍と統合して分類した．2001 年以後 WHO 分類は 2008 年と 2016 年に改訂されている．

> 診断　骨髄中の芽球＞20%

正常の骨髄中の芽球は 5% 未満であるが，MDS の可能性もある．骨髄中の芽球が 5～20% のときは MDS と骨髄増殖性腫瘍が考えられる．

❹ 類白血病反応 leukemoid reaction[1]

> 診断　白血球＞(30,000～)50,000 個/μL
> 　　　末梢血に骨髄球以後の幼若球出現
> 　　　白血病と悪性腫瘍の骨髄転移の否定，あるいは，それらが臨床的に否定的であること

通常重症感染症があり腫瘍による高白血球症が否定的ならば，臨床的に類白血病反応と診断することが多い．白血病領域まで白血球が増加する感染症には，クロストリジウム・ディフィシル感染症と百日咳がある[2]．血液培養 2 セットは必須である．治療は，重症感染症によるものであるので，敗血症性ショックと同様にして治療を開始する．

参考のために，好中球の分化過程を図 4-2-2 に示す．いわゆる幼若球とは，通常骨髄中だけにあり末梢血には出現しない後骨髄球以前の骨髄芽球・前骨髄球・骨髄球・後骨髄球の 4 つの血球を指す．

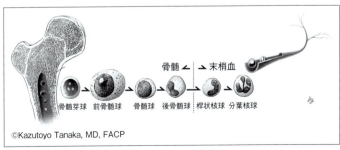

図 4-2-2. 好中球の分化過程

❺ 各種分画増加症

以下に各種分画増加症の診断と鑑別診断を列記する．ここで，各種分画増加症の診断基準が，各種分画の割合(%)ではなく絶対数で定義されていることに注目してほしい．なお，この絶対数の値については文献により相違がある．また，いずれの分画増加症も白血球増加症が存在することを前提としている．

通常白血球の分画の結果は各分画の百分率で記載される．実際には下記のような白血球分画百分率が基準値よりも顕著に逸脱している場合に，白血球分画の絶対数を計算している．

● 白血球分画百分率基準値[3]

好中球	42～74%
リンパ球	18～50%
単球	1～ 8%
好酸球	0～10%
好塩基球	0～ 2%

A. 好中球増加症 neutrophilia[1]

> 診断　好中球＞7,700個/μL

鑑別診断

偽性好中球増加症

- 血小板凝集
- 混合性クリオグロブリン血症

原発性

- 骨髄増殖性腫瘍(慢性骨髄性白血病，真性多血症，原発性血小板増加症など)
- 慢性遺伝性好中球増加症など

2次性

- 感染症(無症状の「偽膜性大腸炎」もありうる)
- ストレス(身体的あるいは情緒的ストレス，過激な運動など)
- 喫煙
- 薬物(ステロイド薬，カテコラミンなど)
- 非血液性腫瘍：消化管などの各種悪性腫瘍(特に転移がある場合)など
- 熱中症
- 骨髄刺激(溶血などの)
- 無脾あるいは脾臓機能低下症
- 血管疾患：クモ膜下出血，急性心筋梗塞，急性大動脈解離など

白血球分画で，1つか2つの分葉核をもつ未熟な細胞が多い状態を左方移動 left shift と呼び，これに対して，4分葉核をもつ細胞が多い状態を右方移動 right shift と呼ぶ．これは，かつて細胞を視算したときの手動の計算機の桿状球のキーが，キーボードの左に位置していたことから命名された[4]．

　左方移動は以下のように定義する[1, 4]．

左方移動の定義
　桿状球＞10～12%（または 700 個/μL），あるいは，
　総多核白血球数（分葉球＋桿状球）＞80%

　左方移動と右方移動にはそれぞれ以下のような意味がある．

左方移動：細菌性感染，中毒症，出血，骨髄増殖性腫瘍
右方移動：肝疾患，巨赤芽球性貧血，鉄欠乏性貧血，ステロイドの影響，ストレス反応

B. リンパ球増加症 lymphocytosis[5]

診断　リンパ球＞4,000 個/μL

鑑別診断

軽度から中等度（4,000～15,000 個/μL）
- ウイルス疾患（伝染性単核球症，肝炎）など
- 結核，トキソプラズマ，梅毒などの感染に続発した状態
- 悪性腫瘍（Hodgkin リンパ腫，早期 CLL）など

重度（＞15,000 個/μL）
- 伝染性単核球症
- 肝炎
- 百日咳
- 晩期 CLL
- ALL，LGL など

注）ALL：急性リンパ球性白血病，CLL：慢性リンパ球性白血病，LGL：大顆粒球性白血病

　異型リンパ球は伝染性単核球症や各種ウイルスやリケッチア感染症に特徴的である．

C. 単球増加症 monocytosis

> **診断** 単球>500個/μL

鑑別診断

- 感染症：結核，感染性心内膜炎，ブルセラ，梅毒，真菌あるいは寄生虫感染症，リステリアなど
- 腫瘍：Hodgkinリンパ腫，白血病，癌など
- 炎症：炎症性腸疾患，サルコイドーシスなど

D. 好酸球増加症 eosinophilia[6]

> **診断** 好酸球>500個/μL

鑑別診断

重症(>5,000個/μL)

- 頻度多い：寄生虫疾患
- 頻度まれ：腫瘍(好酸球性白血病，CML)，好酸球性筋膜炎，炎症性腸疾患，好酸球性腸炎，好酸球性多発血管炎性肉芽腫症(Churg-Strauss症候群)，特発性好酸球増多症，Hyper-IgE症候群，薬剤性

中等症(1,500～5,000個/μL)

- 頻度多い：寄生虫疾患
- 頻度まれ：CML，好酸球性腸炎，好酸球性多発血管炎性肉芽腫症(Churg-Strauss症候群)，コレステロール塞栓，副腎不全，リンパ腫(特にHodgkin病)，アトピー性皮膚炎

軽症(500～1,500個/μL)

- 頻度多い：アレルギー性鼻炎・皮膚炎，喘息
- 頻度まれ：Langerhans cell histiocytosis，関節リウマチ，固形腫瘍，好酸球性腸炎，炎症性腸疾患，コレステロール塞栓，薬剤性

どの重症度も取りうるもの

- 頻度多い：血管浮腫・蕁麻疹

〔文献6)の表を筆者改変〕

❻ 白血球減少症 leukopenia

> **診断** 白血球<3,000個/μL

　汎血球減少症以外の白血球減少症は，栄養障害・免疫障害のような白血球産生低下と，重症感染症・抗癌剤投与などによる白血球破壊亢進の2つに分類される．前者は栄養や免疫を改善することを考え，後者は感染症の治療やG-CSF製剤の投与などを考える．

❼ 好中球減少症 neutropenia[7, 8]

診断　好中球　＜1,500 個/μL
　　　軽　度　1,000〜1,500 個/μL
　　　中等度　500〜1,000 個/μL
　　　重　度　＜500 個/μL

鑑別診断
産生減少
- 薬物性：抗癌剤，抗菌薬，抗精神病薬，安定剤，抗けいれん薬，ある種の利尿薬，抗炎症薬，抗甲状腺薬など
- 血液疾患：特発性周期性好中球減少症，Chédiak-Higashi 症候群，再生不良性貧血など
- 腫瘍浸潤，骨髄線維症
- 栄養欠乏：ビタミン B_{12}，葉酸（特にアルコール依存症患者）など
- 感染：結核，チフス，ブルセラ，野兎病，麻疹，伝染性単核球症，マラリア，ウイルス性肝炎，リーシュマニア，AIDS など

末梢破壊
- 抗好中球抗体，そして，あるいは，脾臓または肺でのトラッピング
- 自己免疫性：Felty 症候群，関節リウマチ，SLE など
- ハプテンとしての薬物：アミノピリン，α メチルドーパ，フェニルブタゾン，銀を含む利尿薬，ある種のフェノチアジンなど

末梢備蓄（一過性好中球減少症）
- 極度の細菌感染症（急性エンドトキシン血症）
- 血液透析
- 心臓肺バイパス

❽ 発熱性好中球減少症 FN：febrile neutropenia[9]

発熱性好中球減少症については，2017 年に日本臨床腫瘍学会から『発熱性好中球減少症(FN)診療ガイドライン 改訂第 2 版 〜がん薬物療法時の感染対策〜』(南江堂)が発刊された．

ここではこのガイドラインに従って診療方針を解説する．

発熱性好中球減少症とは，好中球数が 500/μL 未満，あるいは 1,000/μL 未満で 48 時間以内に 500/μL 未満に減少すると予測される状態で，腋窩温 37.5℃ 以上（口腔内温 38℃ 以上）の発熱を生じた場合と定義する．

この発熱性好中球減少症の患者には，まず初期検査を行う．その初

期検査の内容は,感染巣がないか症状の問診,診察,血算,白血球分画,血清生化学検査,血液培養(2セット),必要に応じて胸部X線,検尿などである.

次に,下記のMASCCスコア(Multinational Association for Supportive Care in Cancer scoring system)を計算して重症化するリスク評価を行う.

● MASCCスコア

項目	スコア
・臨床症状(下記の1項目を選択) ＊無症状 ＊軽度の症状 ＊中等度の症状	5 5 3
・血圧低下なし	5
・慢性閉塞性肺疾患なし	4
・固形腫瘍である,または造血器腫瘍で真菌感染症がない	4
・脱水症状なし	3
・発熱時に外来管理	3
・60歳未満(16歳未満には適用しない)	2

スコアの合計は最大26点.21点以上を低リスク群,20点以下を高リスク群とする.ここでスコアが低いほどリスクが高いことに注意.

その後下記のフロー・チャート(次頁の図4-2-3)に従って経験的治療を行う.

リスク因子としては,臓器機能が保たれているかなどの患者側要因と,急変時に常時対応可能な外来診療体制が整備されているかなどの病院側の要因などについて検討する.

■ 発熱性好中球減少症の治療例

入院治療

マキシピーム®(cefepime dihydrochloride)(1 g/V)2 g(2 V)＋生理食塩水 100 mL 1時間かけて点滴 12時間ごと

外来治療

シプロキサン®(ciprofloxacin hydrochloride)(200 mg) 1回1錠 1日3回 経口 毎食後 および

オーグメンチン®(amoxicillin hydrate/potassium clavulanate)配合錠 250RS 1回1錠 1日4回 経口 毎食後および就寝前

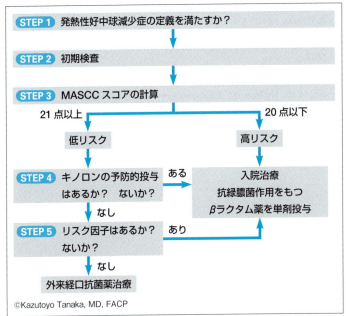

図 4-2-3 発熱性好中球減少症の経験的治療のフロー・チャート

βラクタム系抗菌薬とアミノグリコシド系抗菌薬の併用療法は，併用療法に腎機能障害が多く出現したため推奨されていない．経口抗菌薬では，シプロキサン単剤療法はグラム陽性球菌に対する抗菌活性が低いため推奨されていない．また，G-CSF 製剤の投与も推奨されていない．

入院治療も外来治療も 3～4 日後に再評価することになっている．

文献
1) Coates TD：Approach to the patient with neutrophilia. UpToDate®, 2017.
2) 青木　眞：第 10 章　腹部感染症　10)抗菌薬の使用に伴う腸炎(偽膜性腸炎，Clostridium difficile 腸炎，Clostridium difficile 関連下痢症)．レジデントのための感染症診療マニュアル　第 3 版．医学書院，pp 724-731, 2015.
3) 河合　忠(監)，山田俊幸，本田孝行(編)：1 章　末梢血液一般検査．基本検査．3　白血球．異常値の出るメカニズム　第 7 版．医学書院，pp 17-29, 2018.
4) Gomella LG, Haist SA：THE "LEFT SHIFT" Clinician's Pocket reference, 11th ed. McGraw-Hill Medical, New York, p 95, 2007.
5) Bent S, Gensler LS, Frances C：Chapter 72. Leukocytosis. Saint-Frances

Guide. Clinical Clerkship in Outpatient Medicine, 2nd ed. Lippincott Williams & Wilkins, pp 429-433, 2008.
6) 清田雅智：2 好酸球上昇の不明熱 別冊 ER マガジン 8：29-36, 2011.
7) Berliner N：Approach to the adult with unexplained neutropenia. UpToDate®, 2017.
8) Holland SM, Gallin JI：80. Disorders of Granulocytes and Monocytes. Harrison's Principles of Internal Medicine, 19th ed (ed Kasper DL, Fauci AS, Hauser SL, et al). McGraw-Hill Education, New York, pp 413-423, 2015.
9) 日本臨床腫瘍学会(編)：発熱性好中球減少症(FN)診療ガイドライン 改訂第2版 ～がん薬物療法時の感染対策～. 南江堂, 2017.

3 ヘモグロビン・ヘマトクリット hemoglobin/hematocrit

❶ 3 rules by Rutcky[1)]

一般に赤血球数（RBC：<u>r</u>ed <u>b</u>lood <u>c</u>ell），ヘモグロビン Hb とヘマトクリット Hct には以下のようなおおまかな関係式があり，これを 3 rules by Rutcky という．

> ① first rule of 3
>   RBC×3＝Hb, RBC＝Hb/3, Hb/RBC＝3
> ② second rule of 3
>   Hb×3＝Hct, Hb＝Hct/3, Hb/Hct＝1/3
> ③ rule of 9（3×3）
>   RBC×9＝Hct, RBC＝Hct/9, Hct/RBC＝9
>
> 注）単位　RBC 100 万個/μL, Hb g/dL, Hct %

したがって赤血球の指標として RBC，Hb と Hct のどれを用いてもよい．しかし，通常赤血球の指標としては Hb を用いることが多い．それは，動脈酸素運搬能（DO_2）は以下の式のように Hb におおよそ比例するからである[2)]．

> 動脈酸素運搬能　$DO_2 \fallingdotseq CO \times 1.39 \times Hb \times 10 \times SaO_2$（mL/分）
>
> 注）CO_2：心拍出量（L/分），Hb（g/dL），SaO_2（%）：動脈血酸素飽和度
> なお，1 g の Hb と結合する酸素の容量（mL）である 1.39 という係数は文献により 1.34 というものもある

ここで，赤血球の指標として実際の赤血球数を用いることが少ないのは，赤血球の数だけ比較しても赤血球の大きさと血色素濃度が異なれば Hb 量が異なってくるので，酸素運搬能を正確に評価できないからである．つまり，赤血球の機能を評価するためには赤血球の機能である酸素運搬能を評価しなければならないので，赤血球の数ではなく酸素運搬能に直接比例する Hb を多血症や貧血の指標として用いるのである．本書ではこれ以後赤血球の機能評価をするために原則として Hb を用いることにする．

ヘモグロビンの基準値は以下の通りである．

> 基準値　13.7～16.5 g/dL（男性），11.6～14.8 g/dL（女性）

❷ 多血症 polycythemia[3]

Hb＞16.0 g/dL（女性）あるいは＞16.5 g/dL（男性）を多血症 polycythemia と呼ぶ．多血症には図 4-3-1 のようにアプローチする．

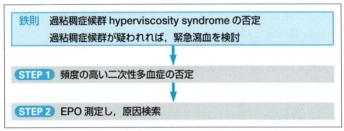

図 4-3-1．ヘモグロビン高値へのアプローチのフロー・チャート

鉄則	過粘稠症候群 hyperviscosity syndrome の否定
	過粘稠症候群が疑われれば，緊急瀉血を検討

文献によるが Hb＞18〜21 g/dL（Hct＞55〜65% 相当）で血液の粘稠性が過度になるために，動脈および静脈の血管閉塞の危険性が高くなり，疲労感・頭痛・視覚障害・一過性視覚損失・知覚異常・精神遅滞などの症状が出現することがある．このような場合には，原因疾患が何であれ緊急に瀉血を行うことがある．

STEP 1 頻度の高い二次性多血症の否定

多血症の頻度が高い，喫煙・COPD・心疾患などによる二次性多血症を考える．二次性多血症が疑われれば，基礎疾患を治療する．

STEP 2 EPO を測定し，原因検索

頻度の高い二次性多血症が否定的であれば，EPO（エリスロポエチン）を測定する．EPO が異常に高ければ，EPO 産生性腫瘍（肝細胞癌・腎細胞癌・血管芽腫・褐色細胞腫・子宮筋腫など）を疑って精査する．逆に EPO が非常に低ければ，真性多血症などを疑って血液内科にコンサルテーションする．

❸ 貧血

血液単位容積あたりのヘモグロビン量の減少を貧血 anemia と呼ぶ．貧血の定義にはいくつかあるが，本書では以下のようにする．

● 貧血 anemia の診断基準（WHO），1968[4]

Hb＜13 g/dL（男性），＜12 g/dL（女性），＜11 g/dL（妊婦と小児）

この 1968 年の WHO の定義はもともと国際的な栄養評価のために

行われたもので，疾患としての貧血を意図した定義ではない．しかし，これに勝る定義がないので，本書ではこの定義を採用する．

65歳以上の高齢者の貧血は，男女一律に Hb<11 g/dL とすることが多い．しかし，高齢者の貧血は単に加齢によるものとされ見過ごされていることが多い．

<u>眼瞼結膜に貧血を認めた場合には，Hb<10 g/dL と判断する</u>[5]．

貧血の鑑別診断の方法には網赤血球指数や赤血球容積度数分布幅（RDW：<u>r</u>ed <u>c</u>ell <u>d</u>istribution <u>w</u>idth）を用いる方法などいくつかあるが，ここでは最も簡単な赤血球指数を用いた鑑別方法を示す．

A. 赤血球指数[1]

貧血の診断には以下の3つの Wintrobe の赤血球指数 erythrocyte indices を用いる．

1. 平均赤血球容積（MCV：<u>m</u>ean <u>c</u>orpuscular <u>v</u>olume）
   赤血球1個あたりの平均容積を表す
   MCV（fL）＝[Ht（%）/RBC（$10^6/\mu L$）]×10
   基準値：90±8（便宜上 80〜100 とする）（fL）
2. 平均赤血球血色素量（MCH：<u>m</u>ean <u>c</u>orpuscular <u>h</u>emoglobin）
   赤血球1個あたりの平均 Hb 量を表す
   MCH（pg）＝[Hb（g/dL）/RBC（$10^6/\mu L$）]×10
   基準値：30±4（pg）
3. 平均赤血球血色素濃度（MCHC：<u>m</u>ean <u>c</u>orpuscular <u>h</u>emoglobin concentration）
   赤血球1個あたりの平均 Hb 濃度を表す
   MCHC（%）＝[Hb（g/dL）/Hct（%）]×100
   基準値：34±3（%）

B. 貧血の鑑別診断

これらの3つの赤血球指数は計算されていることが多い．実際貧血の鑑別診断のときには，MCVで貧血を大球性，正球性と小球性の3つに分類して考える（次頁の図4-3-2）．

STEP 1 ショックの徴候はあるか？ あれば治療優先

貧血がありショック徴候があれば出血性ショックがまず疑われるので，出血性ショックの治療を行う．Hb 1 g/dL の低下は出血量約 250〜300 mL といわれている．

Point Hb 1 g/dL の低下＝推定出血量約 250〜300 mL

STEP 2 MCV で分類

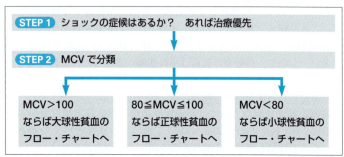

図 4-3-2. ヘモグロビン低値へのアプローチのフロー・チャート

図 4-3-2 のように MCV で貧血を 3 つに分類して考える．また特徴的な血球が診断の手がかりになることもあるので，必要があれば末梢血像を目視する．

C. 大球性貧血 macrocytic anemia の鑑別診断

MCV>100 の貧血を大球性貧血 macrocytic anemia と呼ぶ．大球性貧血の鑑別診断は図 4-3-3 のようなフロー・チャートに従って行う．

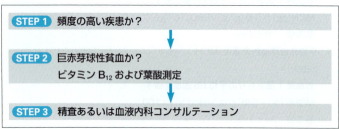

図 4-3-3. 大球性貧血の鑑別診断のフロー・チャート

STEP 1 頻度の高い疾患か？

まず最初に，アルコール依存症，肝疾患，甲状腺機能低下症，喫煙や薬物性などの頻度の高い疾患をまず考える．

STEP 2 巨赤芽球性貧血か？
ビタミン B_{12} および葉酸測定

菜食主義者，胃切除の既往歴，認知症（以上ビタミン B_{12} 欠乏）やアルコール依存症，妊娠（葉酸欠乏）などの巨赤芽球性貧血のリスク，末梢血好中球の過分葉，LD 上昇などの無効造血などの巨赤芽球性貧血

を疑わせる所見がある場合には，ビタミン B_{12} および葉酸を測定する．ビタミン B_{12} あるいは葉酸欠乏のいずれかが疑われても，両方を合併する可能性もあるので，筆者はビタミン B_{12} と葉酸の両方を検査している．

ビタミン B_{12} 欠乏症であれば，さらに抗内因子抗体・抗胃壁抗体測定や消化管内視鏡などの精査を行う．ビタミン B_{12} 欠乏症の原因はほとんどがビタミン B_{12} 吸収障害であるので，治療は通常ビタミン B_{12} 筋注あるいは点滴を行う．ビタミン B_{12} 欠乏症に対して葉酸投与は症状を増悪させるので禁忌である．一方，葉酸欠乏症はほとんどが摂取不足か薬物性であるので，葉酸を補充する．特に妊娠初期の妊婦の葉酸欠乏症では，胎児の神経管閉鎖障害発症のリスクが高くなる．

STEP 3 精査あるいは血液内科コンサルテーション

STEP 1 および STEP 2 が否定的な場合には，正球性や小球性貧血の鑑別診断も考慮して精査する．特に，高齢者の大球性貧血で，汎血球減少症を伴う場合には，骨髄異形成症候群（MDS）の可能性も考え骨髄穿刺の適応も含めて血液内科にコンサルテーションする．

D. 正球性貧血 normocytic anemia の鑑別診断

$80 \leq MCV \leq 100$ の貧血を正球性貧血 normocytic anemia と呼ぶ．正球性貧血の鑑別診断は図 4-3-4 のようなフロー・チャートに従う．

下記の鑑別診断以外に集中治療室などで頻回に採血を行うことによって生じる貧血を「ICU 貧血」と呼ぶ．

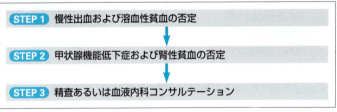

図 4-3-4．正球性貧血の鑑別診断のフロー・チャート

STEP 1 慢性出血および溶血性貧血の否定

ヘモグロビン低値へのアプローチのフロー・チャート（前頁の図 4-3-2）で最初に「急性出血」は否定されているので，まず慢性出血を否定する．次に「溶血性貧血」を否定する．間接ビリルビン優位の高ビリルビン血症，LD 高値，血清 K 高値などの溶血所見があれば，溶血性

貧血を疑って溶血へのアプローチのフロー・チャート（図3-5-3→117頁）に従って鑑別する.

STEP 2 甲状腺機能低下症および腎性貧血の否定

次に頻度の高い甲状腺機能低下症と慢性腎不全があれば腎性貧血を否定する. 慢性腎不全による腎性貧血を疑ったら, EPO（エリスロポエチン）を測定する.

STEP 3 精査あるいは血液内科コンサルテーション

出血・溶血性貧血・甲状腺機能低下症および腎性貧血が否定的ならば, 大球性や小球性貧血の鑑別診断も考慮して精査する. 特に, 汎血球減少症を伴う場合には, 再生不良性貧血や骨髄異形成症候群MDSの可能性も考え骨髄穿刺の適応も含めて血液内科にコンサルテーションする.

E. 小球性貧血 microcytic amenia の鑑別診断

MCV＜80の貧血を小球性貧血 microcytic amenia と呼ぶ. 小球性貧血 microcytic amenia の鑑別診断は図4-3-5のようなフロー・チャートに従う.

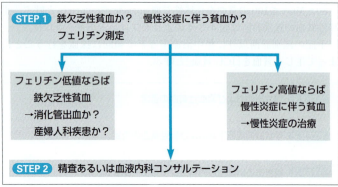

図4-3-5. 小球性貧血の鑑別診断のフロー・チャート

STEP 1 鉄欠乏性貧血か？ 慢性炎症に伴う貧血か？
フェリチン測定

小球性貧血はほとんどが鉄欠乏性貧血か慢性炎症に伴う貧血である. この2つはフェリチンで鑑別する.

STEP 2 精査あるいは血液内科コンサルテーション

鉄欠乏性貧血でも慢性炎症に伴う貧血でもなければ，正球性貧血や大球性貧血の鑑別診断を考えて精査する．それでも原因不明な場合には非常にまれな鉄芽球性貧血やサラセミアなどを考えて血液内科コンサルテーションも検討する．

F. 鉄欠乏性貧血　IDA：iron deficiency anemia

診断　血清フェリチン測定

以下のように EBM でその値によって鉄欠乏性貧血の陽性尤度比が判明している[6]

血清フェリチン	陽性尤度比
≧100 ng/mL	0.08
45〜100 ng/mL	0.54
35〜45 ng/mL	1.83
25〜35 ng/mL	2.54
15〜25 ng/mL	8.83
≦15 ng/mL	51.85

ここで，鉄欠乏性貧血の診断には血清フェリチンだけを測定することに注意する．感染症や膠原病などによる慢性炎症に伴う貧血との鑑別のために，血清鉄，UIBC（不飽和鉄結合能）と血清フェリチンを測定した以下のような古典的な診断方法には，エビデンスはない．

	血清鉄	UIBC	血清フェリチン
鉄欠乏性貧血	低下	増加	低下
慢性炎症に伴う貧血	低下	低下	増加

> **Point**　鉄欠乏性貧血ならば婦人科疾患と消化管出血を考える！

● 鉄欠乏性貧血の診療のポイント

問診では，女性には不正出血の有無や月経時の出血量の変化などを聴く．また，消化管出血を疑えば吐血・メレナ・下血などの症状を聴く．既往歴では，子宮筋腫，消化性潰瘍，NSAID の使用などを聴く．バイタル・サインでは，ショックになっていないかどうかに注意する．身体所見では，眼瞼結膜に貧血はないか，腹部に腫瘤が触れないかなどをチェックする．

■ 鉄欠乏性貧血の治療例

動悸や呼吸困難などの症状が強い場合，あるいは，ショック状態の場合
　入院し精査治療

外来通院が可能な場合
　フェロミア®(sodium ferrous citrate)錠(Fe：50 mg)
　　1回1錠　2日に1回　夕食後　経口　7日分
　婦人科疾患が疑われれば産婦人科外来，消化管出血が疑われれば消化器内
　　科外来後日受診指示

　なお鉄剤を処方するときには，鉄剤服用後に便が黒色になるがそれ
は異常ではないことを必ず説明する．
　また，近年新しい鉄欠乏性貧血の臨床研究で，硫酸鉄60 mg以上を
内服すると血中ヘプシジンが最長24時間まで上昇して翌日は逆に鉄
の吸収が低下することなどの結果が示された[7]．このような研究結果
から，現在では鉄剤は少量にかつ連日ではなく2日に1回投与する
ことが推奨されるようになった[8]．
　なお鉄剤の投与は，HbやMCVの正常化を目標とするのではなく，
フェリチンの正常化(>25 ng/mL)まで投与を継続する[9]．

❹ 輸血
A. 適応

　赤血球輸血については，日本赤十字社から赤血球濃厚液の使用指針
が出されている．しかし，実際には出血の程度，止血が行われている
のか否か，バイタル・サイン，患者の心臓病や呼吸器疾患などの既往
歴などの情報を総合して臨床的に判断することが多い．
　内科的適応では，心肺疾患の併存症がなければ輸血開始の目安を
Hb 7 g/dLとしている．このHb 7 g/dLという値は，この濃度で血液
は流体力学的に最も流れやすいといわれている数値である．
　1942年にHb 10 g/dL未満が赤血球輸血開始基準として勧告され
た．この赤血球輸血開始基準であるHb 10 g/dL未満は，Hb 7 g/dL
未満という新しい基準が出るまで実に約60年あまり医療者を呪縛し
続けてきたのである[10]．

B. 赤血球濃厚液輸血[11, 12]

　赤血球濃厚液輸血は以下を目安に行う．

日本	赤血球濃厚液	1単位	約140 mL	Hb 0.6～0.8 g/dL 上昇
米国	赤血球濃厚液	1 unit	250～300 mL	Hb 1.0 g/dL 上昇

赤血球濃厚液1単位の量は上記のように日本と米国で異なるので，文献を読むときに注意を要する．なお，赤血球濃原液は通常1～5 mL/分で投与する．

文献

1) 河合　忠(監)，山田俊幸，本田孝行(編)：1章　末梢血液一般検査．2　赤血球．異常値の出るメカニズム　第7版．医学書院，pp 3-17, 2018.
2) Marino PL：8. The Pulmonary Artery Catheter. The ICU Book. 4th ed. Wolters Kluwer Health, Philadelphia, pp 135-150, 2014.
3) Tefferi A：Diagnostic approach to the patient with polycythemia. UpToDate®, 2017.
4) World Health Organization. Nutritional anaemias：Report of a WHO scientific group. Geneva, Switzerland：World Health Organization, 1968.
5) ローレンス・ティアニー，松村正巳：Case Study 7　正確な身体診察．ティアニー先生の臨床入門．医学書院，pp 89-100, 2010.
6) Guyatt GH, Oxman AD, Ali M, et al：Laboratory Diagnosis of Iron-deficiency Anemia. J Gen Intern Med 7：145-153, 1992.
7) Moretti D, Goede JS, Zeder C, et al：Oral iron supplements increase hepcidin and decrease iron absorption from daily or twice-daily doses in iron-depleted young women. Blood 126：1981-1989, 2015.
8) Schrier SL, Auerbach M：Treatment of iron deficiency anemia in adults. UpToDate®, 2018.
9) 岡田　定：X　治療に伴う血算の変化．誰も教えてくれなかった血算の読み方・考え方．医学書院，pp 178-180, 2011.
10) Marino PL：18. Anemia and Red Blood Cell Transfusions. The ICU Book. 4th ed. Wolters Kluwer Health, Philadelphia, pp 349-368, 2014.
11) 寮　隆吉：血液製剤の投与による輸血効果．改訂版　ベッドサイドの新輸血学　効果的な輸血・輸液の実際．メジカルビュー社, pp 10-11, 2001.
12) Gomella LG, Haist SA：10 Blood Component Therapy. Clinician's Pocket Reference, 11th ed. McGraw Hill Medical, New York, pp 195-205, 2007.

4 血小板 platelet

❶ 基準値

基準値　150,000〜350,000 個/μL

❷ 血小板増加症 thrombocytosis[1)]

定義　血小板＞500,000 個/μL

血小板増加症には以下のような分類がある．

- 一次性血小板増加症 primary thrombocytosis
  血液疾患〔通常，骨髄増殖性腫瘍あるいは骨髄異形成症候群（MDS）〕によって引き起こされる血小板増加症
- 二次性血小板増加症 secondary thrombocytosis
  あるいは反応性血小板増加症 reactive thrombocytosis
  上記の血液疾患以外によって引き起こされる血小板増加症

血小板 600,000 個/μL 以上の血小板増加症のうち，70% が二次性血小板増加症で，22% が一次性血小板増加症で両者の合併が 8% あるという報告がある[2)]．

血小板増加症には図 4-4-1 のようにアプローチする．

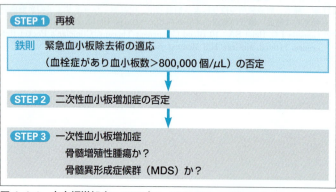

図 4-4-1．血小板増加症へのアプローチのフロー・チャート

STEP 1　再検

まず最初に検査のエラーから否定する．

> **鉄則** 緊急血小板除去術の適応
> （血栓症があり血小板数>800,000個/μL）の否定

この場合血小板数400,000個/μLを目標に血小板数を低下させる．

STEP 2　二次性血小板増加症の否定

二次性血小板増加症は以下の疾患によって起こる．

● 二次性血小板増加症の原因疾患

感染症	31%
術後感染症	27%
術後	16%
悪性腫瘍	9%
脾摘出後	9%
急性出血あるいは鉄欠乏	8%

これらの原因疾患がないかどうか，問診・診察と検査を行う．

STEP 3　一次性血小板増加症
　　　　骨髄増殖性腫瘍か？
　　　　骨髄異形成症候群(MDS)か？

一次性血小板増加症の場合，出血あるいは血栓傾向があることが多い．病歴から一次性血小板増加症が強く疑われれば，確定診断のために骨髄穿刺を検討する．

骨髄増殖性腫瘍には2016年のWHO分類によると，以下の7つの疾患がある．

● 骨髄増殖性腫瘍 MPN：myeloproliferative neoplasms の WHO 分類[2] (2016)

- 慢性骨髄性白血病（CML：chronic myelogenous leukemia），BCR-ABL 1
- 慢性好中球性白血病（CNL：chronic neutrophilic leukemia）
- 真性赤血球増加症（PV：polycythemia vera）
- 原発性骨髄線維症（PMF：primary myelofibrosis）
- 本態性血小板増加症（ET：essential thrombocythemia）
- 他に特定されない慢性好酸球性白血病（CEL, NOS：chronic eosinophilic leukemia, not otherwise specified）
- 分類不能型 MPN（MPN-U：MPN, unclassifiable）

白血病は骨髄系幹細胞あるいはリンパ系幹細胞である多能性幹細胞の腫瘍であるのに対して，骨髄増殖性腫瘍は多能性幹細胞（つまり骨髄系かリンパ系）に分化する1段階手前の全能性幹細胞の腫瘍である．

❸ 血小板減少症 thrombocytopenia[3]

定義　血小板＜150,000 個/μL

● 血小板減少症の重症度分類

軽度　　　100,000〜150,000 個/μL
中等度　　50,000〜99,000 個/μL
重度　　　＜50,000 個/μL

血小板減少症には図 4-4-2 のようにアプローチする.

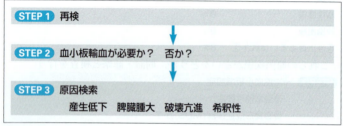

図 4-4-2. 血小板減少症へのアプローチのフロー・チャート

STEP 1　再検

まず最初に検査のエラーを否定する. 末梢血で血小板の凝集が確認できれば, 血算用スピッツの抗凝固剤 EDTA による血小板凝集に起因する偽性血小板低下症である. このような場合には, 抗凝固剤としてクエン酸ナトリウムが入っている凝固用のスピッツで再検する.

STEP 2　血小板輸血が必要か？　否か？

次に緊急血小板輸血が必要か否かを判断する. 緊急血小板輸血の適応があれば血小板を輸血する.

STEP 3　原因検索
　　　　　産生低下　脾臓腫大　破壊亢進　希釈性

血小板減少症の原因検索は, 産生低下, 脾臓腫大(脾臓での血小板の貯蔵の増加)と破壊亢進に分類される. それぞれ以下のような鑑別診断が考えられる.

● 血小板減少症の鑑別診断〔文献3〕を筆者改変〕

産生低下
　発作性夜間血色素尿症（PNH：paroxysmal nocturnal hematuria）
　再生不良性貧血
　腫瘍の骨髄転移
　ビタミン欠乏
　中毒・薬物・放射線
　重症感染症など

脾臓腫大
　肝硬変
　門脈圧亢進症など

破壊亢進
　自己免疫性
　　薬物（キニジン，ST合剤など）
　　自己免疫疾患
　　特発性血小板減少性紫斑病（ITP：idiopathic thrombocytopenic purpura）
　　など
　非自己免疫性
　　敗血症
　　人工物（機械弁，スワン・ガンツ・カテーテルなど）など

希釈性
　大量輸血後

問診では出血傾向などについて聴き，身体所見では皮膚や粘膜の出血斑を探し，脾臓腫大やリンパ節腫脹がないかを診る．血液検査では，血算・生化学・凝固・末梢血観察，および，その他疑われる血小板減少症の原因疾患に必要な検査を行う．必要があれば骨髄穿刺も検討する．

> **鉄則** 血小板数の急激な減少では必ず敗血症を除外診断する

急性期DICの診断基準に，「24時間以内に50％以上の血小板数の減少」という項目があるように，血小板数の急激な減少は敗血症の予兆であることがある．この血小板数の減少は，発熱・白血球やCRPなどの炎症反応の上昇などよりも先に出現することがある．したがって，血小板数が急激に減少した患者で敗血症のリスクが高い患者には，各種培養検査・画像検査，および，抗菌薬の投与を真剣に検討すべきである．

❹ 血小板輸血[4)]

A. 適応基準

> 絶対適応
> - 出血があり，血小板数＜50,000 個/μL（旧版の 20,000 個/μL を改正）の場合
> - 特に DIC あるいは中枢神経出血の場合には，血小板数＜100,000 個/μL の場合

　通常の外科手術では血小板数＜50,000 個/μL で，また，脳神経外科手術・開心術や整形外科手術などの出血のリスクが高い手術では血小板数＜100,000 個/μL で出血のリスクが高まる．

　また，重症の自然出血は血小板数＜20,000～30,000 個/μL，特に小板数＜10,000 個/μL で起こる可能性が高くなるとされている．

　したがって，血小板輸血は通常の場合には血小板数 50,000 個/μL を，そして，出血のリスクが高い場合には血小板数 100,000 個/μL を目標に輸血する．

　以下に参考のために手技ごとに必要最低限とされる血小板数を示す．

● 各手技に必要最低限の血小板数

・脳神経外科あるいは眼科手術	100,000 個/μL
・その他の大手術	50,000 個/μL
・内視鏡的手技　治療	50,000 個/μL
低リスクの診断的手技	20,000 個/μL
・気管支鏡による気管支肺胞洗浄（BAL）	20,000～30,000 個/μL
・中心静脈ライン挿入術	20,000 個/μL
・腰椎穿刺　血液悪性疾患あり	10,000～20,000 個/μL
血液悪性疾患なし	40,000～50,000 個/μL
・硬膜外麻酔	80,000 個/μL
・骨髄穿刺・吸引術	20,000 個/μL

> **Point**　TTP，HUS と HIT には血小板輸血は原則として禁忌である

　血栓性血小板減少性紫斑病（TTP：thrombotic thrombocytopenic purpura），溶血性尿毒症症候群（HUS：hemolytic uremic syndrome）とヘパリン起因性血小板減少症（HIT：heparin-induced thrombocytopenia）は血栓が形成され血小板が消費されることによって血小板が減少している．だから，これらの病態に血小板を輸血しても血小板が血

栓形成のために消費され無駄になるので，血小板は原則として輸血しない．血小板を輸血する前には，必ず血小板減少症の原因疾患としてこれら3つの病態を否定すべきである．なお，通常これらの病態では，血栓による塞栓症状が主体で，血小板減少による出血が起こることはまれである．

ただし，TTP，HUS や HIT で出血している場合には，例外的に血小板輸血してよいとされている．

B. 血小板輸血[5, 6]の量

| 日本 | 濃厚血小板 | 1 単位 | 20 mL | 血小板 4,000～5,000 個/μL 上昇 |
| 米国 | 濃厚血小板 | 1 unit | 50 mL | 血小板 5,000～8,000 個/μL 上昇 |

濃厚血小板1単位の量は上記のように日本と米国で異なるので，文献を読むときに注意を要する．

❺ 汎血球減少症 pancytopenia

診断　白血球，赤血球および血小板（3 系統）の減少
　　　白血球＜4,500 個/μL
　　　Hb＜13 g/dL（男　性），＜12 g/dL（女　性），＜11 g/dL
　　　（妊婦と小児）
　　　血小板＜150,000 個/μL

汎血球減少症の鑑別診断は特徴的で，以下のようなものがある．

● 汎血球減少症の鑑別診断

・血液疾患〔発作性夜間血色素尿症（PNH），再生不良性貧血，巨赤芽球性貧血，骨髄異形成症候群（MDS など）〕，血球貪食性リンパ組織球症，骨髄線維症
・感染症（肝炎，EB ウイルス感染症，HIV，重症感染症など）
・自己免疫疾患（SLE など），移植片対宿主病（GVHD：graft versus host disease）
・中毒，薬物，放射線，化学療法後など

❻ 血栓性血小板減少性紫斑病（TTP）と溶血性尿毒症症候群（HUS）[7]

血栓性血小板減少性紫斑病（TTP：thrombotic thrombocytopenic purpura）は 1924 年に Moschowitz により初めて報告された疾患で，血小板減少症，微小血管障害性溶血性貧血，神経徴候，腎機能障害と発熱の 5 徴を特徴とする疾患である．

一方，溶血性尿毒症症候群（HUS：hemolytic uremic syndrome）は，

1955年に最初に報告されたが，その後の志賀様赤痢毒素産生大腸菌によって発症したものなどが有名である．

これらの2つの疾患は元来別々の疾患と考えられていたが，両者とも血小板減少症と微小血管障害性溶血性貧血という病理学的所見が共通するので一時同一の疾患と考えられ，TTP-HUS(thrombotic thrombocytopenic purpura-hemolytic uremic syndrome)と呼ばれていた．このうち，神経症状が主体で腎障害がほとんどないものがTTPで，逆に腎障害が主体で神経症状がほとんどないものがHUSと理解されていた．

しかし，TTPは現在ではvon Willebrand因子切断酵素であるADAMTS13(a disintegrin-like and metalloproteinase with thrombospondin type 1 domains 13)の欠損あるいはそれに対する抗体形成などによって起こることが判明して，HUSではADAMTS13は通常正常であるので，現在ではTTPとHUSは再び別々の疾患と考えられるようになった．抗体形成によるTTPとしては，チクロピジンなどの薬物性が有名である．

A. TTP，HUSの診断

> 問　　診：神経精神症状，肉眼的血尿など
> 身体所見：発熱，神経精神徴候など
> 検査所見：血小板減少症と微小血管障害性溶血性貧血，腎機能障害(特に蛋白尿)，凝固能(PT，APTT)正常

TTP，HUSは，血小板減少症と微小血管障害性溶血性貧血を他に説明する疾患が否定的な場合に臨床的に疑う．TTP，HUSでDICなどの鑑別診断に対して最も特徴的なのは，凝固機能(PT，APTT)が正常であることである．

> **Point** TTP，HUSは凝固機能(PT，APTT)は正常である

確定診断は血清ADAMTS13活性10%未満がTTPで，10%以上がHUSとする．

B. TTP，HUSの治療例

> 血漿交換
> 　TTP，HUSを疑えば，診断のために血液内科と治療のために腎臓内科緊急コンサルテーション

血漿交換以前のTTP，HUSの死亡率は85～100%であったが，血漿交換以後は10～30%に低下した．したがって，TTP，HUSが疑われれば，迅速に血漿交換を検討すべきである．

❼ ヘパリン起因性血小板減少症（HIT）[8,9]

ヘパリン4日以上使用後の患者の5%までに血小板減少症が起こることがあり，それを総称してヘパリン起因性血小板減少症（HIT：heparin-induced thrombocytopenia）と呼ぶ．HIT は，内因性血小板因子4（PF4）とヘパリンの合成物に対する自己抗体により起こる．HIT は致命的な動脈および静脈血栓症を起こすことがあり，致死率は20%にも達していた．しかし，HIT に対する認知とそれに対する早期の治療のために，最近の報告では致死率は2%未満となっている．この HIT には表4-4-1のように1型と2型の2種類が知られている．HIT はごく少量のヘパリンでも発症することがあり，ヘパリンでコーティングされたカテーテルで発症した報告もある．末梢の点滴ラインを開通させておくために，以前はヘパリンを定期的に静注するヘパリン・ロックが行われたが，このヘパリン・ロックでも HIT が起こる可能性があるため，現在ではヘパリンの代わりに生理食塩水を静注する生食ロックを行っている．

表4-4-1．ヘパリン起因性血小板減少症の分類

	1型	2型
頻度	10〜20%	1〜3%
ヘパリン開始後の発症時期	1〜4日後	5〜10日後
最低血小板数	10万個/μL	通常＞2万個/μL，平均最低値6万個/μL
抗体の関与	なし	あり
血栓性塞栓の後遺症	なし	30〜80%
出血の後遺症	なし	まれ
治療	経過観察	ヘパリンの中止 血栓症の予防のために他の抗凝固薬の使用など

1型は通常自然軽快するので，ヘパリン起因性血小板減少症というときには血栓性塞栓を起こす2型をいうことが多い．

A. ヘパリン起因性血小板減少症の診断

> 次頁の表4-4-2の4T スコアリング・システムでスコアを計算し，下記のようにスコアを分類する．
> - 低スコア：0〜3点（陰性予測値　97〜99%）
> - 中等度スコア：4あるいは5点（陽性予測値　10〜20%）

・高スコア：6～8点（陽性予測値　40～80%）

中等度スコアと高スコアでは，ヘパリン起因性血小板減少症と暫定的に診断・治療する．

確定診断は通常の施設で可能な検査では不可能である．

表4-4-2．4Tスコアリング・システム

変数	2点	1点	0点
急性血小板減少症	血小板数減少が＞50%および血小板数最低値≧20,000	血小板数減少が30～50%あるいは血小板数最低値が10,000～19,000	血小板数減少が＜30%あるいは血小板数最低値≦10,000
発症時期	ヘパリンへの曝露があれば1日後あるいは，5～10日後	10日後よりも後あるいはヘパリンへの曝露が不明	最近のヘパリンへの曝露がなく4日以内
血栓症	新しい血栓症あるいはヘパリン静注の後アナフィラキシー様反応	進行性あるいは再発性の血栓症	なし
血小板減少症の他の原因	なし	ありうる	確実にあり

B. ヘパリン起因性血小板減少症の治療例[10, 11]

ヘパリンの中止

できる限りあらゆる形態のヘパリンを中止する（ヘパリン・ロック，動脈ラインやヘパリン・コーティング・カテーテルも含めて）

抗凝固薬投与が必要ならば，

スロンノン® HI（argatroban）（10 mg/20 mL/A）

肝機能正常の場合，原液で 0.7 μg/kg/分（体重60 kgで14.4 mL/時）で持続点滴開始

肝機能障害や出血傾向の強い場合，0.2 μg/kg/分

目標APTT　1.5～3.0倍

文献

1) Tefferi A：Approach to the patient with thrombocytosis. UpToDate®, 2017.
2) Arber DA, Orazi A, Hasserjian R, et al：THE UPDATED WHO CLASSIFICATION OF HEMATOLOGICAL MALIGNANCIES. The 2016 revision to the World Health Organization classification of myeloid neoplasms and acute leukemia. BLOOD 127：2391-2405, 2016.
3) George JN, Arnold DM：Approach to the adult with unexplained thrombocytopenia. UpToDate®, 2017.

4) Yuan S, Goldfinger D：Clinical and laboratory aspects of platelet transfusion therapy. UpToDate®, 2017.
5) 寮　隆吉：血液製剤の投与による輸血効果. 改訂版　ベッドサイドの新輸血学 効果的な輸血・輸液の実際. メジカルビュー社, pp 10-11, 2001.
6) Gomella LG, Haist SA：10 Blood Component Therapy. Clinician' Pocket Reference, 11th ed. McGraw Hill Medical, New York, pp 195-205, 2007.
7) Konkle BA：140. Disorders of Platelets and Vessel Wall. Harrison's Principles of Internal Medicine, 19th ed(ed Kasper DL, Fauci AS, Hauser SL, et al). McGraw-Hill Education, New York, pp 725-732, 2015.
8) Greinacher A：Heparin-Induced Thrombocytopenia. N Engl J Med 373：252-61, 2015.
9) Coutre S：Clinical presentation and diagnosis of heparin-induced thrombocytopenia. UpToDate®, 2017.
10) Lewis BE, Wallis ED, Berkowitz SD, et al：Argatroban anticoagulant therapy in patients with heparin-induced thrombocytopenia. Circulation 103：1838-1843, 2001.
11) 宮田茂樹：免疫学的機序によるヘパリン起因性血小板減少症の診断と治療. 日集中医誌 15：266-268, 2008.

5 ナトリウム sodium

❶ 基準値[1, 2]

基準値　135～145 mEq/L

ナトリウム濃度は体液量と密接に関係している．ナトリウムと体液量には以下のような鉄則がある．

> **鉄則** ナトリウム平衡の障害は細胞外液量の異常であり，また，水平衡の障害は浸透圧異常である（B. H. Scribner）[3]

この関係を図で示すと**図 4-5-1** のようになる．

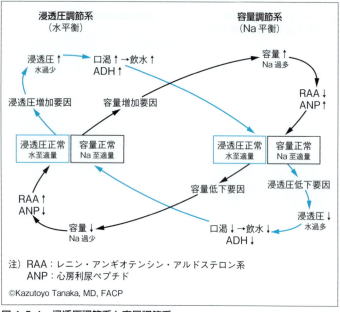

図 4-5-1．浸透圧調節系と容量調節系

浸透圧調節系と容量調節系は，**図 4-5-1** のように相互に関係しながら機能しているが独立した 2 つの系として考える．次頁の**図 4-5-2** は**図 4-5-1** を横から見た図である．

図 4-5-2 のように浸透圧調節系，容量調節系および血漿 Na 濃度の

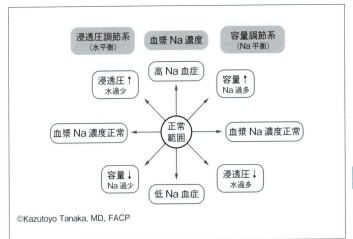

図 4-5-2. 浸透圧調節系・容量調節系および血漿 Na 濃度のダイアグラム

軸は，それぞれ 45°ずつずれていることがわかる．我々が，浸透圧調節系（水平衡），容量調節系（Na 平衡），そして，血漿 Na 濃度を考えるときに思考が混乱する最大の原因は，それぞれの指標の軸がずれていることに起因すると筆者は考えている．したがって，この軸のずれを意識して頭を整理する必要がある．

❷ 高 Na 血症 hypernatremia[2]

A. 定義

> 定義　Na＞145 mEq/L

高 Na 血症は，血漿 Na 濃度＞158 mEq/L で傾眠・虚脱感・易刺激性・痙攣発作・昏睡などの重症な症状を引き起こし，血漿 Na 濃度＞180 mEq/L で致死率が高くなる．

B. アプローチと治療例

人体は 1 日約 60 g（約 1,000 mEq）の食塩摂取まで順応できると言われている[4]．したがって，食塩過剰摂取による高 Na 血症は非常にまれである．

高 Na 血症には次頁の図 4-5-3 のようにアプローチする．

ナトリウム平衡の障害は細胞外液量の異常であるので，細胞外液量をまず評価する．

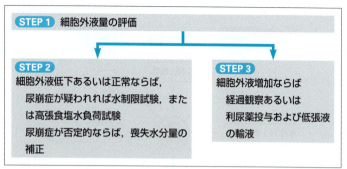

図 4-5-3. 高 Na 血症へのアプローチのフロー・チャート

このアプローチを前出のダイアグラムに当てはめると図 4-5-4 のようになる.

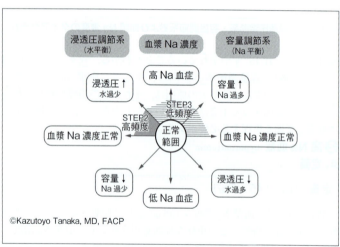

図 4-5-4. 高 Na 血症の鑑別診断のダイアグラム

STEP 1 細胞外液量の評価

細胞外液量を身体所見や検査所見から評価する. 身体所見では, 体重の増減, 浮腫・胸水や腹水の有無などから, 検査所見では BUN/Cre 比や尿酸値などから評価する. これらのデータを総合して細胞外液量が低下, 正常あるいは増加なのかを評価する.

ここで, dehydration（脱水）と hypovolemia（低容量）という用語の意

味が異なることに注意する.

> **Point** dehydration(脱水)＝水分のみの喪失
> hypovolemia(低容量)＝水分と塩分の喪失
> 低容量は「脱水」に対して「脱塩」と呼ばれることもある

この両者の用語は混用されて用いられることも多いが,原則として上述のような定義がある.だから,細胞外液量低下は低容量の一種であるので,水分と塩分の両方を喪失した状態といえる.

しかし,実はこの細胞外液量や血管内容量の評価は不正確であるため,「間違いの喜劇 comedy of errors」と評されている[5].

この血管内容量の評価については,大量出血の場合,tilt 試験での起立性脈拍数増加が感度および特異度が高いことが EBM で示されている.そして,モニタについては,従来の中心静脈圧という静的指標は不正確で,現在では容量輸液負荷や下肢の受動的挙上などの動的指標が信頼性が高いことが判明している.

一方,粘膜の乾燥や皮膚 turgor という身体診察は脱水,つまり,Na 量の指標ではなく水分,特に細胞内水分量の指標であると筆者は理解している.

● 容量調節系と浸透圧調節系の指標

- 容量調節系(Na 平衡,細胞外液量)の指標:体重,浮腫・胸水・腹水,tilt 試験,容量輸液負荷や下肢の受動的挙上などの動的指標,BUN/Cre 比上昇,尿酸値
- 浸透圧調節系(水平衡,細胞内液量)の指標:粘膜の乾燥,皮膚 turgor

> **STEP 2** 細胞外液低下あるいは正常ならば,
> 尿崩症が疑われれば水制限試験,または高張食塩水負荷試験
> 尿崩症が否定的ならば,喪失水分量の補正

これは,低張水あるいは純水を喪失した場合である.このとき多尿の症状があれば,尿崩症を疑い水制限試験または高張食塩水負荷試験を行う.尿崩症は多尿によって高 Na 血症となるが,通常口渇による多飲のために血漿 Na 濃度は基準値から大きく逸脱しない.この水制限試験については,第 2 部 バイタル・サインとモニタ 9. 尿量の章(→88 頁)参照のこと.

次に多尿などの症状がなく,尿崩症が否定的ならば以下のようにして補正輸液量を計算する.まず現存する喪失水分量を以下の式に従って計算する[6].

> 現存する喪失水分量(L)
> =現在の体重(kg)×0.5×[血漿 Na 濃度(mEq/L)/140−1](男性)
> 女性は 0.5 の代わりに 0.4 を用いる.

注)人体の水分は男性では体重の 60%,女性では体重の 50% であるが,高 Na 血症のときには脱水を合併しているのでそれぞれ 10% ずつ低く見積もる.

次に補正時間を計算する.現存する喪失水分量を Na 濃度の低下が 0.5 mEq/L/時以下の速度で補正されるようにする.これ以上速い速度の血漿 Na の補正は脳浮腫や痙攣を起こす.

> **鉄則** 高 Na 血症の補正速度は 0.5 mEq/L/時以下で行う.

このため血漿 Na 濃度が 140 mEq/L まで補正されるためには,合計(血漿 Na 濃度−140)×2 時間以上かけることになる.

> 補正時間(時)=(血漿 Na 濃度−140)×2

以上から輸液速度を計算する.

> 輸液速度(mL/時)=喪失水分量(L)×1,000/補正時間(時)

次に現在進行中の(尿あるいは消化管からの)喪失水分量および不感蒸泄量の 1 日量を下記のようにして計算する.

● 現在進行中の喪失水分量および不感蒸泄量の 1 日量の計算方法

> ・現在進行中の喪失水分量=自由水クリアランス CeH_2O
> $CeH_2O = V \times [1-(U_{Na}+U_K)/P_{Na}]$
>   V:尿量,U_{Na}:尿中 Na 濃度,U_K:尿中 K 濃度,P_{Na}:血漿 Na 濃度
>
> ・不感蒸泄量 10 mL/Kg/日

筆者は,上記の輸液を行うに当たって,現在進行中の喪失水分量および不感蒸泄量の合計量を 24 時間で割った速度で,メインの点滴から維持輸液で輸液し,側管から現存する喪失水分量を輸液している.

ここで,これらはあくまで理論的な開始量であるので,血漿 Na 濃度が安定するまで必ず 2〜4 時間ごとに血漿 Na 濃度をチェックして側管の輸液速度を調整する.

また,高 Na 血症はほぼ低容量を伴う.高 Na 血症と低容量では,低容量のほうが緊急性が高いので,高 Na 血症と低容量が合併する場合には必ず低容量を先に是正することを考える.実際に高 Na 血症と低容量が合併する場合に,低容量を是正せずに高 Na 血症を治療しても高 Na 血症は改善しないことが多い.したがって,高 Na 血症と低容量が合併する場合には,側管から輸液する現存する喪失水分量補正

のための輸液は低容量是正目的であるので，筆者は維持輸液あるいは5％ブドウ糖液ではなく，あえて生理食塩水を使用している．尿量が確保できて低容量が是正されたことを確認した後に，輸液製剤を生理食塩水から維持輸液あるいは5％ブドウ糖液に変更している．

もちろんショック時には生理食塩水を点滴して，ショック離脱後に輸液を開始液に変更してもよい．

細胞外液が増加しているならば，高張水を摂取したことになる．

> **STEP 3** 細胞外液増加ならば
> 　　　　経過観察あるいは
> 　　　　利尿薬投与および低張液の輸液

このような場合が起こるのは，高張液を大量に輸液したか，重炭酸輸液後，あるいは，塩分大量摂取後のようなまれな場合である．腎機能が正常であれば，余分な塩分も水分も腎臓から自然に排泄される．腎機能が悪い場合には，利尿薬でナトリウム利尿を促し，尿よりも低張な輸液を投与する．

■ 細胞外液増加している場合の高 Na 血症の治療例

腎機能正常の場合
　経過観察
腎機能異常の場合
　ラシックス®(furosemide)(20 mg/2 mL/A)
　　10 あるいは 20 mg(1/2 A あるいは 1 A)静注
　尿中電解質を測定し，尿中 Na＋K よりも低張な Na 濃度の輸液を投与する．
　輸液量は水分超過であるので尿量以下の投与を目標とする

❸ 低 Na 血症 hyponatremia[1, 2]

A. 定義

> **定義**　Na＜135 mEq/L

血漿ナトリウム濃度が 125 mEq/L 以下になると嘔気や全身虚脱感の症状が出現し，さらに 115 mEq/L 以下になると頭痛・傾眠・痙攣・昏睡や呼吸停止などの症状が出現する．

> **Point**　Na＜125 mEq/L で有症状の場合は緊急に対応が必要である．

48 時間以内発症の急性，あるいは昏睡，痙攣のときには，3％食塩水点滴，発症時期不明で中等度の症状のときには，生理食塩水点滴などでまず対処する．臨床的に SIADH が疑われても緊急事態を確実に脱するために，水分制限だけで対処しないのがポイントである．

B. アプローチ

本章冒頭で述べた「ナトリウム平衡の障害は細胞外液量の異常である」という Scribner の鉄則から，従来低 Na 血症の鑑別診断は細胞外液量あるいは血漿浸透圧で分類されてきた．しかし，前述したように血管内容量の評価が「間違いの喜劇」であるように曖昧であるので，最新のガイドラインでは低 Na 血症の鑑別診断については，最初に細胞外液量で分類するのではなく，尿浸透圧と尿 Na 濃度で分類した後に細胞外液量で分類することとなっている．ただし，高 Na 血症については，ほとんどの場合が細胞外液量低下で血漿浸透圧上昇しているので，現在でも細胞外液量あるいは血漿浸透圧で分類が行われている．

したがって，本書では最新のガイドラインに従って低 Na 血症の鑑別診断を考える（次頁の図 4-5-5）．

STEP 1 高血糖および偽性低 Na 血症の否定

高血糖の場合のナトリウムの補正式を以下に示す．この補正式によって補正ナトリウム濃度が基準値以内に入る場合には高血糖による低 Na 血症である．

● 高血糖の場合の低 Na 血症の補正式

> 血糖 100 mg/dL を超える場合，血糖 100 mg/dL 増量するごとに血清 Na は 2 mEq/L ごと減少する
>
> 例　血糖 800 mg/dL で血清 125 mEq/L のとき，
>
> $$\text{補正血清 Na} = 125 + 2 \times \frac{(800-100)}{100}$$
>
> $$= 139 \text{ mEq/L}$$

みかけの低 Na 血症すなわち偽性低 Na 血症 pseudohyponatremia には，高脂血症と高蛋白血症の 2 つの場合がある．高脂血症では血漿脂質が 1,500 mg/dL，高蛋白血症では血漿蛋白質が 12〜15 g/dL を超えないと生じないとされているので，高脂血症と高蛋白血症による偽性低 Na 血症はほとんど見ることがない．

マンニトール点滴後や TUR-P（transurethral resection of prostate 経尿道的前立腺切除術）後の低 Na 血症も高浸透圧輸液による偽性低 Na 血症である．

一次性（心因性）多飲症は水制限試験で確定診断する．なお，水制限試験については，第 2 部 バイタル・サインとモニタ 9. 尿量の章（→ 88 頁）参照のこと．この心因性多飲症と似た病態に "beer potomania"

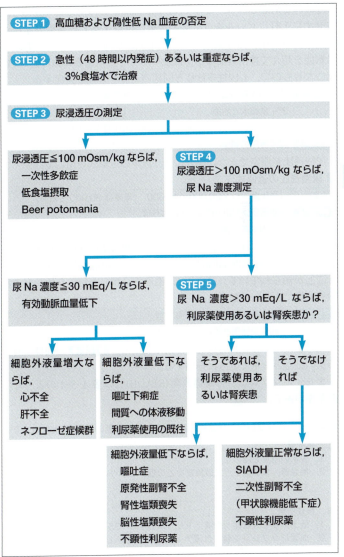

図 4-5-5. 低 Na 血症へのアプローチのフロー・チャート

と呼ばれる病態もある．この"beer potomania"とは，あまり食物を摂取せずに1日にビールを5Lほど大量に摂取するビール愛好家などの low solute diet 嗜好家にみられる重度低 Na 血症をいう．これは尿希釈能を超えて排泄可能な水分以上の水分を摂取するために低 Na 血症になるもので，心因性多飲症と同様のメカニズムで発症する．

> **STEP 2** 急性(48 時間以内発症)あるいは重症ならば，
> 3％食塩水で治療

実際の治療については，後述の C. 治療例の項を参照のこと．

> **STEP 3** 尿浸透圧の測定

尿浸透圧が測定できない場合には，以下の近似式を用いる．

● 尿浸透圧の近似式[7]

尿浸透圧＝(尿比重−1)×20,000～40,000 （筆者は 30,000 で計算）

> **STEP 4** 尿浸透圧＞100 mOsm/kg ならば，
> 尿 Na 濃度測定

尿浸透圧の次に尿 Na 濃度を測定する．利尿薬の使用の有無にかかわらず尿 Na 濃度≦30 mEq/L であれば，有効動脈血量が低下していることが知られている．この尿 Na 濃度で分類した後に身体診察の細胞外液量でさらに分類する．

> **STEP 5** 尿 Na 濃度＞30 mEq/L ならば，
> 利尿薬使用あるいは腎疾患か？

利尿薬使用あるいは腎疾患を除外してから，**STEP 4** と同様に身体診察の細胞外液量でさらに分類する．

また，バソプレシン分泌過剰症(SIADH)には **表 4-5-1** のような診断基準がある．

表 4-5-1．バソプレシン分泌過剰症(SIADH)の診断の手引き〔文献 8)より〕

Ⅰ．主症候 1. 脱水の所見を認めない 2. 倦怠感，食欲低下，意識障害などの低ナトリウム血症の症状を呈することがある Ⅱ．検査所見 1. 低ナトリウム血症：血清ナトリウム濃度は 135 mEq/L を下回る 2. 血漿バソプレシン値：血清ナトリウム濃度が 135 mEq/L 未満で，血漿バソプレシン濃度が測定感度以上である 3. 低浸透圧血症：血漿浸透圧は 280 mOsm/kg を下回る 4. 高張尿：尿浸透圧は 300 mOsm/kg を上回る

5. ナトリウム利尿の持続：尿中ナトリウム濃度は 20 mEq/L 以上である
6. 腎機能正常：血清クレアチニンは 1.2 mg/dL 以下である
7. 副腎皮質機能正常：早朝空腹時の血清コルチゾールは 6 μg/dL 以上である

Ⅲ．参考所見
1. 原疾患の診断が確定していることが診断上の参考となる
2. 血漿レニン活性は 5 ng/mL/時以下であることが多い
3. 血清尿酸値は 5 mg/dL 以下であることが多い
4. 水分摂取を制限すると脱水が進行することなく低ナトリウム血症が改善する

[診断基準]
確実例：Ⅰの 1 およびⅡの 1～7 を満たすもの

[鑑別診断]
低ナトリウム血症をきたす次のものを除外する
1. 細胞外液量の過剰な低ナトリウム血症：心不全，肝硬変の腹水貯留時，ネフローゼ症候群
2. ナトリウム漏出が著明な低ナトリウム血症：腎性ナトリウム喪失，下痢，嘔吐

　上記のように日本の SIADH の診断基準では尿浸透圧＞300 mOsm/kg，尿中 Na＞20 mEq/L であるが，欧米では尿浸透圧＞100 mOsm/kg，尿中 Na＞30 mEq/L であるので，こちらを用いてもよい．また利尿薬内服中の患者には尿中 Na 濃度の代わりに FE_{UA}＞12％ を用いる（感度 86％，特異度 100％）[9]．

　このバソプレシン分泌過剰症（SIADH）は，必ずしも ADH の過剰分泌だけで起こらずに，ADH 様物質の産生や V_2 受容体の異常などによっても発症することが現在では知られている．したがって，バソプレシン分泌過剰症（SIADH：Syndrome of Inappropriate Diuretic Hormone）は，現在では SIAD（Syndrome of Inappropriate Diuretics：不適切抗利尿症候群）と呼ばれている[6]．したがって，以後本書では SIAD を用いる．

　また，SIAD と診断したら，その原因疾患を検索する．SIAD の原因疾患は，通常中枢神経疾患，肺疾患，悪性腫瘍，薬物性とその他（ストレスや遺伝性など）である．

　この SIAD とは別によく似た病態に脳性塩類喪失（CSW：cerebral salt-wasting）症候群という病態もある．CSW 症候群とは 1950 年 Peters によって報告された症候群で，脳外科手術後や頭部外傷後などの頭蓋内病変に伴い腎臓からのナトリウム喪失の結果，低 Na 血症と細

胞外液の減少を起こす病態である．しかし，1957年Schwartzらによって，SIADHという疾患概念が提唱されて以後，このCSWはSIADHの一形態として受け取られるようになった．ところが，1980年代になり脳外科医を中心にCSWが見直されるようになって，現在ではSIADとは異なる病態として理解されている．

このCSW症候群の機序は不明であるが，脳の器質的傷害によって脳性ナトリウム利尿ペプチド brain natriuretic peptide の分泌が増加するのではないかという仮説があり，実際クモ膜下出血後のCSW症候群の患者に有意に血漿脳性ナトリウム利尿ペプチドが上昇していたという報告もある．このCSW症候群は通常発症から3~4週間で自然に消失する．

SIADとCSW症候群には以下の表4-5-2のような相違点がある．

表4-5-2．SIADとCSW症候群との相違点〔文献10)より〕

	SIAD	CSW症候群
BUN	基準値~低値	基準値~高値
血清尿酸濃度	低値	低値
尿量	基準値~低値	高値
尿中Na濃度	>30 mEq/L	≫ 30 mEq/L
血圧	基準値	基準値，起立性低血圧
中心静脈圧	基準値	低値

C. 治療例

まず原疾患を治療する．治療については新しい低Na血症へのアプローチのフロー・チャート（図4-5-5→183頁）でも最終的に細胞外液量で分類されているので，細胞外液量で分類して述べる．

(1) 細胞外液量が低下している場合

この場合には，腎臓か消化管から高張液が喪失された場合である．したがって，症状がなければ生理食塩水を，症状があれば高張液を輸液する．

このとき輸液量は次のようにして計算する．まず喪失塩分量を以下の式に従って計算する．

```
喪失塩分量(mEq)＝現在の体重(kg)×0.6×(130－血清ナトリウム濃度)
                （男性）
女性の場合は0.6の代わりに0.5を用いる
```

注)低Na血症の場合には脱水を合併していないので,水分量は体重の60%(男性)と50%(女性)と見積もるが,高Na血症の場合には脱水を合併しているためにそれぞれ10%ずつ低く見積もることに注意する.

次に投与する輸液の種類を決定する.もしも,生理食塩水でこの喪失塩分量を補うのであれば,生理食塩水のナトリウム濃度が154 mEq/Lであるので必要輸液量は以下のようになる.

必要輸液量(mL)=喪失塩分量(mEq)/154×1,000

低Na血症の場合も血清ナトリウム濃度が0.5 mEq/L/時の速度を超えないように補正する.これ以上速い速度で血漿ナトリウム濃度を補正すると,浸透圧性脱髄症候群(ODS:osmotic demyelination syndrome)が起こることがあるからである.この浸透圧性脱髄症候群ODSは,過去には中心性橋髄鞘融解症(CPM:central pontine myelinolysis)と呼ばれたが病変が橋だけに限局されていないので,現在では名称が変更となった.

> 鉄則　低Na血症の補正速度は0.5 mEq/L/時以下で行う

補正速度が2時間で1 mEq/L上昇させる速度であるので,現在の血漿ナトリウム濃度を130 mEq/Lまで上昇させる補正時間は以下のようになる.

補正時間(時)=(130-血清ナトリウム濃度)×2

前述の必要輸液量をこの補正時間で割れば,輸液速度が計算できる.つまり,生理食塩水をこの計算された輸液速度を補正時間だけ投与すればよいことになる.この輸液量には尿や不感蒸泄によるナトリウムの喪失を考慮していないので,実際は血清ナトリウム濃度をフォローしながら微調整する.

高張液を輸液する場合も同様にして輸液量を計算する.日本では,高張液の輸液製剤がないので,生理食塩水に適宜大塚食塩注10%(Na濃度　1.711 mEq/mL)などの高張液を混注して輸液用高張液をつくる.この作成した輸液用高張液のナトリウム濃度を計算して,上記と同様の計算を行えば必要な輸液量と輸液時間が計算できる.

例えば,3%高張食塩水は以下のようにして作る.

● 3%食塩水の作り方

> Point　生理食塩水500 mLから120 mLを捨てて,10%食塩水(20 mL/A)を6A(120 mL)混注すると,約3%食塩水500 mLとなる

3%食塩水の濃度は513 mEq/Lであるので,低Na血症を3%食塩

水で補正するときには下記の式で必要輸液量を計算する.

必要 3% 食塩水輸液量(mL)＝喪失塩分量(mEq)/513×1,000

3% 食塩水で補正すると実際には理論値よりも速く補正されてしまうことがあるので,必ず安定するまで 2〜3 時間ごとに血漿 Na 濃度を検査する.

血漿 Na 濃度の補正速度は前述のように 0.5 mEq/L 以下であったが現在では安全を考えて,下記のように Na 濃度をコントロールすることが勧められている[9].

> **鉄則** 目標:重篤な神経症状が存在するときには,症状消失まで,あるいは初期治療で 5 mEq/L の補正を行う.最新のガイドラインではこのために「3% 食塩水 150 mL 20 分間で点滴後血漿 Na 濃度チェックすることを目標まで繰り返す」とあるが,実際この治療では血漿 Na 濃度が上昇しすぎてしまうことが多い.筆者は 3% 食塩水 30〜60 mL/時で開始して 1 時間後に血漿 Na 濃度をチェックしている
> 低 Na 血症の補正速度は最初の 24 時間で 10 mEq/L 以内で,その後の 24 時間で 8 mEq/L 以内で行う

上記のような低 Na 血症が合併するときに輸液を 1 時間で急速に点滴する場合に,輸液後の血漿 Na 濃度を予測するためには下記の Adrogué–Madias の式が有用である[11].

● **Adrogué–Madias の式**

輸液 1 L 終了後の血清 Na 濃度の変化量 ＝{(輸液中の Na 濃度)＋(輸液中の K 濃度)−(血漿 Na 濃度)}/(体水分量＋1)

例:血漿 Na 濃度 120 mEq/L の低 Na 血症がある体重 50 kg の男性に生理食塩水 1 L を 1 時間で輸液した後の,血漿 Na 値の予測.

Adrogué–Madias の式より,
輸液 1 L 終了後の血漿 Na 濃度の変化量
＝{(輸液中の Na 濃度)＋(輸液中の K 濃度)−(血漿 Na 濃度)}/(体水分量＋1)
＝{(154＋0)−120}/{50×0.6＋1}
＝1.1

つまり,生理食塩水 1 L 輸液後に血漿 Na 濃度は 120＋1.1＝121.1 mEq/L まで上昇することが予想されるのである.

低 Na 血症を急激に補正すると発症することがあるとされる浸透圧性脱髄症候群(ODS)であるが,実際には低 Na 血症を上記のような緩

徐な速度で補正しても発症することがあることが知られている.

実際に低 Na 血症の治療を行って上記の補正速度以上の速度で血漿 Na 濃度が上昇しすぎてしまった場合には,輸液を 5% ブドウ糖液に変更して血漿 Na 濃度を一旦再低下させた後,再び緩徐に血漿 Na 濃度を上昇させると,増悪した神経症状が改善して最終的に消失したという報告がある[12].

また,低 Na 血症を緩徐に補正したにもかかわらず発症してしまった ODS に対しても血漿 Na 濃度を意図的に再低下させて,再び緩徐に補正したところ,ODS の症候は消失したという報告もある[13].

ODS の治療については,ステロイド療法,血漿交換療法や免疫グロブリンなどの治療法が提唱されているが,どれも有効性が証明されていない.上記の 2 つの症例報告などから,低 Na 血症補正中の神経症候の増悪に対しては,ODS が画像的に存在するかしないかにかかわらず,血漿 Na 濃度を意図的に再低下させた後に再び緩徐に血漿 Na 濃度を上昇させる「低 Na 血症再誘導療法」を行うことも可能である.

(2) 細胞外液が正常な場合

一次性(心因性)多飲症と SIAD は水分制限を行う.しかし,CSW 症候群ならば Na 喪失と尿量が増加しているので,治療は水分と塩分を補正する,すなわち,生理食塩水を点滴することになる.

SIAD と CSW 症候群の鑑別は前出の表 4-5-2 のように BUN や尿中 Na 濃度などで鑑別する.

SIAD と CSW 症候群の治療は全く異なり,他の治療法を始めてしまうと低 Na 血症と症状が増悪する.したがって,治療を始めてみて低 Na 血症と症状が増悪する場合は,速やかに診断を他に変えて逆の治療法に切り替えるべきである.

(3) 細胞外液が増加している場合

原因疾患が腎不全かネフローゼ症候群か心不全かあるいは肝硬変なのかを明らかにしてから利尿薬を必要量投与する.

文献

1) Marino PL : 35. Osmotic Disorders. The ICU Book. 4th ed. Wolters Kluwer Health, Philadelphia, pp 653-672, 2014.
2) Sterns RH : Manifestations of hyponatremia and hypernatremia in adults. UpToDate®, 2017.
3) B. H. スクリブナー(著),柴垣昌功(訳):5 章 水およびナトリウム平衡の障害.体液・電解質バランス—臨床教育のために.中外医学社,p 48,1971(絶版).

4) Moder KG, Hurley DL : Fatal Hypernatremia From Exogenous Salt Intake : Report of a Case and Review of the Literature. Mayo Clin Proc 65 : 1587-1594, 1990.
5) Marino PL : 11. Hemorrhage and Hypovolemia. The ICU Book. 4th ed. Wolters Kluwer Health, Philadelphia, pp 195-216, 2014.
6) Mount DB : 63. Fluid and Electrolyte Disturbances. Harrison's Principles of Internal Medicine, 19th ed(ed Kasper DL, Fauci AS, Hauser SL, et al). McGraw-Hill Education, New York, pp 295-312, 2015.
7) 小松康宏, 西﨑祐史, 津川友介：シチュエーションで学ぶ輸液レッスン 改訂第 2 版. メジカルビュー社, pp 94-95, 2015.
8) 日本間脳下垂体腫瘍学会ホームページ 医師のみなさまへ 間脳下垂体機能異常症の診断と治療の手引き バゾプレシン分泌過剰症(SIADH)の診断と治療の手引き(平成 22 年度改訂) http://square.umin.ac.jp/kasuitai/doctor/guidance.html
9) Fenske W, Störk S, Koschker AC, et al : Value of Fractional Uric Acid Excretion in Differential Diagnosis of Hyponatremic Patients on Diuretics. J Clin Endocrinol Metab 93 : 2991-2997, 2008.
10) Spasovski G, Vanholder R, Allolio B, et al : Clinical practice guideline on diagnosis and treatment of hyponatremia. Nephrol Dial Transplant 29(Supple. 2) : ii1-ii39, 2014.
http://ndt.oxfordjournals.org/content/29/suppl_2/i1.full.pdf+html
11) Adrogué HJ, Madias NE : Hyponatremia. N Engl J Med 342 : 1581-1589, 2000.
12) Oya S, Tsutsumi K, Ueki K : Reinduction of hyponatremia to treat central pontine myelinolysis. Neurology 57, 1931-1931, 2001.
13) Yamada H, Takano K, Ayuzawa N, et al : Relowering of Serum Na for Osmotic Demyelinating Syndrome. Case Reports in Neurological Medicine. Volume 2012, Article ID 704639, 2 pages.

6 カリウム potassium

❶ 基準値[1, 2)]

基準値　3.5〜4.5 mEq/L

参考のために血清K濃度と症候および注意事項を示す．

血清K濃度	症候あるいは注意事項
7.0 mEq/L より大きい	心電図変化出現
5.5 mEq/L より大きい	致命的となりうる
5.0 mEq/L より大きい	高K血症，抗アルドステロン薬中止
4.5 mEq/L 未満	DKA治療時にK補充
3.5 mEq/L 未満	低K血症
3.3 mEq/L 未満	インスリン投与中止
2.5 mEq/L 未満	筋力低下・筋痙攣・横紋筋融解症・ミオグロビン尿

❷ 高K血症 hyperkalemia[1, 2)]

A. 定義

定義　K＞5.0 mEq/L

人体は1日に100〜400 mEq までのK負荷に順応できると言われている．したがって，K負荷だけでは高K血症は起こりにくいので，持続的な高K血症が存在するときには何らかの尿からのK排泄障害が関与しているとされている．

特にK＞5.5 mEq/L の高K血症では，致命的な状態となることがある．

B. アプローチ

高K血症には図4-6-1のようにアプローチする．

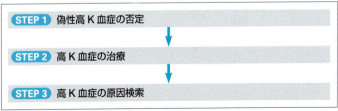

図4-6-1．高K血症へのアプローチのフロー・チャート

STEP 1 偽性高K血症の否定

血清カリウムは溶血, 白血球増加や血小板増加によって見かけ上高くなることがある. これを偽性高K血症という. 採血の検体が溶血しているかどうかは, 生化学検査のTBILやLDなどが上昇しているかどうかで推測可能である. 偽性高K血症を否定するために通常生化学検査を再検するが, 結果が出るまで待てないことも多い. 生化学検査の代わりに溶血の可能性が少ない動脈血ガス分析で血清カリウムをチェックしてもよいが, この場合, 生化学検査による血清K値との間にいくらか誤差があることがある. 採血時の溶血は, シリンジでの強い吸引だけによると思われがちであるが, 実際には強く手を握る, 駆血帯で縛るだけでも起こるとされている.

通常血清カリウムが高値のときに, 緊急性の有無を判定するために心電図検査が用いられる. これは, 心電図波形と血清K値の間に図4-6-2のような相関があることが知られているからである. 通常心電図変化は血清K 7.0 mEq/L以上で現れると言われている.

STEP 2 高K血症の治療

検査再検あるいは心電図の所見から真性高K血症が強く疑われる場合には, まず最初に高K血症の治療を行う. これは高K血症を放置

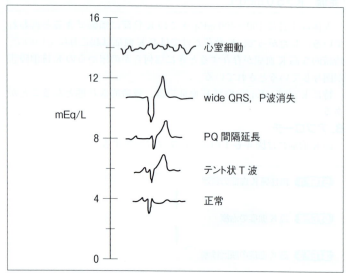

図 4-6-2. 心電図波形と血清 K 値〔文献 1)の図を筆者改変〕

しておくと心室細動が起こり心停止に至る可能性があるからである．

> 鉄則　高K血症は緊急事態である！

高K血症の治療は次項のC．高K血症の治療例を参照．

STEP 3　高K血症の原因検索

高K血症の治療を行い，心室細動の危険性がなくなってから，高K血症の原因検索を行う．

C. 高K血症の治療例（図4-6-3）

STEP 1　心電図変化があればカルシウム投与
カルチコール®（calcium gluconate）(10 mL/A) 10 mL (1A) 3分間で静注（1〜3分で効果発現，30〜60分効果持続，効果なければもう1回だけ投与）
　ショックの場合には大塚塩カル注（calcium chloride hydrate）(20 mL/A) 10 mL (1/2 A) 3分間で静注
　ジギタリス中毒の場合は上記のカルシウム禁忌なので，この場合，硫酸Mg補正液（magnesium sulfate hydrate）1A静注
心電図変化がなければ STEP 2 へ

STEP 2　GI療法
50%ブドウ糖液（20 mL）40 mL（2A）　静注後
ノボリン®R　4単位　静注（10〜20分で効果発現，30〜60分でピーク，4〜6時間効果持続）

STEP 3　30分後血清カリウム再検

STEP 4　血清カリウムがまだ高値ならば，治療継続
メイロン®8.4注（sodium bicarbonate）(20 mL/A) 20 mL　5分間で静注（4〜6時間後効果発現）
あるいは，カリメート®（calcium polystyrene sulfonate）(5g/包) 10 g (2包) +水50 mL　経口，または，30 g（6包）+微温湯100 mL　注腸（最大効果発現まで6時間以上必要）

図4-6-3．高K血症の治療例のフロー・チャート

STEP 1 心電図変化があればカルシウム投与

高K血症のときまずカルシウムを投与するのは，血清カリウムを低下させるためではなく，心筋の細胞膜を安定化させて心室細動を予防するためである．日本の大塚塩カル注にはカルチコール®の2.56倍のカルシウムが含まれている（注：米国の塩化カルシウム製剤のカルシウム濃度はグルコン酸カルシウム製剤のカルシウム濃度のちょうど3倍である）．なお，カルシウム投与直後にメイロン®8.4注を投与すると，カルシウムが沈殿するのでメイロン®8.4注をすぐに投与してはならない．

STEP 2 GI療法

カルシウムを投与して心筋の細胞膜を安定化させ心室細動を予防した後，血清K濃度を低下させなければならない．GI療法はグルコース5gに対してインスリン1単位の割合（5：1）である．

STEP 3 30分後血清カリウム再検

実際にどれくらい血清カリウムが低下したのかを確認する．このとき血清カリウムを低下させ過ぎて，低K血症をつくらないように注意する．

STEP 4 血清カリウムがまだ高値ならば，治療継続

原則として血清K値が基準値となるまで，治療と血清カリウム検査を繰り返す．それでも高K血症が改善しない腎障害では透析を行うこともある．

D. TTKG transtubular potassium concentration gradient

TTKGとは，腎皮質集合管におけるカリウム排泄能の指標として1986年にWestやMarsdenらによって提唱された概念である[3]．ハリソン内科学第19版などの主要な教科書にも，このTTKGを用いた高K血症や低K血症の鑑別診断が記載されている．

このTTKGという概念は，腎皮質集合管よりも下流では有効な浸透圧因子の再吸収は存在しないという前提で作られたものであった．しかし，近年腎皮質集合管よりも下流である腎実質集合管で大量の尿素が再吸収されていてこれがカリウム排泄に影響しているという事実が判明した[4]．このためTTKGは有効な概念ではないのではないかと言われ始めている[2]．実際に筆者も使用してみてTTKGは実用的とは思えないので，本書ではTTKGを削除することにした．

E. 高 K 血症の原因検索[2)]

次に高 K 血症の原因検索を行う．高 K 血症の原因疾患は下記の通りである．

- 偽性高 K 血症
- 細胞膜を介した K 移動
    アシドーシス
    腫瘍崩壊症候群
    薬物（NSAID，ACE 阻害薬，ARB など）など
- 腎臓での K 排泄障害
    薬物
    低アルドステロン症あるいはアルドステロン抵抗性
- 輸血後

頻度としては，ほとんどが腎障害，アシドーシス，あるいは，薬物性である．

❸ 低 K 血症 hypokalemia[5)]

A. 定義

> 定義　K＜3.5 mEq/L

高 K 血症と異なって，低 K 血症には偽性低 K 血症というものはないと考えてよい．低 K 血症では，心電図上では T 波の平坦化，U 波の出現などの所見が観察されることがある．しかし，これらの心電図変化は高 K 血症の場合のように血清 K 濃度と強い相関はない．

低 K 血症は通常血清 K 濃度 3.0 mEq/L 以上では症状を呈さないと言われている．そして，血清 K 濃度 2.5 mEq/L 未満では筋力低下の他に，筋痙攣・横紋筋融解症やミオグロビン尿などの症候を呈する可能性がある．

また，糖尿病性ケトアシドーシス（DKA）や高血糖高浸透圧症候群（HHS）の患者では，体内のカリウムが欠乏しているために，血清 K 濃度 3.5 mEq/L 未満の低 K 血症でなくても血清 K 濃度 4.5 mEq/L 以下でカリウムを補充することが勧められている．そして，一般的に低 K 血症患者におけるインスリン療法は，起こりうる不整脈や呼吸筋虚弱の合併症を回避するために血清 K 濃度 3.3 mEq/L より高くなるまでは保留すべきであるとされている．

B. アプローチ（図 4-6-4）

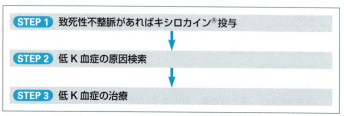

図 4-6-4. 低 K 血症へのアプローチのフロー・チャート

> **禁忌** 低 K 血症のとき，ジギタリス投与は禁忌である

低 K 血症が存在するときに，ジギタリスを投与すると致死性不整脈を誘発するので禁忌である．

STEP 1　致死性不整脈があればキシロカイン® 投与

低 K 血症自体では重篤な不整脈のリスクにはならないとされている．しかし，低 K 血症は心筋梗塞などの他の原因による重篤な不整脈のリスクを増加させる可能性がある．このような場合には心室性頻脈や心室細動が起こることがある．これらの致死性不整脈が存在すれば，まず静注用キシロカイン® 2%（lidocaine hydrochloride）（100 mg/5 mL/A）50 mg（2.5 mL）静注する．致死性不整脈がなければ，高 K 血症ほど緊急性は高くないので，まず心電図モニタをつけて経過観察してよい．

STEP 2　低 K 血症の原因検索

次に低 K 血症を治療する前に，低 K 血症の原因検索に必要な検査を行う．

STEP 3　低 K 血症の治療

低 K 血症の原因検索に必要な検査を提出したあと，低 K 血症の治療を行う．

C. 低 K 血症の原因検査

低 K 血症の原因検索のフロー・チャートを次頁の**図 4-6-5** に示す．

低 K 血症の鑑別診断のフロー・チャートはこれ以外に数種類存在する．そのなかに尿中 K/Cre 値 0.2 mmol/L/mg/dL（筆者　単位変換）をカット・オフ値として K 腎喪失と K 腎外喪失を鑑別する方法を提唱している論文（文献 6）がある．しかし，この論文の根拠となっている論文（文献 7）では，このカット・オフ値は K 腎喪失と K 腎外喪

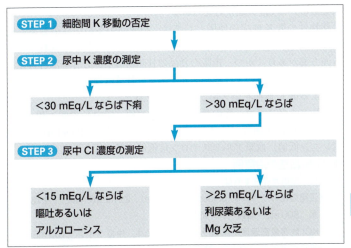

図 4-6-5. 低 K 血症の原因検索のフロー・チャート〔文献 1)を筆者改変〕

失を鑑別するカット・オフ値として提示されているのではなく，カリウムの短期間の細胞内移動による低 K 血症性周期性四肢麻痺と低 K 血症性周期性四肢麻痺以外のカリウムの大量欠乏による原因を鑑別するカット・オフ値として提示されている．文献 6)では文献 7)の結果が本来の趣旨とは異なって使用されている．

したがって，文献 6)の信頼性には疑問があるので，筆者はこの方法は用いない．

STEP 1 細胞間 K 移動の否定

細胞間 K 移動による低 K 血症とは，甲状腺機能亢進症，周期性四肢麻痺，β 刺激薬，インスリン，アルカローシスや低体温などによる二次的な低 K 血症である．

STEP 2 尿中 K 濃度の測定

尿中 K 濃度が 30 mEq/L より大きければカリウムの腎臓からの喪失である．これに対して，30 mEq/L 未満であればカリウムの消化管からの喪失である．

STEP 3 尿中 Cl 濃度の測定

尿中 K 濃度が 30 mEq/L より大きければ，尿中 Cl 濃度を測定する．もしも尿中 Cl 濃度が 15 mEq/L 未満であれば，原因は嘔吐あるいはアルカローシスであり，25 mEq/L よりも大きければ，原因は利

尿薬あるいはMg欠乏が考えられる.

薬物性の低K血症の原因としては,利尿薬が多いが甘草も多く見受けられる.「甘草」という名前が入っていなくても甘草を含有している漢方薬があり,かつ,市販の食品の甘味料の中にも甘草は含有されていることがあるので注意が必要である.甘草は偽性アルドステロン症による低K血症を引き起こすことがある.

偽性アルドステロン症の診断は,血圧高値,尿中K濃度>30 mEq/L,Cl抵抗性代謝性アルカローシス(尿中Cl濃度>25 mEq/L),血漿レニン低値,血漿アルドステロン症低値などで行う[8].

D. 低K血症の治療例

致死性不整脈が存在すれば
　補正用塩化カリウム液(potassium chloride)　20 mEq(20 mL)+生理食塩水　500 mL　点滴　1時間以上かけて
　KCl許容最高濃度:末梢ライン40 mEq/L,中枢ライン　100 mEq/L,最高点滴速度:20 mEq/時
致死性不整脈が存在しなければ
　スローケー®(potassium chloride)徐放錠(600 mg)1錠　経口
　血漿K濃度をチェックしながら徐々に補正する

> 鉄則　低K血症の治療で決して高K血症をつくらない!

あわてて低K血症を補正して過量にカリウムを投与し過ぎて高K血症をつくることは絶対にしてはならない.このようなことがないように,血漿K濃度を面倒でも頻回にチェックしながらカリウム補正を行うべきである.

特に低K血症あるいは甲状腺機能亢進症による周期性四肢麻痺では,低K血症の治療後の40~60%の患者に反跳性高K血症rebound hyperkalemiaが発症することが知られていて,この場合には致死的な高K血症による不整脈が起こりうることがある.したがって,甲状腺機能亢進症による周期性四肢麻痺による低K血症を疑う場合には,カリウムの補正は少なめに行ったほうがよい.

なお,カリウムの点滴は血管痛を起こすので,そのことを事前に患者に説明する.

> 鉄則　治療抵抗性の低K血症では,低Mg血症を否定する

低Mg血症による低K血症の場合,筋肉のNa^+/K^+-ATPase活性が抑制されて,筋肉内へのカリウムの取り込みが減少してカリウム利尿が促進されて低K血症となる.このときMgを補正しなければカ

リウムは補正されない.

　低K血症の治療として，日常診療ではカリウム製剤の代わりにバナナやオレンジなどのカリウムを豊富に含む果物摂取を勧めることがある．しかし，実際これらの果物のカリウム含有率は低く，例えばバナナでは1 cmあたり約2.2 mEqしかカリウムを含まずに，さらに，これらの果物中のカリウムはほとんどがリン酸カリウムやクエン酸カリウムという形態で蓄積されていて，これらのカリウムは塩化カリウムと比較して約40％しか体内に吸収されないことが判明している．したがって，<u>低K血症の治療としての果物摂取は効果が不確定であ</u>るので筆者は避けている．

■ 偽性アルドステロン症の治療例[8]

アルダクトン® A (spironolactone) (25 mg)　1回1錠　1日1回　朝食後経口	
カリウムが基準値まで回復するまで	

文献
1) Marino PL：36. Potassium. The ICU Book. 4th ed. Wolters Kluwer Health, Philadelphia, pp 673-686, 2014.
2) Mount DB：Causes and evaluation of hyperkalemia in adults. UpToDate®, 2017.
3) West ML, Marsden PA, Richardson RM, et al：New clinical approach to evaluate disorders of potassium excretion. Miner Electrolyte Metab 12：234-238, 1986.
4) Kamel KS, Halperin ML：Intrarenal urea recycling leads to a higher rate of renal excretion of potassium：an hypothesis with clinical implications. Curr Opin Nephrol Hypertens 20：547-54, 2011.
5) Mount DB：Clinical manifestations and treatment of hypokalemia in adults. UpToDate®, 2017.
6) Oram RA, McDonald TJ, Vaidya B：RATIONAL TESTING Investigating hypokalemia. BMJ 2013；347：f5137 doi：10.1136/bmj.f5137 (Published 24 September 2013)
7) Lin SH, Lin YF, Chen DT, et al:Laboratory Tests to Determine the Cause of Hypokalemia and Paralysis. Arch Intern Med 164：1561-1566, 2004.
8) Young WF：Apparent mineralcorticoid excess syndromes (including chronic licorice ingestion). UpToDate®, 2018.

7 カルシウム calcium とリン phosphorus

❶ 検査適応

カルシウムとリンは通常の生化学検査では測定しない．しかし，次のような症候がある場合にはカルシウムとリンの異常が疑われるので，血清カルシウムとリンを検査すべきである．カルシウムとリンは，副甲状腺ホルモン（PTH），ビタミンDやカルシトニンなどのホルモンで相互に関係しており，どちらかのイオンに異常があれば他のイオンにも異常があることが多いので，血清カルシウムと血清リンは同時に測定する．

● カルシウムとリン異常を疑う症候[1]

全身症状：	全身倦怠感・脱力感
神 経 系：	意識（覚醒・認識）障害（血清カルシウム濃度＞15 mg/dL） 口周囲あるいは指のしびれ（低Ca血症と低P血症） 腱反射低下と筋緊張低下（高Ca血症）
筋骨格系：	骨折，骨痛，骨変形（高Ca血症） テタニー，Chvostek徴候，Trousseau徴候，こむらがえり，くる病，骨軟化症，骨形成不全症（低Ca血症）
循環器系：	高血圧，不整脈，QT短縮（高Ca血症） QT延長（低Ca血症） 心不全（低Ca血症と低P血症）
消化器系：	食欲不振，体重減少，嘔気・嘔吐，便秘，腹痛，消化性潰瘍，膵炎（高Ca血症）
泌尿器系：	多飲・多尿・夜尿，腎障害，腎結石（高Ca血症）
皮　　　膚：	色素沈着（低Ca血症）
血 液 系：	成人T細胞白血病（高Ca血症）

高Ca血症の症状の米国での記憶法には，stones（結石），bones（骨融解），moans（うめく：精神症状のこと），groans（うなる：消化性潰瘍，膵炎と便秘などの症状により"うなる"）というものもある．

各種ホルモンはそれぞれ血清カルシウムと血清リンに対して次頁の**表4-7-1**のように作用する．

表 4-7-1. 各種ホルモンの血清カルシウムと血清リンへの影響

	血清カルシウム	血清リン
PTH	↑	↓
ビタミン D	↑	↑
カルシトニン	↓	↓
FGF-23[2,3] 線維芽細胞増殖因子 23	↓	↓

FGF:fibroblast growth factor
↑:上昇,↓:低下

　従来カルシウムとリンを制御するホルモンは,PTH,カルシトニンとビタミンDの3つとされていた.しかし,近年 FGF-23(線維芽細胞増殖因子 23)というホルモンが血中リン濃度を低下させることが判明した.この FGF-23 は,骨で産生され,Klotho-FGF 受容体複合体に作用することにより,腎近位尿細管でのリン再吸収と,血中 1,25-水酸化ビタミンD濃度の低下を介して腸管での Ca と P 吸収の抑制によって,血中の Ca と P 濃度を低下させる.この FGF-23 の作用異常による疾患も判明している[2,3].

❷ 基準値[1,4]

> **基準値**　血清カルシウム　8.8〜10.1 mg/dL
> 　　　　　血清リン　　　　2.7〜4.6 mg/dL

　血清カルシウムは血清アルブミンと結合するので血清アルブミン濃度の影響を受ける.したがって,血清カルシウム濃度の評価をするときには,血清アルブミンの影響を考えなければならない.したがって,低 Ca 血症がありかつ低アルブミン血症がある場合には,血清アルブミンによってカルシウム濃度を補正しなければならない.しかし,高 Ca 血症の場合には血清アルブミンによる血清カルシウム濃度の補正を行わずにそのまま高 Ca 血症としてよい.これは,高アルブミン血症が持続する病態がほとんど存在しないからであるとされている[5].

　低 Ca 血症および低アルブミン血症のときのカルシウム補正方法を示す.

補正カルシウム濃度(mg/dL)
　=血清カルシウム濃度(mg/dL)+[4−ALB(g/dL)]

この補正カルシウム濃度が基準値未満ならば低 Ca 血症があるとみ

なす.

ただし,米国では低アルブミン血症時だけではなく,逆にアルブミンが基準値(米国の場合 4.1 g/dL)よりも高い高アルブミン血症のときにも血清カルシウムを下記の式で補正するとされている.また,米国の補正式では,アルブミンの実測値と基準値の差分の絶対値に 0.8 を乗じることに注意.

```
補正カルシウム濃度(mg/dL)
 =血清カルシウム濃度(mg/dL)+|ALB(g/dL)-4.1|×0.8
 |ALB(g/dL)-4.1|は,ALB(g/dL)-4.1 の絶対値
```

❸ 高 Ca 血症 hypercalcemia[6, 7]

定義 血清カルシウム濃度>11 mg/dL

補正血清 Ca 濃度	症候および注意事項
>20.0 mg/L	心肺停止
>18.0 mg/L	透析検討
>15.0 mg/L	意識障害
>14.0 mg/L	治療絶対必要

高 Ca 血症の原因の約 90% 以上は,原発性副甲状腺機能亢進症あるいは悪性腫瘍に伴う高 Ca 血症である.ある報告によると,入院患者で高 Ca 血症を呈した患者のうち,約 65% は悪性腫瘍に伴う高 Ca 血症で,約 25% が原発性副甲状腺機能亢進症であった.しかし,日本では経験的にはビタミン D 製剤などの内服薬の副作用による高 Ca 血症もよく見受けられる.高 Ca 血症の原因疾患として,この他にサルコイドーシスなどの肉芽腫症に伴う高 Ca 血症や,カルシウム摂取過多によるミルク・アルカリ症候群などがあるがまれである.

高 Ca 血症には次頁の**図 4-7-1** のようにアプローチする.

> **鉄則** 高 Ca 血症性クリーゼの否定
> 意識障害・腎不全あるいは無症状でも補正血清 Ca>14.0 mg/dL ならば,緊急に治療

高 Ca 血症による緊急状態を「高 Ca 血症性クリーゼ hypercalcemic crisis」と呼ぶ.特に副甲状腺機能亢進症によるものを「副甲状腺クリーゼ parathyroid crisis」,また,妊娠によるものを「妊娠性高 Ca 血症性クリーゼ」と呼ぶ.妊娠・分娩・産褥時に原発性副甲状腺機能亢進症あるいは PTHrp による高 Ca 血症が発症することがあり,便秘

> **鉄則** 高Ca血症性クリーゼの否定
> 意識障害・腎不全あるいは無症状でも補正血清Ca>14.0 mg/dL ならば，緊急に治療

STEP 1 薬剤性高Ca血症の否定
高Ca血症の原因として疑われる薬物の中止

STEP 2 血清P, iPTH, PTHrp, ビタミンD, カルシウム排泄率(FECa)，および，血液ガス の測定

STEP 3 カルシウム排泄率（FECa）<1%ならば，家族性または後天性低Ca尿性高Ca血症（FHH/AHH）

STEP 4 血清Ca↑，血清P↓，代謝性アシドーシス，iPTH高値ならば，原発性副甲状腺機能亢進症

STEP 5 PTHrp↑ならば，PTH産生腫瘍(HHM:humoral hypercalcemia of malignancy)

STEP 6 その他の悪性腫瘍に伴う高Ca血症

図4-7-1．高Ca血症へのアプローチのフロー・チャート

などの症状があっても，単に妊娠によるものとして見逃されていることがある．したがって，妊婦あるいは産婦に重度の便秘・嘔気・嘔吐などの症状がある場合にはCa，Pを測定する必要がある[8]．

一般的に，症状がなくても補正血清Ca濃度>14.0 mg/dLで治療を必要とし，補正血清Ca濃度>15.0 mg/dLで意識障害が出現し，補正血清Ca濃度>20.0 mg/dLで心停止になると言われている[9]．

STEP 1 薬剤性高Ca血症の否定
高Ca血症の原因として疑われる薬物の中止

次に高Ca血症の原因として疑われる薬物を中止する．高Ca血症の原因として疑われる薬物には，ビタミンD製剤，サイアザイド，テオフィリン，ビタミンAや炭酸リチウムなどの薬物がある．

> **STEP 2** 血清 P,iPTH,PTHrp,ビタミン D,カルシウム排泄率(FECa),および,血液ガスの測定

高 Ca 血症の原因疾患を鑑別するために,上記の検査項目を測定する.ビタミン D は,可能ならば 25 水酸化ビタミン D と 1,25 二水酸化ビタミン D の両方を提出する.

カルシウム排泄率(FECa)は可能ならば,Ca 塩の結晶化による過小評価を防ぐために塩酸で 24 時間蓄尿を行い下記の計算式で算出する.

● **カルシウム排泄率(FECa:fractional excretion of Ca)の計算式**[10]

FECa(%) = {尿中 Ca 濃度(mg/dL) × 血清 Cre 濃度(mg/dL)} ÷ {補正血清 Ca 濃度(mg/dL) × 尿中 Cre 濃度(mg/dL)} × 100
基準値:1~2%

カルシウム排泄率の計算式には補正血清 Ca 濃度を 2 で割る式もあるがあまり使用されない.

> **STEP 3** カルシウム排泄率(FECa)<1% ならば,家族性または後天性低 Ca 尿性高 Ca 血症(FHH/AHH)

カルシウム排泄率(FECa)<1% ならば,家族性または後天性低 Ca 尿性高 Ca 血症(FHH/AHH:familial hypocalciuric hypercalcemia/acquired hypocalciuric hypercalcemia)を疑う.家族性 Ca 尿性高 Ca 血症(FHH)は,カルシウム感知受容体(CaSR:calcium sensing receptor)遺伝子の不活性化変異による常染色体優性遺伝の先天性疾患である.また,後天性低 Ca 尿性高 Ca 血症(AHH)は,カルシウム感知受容体に対する自己抗体によって発症すると考えられている[11].

いずれの病態も特別な治療は不要とされている.

> **STEP 4** 血清 Ca↑,血清 P↓,代謝性アシドーシス,iPTH 高値ならば,原発性副甲状腺機能亢進症

原発性副甲状腺機能亢進症では,PTH 作用のため近位尿細管でのリンと HCO_3^- の再吸収が低下するため,高 Cl 血症性(AG 非開大性)代謝性アシドーシスとなる.

> **STEP 5** PTHrp↑ならば,PTH 産生腫瘍(HHM:humoral hypercalcemia of malignancy)

> **STEP 6** その他の悪性腫瘍に伴う高 Ca 血症

悪性腫瘍に伴う高 Ca 血症(MAH:malignancy-associated hypercalcemia)には,下記のように 4 種類存在する[12].

● 悪性腫瘍に伴う高 Ca 血症

①局所的骨溶解性高 Ca 血症(LOH：local osteolytic hypercalcemia)約 20%
乳癌・肺癌・多発性骨髄腫などで発症
②PTHrp 産生腫瘍(HHM：humoral hypercalcemia of malignancy)約 80%
固形癌，非 Hodgkin リンパ腫，慢性骨髄性白血病，成人 T 細胞性白血病などで発症
③1,25 二水酸化ビタミン D によるもの．肉芽腫や悪性リンパ腫などで出現
④異所性 PTH 産生腫瘍によるもの

特に①の局所的骨溶解性高 Ca 血症(LOH：local osteolytic hypercalcemia)では，骨の成分であるカルシウム・ヒドロキシアパタイト $Ca_5(OH)(PO_4)_3$（強塩基と弱酸の塩）が血液中に溶出するので，血液の液性は塩基性に傾き代謝性アルカローシスとなる．

1,25 二水酸化ビタミン D が上昇していれば，肉芽腫や悪性リンパ腫などによる高 Ca 血症が疑われる．一方，25 水酸化ビタミン D が上昇していれば，ビタミン D 中毒が疑われる．

また，悪性腫瘍に伴う高 Ca 血症は予後が不良で，ビスホスホネート製剤に反応する場合でも平均予後 53 日，反応しない場合には平均予後 19 日と言われている．

■ 高 Ca 血症の治療例[13]

心不全・腎障害や肝不全がなければ
生理食塩水　点滴　200〜300 mL/時．目標尿量　100〜150 mL/時
および
ゾメタ®(zoledronic acid hydrate)(4 mg/5 mL)＋生理食塩水
  100 mL 点滴　15 分以上かけて(24〜72 時間で効果発現，2〜4 週間持続)
  (悪性腫瘍による高 Ca 血症，多発性骨髄腫による骨病変および固形癌骨転移による骨病変が保険適用)
あるいは/および
エルシトニン®(elcatonin)(40 エルカトニン単位/mL)1 回 40 単位　筋注
  1 日 2 回(4〜6 時間で効果発現，48 時間持続)

心不全・腎障害や肝不全で体液量増加していれば
ラシックス®(furosemide)尿量と血圧を見ながら適宜投与

過去に，心不全・腎障害や肝不全がない高 Ca 血症の治療に，生理食塩水負荷の後にループ利尿薬を投与することが勧められていたが，現在ではループ利尿薬投与は勧められていない．その理由は，ループ利尿薬により確かにカルシウムの尿中排泄量は増加するが，生理食塩

水による容量負荷を相殺する作用があることなどである．したがって，現在では高Ca血症に対してループ利尿薬が適応となるのは，心不全・腎障害や肝不全などで体液量超過がある場合のみである．

なおステロイド薬の適応は1,25二水酸化ビタミンDが増加している病態である肉芽腫症や一部の悪性リンパ腫の患者に限られている．

❹ 低Ca血症 hypocalcemia

この場合，血清カルシウム濃度を血清アルブミン値で補正した補正血清カルシウム濃度を計算する．

> **定義** 補正血清カルシウム濃度＜8.0 mg/dL

低Ca血症には図4-7-2のようにアプローチする．

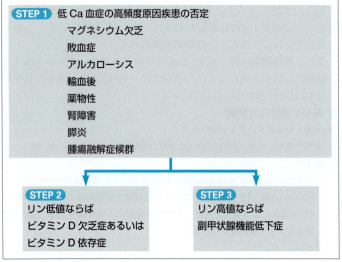

図4-7-2．低Ca血症へのアプローチのフロー・チャート

STEP 1 低Ca血症の高頻度原因疾患の否定

まず低Ca血症の高頻度原因疾患であるマグネシウム欠乏，敗血症，アルカローシス，輸血後，薬物性（アミノグリコシド，シメチジン，ヘパリン，テオフィリン，ビスホスホネートなど），腎不全，膵炎，腫瘍融解症候群などを考える．これらの原因疾患があれば，それによる低Ca血症と考えて原因疾患を治療することを考える．

特にマグネシウム欠乏による低 Ca 血症は，カルシウムを補充しなくてもマグネシウムを補充するだけで是正されることが多い．

STEP 2　リン低値ならばビタミン D 欠乏症あるいはビタミン D 依存症

血清カルシウム低値でかつ血清リン低値ならば，それはビタミン D 欠乏症あるいはビタミン D 依存症である．ビタミン D 依存症には，腎臓での 1α-水酸化酵素遺伝子異常によるビタミン D 合成障害を起こす I 型と，ビタミン D 受容体遺伝子異常の II 型がある．どちらもビタミン D 欠乏と同じ症状を起こす．

STEP 3　リン高値ならば副甲状腺機能低下症

血清カルシウム低値で血清リン高値であれば，副甲状腺機能低下症が疑われる．副甲状腺機能低下症には，特発性，続発性と偽性副甲状腺機能低下症がある．これらの鑑別診断は専門書参照のこと．

■ 低 Ca 血症の治療例

> **症状がある，あるいは，イオン化カルシウム＜0.65 mmol/L の場合**
> 　腫瘍融解症候群では先に高 P 血症の治療を行う．それ以外では
> 　　カルチコール®（calcium gluconate）（10 mL/A）10 mL（1 A）＋生理食塩水
> 　　　100 mL　点滴　60 分間で
> **症状がない，かつ，イオン化カルシウム≧0.65 mmol/L の場合**
> 　　アスパラ®-CA（calcium L-aspartate）（200 mg）1 回 2 錠　1 日 3 回　毎
> 　　　食後　経口
> **イオン化カルシウム値をフォローしながら適宜上記の治療を繰り返す**

Ca 製剤の点滴は血管痛や血管炎を起こすことがあるので注意して投与する．

❺ 高 P 血症　hyperphosphatemia

> **定義**　血清リン濃度＞5.0 mg/dL

血清リン濃度＞6.5 mg/dL では死亡率が上昇する．高 P 血症には**図 4-7-3** のようにアプローチする．

STEP 1　高 P 血症の高頻度原因疾患の否定
　　腎障害
　　横紋筋融解症
　　腫瘍融解症候群

> **STEP 2**
> 高 Ca 血症があるならば
> 悪性腫瘍に伴う高 Ca 血症
> あるいはビタミン D 中毒

> **STEP 3**
> 低 Ca 血症（補正血清カルシウム濃度低値）があるならば
> 副甲状腺機能低下症

図 4-7-3．高 P 血症へのアプローチのフロー・チャート

■ 高 P 血症の治療例

原因疾患の治療 　横紋筋融解症と腫瘍融解症候群 　生理食塩水　点滴　尿量 0.5 mL/kg/時を目標に投与，および 　アルミゲル®（dried aluminum hydroxide gel）　1 日 1〜3 g　数回に分服 CKD による高 P 血症 　ホスレノール®OD 錠（lanthanum carbonate hydrate）（250 mg）1 回 1 錠　1 日 3 回　経口　食直後 高 Ca 血症があれば， 　高 Ca 血症の治療 低 Ca 血症があれば， 　アスパラ®-CA（calcium L-aspartate）（200 mg）1 回 2 錠　1 日 3 回　毎食後　経口　血清カルシウム濃度が正常になるまで

❻ 低 P 血症 hypophosphatemia

> **定義**　血清リン濃度＜2 mg/dL

　低 P 血症には次頁の図 4-7-4 のようにアプローチする．
　低 P 血症の鑑別診断にはこの他に，マグネシウムを含んだ制酸剤投与や鉄剤静注後，ビスホスホネートなどがある．

■ 低 P 血症の治療例

血清リン濃度＜1.0 mg/dL で腎障害および糖尿病性ケトアシドーシス（DKA）がないならば， 　リン酸 Na 補正液 0.5 mmol/mL（10 mmol/20 mL）＋生理食塩水　500 mL　点滴　6 時間以上かけて 　血清リン濃度が 1.5 mg/dL より大きくなるか，経口薬摂取可能となるまで 上記以外で低 Ca 血症があれば， 　リン酸水素カルシウム　1 回 1 g　1 日 3 回　毎食後　経口 　血清リン濃度が正常となるまで

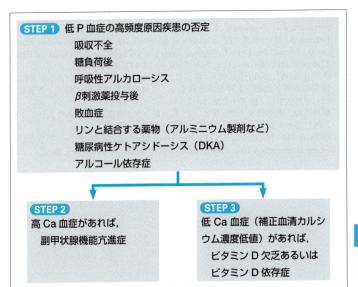

図4-7-4. 低P血症へのアプローチのフロー・チャート

文献

1) Khosla S : 65. Hypercalcemia and Hypocalcemia. Harrison's Principles of Internal Medicine, 19th ed (ed Kasper DL, Fauci AS, Hauser SL, et al). McGraw-Hill Education, New York, pp313-315, 2015.
2) 福本誠二：リン調節ホルモン，線維芽細胞増殖因子23(FGF23)の作用と作用異常．日内会誌 100：3649-3654, 2011.
3) American College of Physicians® : Calcium and Phosphorus Homeostasis. ACP|MKSAP17 Nephrology. American College of Physicians® Leading Internal Medicine, Improving Lives, p 76, 2015.
4) Marino PL : 38. Calcium and Phosphorus. The ICU Book. 4th ed. Wolters Kluwer Health, Philadelphia, pp 701-718, 2014.
5) 黒川 清：11. カルシウム調節系, 12. 低Ca血症, 13. 高Ca血症, 14. リンの代謝調節系, 15. 低P血症, 16. 高P血症. 水・電解質と酸塩基平衡—step by stepで考える—改訂第2版. 南江堂, pp 70-105, 2004.
6) 竹内靖博：カルシウム代謝疾患の救急：高カルシウム血症クリーゼと低カルシウム血症性テタニー. 日内会誌 105：658-666, 2016.
7) American College of Physicians® : Calcium and Bone Disorders. ACP|MKSAP17 Endocrinology and Metabolism. American College of Physicians® Leading Internal Medicine, Improving Lives, p 65, 2015.
8) Sato K : Hypercalcemia during Pregnancy, Puerperium, and Lactation : Review and a Case report of Hypercalcemic Crisis after Delivery Due to Excessive

Production of PTH-related Protein (PTHrP) without Malignancy (Humoral Hypercalcemia of Pregnancy). Endocrine Journal 55：959-966, 2008.
9) Petrino R, Marino R：17. Fluids and Electrolytes. A Comprehensive Study Guide, 8th ed (American College of Emergency Physicians®, (editor-in-Chief Tintinalli JE). McGraw-Hill, New York, pp 92-112, 2016.
10) 柴垣有吾(著), 深川雅史(監)：第5章　カルシウム・リン・マグネシウム代謝異常の診断と治療. より理解を深める！　体液電解質異常と輸液　改訂第3版. 中外医学社, pp 174-208, 2007.
11) 駒場大峰, 池田和人, 深川雅史：I. 高カルシウム血症　5. 家族性低カルシウム尿性高カルシウム血症. 日内会誌 96：681-687, 2007.
12) Horwitz MJ：Hypercalcemia of malignancy：Mechanisms. UpToDate®, 2017.
13) Shane E, Berenson JR：Treatment of hypercalcemia. UpToDate®, 2017.

8 マグネシウム magnesium

❶ 検査適応

マグネシウムもカルシウムとリンと同様に通常の生化学検査では検査せずに，特別にマグネシウム異常を疑う場合にしかオーダーしない．以下のような症候や疾患のときには血清マグネシウムを検査する．

● マグネシウム異常を疑う症候や疾患[1]

神 経 系	意識障害，小脳症状，痙攣，無気力，うつ，易刺激性，しびれ，テタニー，筋力低下，腱反射低下
呼 吸 系	呼吸不全
循 環 器 系	心不全，不整脈，低血圧，ブロック
消 化 器 系	嚥下困難，食欲不振，嘔気
電解質異常	治療抵抗性低 K 血症，低 Ca 血症，低 P 血症
血 液 系	貧血
心電図異常	PQ 延長，QRS 幅延長，QT 延長
疾 患	糖尿病性ケトアシドーシス，アルコール依存症，高カロリー輸液，子癇などでマグネシウム投与中など

❷ 基準値[2]

基準値　1.5〜2.0 mEq/L

マグネシウムは生体中では，イオンの状態あるいは蛋白・リン酸・硫酸と結合した状態で存在する．このため，低 Mg 血症が存在しても血清マグネシウム濃度が正常である場合がある．このため，低 Mg 血症は ICU 患者の 65% に報告されていて，「実地診療上，最も診断されることの少ない電解質異常」といわれている．

❸ 高 Mg 血症 hypermagnesemia

定義　血清マグネシウム濃度＞2.0 mEq/L

血清マグネシウム濃度と症候には次頁の表 4-8-1 のような相関関係がある．

表 4-8-1. 血清マグネシウム濃度と症候の相関関係〔文献1, 2)より筆者作成〕

血清マグネシウム濃度(mEq/L)	症候
>12 mEq/L	低血圧, 心停止
>10 mEq/L	完全房室ブロック
>8 mEq/L	呼吸抑制
>5 mEq/L	I度房室ブロック
>4 mEq/L	腱反射消失
>3 mEq/L	傾眠
>2 mEq/L	嘔気

マグネシウムは天然に存在する生理的カルシウム拮抗薬であるので，高マグネシウム血症の症候は，心血管系および筋肉へのカルシウム拮抗作用によるものである．

高 Mg 血症の鑑別診断には，マグネシウム薬投与後，糖尿病性ケトアシドーシス，横紋筋融解症，腫瘍融解症候群，溶血，腎障害，副腎不全，副甲状腺機能亢進症，リチウム中毒などである．

■ 高 Mg 血症の治療例

マグネシウム薬の中止
重症の場合適応があれば，
　人工呼吸，ペースメーカ，血液透析など
心電図異常があれば，
　カルチコール®(calcium gluconate)(10 mL/A) 10 mL (1 A)
　10 分間でゆっくり静注
腎障害がなければ，
　カルチコール®(calcium gluconate)(10 mL/A) 10 mL (1 A)
　＋生理食塩水　500 mL　点滴　150〜200 mL/時で

❹ 低 Mg 血症 hypomagnesemia

定義　血清マグネシウム濃度<1.5 mEq/L

Point　血清マグネシウム濃度が正常でも低 Mg 血症は否定できない

臨床的に低 Mg 血症を疑って血清マグネシウム濃度が正常である場合，マグネシウム投与によって症候が改善したならば，臨床的に低 Mg 血症と診断する．また，低 Mg 血症が低 K 血症や低 Ca 血症の原因となることもあるので，低 K 血症や低 Ca 血症の原因として特に治療抵抗性の場合には低 Mg 血症を疑う．

低Mg血症の鑑別診断には，利尿薬投与後，抗菌薬投与後，薬物性（ジギタリス，交感神経刺激薬，化学療法薬など），アルコール依存症，分泌性下痢，糖尿病，急性心筋梗塞などがある．

■ 低Mg血症の治療例

腎障害がなければ，

　硫酸Mg補正液（magnesium sulfate hydrate）　1A＋生理食塩水　100 mL
　　点滴　1時間かけて
　血清マグネシウム濃度が正常となる，あるいは，症状が改善するまでが目標

文献

1) Petrino R, Marino R : 17. Fluids and Electrolytes. A Comprehensive Study Guide, 8th ed (American College of Emergency Physicians®, editor-in-Chief Tintinalli JE). McGraw-Hill, New York, pp 92-112, 2016.
2) Marino PL : 37. Magnesium. The ICU Book. 4th ed. Wolters Kluwer Health, Philadelphia, pp 687-700, 2014.

メモ❶　複合する電解質異常

単一の電解質異常について記載されている書籍はあるが，2つ以上の同時に存在する複合する電解質異常についての対処方法が記載された書籍を筆者は発見することができなかった．そこで，2つ以上の同時に存在する複合する電解質異常についての筆者の個人的な経験的対処方法を下記に列挙する．

① 臨床的に致命的な症状の原因と考えられる電解質異常から対処する
② 臨床的に優劣がつけられない複数の電解質異常の場合には，
　A. 高値と低値の電解質異常があれば，高値を是正することを考える．低値の電解質異常は高値の電解質異常を是正すれば自然に改善することが期待できるからである
　B. 陽イオンと陰イオンの電解質異常があれば，陽イオンの電解質異常を是正することを考える．陰イオンの異常は陽イオンの電解質の是正に伴って自然に改善することが期待できるからである．このことは陰イオン製剤が重炭酸であるメイロン®しかないことも理由の一つである
　C. 4つ以上の同時に存在する複合する電解質異常では，薬物コントロールはほぼ不可能であるので透析などの腎代替療法を考慮する

9 腎機能 kidney function

❶ 腎臓の機能

腎臓の機能には以下のようなものがある．

①水溶性老廃物の排泄
②体液・血圧の調節(溶媒利尿あるいは水利尿)
③電解質・浸透圧の調節(溶質利尿あるいは浸透圧利尿)
④酸塩基平衡の調節
⑤内分泌機能(レニン，エリスロポエチン産生，ビタミンDの活性化やインスリンの分解など)

このように腎臓の機能にはいくつかあるが，実際腎機能として問題となるのは，濾過機能と再吸収機能である．これは，濾過機能は糸球体障害，再吸収機能は尿細管障害の指標となるからである．
腎機能の指標として，通常糸球体濾過機能を反映する血清クレアチニンと尿素窒素(BUN)が用いられる．

❷ 基準値[1-4]

A. 血清クレアチニン

> 基準値　0.65〜1.07 mg/dL(男性)，0.46〜0.79 mg/dL(女性)

B. 尿素窒素(BUN)

> 基準値　8〜20 mg/dL

血中の蛋白質以外の物質の窒素の総和を残余窒素(rest N)あるいは非蛋白質性窒素(NPN：non-protein nitrogen)と呼ぶ．この非蛋白質性窒素(NPN)の50〜60％が尿素窒素(BUN)で，残りが尿酸，アミノ酸，クレアチニン，アンモニアなどである．BUN，尿酸とアンモニアはN代謝の3つの終末排泄物質である．BUNは肝臓の尿素サイクルで産生されて腎臓で排泄される．したがって，血清BUNは腎臓の濾過機能の指標になるが，蛋白摂取量や筋肉組織崩壊の程度にも影響される．

この尿素窒素が高値であることを高窒素血症 azotemia と呼ぶ．高窒素血症は腎障害以外にも脱水や消化管出血でも起こる．

C. クレアチニン・クリアランス(Ccr)

糸球体濾過機能を正確に評価したい場合には，蓄尿してクレアチニン・クリアランスを計算する．

クレアチニン・クリアランスの計算方法

$Ccr = (Ucr/Scr) \times V$

Ucr：尿中クレアチニン濃度(mg/dL)　Scr：血清クレアチニン濃度(mg/dL)
V：尿量(mL/分)

実際には 24 時間蓄尿は困難なことが多いので，クレアチニン・クリアランスの計算には下記の Cockcroft & Gault の式が用いられる．

しかし，この Cockcroft & Gault の式はクレアチニン測定が標準化される以前に提唱されたものであるので，この式から算出されたクレアチニン・クリアランスは正確な値よりも 10～40% 過大評価されていると言われている．

クレアチニン・クリアランスの推測式(1976)

Cockcroft & Gault の式

$Ccr = [(140 - 年齢) \times 理想体重(kg)] / [血清 Cre(mg/dL) \times 72]$

女性の場合はこれを 0.85 倍する

このクレアチニン・クリアランスの推測式は腎機能に合わせて抗菌薬を処方するときによく用いる．

基準値　91～130 mL/分

なお，血清クレアチニン濃度とクレアチニン・クリアランスの間には，

$$Scr \times Ccr = 100$$

の関係式がある．

この式から，血清クレアチニンとクレアチニン・クリアランスは反比例関係にあり，腎機能の増悪の初期には血清クレアチニンの軽度の上昇でクレアチニン・クリアランスが急激に低下することがわかる．

この事実が，後述する③腎機能障害の新しい概念である急性腎障害 (AKI：acute kidney injury) の診断基準に，「48 時間以内に血清クレアチニン値が 0.3 mg/dL 以上上昇する」という項目が掲げられたことの理論的根拠となっている．

D. 糸球体濾過量（GFR） Glomerular Filtration Rate

前項 C. のクレアチニン・クリアランスは糸球体濾過量の代用として用いられている．しかし，このクレアチニン・クリアランスは体表面積で補正されていないので，クレアチニン・クリアランスと実際の糸球体濾過量は慢性腎不全になると乖離することが知られている．そのため KDIGO の慢性腎不全の重症度分類はクレアチニン・クリアランスではなく，糸球体濾過量で行われている．

この糸球体濾過量の計算式には，MDRD（Modification of Diet in Renal Disease study）の推測式があり，それが日本人用に修正された式もある．しかし，実際に現在使用されている糸球体濾過量は，日本腎臓学会「日本人の GFR 推算プロジェクト」による下記の eGFR 計算式である．

● 日本腎臓学会 eGFR の計算式[5]

(1) 血清クレアチニンを用いる式

$$\text{eGFRcreat}(\text{mL}/\text{分}/1.73\,\text{m}^2) = 194 \times \text{Cr}^{-1.094} \times 年齢(歳)^{-0.287}$$

（女性は $\times 0.739$）

Cr：血清 Cr 濃度（mg/dL）

注 1) 酸素法で測定された Cr 値を用いる．血清 Cr 値は小数点以下 2 桁表記を用いる

注 2) 18 歳以上に適用する．小児の腎機能評価には小児の評価法を用いる

(2) 血清シスタチン C を用いる式

男性：$\text{eGFRcys}(\text{mL}/\text{分}/1.73\,\text{m}^2) = (104 \times \text{Cys-C}^{-1.019} \times 0.996^{年齢(歳)}) - 8$

女性：$\text{eGFRcys}(\text{mL}/\text{分}/1.73\,\text{m}^2) = (104 \times \text{Cys-C}^{-1.019} \times 0.996^{年齢(歳)} \times 0.929) - 8$

Cys-C：血清シスタチン濃度（mg/L）

注 1) 18 歳以上に適用する

注 2) GFR 推算式の正確度は血清 Cr に基づく推算式と同程度である

注 3) 血清シスタチン C 値は筋肉量や食事，運動の影響を受けにくいため，血清 Cr 値による GFR 推算式では評価が困難な場合に有用である

・筋肉量が少ない症例（四肢切断，長期臥床例，るいそうなど）

・筋肉量が多い症例（アスリート，運動習慣のある高齢者など）

注 4) 血清 Cys-C 値は妊娠，HIV 感染，甲状腺機能障害などで影響されるため注意する

現在では，さらに正確と言われる CKD-EPI（Chronic Kidney Disease Epidemiology Collaboration eGFR)というものもあるが,日本ではまだ使用されていない.

この eGFR が新しい KDIGO 分類による CKD 分類基準で使用されている.

❸ 腎機能障害[4-7]

急性の腎機能障害は,過去には急性腎不全(ARF：<u>a</u>cute <u>r</u>enal <u>f</u>ailure)と呼ばれていたが,近年急性腎障害(AKI：<u>a</u>cute <u>k</u>idney <u>i</u>njury)と呼ばれるようになりその概念が変遷している.

もともとこの急性腎不全の病態が世界で初めて認識されたのは,1941 年に Baywaters と Beall によって,ロンドン大空襲時の 4 人の無尿性急性腎不全を伴う crush injury の剖検所見において急性尿細管壊死と考えらえる病変が報告されたことに始まる.その後 1951 年に腎生理学者の Homer Smith によって acute renal failure という言葉が用いられた.

近年までこの acute renal failure という用語は「腎疾患に限定しない何らかの疾患や腎毒性物質により時間・日・月の単位で急激に腎機能が低下し,高窒素症,水・電解質酸塩基平衡異常など生体の恒常性が維持されなくなった病態を総括した概念」と考えられてきた.

しかし,この acute renal failure という用語は,定義・分類や診断基準があいまいなまま使用され続けてきた.このような混乱を避けるために,欧米では従来の急性腎不全(ARF)から急性腎障害(AKI)と用語を変えて,2004 年に ADQI(<u>A</u>cute <u>D</u>ialysis <u>Q</u>uality <u>I</u>nitiative)から RIFLE 分類,2007 年 AKIN(<u>A</u>cute <u>K</u>idney <u>I</u>njury <u>N</u>etwork)から AKIN 分類,そして,2012 年 KDIGO(<u>K</u>idney <u>D</u>isease：<u>I</u>mproving <u>G</u>lobal <u>O</u>utcomes)のワーキンググループから KDIGO 分類が発表された.

急性腎障害は,急性腎不全とは異なり実際に血清クレアチニンや尿素窒素が上昇した後の明らかな急性腎不全に至る前の段階から始まる腎障害を検知して治療開始しようという趣旨から定義・分類が行われている.以下に KDIGO 分類による AKI 診断・分類基準を示す.

● KDIGO 分類による AKI 診断基準(2012 年)

下記の①～③のいずか 1 つを満たすことで AKI と診断する
 ①血清クレアチニン値が 0.3 mg/dL 以上上昇(48 時間以内)
 ②血清クレアチニン値が基礎値より 1.5 倍以上の増加(7 日以内)
 ③尿量 0.5 mL/kg/時未満が 6 時間以上持続

● KDIGO 分類による AKI 分類基準(2012)

病期	血清クレアチニン	尿量
1	基礎値の1.5〜1.9倍の増加 または ≧0.3 mg/dL の増加	6〜12時間で<0.5 mL/kg/時
2	基礎値の2.0〜2.9倍	12時間以上で<0.5 mL/kg/時
3	基礎値の3.0倍以上 または ≧4 mg/dL の増加 または 腎代替療法の開始 または 18歳未満の患者では eGFR<35 mL/分/1.73 m² の低下	24時間以上で<0.3 mL/kg/時 または12時間以上の無尿

注) eGFR:推算糸球体濾過量

参考のために下記に慢性腎臓病(CKD:chronic kidney disease)の定義および重症度分類を記載する〔文献7〕より,以下,日本腎臓学会と出版社の許諾を得て転載〕.

(1) CKD の定義

①,②のいずれか,または両方が3か月以上持続する
①尿異常,画像診断,血液,病理で腎障害の存在が明らか,特に0.15 g/gCr 以上の蛋白尿(30 mg/gCr 以上のアルブミン尿)の存在が重要
②GFR<60 mL/分/1.73 m²

(2) CKD の重症度分類

原疾患	蛋白尿区分	A1	A2	A3
糖尿病	尿アルブミン定量 (mg/日) 尿アルブミン/Cr 比 (mg/gCr)	正常 30 未満	微量アルブミン尿 30〜299	顕性アルブミン尿 300 以上
高血圧 腎炎 多発性嚢胞腎 移植腎 不明 その他	尿蛋白定量 (g/日) 尿蛋白/Cr 比 (g/gCr)	正常 0.15 未満	軽度蛋白尿 0.15〜0.49	高度蛋白尿 0.50 以上

GFR区分 (mL/分/ 1.73 m²)	G1	正常または高値	≧90			
	G2	正常または軽度低下	60~89			
	G3a	軽度~中等度低下	45~59			
	G3b	中程度~高度低下	30~44			
	G4	高度低下	15~29			
	G5	末期腎不全 (ESKD)	<15			

重症度は原疾患・GFR区分・蛋白尿区分を合わせたステージにより評価する. CKDの重症度は死亡, 末期腎不全, 心血管死亡発症のリスクを ▯ のステージを基準に, ▯, ▯, ▯ の順にステージが上昇するほどリスクは上昇する.

(KDIGO CKD guideline 2012 を日本人用に改変)

(3) CGA 分類

CKDの重症度分類は, GFRとACR(アルブミン/クレアチニン比)で分類される. それに, CKDの原因疾患をできるだけ記載するようにする. 例えば, 糖尿病 G2A3, 慢性腎炎 G3bA1, 腎硬化症疑い G4A1, 多発性嚢胞腎 G3aA1, 原因不明の CKD G4A2, などのように表記する. これを CGA 分類(C:原因, G:GFR, A:ACR)という.

CKD重症度分類のそれぞれのマトリックスを CKD ステージ G3bA2 などと表現する. GFR や尿中アルブミンの G1 や A1 はそれぞれ G1 区分や A1 区分とする.

❹ 腎機能障害へのアプローチ

腎機能障害には図 4-9-1 のようにアプローチする.

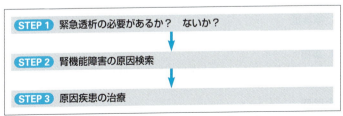

図 4-9-1. 腎機能障害へのアプローチのフロー・チャート

STEP 1 緊急透析の必要があるか？ ないか？

腎機能障害の患者を診たら，まず最初に緊急透析の必要があるのかないのかを判断しなければならない．急性腎障害に対する腎代替療法の絶対的適応については以下のような基準がある．

● 急性腎障害に対する腎代替療法の絶対的適応

①治療抵抗性の体液過剰(溢水，肺水腫，心不全など)
②急激な高K血症
③重症の代謝性アシドーシス
④尿毒症症状(心膜炎，痙攣，意識障害など)

また，慢性腎疾患(CKD)についての透析導入基準は下記の通りである．

● CKDにおける透析導入基準

CKDステージG3(遅くてもステージG4)で腎臓専門医にコンサルテーションする

症状がなくてもeGFR 2 mL/分/1.73 m^{2}までに透析導入

STEP 2 腎機能障害の原因検索

次に腎機能障害の原因検索を行う．腎機能障害の原因は，腎前性，腎性と腎後性の3つに分類する．

STEP 3 原因疾患の治療

腎機能障害の原因が判明すればその原因疾患の治療を行う．

❺ 問診

A. 現病歴

尿量減少，尿の色の変化，浮腫，倦怠感や体重増加などの症状がないかを聴く．

B. 既往歴

腎障害の既往，腎機能障害を起こしうる糖尿病や高血圧の既往などを聴く．

C. 家族歴

家族に腎不全の人がいるかなどを聴く．

D. 薬物

腎機能障害を起こしうるNSAIDなどの薬物を服用していないかを聴く．

❻ 診察

A. バイタル・サイン

腎機能障害の患者は血圧が高くなるので血圧をチェックする．ま

た,胸水などがあってSpO_2が低下していることもあるのでSpO_2もチェックする.

B. 身体所見
頸静脈怒張や浮腫をチェックする.心不全との鑑別のため心音にⅢ音がないかもチェックする.

❼ 腎機能障害の原因検索
腎機能障害の原因検査は**図4-9-2**のようにアプローチする.

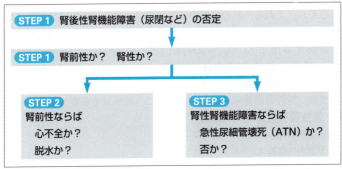

図4-9-2. 腎機能障害の原因検索へのアプローチのフロー・チャート

尿閉などによる腎後性腎機能障害(5%未満)を否定したあと,腎前性(40〜80%)か腎性(15〜55%)かを鑑別する.腎前性腎機能障害と腎性腎機能障害は**表4-9-1**のデータをもとにして鑑別する[6].

表4-9-1. 腎前性腎機能障害と腎性腎機能障害の鑑別〔文献2)より〕

	腎前性	腎性
尿浸透圧(mOsm/L)	>500	<350
血漿BUN/Cr比	>20	<10〜15
尿/血漿Cr比	>40	<20
尿中Na濃度(mEq/L)	<20	>40
FE_{Na}(%)	<1	>2
尿沈渣	なしあるいは硝子円柱/顆粒円柱	茶混濁

ここで,尿中Na排泄率FE_{Na}(%)は次式で計算する.

$$FE_{Na}(\%) = [(尿中Na/血漿Na) \div (尿中Cr/血漿Cr)] \times 100$$
基準値:<1%

ただし,このFE_{Na}はGFRに依存するので,GFRが低いときには

不正確になるので注意を要する．

腎性腎機能障害であれば，尿検査などのデータからさらに糸球体性，急性尿細管壊死，間質性そして血管性に分類する．そして，この腎性腎不全のうち約90％が急性尿細管壊死(ATN)である．

もしも急性尿細管壊死を疑えば，尿中 NAG(N-acetyl-β-glucosaminidase)(基準値：1～5 U/L)や尿中 β_2-MG(β_2-micro-globulin)(基準値：250 µg/L 以下，370 µg/日以下)を検査する．これらが上昇していれば，急性尿細管壊死が強く疑われる．

しかし，これらの指標は尿中で不安定で，急性尿細管壊死以外の疾患でも上昇することがあるなどの欠点がある．このため，現在腎障害を評価する尿中 NGAL(neutrophil gelatin-associated lipocalin)や尿中 L 型脂肪酸結合蛋白(L-FABP：L-type fatty acid-binding protein)などの新しい尿中バイオマーカーが検討されている．

また，腎性腎機能障害の鑑別診断には，尿所見も重要である．

❽ 急性腎機能障害の治療例

腎代替療法適応の可能性があれば
　腎臓内科緊急コンサルテーション
腎代替療法の適応がなければ
　ラシックス®(furosemide)(20 mg/2 mL/A)　20～40 mg(1～2 A)　尿量と血圧を見ながら随時静注
　あるいは
　ラシックス®(furosemide)(100 mg/10 mL/A)　10 mg(1 mL)/時から持続点滴(薬物は遮光する)
　原因疾患に対する特異的治療

ラシックス®(furosemide)は，最大投与量は1回500 mg，1日1,000 mgまでで，投与速度は4 mg/分以下で行う．投与速度が4 mg/分(つまり，1A 20 mg の静注のときには5分以内)を超えると，不可逆的な難聴が起こりやすいとされている．

❾ 高窒素血症 azotemia

尿素窒素は腎機能増悪とともに増加するので，尿素窒素は高値でなければ通常 BUN/Cr 比で評価される．

> **基準値**　BUN/Cr 比<15

BUN/Cr 比の閾値については，文献により 10，15，20 の3種類があった．この3つ閾値のうちどれが優れているかという研究もない．

本書では閾値として中間値の 15 を採用する.

この BUN/Cr 比が 20 より大きいときには，脱水や消化管出血が疑われる．BUN/Cr 比はそれぞれの値が基準値以内であるときには，意識して BUN/Cr 比を計算しないと異常値として認識されない．

> **Point** BUN/Cr 比＞20 ならば脱水か？　消化管出血か？

消化管出血を疑うならば，腹痛や黒色便の有無，消化性潰瘍の既往歴，NSAID などの薬物歴などをチェックする．

文献
1）押尾　勝：腎機能の評価．日内会誌 96：159〜165, 2007.
2）Lin J, Denker BM：61. Azotemia and Urinary Abnormalities. Harrison's Principles of Internal Medicine, 19th ed (ed Kasper DL, Fauci AS, Hauser SL, et al). McGraw-Hill Education, New York, pp 289-295, 2015.
3）Inker LA, Perrone RD：Assessment of kidney function. UpToDate®, 2017.
4）寺田典生，井下聖司，吉村和修，他：特集　急性腎障害：診断と治療の進歩．日内会誌 103：1153-1169 2014.
5）日本腎臓学会：エビデンスに基づく CKD 診療ガイドライン 2013. https://www.jsn.or.jp/guideline/guideline.php
6）日本腎臓学会：AKI（急性腎障害）診療ガイドライン 2016. https://www.jsn.or.jp/guideline/guideline.php
7）日本腎臓学会：CKD 診療ガイドライン 2012. p 3, 東京医学社, 2012. https://www.jsn.or.jp/guideline/guideline.php

---

メモ❷　CKD での腎臓内科コンサルテーション基準と腎生検の適応基準

CKD での腎臓内科コンサルテーション基準：eGFR＜50 あるいは下記の腎生検適応時

腎生検の適応基準
- 尿蛋白のみ陽性の場合：尿蛋白が 0.5 g/日(試験紙で 2＋相当)以上，もしくは 0.5 g/gCr 以上
- 尿蛋白，尿潜血ともに陽性(試験紙 1＋相当)の場合：尿蛋白が 0.5 g/日(試験紙で 1＋相当)以下，もしくは 0.5 g/gCr 以下でも考慮
- ネフローゼ症候群の場合：積極的に施行する
- 尿潜血のみ陽性の場合：尿沈渣に変形赤血球が多く存在する場合や病的円柱を認める場合などに考慮

注：いずれの場合にも糖尿病患者においては慎重に考慮すべきである．
下線部：筆者追加

文献
日本腎臓学会：エビデンスに基づく CKD 診療ガイドライン 2013. p 10, 東京医学社, 2013.

10 肝機能 liver function

❶ 肝臓の機能

肝臓には以下のような機能がある．
①糖・脂肪・蛋白質・尿素・ビタミン・核酸やホルモンなどの合成
②薬物などの分解・排泄
③胆汁酸の合成と排泄
④ビリルビンの抱合と排泄
⑤凝固因子の産生（Ⅷ以外）
⑥酸塩基平衡の調節〔第5部 血液ガス 7.酸塩基平衡障害の評価の章（→301頁）参照〕

このように肝臓の機能は多岐にわたり，1つの血清学的検査ですべての肝機能を評価することは困難である．

肝臓は別名「沈黙の臓器」と言われている．したがって，無症状でも肝機能障害が存在する場合があるので，筆者は肝機能検査を行う閾値は低くしている．

❷ 肝機能検査の意義と基準値

A. 肝細胞障害の程度の評価

肝細胞障害の程度を評価するためには，AST と ALT を指標にする．

> **基準値**
> AST（GOT）　13〜30 U/L
> ALT（GPT）　10〜42 U/L（男性），7〜23 U/L（女性）

AST：aspartate aminotransferase, GOT：glutamic-oxaloacetic transaminase, ALT：alanine aminotransferase, GPT：glutamic-pyruvic transaminase

過去に GOT と GPT という用語が用いられたが，現在では AST と ALT という用語を用いる．ALT は主に肝臓にしか存在しないので，肝臓に特異的な指標である．

明確な基準はないが，筆者は経験的に AST と ALT がともに 1,000 U/L を超えている場合には肝臓内科コンサルテーションを検討するようにしている．

B. 肝臓の合成能の評価

　肝臓での蛋白質の合成能を評価するために，アルブミン ALB を指標にする．この他，凝固能検査も肝臓での蛋白質の合成能の指標となる．ALB は約 14 日前の蛋白質合成能を反映する定常的なマーカーで，凝固能検査は数日前の蛋白質合成能を反映する real time のマーカーといわれている．

> **基準値** ALB 4.1〜5.1 g/dL

　なお血清総蛋白 TP とアルブミンの解離は，γ-グロブリンの上昇を意味して，多発性骨髄腫や自己免疫性肝炎などに特徴的である．

　肝臓での脂質の合成能を評価するためには，総コレステロール値とコリンエステラーゼ ChE を指標とする．

> **基準値**
> 総コレステロール値　TChol　142〜248 mg/dL
> コリンエステラーゼ　ChE　240〜486 U/L（男性），
> 　　　　　　　　　　　　　201〜421 U/L（女性）
> （JSCC 標準化対応法）

　高コレステロール血症は甲状腺機能低下症でも起こりうる．

C. 胆道閉塞の評価

　胆道閉塞を評価するときには，TBIL，LD，ALP，γ-GT を指標とする．このため，LD，ALP，γ-GT を胆道系酵素と呼ぶ．これらの酵素が上昇しているときには，胆道閉塞を疑う．また，DBIL は黄疸のときに原因が溶血なのか閉塞性黄疸なのかを鑑別するのに役立つ．

> **基準値**
> TBIL　0.4〜1.5 mg/dL
> DBIL　0.3 mg/dL 以下
> LD　　124〜222 U/L（JSCC 勧告法）
> ALP　106〜322 U/L（JSCC 法）
> γ-GT　13〜64 U/L 以下（男性），9〜32 U/L 以下（女性）

TBIL：total bilirubin, DBIL：direct bilirubin, LD：lactate dehydrogenase, ALP：alkaline phosphatase, γ-GT：γ-glutamyl transpeptidase

TBIL は 2.0 mg/dL 未満では通常絶食などによる胆汁うっ滞であることが多いので，TBIL>3.0 mg/dL つまり身体所見上では眼球結膜に黄染が認められるレベルで筆者は有意な上昇と解釈している．

敗血症や外傷に伴う黄疸については，第3部 身体診察 5.黄疸の章(→113頁)参照のこと．

● LD が特異的に上昇する病態や疾患

悪性腫瘍(特に悪性リンパ腫や精巣腫瘍)，筋炎，急性心筋梗塞，肝炎，肺炎，腎梗塞，溶血，巨赤芽球性貧血など

● ALP が特異的に上昇する病態や疾患

小児，妊娠，胆管炎，肝浸潤性病変(原発性胆汁性肝硬変 PBC，原発性硬化性肝硬変 PSC など)，サルコイドーシス，甲状腺機能亢進症など

ALP が低値のときには骨代謝異常をきたす低ホスファターゼ症という疾患も考慮する．

D. アンモニア

肝性脳症などでアンモニアを評価する．しかし，実際には肝性脳症の臨床的重症度はアンモニア濃度とは必ずしも相関しない．

基準値　30～80 μg/dL (pH 指示薬法)

> **Point**　「アンモニア上昇＝肝疾患」ではない！

「アンモニア上昇＝肝疾患(特に肝性脳症)」と思いがちであるが，アンモニア上昇は，痙攣やウレアーゼ産生性の尿路感染症などの肝疾患以外の病態でも上昇することが知られている．

❸ 肝不全 liver failure[1, 2]

日本では肝不全の原因疾患はウイルス性肝不全が多かったために，1981年第12回犬山シンポジウムによる「劇症肝炎 fulminant hepatitis」という概念が使用されてきた．この「劇症肝炎」は，肝組織学的に「肝炎」像がある症例だけに限定されているものであった．この1981年の犬山シンポジウムによる「劇症肝炎」の診断基準は，2003年に厚生労働省「難治性の肝疾患に関する研究」班によって，下記のように5つの注記が追加された．

● 劇症肝炎の診断基準(厚生労働省「難治性の肝疾患に関する研究」班：2003年)

劇症肝炎とは，肝炎のうち初発症状出現後8週以内に高度の肝機能異常に基づいて昏睡Ⅱ度以上の肝性脳症をきたし，プロトロンビン時間が40％以下を示すものとする．そのうちには症状出現後10日以内に脳症が発現する

急性型と，11日以降に発現する亜急性型がある．

(注1) 先行する慢性肝疾患が存在する場合は劇症肝炎から除外する．但し，B型肝炎ウィルスの無症候性キャリアからの急性増悪例は劇症肝炎に含めて扱う．
(注2) 薬物中毒，循環不全，妊娠脂肪肝，Reye症候群など肝臓の炎症を伴わない肝不全は劇症肝炎から除外する．
(注3) 肝性脳症の昏睡度分類は犬山分類（1972年）に基づく．
(注4) 成因分類は「難治性の肝疾患に関する研究」班の指針（2002年）に基づく．
(注5) プロトロンビン時間が40%以下を示す症例のうち，肝性脳症が認められない，ないしは昏睡Ⅰ度以内の症例は急性肝炎重症型，初発症状出現から8週以降24週以内に昏睡Ⅱ度以上の脳症を発現する症例は遅発性肝不全に分類する．これらは劇症肝炎の類縁疾患であるが，診断に際しては除外して扱う．

● 肝性脳症の昏睡度分類（犬山シンポジウム：1972年）

昏睡度	精神症状	参考事項
Ⅰ	睡眠・覚醒リズムの逆転 多幸気分，ときに抑うつ状態 だらしなく，気にとめない状態	retrospectiveにしか判定できない場合も多い
Ⅱ	指南力（とき・場所）障害，物をとり違える（confusion） 異常行動（例：お金をまく，化粧品をゴミ箱にすてるなど） 時に傾眠傾向（普通の呼びかけで開眼し，会話ができる） 無礼な言動があったりするが，医師の指示には従う態度をみせる	興奮状態がない 尿，便失禁がない 羽ばたき振戦あり
Ⅲ	しばしば興奮状態，せん妄状態を伴い，反抗的態度をみせる 嗜眠傾向（ほとんど眠っている） 外的刺激で開眼しうるが，医師の指示には従わない，または従えない（簡単な命令には応じる）	羽ばたき振戦あり 指南力障害は高度
Ⅳ	昏睡（完全な意識の消失） 痛み刺激には反応する	刺激に対して，払いのける動作，顔をしかめる
Ⅴ	深昏睡 痛み刺激に反応しない	

一方，欧米における同様の概念である「劇症肝不全 fulminant hepatic failure」は，アセトアミノフェンなどの薬物中毒による急性肝不全を念頭においているために，肝組織学的に「肝炎」像がある症例には限局はされていなかった．

このような日本と欧米の間の用語の混乱の他に，欧米においても肝不全の用語，特に発症時期からの hyperacute, fulminant, acute, subacute などの区分について混乱があったために，2005 年に Polson と Lee は米国肝臓病会議 AASLD の position paper を発表して，"acute liver failure" という用語に統一した．そして，"acute liver failure" は，「初発症状ないし肝機能検査値の異常が出現後 26 週以内に肝性脳症と血液凝固異常をきたす疾患」と定義され，先行する肝硬変が認められないことを条件とした．ここで，血液凝固異常としては，プロトロンビン時間 INR 1.5 以上とするのが一般的であった．

この欧米での "acute liver failure" との整合性を保つために，日本では 2011 年に厚生労働省「難治性の肝・胆道疾患に関する調査研究」班が日本における「急性肝不全」の診断基準を作成(2015 年改訂)した．

● 急性肝不全の診断基準（厚生労働省「難治性の肝・胆道疾患に関する調査研究」班：2011 年）2015 年改訂版

> 正常肝ないし肝予備能が正常と考えられる肝に肝障害が生じ，初発症状出現から 8 週以内に，高度の肝機能障害に基づいてプロトロンビン時間が 40％以下ないしは INR 値 1.5 以上を示すものを「急性肝不全」と診断する．急性肝不全は肝性脳症が認められない，ないしは昏睡度が I 度までの「非昏睡型」と，昏睡 II 度以上の肝性脳症を呈する「昏睡型」に分類する．また，「昏睡型急性肝不全」は初発症状出現から昏睡 II 度以上の肝性脳症が出現するまでの期間が 10 日以内の「急性型」と，11 日以降 56 日以内の「亜急性型」に分類する．

(注 1) B 型肝炎ウイルスの無症候性キャリアからの急性増悪例は「急性肝不全」に含める．また，自己免疫性で先行する慢性肝疾患の有無が不明の症例は，肝機能障害を発症する前の肝機能に明らかな低下が認められない場合は「急性肝不全」に含めて扱う．

(注 2) アルコール性肝炎は原則的に慢性肝疾患を基盤として発症する病態であり，「急性肝不全」から除外する．但し，先行する慢性肝疾患が肥満ないしアルコールによる脂肪肝の症例は，肝機能障害の原因がアルコール摂取ではなく，その発症前の肝予備能に明らかな低下が

認められない場合は「急性肝不全」として扱う．
(注3) 薬物中毒，循環不全，妊娠脂肪肝，代謝異常など肝臓の炎症を伴わない肝不全も「急性肝不全」に含める．ウイルス性，自己免疫性，薬物アレルギーなど肝臓に炎症を伴う肝不全は「劇症肝炎」として扱う．
(注4) 肝性脳症の昏睡度分類は犬山分類（1972年）に基づく．但し，小児では「第5回小児肝臓ワークショップ（1988年）による小児肝性昏睡の分類」を用いる．
(注5) 成因分類は「難治性の肝疾患に関する研究」班の指針（2002年）を改変した新指針に基づく．
(注6) プロトロンビン時間が40％以下ないしはINR値1.5以上で，初発症状ないし肝障害が出現してから8週以降24週以内に昏睡Ⅱ度以上の脳症を発現する症例は「遅発症肝不全」と診断し，「急性肝不全」の類縁疾患として扱う．

● 急性肝不全の成因分類（厚生労働省「難治性の肝・胆道疾患に関する調査研究」班：2013年）2015年改訂版

Ⅰ．ウイルス性：以下のウイルス検査等の基準を満たし，臨床経過から当該ウイルスが肝障害の原因と考えられる症例
  Ⅰ-①　A型：IgM-HAV抗体陽性
  Ⅰ-②　B型：HBs抗原またはIgM-HBc抗体が陽性．HBV-DNAのみが陽性の場合もある*
    Ⅰ-②-1．急性感染例：以下の3項目のうち，いずれかに該当する症例
      ・発症前にHBs抗原が陰性で1年以内に免疫抑制・化学療法の未実施例
      ・IgM-HBc抗体が高力価の症例
      ・HBc抗体が低力価の症例
    Ⅰ-②-2．キャリア例：以下の4項目のうち，いずれかに該当する症例
      ・発症前にHBs抗原が陽性の症例（A）
      ・IgM-HBc抗体が低力価の症例（B）
      ・HBc抗体が高力価の症例（C）
      ・発症前にHBs抗原陰性，HBc抗体ないしHBs抗体が陽性（D）
    Ⅰ-②-2-ⅰ．HBs抗原陽性の無症候性キャリア（誘因なし）
      上記A, B, Cの何れかに該当し，1年以内に免疫抑制・化学療法が未実施の症例
    Ⅰ-②-2-ⅱ．HBs抗原陽性の無症候性キャリア（誘因あり：再活性化例）

上記 A, B, C の何れかに該当し, 1 年以内に免疫抑制・化学療法を実施した症例
　Ⅰ-②-2-ⅲ. HBs 抗原陰性の既往感染例(誘因なし)
　　　上記 D に該当し, 1 年以内に免疫抑制・化学療法が未実施の症例
　Ⅰ-②-2-ⅳ. HBs 抗原陰性の既往感染例(誘因あり：再活性化例, *de novo* B 型肝炎)
　　　上記 D に該当し, 1 年以内に免疫抑制・化学療法を実施した症例
　Ⅰ-②-3. 分類不能例：上記の何れにも該当しない症例
*肝炎発症時には原則的に HBV-DNA 量が高値であることを考慮して診断する
　Ⅰ-③　C 型：HCV 抗体ないし HCV-RNA が陽性の症例
　Ⅰ-④　E 型：IgA-HEV 抗体ないし HEV-RNA が陽性の症例
　Ⅰ-⑤　その他のウイルス：EBV, CMV などの急性感染, 再活性化を抗体ないし遺伝子検査で証明した症例

Ⅱ. 自己免疫性：国際診断基準を満たす症例. または抗核抗体陽性ないし血清 IgG 濃度が正常上限の 1.1 倍以上の症例**
　**上記基準を満たさない成因不明例ないし薬物性症例にも自己免疫性肝炎が含まれている可能性を念願において治療を開始する

Ⅲ. 薬物性：臨床経過から内服している薬物が肝障害の原因と考えられる症例
　Ⅲ-①　アレルギー性(肝炎症例)***
　Ⅲ-②　中毒性(肝炎以外の症例)***
　***アレルギー性と中毒性は, 肝生検未施行例では薬物の種類, 量および臨床経過によって分類する

Ⅳ. その他の肝炎以外の症例：臨床経過に基づいて以下の成因に分類する
　Ⅳ-①　循環障害****
　Ⅳ-②　代謝性：Wilson 病, 神経性食欲不振症, 急性妊娠脂肪肝, Reye 症候群など
　Ⅳ-③　悪性腫瘍の肝浸潤
　Ⅳ-④　肝切除後ないし肝移植後肝不全
　Ⅳ-⑤　その他
　****肝切除後ないし肝移植後以外の術後肝不全, 感染症ないし DIC に伴う肝不全, 熱中症などは循環障害の病態を呈する場合が多いこ

とを考慮して分類する

Ⅴ．成因不明：十分な検査を実施したにも拘らず，上記の何れにも分類されない症例

Ⅵ．評価不能：十分な検査を実施されていないため，上記の何れにも分類されない症例

　この「急性肝不全」の新しい診断基準によって，肝組織学的に「肝炎」像を前提としなくなったので薬物中毒，循環不全，妊娠脂肪肝，代謝異常などによる急性の肝不全も「急性肝不全」に含まれるようになり，かつ，プロトロンビン時間 INR 1.5 以上(プロトロンビン時間約 50%相当)および先行する肝障害がないことなどの条件が追加されたことによって，欧米の"acute liver failure"という概念に近いものになった．

　しかし，現在の定義でも欧米の"acute liver failure"の定義の「26 週以内」に発症すること，「肝性脳症」をきたすこと，そして，「先行する肝硬変(肝障害ではない)が認められないこと」という3点は日本の「急性肝不全」の診断基準とは異なる．

　また，従来の「劇症肝炎」はこの新しい「急性肝不全」の診断基準によって「昏睡型急性肝不全」のうちプロトロンビン時間 40% 未満のものを指すこととなった．

　そして，肝不全は発症時期によって下記のように分類されることとなった．

❹ 肝不全の分類[1, 2]

急性肝不全	acute liver failure	発症後 8 週以内
遅発性肝不全	late onset hepatic failure；LOHF	8 週以降 24 週以内
慢性肝不全	chronic liver failure	24 週以降

　この慢性肝不全のうち肝機能が不可逆的に障害された状態を「肝硬変 cirrhosis」と呼ぶ．「肝硬変」はもともと肝臓の長期間のびまん性炎症の結果，肝の線維化が促進して，肝臓の小葉構造が破壊されて結節形成をきたした状態という病理学的な名称であるが，臨床的には厳格な診断基準はなく病状，検査所見および画像所見で診断されている．

　なお，肝硬変の臨床的分類は下記のような Child-Pugh の分類が用いられている．

● Child-Pugh の分類

	1点	2点	3点
脳症	ない	軽度	ときどき昏睡
腹水	ない	少量	中等度
血清ビリルビン値(mg/dL)	<2.0	2.0〜3.0	3.0<
血清アルブミン値(g/dL)	>3.5	3.5〜2.8	2.8>
プロトロンビン活性値(%)	>70	70〜40	40>

各項目のポイントを加算してその合計点で分類する．

分類	合計点
A	5〜6点
B	7〜9点
C	10〜15点

Child 分類では，プロトロンビン活性値の代わりに栄養状態を用いているが，現在ではより客観的な Child-Pugh の分類が一般的である．

❺ 肝不全へのアプローチ

肝不全には図 4-10-1 のようにアプローチする．

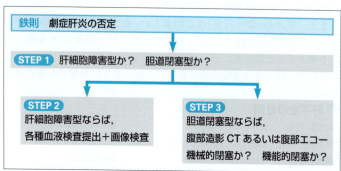

図 4-10-1. 肝不全へのアプローチのフロー・チャート

鉄則　劇症肝炎の否定

「劇症肝炎」と診断されたら，治療法として肝移植を行うことがあるので，肝移植を施行可能な施設への転送などを検討する．

STEP 1　肝細胞障害型か？　胆道閉塞型か？

肝不全のときまず異常肝酵素のパターンから肝細胞障害型か胆道閉塞型かに分類する．

STEP 2 肝細胞障害型ならば，各種血液検査提出＋画像検査

　肝細胞障害型肝不全の患者には，通常以下の各種血液検査を提出する．その血液検査項目は，最初に各種肝炎ウイルス検査（A，B，C型肝炎ウイルス，必要があればEBウイルスとサイトメガロ・ウイルス）を検査する．それらが陰性であればさらにANA（抗核抗体），AMA（抗ミトコンドリア抗体），銅，セルロプラスミン，フェリチン，α-1アンチトリプシンなどを検査する．また，腹部CTや腹部エコーなどで画像による評価も行う．

　薬剤性肝細胞障害型肝障害を疑うならば，疑わしい薬物を中止して肝機能をフォローすることもある．

STEP 3 胆道閉塞型ならば，腹部造影CTあるいは腹部エコー
　　　　　機械的閉塞か？　機能的閉塞か？

　胆道閉塞型肝不全ならば，腹部造影CTあるいは腹部エコーで機械的閉塞があるかどうかを確認する．機械的閉塞があればその原因を検索治療する．なお胆管の機械的閉塞部位は次頁の図4-10-2のように肝胆膵酵素の動向から推測できる．もしも画像で機械的閉塞がなければ機能的閉塞を考える．

　薬剤性胆道閉塞型肝障害を疑うならば，疑わしい薬物を中止して肝機能が改善するかどうかをフォローすることもある．

　<u>肝臓は細胞が再生する臓器であるので，細胞が再生しないと言われている脳・心臓・腎臓などの臓器と比較して，肝不全は侮られがちである．しかし，肝不全でも急激に肝硬変まで進行して不可逆的な肝硬変となることがあるので，筆者は経験的に劇症肝炎の他に自己免疫性肝炎の急性増悪およびアセトアミノフェン中毒は否定することにしている．</u>また，非アルコール性脂肪肝炎（NASH）も将来的に癌化する可能性があるので積極的に肝臓内科医にコンサルテーションしている．

❻ 問診

A. 現病歴

　全身倦怠感，黄疸，腹痛，発熱や皮膚瘙痒感がないかを聴く．マラリアやその他の感染症の可能性を考えて海外渡航歴やイノシシ生食などを聴く．

B. 既往歴

　肝障害や肝炎の既往歴を聞く．輸血歴，性交渉，海外旅行歴なども必要に応じて聴く．

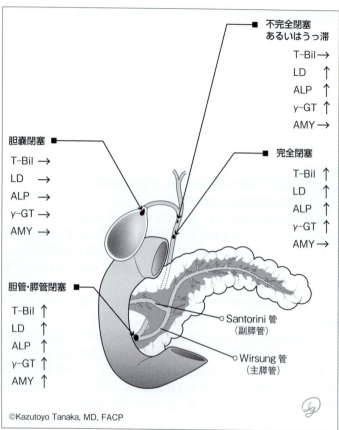

図 4-10-2. 肝胆膵酵素の動向による胆管閉塞部位の推測

C. 家族歴
家族に肝疾患の人がいないかを聴く．

D. 社会歴
飲酒歴などを聴く．

E. 薬物
肝障害を起こしうる薬物や食品を摂取していないかを聴く．

❼ 診察

A. バイタル・サイン

発熱があれば肝炎・胆管炎などが疑われる．

B. 診察

眼球結膜の黄染がないか？　皮膚にクモ状血管腫，手掌紅斑，女性化乳房や腹壁静脈怒張などがあれば慢性肝障害を疑う．Murphy's sign が陽性ならば胆嚢や胆道系疾患を疑う．

❽ アルコール性肝障害の診断[3)]

AST/ALT>2	陽性予測値 90% 以上
AST/ALT>3	陽性予測値 96% 以上

また，MCV>100，γ-GT 上昇，AST/ALT>2 がすべて揃えば，アルコール依存症・肝炎の存在を強く示唆するといわれている．<u>アルコール依存症の患者は飲酒歴を否定することがあるので，これらの所見はアルコール性肝炎の非常に重要な証拠となる．</u>

❾ ショック・リバー shock liver

ショックに伴う血圧低下によって肝血流が低下することによって肝細胞壊死が起こり，肝細胞障害型の肝機能不全を起こすことを通称ショック・リバーと呼ぶ．このショック・リバーは蘇生後の患者などに救命救急領域でしばしば見受けられる．通常特別な治療の必要はなくショックの回復とともに肝細胞も再生され自然に回復する．

❿ 肝不全の治療例

適応があれば肝移植や血液浄化療法

原則として対症療法，薬剤性を疑えば被疑薬中止

日本では以下の薬物を投与することがある
　　強力ネオミノファーゲンシー®(20 mL/A) 1 日 1 回 40〜60 mL　　点滴静注
　　ウルソ (ursodeoxycholic acid) (50 mg) 1 回 1 錠 1 日 3 回　経口　毎食後

文献

1) 持田　智：急性肝不全—概念，診断基準とわが国における実態—．日消誌 112：813-821, 2015.
2) 持田　智，滝川康裕，中山伸朗，他：〈レポート〉我が国における「急性肝不全」の概念，診断基準の確立：厚生労働省科学研究費補助金（難治性疾患克服研究事業）「難治性の肝・胆道疾患に関する調査研究」班，ワーキンググループ - Ⅰ，研究報告．肝臓 52：393-398, 2011.
3) 生坂正臣：日常診療のピットフォール⑪　隠し酒 MCV が教えてくれる．見逃し症例から学ぶ日常診療のピットフォール．医学書院，pp 81-83, 2003.

11 アミラーゼ amylase

❶ 基準値

アミラーゼはデンプンを加水分解する酵素で、主に膵臓と唾液腺で産生される。血中アミラーゼは通常膵疾患のスクリーニングとして用いられるが、血中アミラーゼは膵疾患以外でも上昇する。

> 基準値　44～132 IU/L（JSCC 標準化対応法）

❷ アプローチ

血中アミラーゼ高値には図 4-11-1 のようにアプローチする。

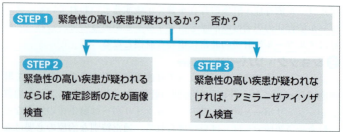

図 4-11-1．アミラーゼ高値へのアプローチのフロー・チャート

STEP 1　緊急性の高い疾患が疑われるか？　否か？

血中アミラーゼ高値は、次頁の表 4-11-1 のように膵炎の他に、消化管穿孔、子宮外妊娠破裂、急性卵管炎、腹部大動脈瘤破裂、憩室炎破裂、流行性耳下腺炎、外傷などの全身的侵襲やマクロアミラーゼ血症などで起こりうる。このうち、膵炎、消化管穿孔、子宮外妊娠破裂、急性卵管炎、腹部大動脈瘤破裂、憩室炎破裂などの疾患は緊急性の高い疾患である。症状や身体所見からこれらの疾患の可能性があれば、確定診断のために腹部造影 CT などの検査を行う。ここで、腹部造影 CT 検査を行うとき、診断が膵炎だけでなく、子宮外妊娠や卵管炎などの骨盤内の疾患の可能性も考慮して CT は骨盤まで撮影するようにする。

表 4-11-1. 高アミラーゼ血症の原因となる病態〔文献1)より〕

膵疾患
- 膵炎
- 膵炎の合併症(膵仮性囊胞, 膵膿瘍)
- 外傷(手術, ERCPを含む)
- 膵管閉塞
- 膵腫瘍
- 囊胞線維症

唾液腺疾患
- 感染(mumps)
- 外傷(手術を含む)
- 放射線照射
- 導管狭窄

消化管疾患
- 消化性潰瘍の穿通もしくは穿孔
- 腸管の穿通もしくは穿孔
- 腸間膜動脈の閉塞
- 虫垂炎
- 肝疾患(肝炎, 肝硬変)

婦人科疾患
- 子宮外妊娠の破裂
- 卵巣囊胞
- 骨盤感染

膵以外の腫瘍性病変
- 卵巣, 前立腺, 肺, 食道, 胸腺の充実性腫瘍
- 多発性骨髄腫
- 褐色細胞腫

その他
- 腎不全
- 腎移植
- マクロアミラーゼ血症
- 火傷
- アシドーシス(ケトン性, 非ケトン性)
- 妊娠
- 頭部外傷
- 薬剤性(モルヒネ, 利尿剤, ステロイド)
- 急性大動脈解離
- 術後(外傷以外)
- 食思不振, 神経性食思不振
- 特発性

Point 「アミラーゼ高値=膵炎」ではない

一般に「アミラーゼ高値=膵炎」と考えがちであるが,「心電図でST上昇=急性心筋梗塞」ではないように, 他の疾患もありうる. 血清アミラーゼの急性膵炎診断のための感度は67〜100%で特異度は85〜98%である.

Point アミラーゼ正常値でも膵炎を完全に否定できない

急性膵炎の診断のための血清アミラーゼの感度が82%と低いということは, 血清アミラーゼが正常でも急性膵炎は否定できないということである. 特に高トリグリセリド血症やアルコールによる膵炎では血清アミラーゼは正常であることがある. したがって, 臨床的に急性膵炎がどうしても疑われ血清アミラーゼが正常な場合には, 血中P型アミラーゼ, 尿中アミラーゼや血清リパーゼなどの検査を追加する必要がある.

STEP 2 緊急性の高い疾患が疑われるならば, 確定診断のため画像検査

血清アミラーゼ高値となる緊急性の高い疾患, すなわち, 膵炎, 消

化管穿孔，子宮外妊娠破裂，急性卵管炎，腹部大動脈瘤破裂，憩室炎破裂などは画像検査で確定診断できる．

STEP 3 緊急性の高い疾患が疑われなければ，アミラーゼアイソザイム検査

アミラーゼアイソザイムにはP型とS型があり，膵臓疾患以外は大部分S型が上昇する．また，マクロアミラーゼ血症の診断には，電気泳動法を用いてもよい．

❸ 問診

A. 現病歴

腹痛，背部痛，嘔気・嘔吐，下痢，便秘，不正出血などの症状がないか聴く．

B. 既往歴

胆石，消化性潰瘍，ピロリ菌除菌歴，子宮外妊娠などの既往歴を聴く．

C. 社会歴

アルコール歴などを聴く．

D. 薬物

高アミラーゼ血症を起こしうる薬物を摂取していないかチェックする．

❹ 診察

A. バイタル・サイン

ショックや発熱はないかチェックする．

B. 診察

腹部所見で，Murphy's signや腹膜刺激徴候がないかをチェックする．腹部に大動脈瘤が触知できないかもチェックする．必要があれば，婦人科診察や直腸診を考える．

❺ 急性膵炎の診断[1]

急性膵炎については，急性膵炎診療ガイドライン2015改訂出版委員会によって，2015年に急性膵炎診療ガイドライン2015第4版が出版されている．このガイドラインは，文献のレベルから検査や治療の推奨度までもが記載されている非常に信頼性の高いガイドラインである．

ここでは，次頁の表4-11-2に急性膵炎の診断，重症度分類と治療をこのガイドラインから示す．

表 4-11-2. 急性膵炎の診断基準〔文献 2)より〕

1. 上腹部に急性腹痛発作と圧痛がある
2. 血中または尿中に膵酵素の上昇がある
3. 超音波,CT または MRI で膵に急性膵炎に伴う異常所見がある

上記 3 項目中 2 項目以上を満たし,他の膵疾患および急性腹症を除外したものを急性膵炎と診断する.ただし,慢性膵炎の急性増悪は急性膵炎に含める
注)膵酵素は膵特異性の高いもの(膵アミラーゼ,リパーゼなど)を測定することが望ましい

(厚生労働省難治性膵疾患に関する調査研究班 2008 年)

❻ 急性膵炎の重症度分類[1] (表 4-11-3)

表 4-11-3. 急性膵炎の重症度判定基準〔文献 2)より〕

予後因子(予後因子は各 1 点とする)
1. Base Excess≦−3 mEq/L,またはショック(収縮期血圧≦80 mmHg)
2. PaO_2≦60 mmHg(room air),または呼吸不全(人工呼吸管理が必要)
3. BUN≧40 mg/dL(or Cr≧2 mg/dL),または乏尿(輸液後も 1 日尿量が 400 mL 以下)
4. LDH≧基準値上限の 2 倍
5. 血小板数≦10 万/μL
6. 総 Ca≦7.5 mg/dL
7. CRP≧15 mg/dL
8. SIRS 診断基準*における陽性項目数≧3
9. 年齢≧70 歳

*SIRS 診断基準項目:(1)体温>38℃または<36℃,(2)脈拍>90 回/分,(3)呼吸数>20 回/分または $PaCO_2$<32 mmHg,(4)白血球数>12,000/μL か<4,000 mm^3 または 10% 幼若球出現

造影 CT Grade
1. 炎症の膵外進展度

前腎傍腔	0 点
結腸間膜根部	1 点
腎下極以遠	2 点

2. 膵の造影不良域
膵を便宜的に 3 つの区域(膵頭部,膵体部,膵尾部)に分け判定する

各区域に限局している場合、または膵の周辺のみの場合	0点
2つの区域にかかる場合	1点
2つの区域全体を占める、またはそれ以上の場合	2点

1+2 合計スコア

1点以下	Grade 1
2点	Grade 2
3点以上	Grade 3

重症の判定
①予後因子が3点以上、または②造影CT Grade 2以上の場合は重症とする

(厚生労働省難治性膵疾患に関する調査研究班 2008年)

❼ 急性膵炎の治療例[1]

経腸栄養(遅くとも入院後48時間以内に開始)(推奨度2, エビデンスレベルA)

原則としてTreitz靱帯を越えて空腸まで挿入した経腸栄養チューブによる経空腸栄養(推奨度2, エビデンスレベルB)

初期の十分な輸液投与(推奨度1, エビデンスレベルC)

原則として経鼻胃管留置は不要(推奨度1, エビデンスレベルA)

疼痛対策(推奨度1, エビデンスレベルB)

　レペタン®(buprenorphine hydrochloride)(0.3 mg/1.5 mL/A) 初回投与0.3 mg静注, 続いて2.4 mg/日の持続静脈内投与

軽症例

抗菌薬の予防的投与不要(推奨度1, エビデンスレベルA)

重症例

抗菌薬の予防的投与(推奨度2, エビデンスレベルB)

H_2受容体拮抗薬投与不要(推奨度2, エビデンスレベルA)

　過去には膵炎の治療は、膵外分泌刺激の回避のため絶食による膵臓の安静が鉄則であった。しかし、臨床疫学的研究によって絶食により予後が改善はしないということが判明した。重症例では、この他、選択的消化管除菌(SDD：selective decontamination of the digestive tract)、血液浄化療法や蛋白分解酵素阻害薬・抗菌薬膵局所動注療法

などを行うこともある.
　また,胆石性膵炎の場合には胆道結石に対する治療も行う.

文献
1) 急性膵炎診療ガイドライン 2015 改訂出版委員会(編):急性膵炎診療ガイドライン 2015　第 4 版. 金原出版, 2015.
2) 武田和憲, 大槻　眞, 北川元二, 他:急性膵炎の診断基準・重症度判定基準最終改訂案. 厚生労働科学研究補助金難治性疾患克服研究事業難治性膵疾患に関する調査研究, 平成 17 年度総括・分担研究報告書. pp 27-34, 2006.

12 CK creatine kinase

❶ 基準値

CK は以前には CPK（creatine phosphokinase）と呼ばれていた酵素で，クレアチンリン酸の合成・分解に関与する．CK は骨格筋，心筋と脳に大部分分布するため，骨格筋障害，心筋障害と脳疾患で CK は上昇する．

> 基準値　59〜248 U/L（男性），41〜153 U/L（女性）
> 　　　　（ともに JSCC 勧告法）

❷ アプローチ

CK 高値には図 4-12-1 のようにアプローチする．

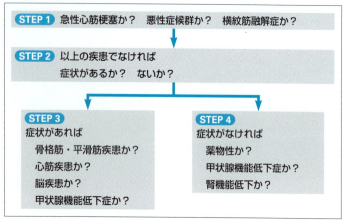

図 4-12-1．CK 高値へのアプローチのフロー・チャート

STEP 1　急性心筋梗塞か？　悪性症候群か？　横紋筋融解症か？

CK 高値となる疾患で致死的となりうるのは，急性心筋梗塞，悪性症候群と横紋筋融解症である．だから，まず CK 高値の原因がこれらの疾患でないかどうか臨床的に考える．実際には問診，診察，心電図や尿検査などから診断する．

> 鉄則　CK 高値ではまず急性心筋梗塞，悪性症候群と横紋筋融解症を否定する

> **STEP 2** 以上の疾患でなければ
> 症状があるか？ ないか？

急性心筋梗塞，悪性症候群と横紋筋融解症などの緊急性を要する疾患を除外したあと，症状があるかないかで区別する．

> **STEP 3** 症状があれば
> 骨格筋・平滑筋疾患か？
> 心筋疾患か？
> 脳疾患か？
> 甲状腺機能低下症か？

症状があれば高CK血症の原因が，骨格筋・平滑筋なのか心筋なのか脳なのかを考える．症状があればこのうちどれなのかを絞れる．高CK血症の原因が症状から判断できない場合には，CKアイソザイムを調べてもよい．

また，甲状腺機能低下症でもCKは上昇する．甲状腺機能低下症の症状があれば，甲状腺機能の検査をする．

> **STEP 4** 症状がなければ
> 薬物性か？
> 甲状腺機能低下症か？
> 腎機能低下か？

無症状の高CK血症の原因として頻度が高いのは薬物性である．抗精神病薬，脂質異常症治療薬などは副作用として高CK血症を起こす．これらは肉眼的血尿などの症状や尿潜血陽性などのミオグロビン尿の所見がない軽度なものであれば放置してもよい．

また，無症状でも年齢などから甲状腺機能低下症が強く疑われれば無症候性甲状腺機能低下症という病態もあるので，甲状腺機能の検査をする．また，腎機能低下による二次的なCK上昇もある．

❸ 問診

A. 現病歴

胸痛，外傷，打撲，筋肉痛，肉眼的血尿や乏尿がないかを聴く．甲状腺機能低下症を疑えば，全身倦怠感，無気力，便秘，体重増加などの症状も聴く．また，インフルエンザなどの感染症でも横紋筋融解症は起こるので，感冒などの症状がなかったかも聴く．

B. 既往歴

急性冠症候群のリスク・ファクタ，筋疾患などを聴く．

C. 社会歴

横紋筋融解症を起こすような運動や長期臥床をしたか？ アルコール飲酒歴なども聴く.

D. 薬物

悪性症候群を起こしたり CK を上昇させるような抗精神病薬, 脂質異常症治療薬などの薬物を服用していないかをチェックする.

❹ 診察

A. バイタル・サイン

低血圧はないか？ 発熱はないか？ をチェックする.

B. 診察

急性冠症候群を疑うときには, 胸部の聴診などの診察にフォーカスを当てる. 横紋筋融解症を疑うときには, 筋肉の挫滅がないかどうかを診察する. 筋肉の挫滅がある場合には compartment 症候群を合併していないかもチェックする. また, 長期臥床していた患者は褥瘡などがないかもチェックする.

❺ 悪性症候群 NMS：neuroleptic malignant syndrome[1]

1952 年, クロルプロマジンによる統合失調症の薬物療法が可能になったが, その 8 年後の 1960 年に Delay らが悪性症候群を抗精神病薬 neuroleptic によって惹起される高熱・筋強剛・意識障害などを呈する一連の症候群と定義した.

その後, 悪性症候群の原因薬物は, 抗精神病薬に限らないことが判明した. 現在では, 悪性症候群は向精神薬投与患者の約 0.2% に発症し, 投与開始後 1 週間前後の発症が多く, 1 か月以上経過してからの発症はまれで, 最近では死亡率は 10% 以下であるとされている.

病因については, 悪性症候群を誘発するほとんどの薬物が抗精神病薬であることや, パーキンソン病患者がドパミン作動薬の中断を契機に悪性症候群を発症する場合があることなどの理由から, ドパミン受容体遮断仮説やドパミン・セロトニン不均衡説などが提唱されている.

● 悪性症候群の診断

診断については, 次頁の表 4-12-1 の Caroff and Mann の診断基準が確定診断のために広く利用されている. 鑑別診断には, 悪性高熱症, セロトニン症候群, 熱中症, 髄膜炎・脳炎などがある.

表 4-12-1. Caroff and Mann による悪性症候群の診断基準(1993)

① 発症前7日以内の抗精神病薬の使用の既往
　〔デポ剤(長期間作用する注射薬)では発症の2～4週間の使用の既往〕
② 38℃以上の高熱
③ 筋強剛
④ 以下のうち5項目
　　意識障害　　　　　　　　尿失禁
　　頻脈　　　　　　　　　　CK値の上昇,あるいはミオグロビン尿
　　頻呼吸,あるいは低酸素症　白血球増加
　　発汗,あるいは流涎　　　　代謝性アシドーシス
　　振戦
⑤ 他の薬物性,全身性,または精神神経疾患の除外

■ 悪性症候群の初期治療例

原因薬物の中止
全身管理
ダントロレン投与　初回量
ダントリウム®(dantrolene sodium)(20 mg/V)　40 mg(2 V)を注射用水で溶解して点滴静注
ダントロレンが無効あるいは効果がない場合
パーロデル®(bromocriptine mesilate)(2.5 mg)　初回3錠(7.5 mg)経口あるいは経鼻胃管(保険適用外)

● 悪性高熱症 malignant hyperthermia

ハロタンとスキサメトニウムなどの麻酔薬によって同様の病態が発症する疾患を悪性高熱症 malignant hyperthermia と呼ぶ．日本での発症頻度は6万分の1例であり，病因はリアノジン受容体の遺伝子異常との関連が示唆されている．確定診断は Ca-induced Ca release(Caによる Ca 放出機構)またはカフェイン感受性の亢進によって行う．治療は悪性症候群と同様にダントロレンを投与する．この場合，初回量は1 mg/kg 静注で，悪性症候群と投与量が異なる．過去には致死的な疾患であったが，現在では麻酔時の原因不明の呼気終末二酸化炭素分圧の上昇による早期発見と，ダントロレン早期投与によって，死亡率は20%程度に低下した．

❻ 横紋筋融解症 rhabdomyolysis

横紋筋融解症の臨床症状としては，筋肉痛・筋力低下・ミオグロビン尿症が3主徴である．横紋筋融解症の診断は，高CK血症と肉眼的血尿あるいは尿潜血陽性などのミオグロビン尿を示唆する所見および

尿沈渣で赤血球がないことなどから臨床的に診断することが多い．横紋筋融解症には確立された診断基準はない．

> **Point**「高 CK 血症＝横紋筋融解症」ではない！

横紋筋融解症は**表 4-12-2** のように分類する．

表 4-12-2．横紋筋融解症の分類〔文献 2）を筆者改変〕

1) **外傷性**：クラッシュ症候群に代表される挫傷，労作（ジストニア，アテトーゼ，ミオクローヌス，舞踏病，羽ばたき振戦などの不随意運動），血栓や閉塞などの虚血，熱射病，挫傷，筋肉壊死
2) **非外傷性** 　A) 感染 　　a) ウイルス（サイトメガロ，単純ヘルペス，インフルエンザ，パラインフルエンザ，EB，コクサッキー A9・B5，エコー 9，アデノ） 　　b) 細菌（ブルセラ症，野兎病，Weil 病，肺炎球菌，溶連菌） 　B) 代謝障害（低 K 血症，低 P 血症，高 Na 血症，低 Na 血症），アシドーシス（糖尿病性，腎尿細管性），高血糖高浸透圧症候群，甲状腺機能障害，体重減少 　C) 筋疾患 　　a) 進行性筋ジストロフィー 　　b) 代謝性ミオパチー 　　　Ⅰ) 糖代謝障害：糖原病 　　　Ⅱ) 脂質代謝障害：カルニチン欠損症 　　　Ⅲ) 五炭糖代謝障害 　　　Ⅳ) プリン代謝障害 　　　Ⅴ) ミトコンドリア呼吸鎖障害 　　c) リアノジン受容体異常：悪性高熱症 　　d) 炎症性筋疾患：多発筋炎，皮膚筋炎 　D) 悪性症候群 　E) 薬剤性 　F) 毒素

表 4-12-2 のように電解質異常によっても横紋筋融解症は起こりうる．

横紋筋融解症では，ミオグロビン尿によって引き起こされる急性尿細管壊死による急性腎障害を起こすことがある．この横紋筋融解症による腎代替療法の必要性や死亡を予測する方法として，次頁の**表 4-12-3** のようなリスク・スコアが提唱されている[3]．

表 4-12-3. 横紋筋融解症におけるリスク・スコア〔文献 3)より〕

項目	スコア
50 歳＜年齢≦70 歳	1.5
70 歳＜年齢≦80 歳	2.5
80 歳＜年齢	3
女性	1
1.4≦初回クレアチニン(mg/dL)≦2.2	1.5
2.2＜初回クレアチニン	3
初回 Ca＜7.5 mg/dL	2
初回 CK＞40,000 IU/L	2
原因疾患が痙攣，失神，運動，スタチン，あるいは，筋炎以外	3
4.0＜初回リン(mg/dL)≦5.4	1.5
5.4＜初回リン(mg/dL)	3
初回重炭酸＜19 mEq/L	2

表 4-12-3 のリスク・スコアの合計が 5 点未満であれば，横紋筋融解症による死亡および腎代替療法の導入の可能性は 3% で，10 点より大きければその可能性は 59.2% となる．ここでリスク・スコア 5 点をカット・オフ値にすると，横紋筋融解症による死亡および腎代替療法の導入の陰性予測値は 97.0% で，陽性予測値は 29.6% となる．

この結果から筆者は横紋筋融解症の外来でのマネジメントは下記のようにしている．

リスク・スコア＜5 点	→	外来治療
5≦リスク・スコア≦10	→	相対的入院適応
10≦リスク・スコア	→	入院治療

> **Point** 「横紋筋融解症＝入院」ではない！
> 「高 CK 血症＝入院」ではない！

横紋筋融解症あるいは高 CK 血症の患者をすべて経過観察のために入院させることがあるが，上記のように急性腎障害の合併のリスクを考えると必ずしも入院が必要であるとはいえない．

■ 横紋筋融解症の治療例

> ヴィーン®F 500 mL＋メイロン®静注 8.4%（sodium bicarbonate）（20 mL/A）1 A　混注　時間尿 0.5 mL/kg/時を目標に大量に点滴する
> 電解質異常の是正
> 薬物性を疑うならば，原因となりうる薬物の中止

文献
1) 日域広昭, 山下英尚, 小鶴俊郎, 他：Ⅲ. 薬物副作用による神経・筋障害. 4. 悪性症候群. 日内会誌 96：1627-1633, 2007.
2) 市原靖子, 菊地博達：薬剤による横紋筋融解症の病態, 診断と治療. 日集中医誌 13：206-209, 2006.
3) McMahon GM, Zeng X, Waikar SS：A Risk Prediction Score for Kidney Failure or Mortality in Rhabdomyolysis. JAMA Intern Med. 173(19)：1821-1828, 2013. doi：10.1001/jama internmed.2013.9794.

13 凝固能検査 coagulation test

❶ 適応

通常の血液検査では凝固能検査は行わないが，以下のような場合には凝固能検査を行う．

1. 出血性疾患あるいは血栓性疾患を疑うとき
2. 抗凝固薬を投与するとき，あるいは，投与中に凝固能をモニタするとき
3. 肝機能障害のとき
4. DIC を疑うとき

❷ 凝固系のメカニズム[1-3]

正常な人体では，何らかの原因で血管が損傷を受け出血するとその損傷部位に血栓が形成され，一時的に血流が遮断され，血管壁が修復される．そして，血管壁が修復された後，血栓が溶解され血流が再開通し損傷前の血管が再現される．

この一連の過程で，血栓が形成される過程を凝固系，そして，血管修復後に血栓を溶解する過程を線溶系と呼ぶ．正常な人体ではこれら凝固系と線溶系のバランスがとれている．しかし，何らかの原因でこの2つのバランスが崩れると，人体に不要な血栓が形成される(血栓症)か，あるいは，出血が止まりにくくなる状態(出血性疾患)が起こる．

血栓の形成については，古典的には以下のような Virchow の三徴と呼ばれる条件がある．

● Virchow の三徴

血管損傷	injury
血液うっ滞	stasis
凝固能亢進	hypercoagulability

この Virchow の三徴とは，血栓が形成される条件には，血管が損傷を受けるか，血流がうっ滞しているか，あるいは，癌などで凝固能が亢進している状態が存在するかのいずれかが必要であるという経験則である．血管損傷による血栓の例には，中心静脈ラインに伴う血栓，血液うっ滞による血栓の例としては，心房細動による心房内血栓や長距離旅行による深部静脈血栓症，そして，凝固能亢進による血栓症としては，癌患者の深部静脈血栓症などが挙げられる．

臨床的には血友病などの出血性疾患よりも脳梗塞・急性冠症候群や深部静脈血栓症・肺塞栓のような血栓症の頻度のほうがはるかに高

い. 凝固能検査を行うときには, このような血栓症の治療目的に行うことが多い. そこで, 血栓生成のメカニズムについて概説する.

病理学的に「血栓」は以下の2過程に分類される.

● 血栓生成の2過程

白色血栓 white thrombus (血小板活性化・凝集)	→	赤色血栓 red thrombus (凝固系活性化・フィブリン網形成)

つまり, 血栓が形成されるときには, まず血小板が活性化・凝集して白色血栓が形成され, その後, 凝固系が活性化されてフィブリン網が形成され, それに赤血球が捕獲されて赤く見える赤色血栓が形成されるのである. そして, 人体の血管内血栓は, 心腔内血栓などの血管内血栓以外に, 脳梗塞や急性冠症候群などの動脈血栓と深部静脈血栓症・肺塞栓などの静脈血栓に大きく分類される. このうち, 動脈血栓は白色血栓が, 静脈血栓は赤色血栓が主体であるといわれている. したがって, 脳梗塞や心筋梗塞などの動脈血栓には血小板を抑制する抗血小板薬を使用し, 深部静脈血栓症・肺塞栓などの静脈血栓には抗凝固薬であるヘパリンやワルファリンなどを使用するのである. この治療方法の正当性はこのような基礎医学の理論からだけではなく, 臨床疫学のエビデンスからも立証されている.

● 血栓症の分類

動脈血栓	=	白色血栓	=	抗血小板薬
(脳梗塞や急性冠症候群)				(アスピリンなど)
静脈血栓	=	赤色血栓	=	抗凝固薬
(深部静脈血栓症・肺塞栓)				(ヘパリン, ワルファリンなど)

次に, 赤色血栓形成の主要なメカニズムである凝固系について概説する. 血液凝固系については, 従来, 次頁の図 4-13-1 のように内因系・外因系と共通系の3つに分類して, 内因系と外因系は独立して対等に理解されていた.

しかし, 従来から使用されてきたこの"cascade"あるいは"waterfall"と呼ばれる凝固モデルでは説明がつかないいくつかの臨床的症候が存在する. その説明のつかない臨床的症候の例としては, 次のようなものがある.

第Ⅷあるいは Ⅸ 因子が欠損している血友病では, 第Ⅷあるいは Ⅸ 因子が欠損して内因系が活性化されなくても, 内因系と独立した外因系が共通系を活性化して凝固が活性化されるために, 臨床的には「出血」の症状は起こらないはずである. しかし, 臨床的にはこの"cascade"

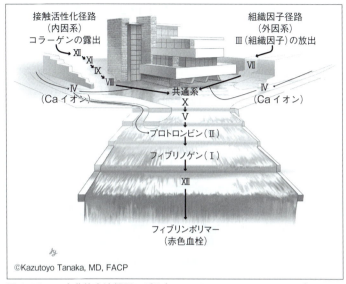

図 4-13-1. 古典的血液凝固モデル(cascade or waterfall model)

あるいは"waterfall"と呼ばれる凝固モデルの予測に反して,血友病では出血症状が起こっている.

また,第XI因子欠損症では,血友病と同じ内因系の凝固因子である第XI因子が欠損しているが,血友病と異なりなぜか出血症状をあまり呈さない.

このような基礎医学と臨床症候の乖離現象から,この"cascade"あるいは"waterfall"と呼ばれる凝固モデルはあくまで *in vitro* の反応であって実際の生体内の *in vivo* の凝固反応はこの"cascade"あるいは"waterfall"と呼ばれる凝固モデルとは異なるものである可能性があること,凝固反応は単なる凝固因子という蛋白質同士の化学的反応だけではなく,生体内の細胞と蛋白質が相互に関与していること,そして,従来の"cascade"あるいは"waterfall"と呼ばれる凝固モデルでは,内因系と外因系が独立・分離されて理解されていたが,生体内では内因系と外因系は独立・分離していないことなどの仮説が立てられた.

これらの新しい仮説に従って抜本的に凝固反応のモデルを改築したものが,2001年にHoffmanとMonroe IIIによって発表された「止血(凝固)の細胞基盤型モデル cell-based model of hemostasis (coagulation)」と呼ばれるモデルである[4]. 図 4-13-2 にこの新しい「止血(凝固)の細胞基盤型モデル cell-based model of hemostasis(coagulation)」を示す.

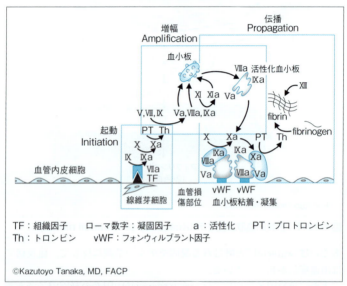

図 4-13-2. 止血(凝固)の細胞基盤型モデル〔文献 2, 4)の図より筆者作成〕

この「止血(凝固)の細胞基盤型モデル cell-based model of hemostasis(coagulation)」では,従来「内因系」・「外因系」と呼ばれていた系は,それぞれ「接触活性化経路 contact activation pathway」・「組織因子経路 tissue factor pathway」と呼ばれるようになっている.そして,この新しい「止血(凝固)の細胞基盤型モデル cell-based model of hemostasis(coagulation)」では,従来の外因系である「組織因子経路 tissue factor pathway」が,従来の内因系である「接触活性化経路 contact activation pathway」よりも強力な生理的経路であることが判明している.

この新しい「止血(凝固)の細胞基盤型モデル cell-based model of hemostasis(coagulation)」によって,第Ⅷあるいは Ⅸ 因子が欠損している血友病では出血症状が起こるが,第Ⅺ因子欠損症では出血症状が出現しないという事実が説明可能となった.図 4-13-2 のように活性化

血小板上のⅧaとⅨaは必須の過程であるが、Ⅺの活性化はなくても大きな支障はないことがわかる。このように新しい「止血（凝固）の細胞基盤型モデル cell-based model of hemostasis (coagulation)」は生体反応を説明することには優れている。しかし、実際に血液凝固系を理解して記憶するには、従来の"cascade"あるいは"waterfall"と呼ばれる凝固モデルのほうが簡便である。

なお、血液凝固因子はⅠ～ⅩⅢまであり、Ⅵはない。また、血液凝固因子は von Willebrand 因子とⅧ以外はすべて肝臓で産生される。von Willebrand 因子は血小板の前駆細胞である巨核球と内皮細胞で、そして、Ⅷは内皮細胞で産生される。

❸ 基準値

基準値		
APTT	30～40秒
PT	10～14秒
ACT	90～150秒

凝固能検査として通常、図4-13-1の古典的血液凝固モデルで通常接触活性化経路（内因系）・共通系凝固機能の評価として APTT (activated partial thromboplastin time, 活性化部分トロンボプラスチン時間) を、そして、組織因子経路（外因系）・共通系凝固機能の評価として PT (prothrombin time, プロトロンビン時間) を測定する。

ここで、PTを経口ワルファリンのコントロールの指標として用いるとき、PTは検体保存によってⅤ因子が失活しやすく測定値にばらつきが出るなどの欠点があった。

しかし、1983年に WHO が PT の絶対規格として INR (International Normalized Ratio) を提唱した。この INR は、世界中いつどこで計測した値でも比較可能な世界共通基準である。これ以後ワルファリンのコントロールは INR で行われ、多くの疾患は INR を 2.0～3.0 の治療域にコントロールされている。

組織因子経路（外因系）の凝固能検査については INR のように国際規格化されたが、接触活性化経路（内因系）の凝固能検査については国際規格化は成功していない。また、接触活性化経路（内因系）凝固能検査では、上記の APTT 以外に ACT (activated clotting time, 活性化全血凝固時間) を用いることもある。ACT 測定は、1966年に Hattersley により最初に提唱された。この ACT 測定は、人工心肺装置、CHDF (continuous hemodiafiltration), IABP (intraaortic balloon pumping, 大動脈内バルーンポンピング)あるいは PCPS (percutaneous cardiopulmonary support, 経皮的心肺補助)などの医療機器使用時に, APTT よりも迅速に結果が得られるため, ヘパリンのコントロール目的で臨床上用いられる. 現在ではヘパリン以外の抗凝固薬のコントロール目的でも用いられている.

以下に参考のために, ワルファリンとヘパリン使用時の各種凝固能検査値の目標を示す.

● ワルファリンとヘパリンのコントロールの目標例

ワルファリン(疾患により目標値が異なるので注意)
  INR： 2.0〜3.0
  PT 活性値：15〜30%
ヘパリン
  APTT： 45〜70 秒
  ACT： 150〜200 秒(一般に)
    CHDF 機械内 200〜250 秒
       生体内 <150 秒
    IABP weaning 時 150 秒程度
    PCPS 160〜180 秒

これらのコントロール目標値は疾患・抗凝固薬の種類・患者の病状あるいは施設により微妙に異なるので, 目標値は個々の症例で毎回必ず確認すること.

❹ アプローチ

凝固能異常では通常凝固能検査の値は延長する. 凝固能検査値が延長している場合には, 次頁の図 4-13-3 のようにアプローチする.

STEP 1 検体の取り違えはないか？ 抗凝固薬の使用はあるか？

凝固能異常を見たときには, まず最初に検体の取り違えがないか, あるいは, 抗凝固薬を使用している患者ではないかを確認する.

STEP 2 出血傾向の既往や家族歴はあるか？

STEP 1 が否定されれば, 次に幼少時から出血傾向の既往がないか, あるいは, 家族に出血性疾患の人がいないかどうかを聴く. もしもこれらがあれば, 先天性出血性疾患を疑い, 血小板無力症を含めて疑われる凝固因子欠損症などの検査を行う.

STEP 3 なければ

肝硬変か？ 抗リン脂質抗体症候群か？ DIC か？
血球貪食性リンパ組織球症か？ 後天性凝固異常症か？ その他

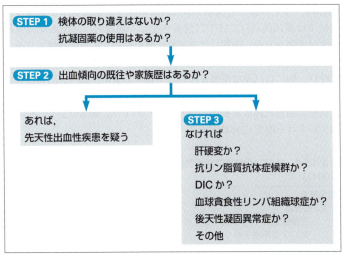

図 4-13-3. 凝固能延長へのアプローチのフロー・チャート

　もしも，抗凝固薬の服用がなく，出血性疾患も否定的であれば，肝硬変か，抗リン脂質抗体症候群か，DIC か，血球貪食性リンパ組織球症か，後天性凝固異常症が頻度的に考えられる．確定診断するために臨床的に疑われる疾患の検査を行う．

　特に，凝固能のうち APTT が延長していて臨床的に「出血」ではなく「血栓」の症候がある場合には，抗リン脂質抗体症候群の可能性が強い．

　また，出血症状があり APTT のみ延長している場合には，Ⅷ因子に対するインヒビターの出現による後天性血友病 A などの後天性凝固異常症を疑う[5]．後天性凝固異常症には後天性 von Willebrand 病も含まれるので，必要があれば出血時間および von Willebrand 因子活性も提出する．出血症状があり，PT も APTT も正常な場合には，ごくまれに XIII 因子欠乏症である後天性血友病 XIII（13）という疾患もある[6]．

❺ 抗リン脂質抗体症候群（APS）[7]

　抗リン脂質抗体症候群（APS：antiphospholipid antibody syndrome）とは，臨床的に動静脈血栓症，習慣流産，血小板減少などを認め，かつ，血中にリン脂質に対する抗体を認める自己免疫疾患で，1985 年

Hughes, GRV によって提唱された．この抗リン脂質抗体症候群は検査値では凝固能(特に APTT)延長を呈し，理論的には出血傾向を起こすはずであるが，実際には逆説的に血栓を起こす．全身性エリテマトーデス(SLE)に伴うものを SLE に合併した抗リン脂質抗体症候群と呼び，他に自己免疫疾患を伴わないものを原発性抗リン脂質抗体症候群と呼ぶ．

抗リン脂質抗体症候群の診断基準については，**表 4-13-1** の札幌基準・シドニー改変(2004)がある．

表 4-13-1．抗リン脂質抗体症候群診断基準案〔札幌基準，シドニー改変(2004)〕

臨床所見
1. 血栓症 　　画像診断，ドップラー検査または病理学的に確認されたもので，血管炎による閉塞を除く
2. 妊娠合併症 　a. 妊娠 10 週以降で，他に原因のない正常形態胎児の死亡，または 　b. 妊娠中毒症，子癇または胎盤機能不全による妊娠 34 週以前の形態学的異常のない胎児の 1 回以上の早産，または 　c. 妊娠 10 週以前の 3 回以上つづけての形態学的，内分泌学的および染色体異常のない流産
検査基準
1. 標準化された ELISA 法による IgG または IgM 型抗カルジオリピン抗体(中等度以上の力価または健常人の 99%-tile 以上)
2. IgG または IgM 型抗 β_2-グリコプロテイン I 抗体陽性(健常人の 99%-tile 以上)
3. 国際血栓止血学会のループスアンチコアグラントガイドラインに沿った測定法で，ループスアンチコアグラントが陽性

臨床所見の 1 項目以上が存在し，かつ検査項目のうち 1 項目以上が 12 週の間隔をあけて 2 回以上証明されるとき抗リン脂質抗体症候群と分類する．

もともと診断基準にあった「血小板減少症」は 1998 年の札幌基準で除外された．

❻ 播種性血管内凝固(DIC)の診断[8, 9]

播種性血管内凝固(DIC：<u>d</u>isseminated <u>i</u>ntravascular <u>c</u>oagulation)の最初の症例は，1901 年 DeLee らが胎盤早期剝離に致死的な出血を合併した症例を temporary haemophilia として報告したことに始まる．1951 年 Schneider CL が，胎盤早期剝離により，圧迫され壊死を起こした胎盤に由来する物質が，血中で凝固系を活性化し，微小血栓を

形成しフィブリノゲンの消費を惹起する可能性を示した．これが「DICとは全身性の微小血栓形成により出血と臓器障害を引き起こす病態である」という現在のDICの概念の基礎となった．

DICの診断基準としては，1988年の旧厚生省DIC研究班の診断基準が日本では広く用いられてきた．

また，2001年には国際血栓止血学会（ISTH：International Society of Thrombosis and Haemostasis）からovert DIC診断基準とnon-overt DIC診断基準が提示され国際的に広く用いられている．

しかし，2005年日本救急医学会DIC特別委員会から「急性期DIC診断基準」が新しいDICの診断基準として提唱された．この「急性期DIC診断基準」以前の1988年の旧厚生省DICの診断基準では，DICは単に「DIC＝全身性凝固線溶異常」と考えられていたが，この「急性期DIC診断基準」では，生体反応において凝固線溶反応と炎症反応が密接に連関するという事実をふまえて，「DIC＝全身性炎症反応＋全身性凝固線溶異常」として定義されている〔第8部 感染症検査 6. 敗血症の章（→446頁）参照〕．

表4-13-2に「急性期DIC診断基準」を示す．

表4-13-2. 急性期DIC診断基準（2005）〔文献10, 11）より〕

a. 基礎疾患（すべての生体侵襲はDICを引き起こすことを念頭におく） 1. 感染症（すべての微生物による） 2. 組織損傷 　　　外傷 　　　熱傷 　　　手術 3. 血管性病変 　　　大動脈瘤 　　　巨大血管腫 　　　血管炎 4. トキシン/免疫学的反応 　　　蛇毒 　　　薬物 　　　輸血反応（溶血性輸血反応，大量輸血） 　　　移植拒絶反応 5. 悪性腫瘍（骨髄抑制症例を除く） 6. 産科疾患 7. 上記以外にSIRSを引き起こす病態 　　　急性膵炎 　　　劇症肝炎（急性肝不全，劇症肝不全）

ショック/低酸素
熱中症/悪性症候群
脂肪塞栓
横紋筋融解
他
8. その他

b. 鑑別すべき疾患および病態，診断に際して DIC に似た検査所見・症状を呈する以下の疾患および病態を注意深く鑑別する
  1. 血小板減少
    イ) 希釈・分布異常
      1)大量出血, 大量輸血・輸液, 他
    ロ) 血小板破壊の亢進
      1)ITP, 2)TTP/HUS, 3)薬剤性(ヘパリン, バルプロ酸等), 4)感染(CMV, EBV, HIV 等), 5)自己免疫による破壊(輸血後, 移植後など), 6)抗リン脂質抗体症候群, 7)HELLP 症候群, 8)SLE, 9)体外循環, 他
    ハ) 骨髄抑制，トロンボポイエチン産生低下による血小板産生低下
      1)ウイルス感染症, 2)薬物など(アルコール, 化学療法, 放射線療法等), 3)低栄養(ビタミン B_{12}, 葉酸), 4)先天性/後天性造血障害, 5)肝疾患, 6)血球貪食症候群(HPS), 他
    ニ) 偽性血小板減少
      1)EDTA によるもの, 2)検体中抗凝固剤不足, 他
    ホ) その他
      1)血管内人工物, 2)低体温, 他
  2. PT 延長
    1)抗凝固療法, 抗凝固剤混入, 2)ビタミン K 欠乏, 3)肝不全, 肝硬変, 4)大量出血, 大量輸血, 他
  3. FDP 上昇
    1)各種血栓症, 2)創傷治癒過程, 3)胸水, 腹水, 血腫, 4)抗凝固剤混入, 5)線溶療法, 他
  4. その他
    1)異常フィブリノゲン血症, 他

c. SIRS の診断基準

体　　温	>38℃あるいは<36℃
心 拍 数	>90/分
呼 吸 数	>20 回/分あるいは $PaCO_2$<32 mmHg
白血球数	>12,000/μL あるいは<4,000/μL あるいは幼若球数>10%

d. 診断基準

	SIRS	血小板（μL）	PT比	FDP（μg/mL）
0	0〜2	≧12万	<1.2 <秒 ≧%	<10
1	≧3	≧8万, <12万 あるいは24時間以内に30%以上の減少	≧1.2 ≧秒 <%	≧10, <25
2	—	—	—	—
3	—	<8万		≧25
		あるいは24時間以内に50%以上の減少		

DIC　4点以上

注意
1) 血小板数減少はスコア算定の前後いずれの24時間以内でも可能
2) PT比（検体PT秒/正常対照値）ISI＝1.0の場合はINRに等しい．各施設においてPT比1.2に相当する秒数の延長または活性値の低下を使用してもよい
3) FDPの代替としてD-dimerを使用してよい．各施設の測定キットにより以下の換算表を使用する

e. D-dimer/FDP換算表

測定キット名	FDP 10 μg/mL	FDP 25 μg/mL
	D-dimer（μg/mL）	D-dimer（μg/mL）
シスメックス	5.4	13.2
日水	10.4	27.0
バイオビュー	6.5	8.82
ヤトロン	6.63	16.31
ロッシュ	4.1	10.1
第一化学	6.18	13.26

　この急性期DIC診断基準は，早期診断のためDIC過剰診断してしまう危険性がある．例えば肝硬変患者のSIRSをDICと診断してしまうことなどがありうるので注意が必要である．

　DICの診断基準には上記の旧厚生省DIC研究班の診断基準，国際血栓止血学会のovert DIC診断基準，そして，日本救急医学会の急性

期DIC診断基準の代表的な3つの診断基準が存在する．DICの診断にはゴールド・スタンダードが存在しないため，異なるDICの診断基準を比較評価するのは不可能であるという意見もあるが，ある報告によるとそれぞれの診断基準の診断率は，旧厚生省DIC研究班の診断基準40.2%，国際血栓止血学会のovert DIC診断基準34.6%，そして，日本救急医学会の急性期DIC診断基準70.5%であったという．

また，日本救急医学会の急性期DIC診断基準については多くのvalidation studyが行われていて，感度が高いが，旧厚生省DIC研究班の診断基準と国際血栓止血学会のovert DIC診断基準と比較して特異度が低いこと，多臓器障害や死亡の予測に優れていること，そして，スコアの変化が28日死亡率に反映されることなどが判明している．

このように多数のvalidation studyで信頼度が保証されていて，かつ，臨床現場で簡便で実用的な日本救急医学会の急性期DIC診断基準を筆者はDICの診断基準として使用している．

これらの診断基準とは別に，2014年に日本血栓止血学会によって「日本血栓止血学会DIC診断基準暫定案」が発表された．しかし，この診断基準はまだvalidation studyが行われていないこと，そして，臨床現場では煩雑過ぎて非実用的であることなどの理由から筆者は使用していないので本書では掲載しない．

❼ 播種性血管内凝固（DIC）の病型[9,12]

DICの病型は下表のように臨床的に3つに分類される．

病型	症状	基礎疾患
基本型	臓器症状あるいは出血症状	固形癌
感染症型	臓器症状	敗血症
造血障害型	出血症状	急性前骨髄球性白血病 腹部大動脈瘤

❽ 播種性血管内凝固（DIC）の治療例[12-14]

■ 基本型（出血症状がある場合）

血小板数　50,000/μLを目標に，血小板輸血
　濃厚血小板　10単位　2時間で輸血
フィブリノゲン　150あるいは100 mg/dLおよびPT比1.7を目標に新鮮凍結血漿を1回あたり8〜12 mL/kg輸血
　新鮮凍結血漿FFP　5単位（450 mL）　2時間で輸血

■ 感染症型

> 必要があれば，リコモジュリン®(thrombomodulin alfa) 380 U/kg　1日1回　点滴静注　30分かけて　7日間未満
>
> アンチトロンビン70%以下の場合には，ヘパリン持続点滴静注(通常1日10,000単位．500単位/時を超えない)のもとに
>
> ノイアート®(human anti-thrombin Ⅲ) 1,500 IU(または30 IU/kg)　1日1回緩徐に静注　5日間

感染症に伴うDICの治療の詳細については，日本血栓止血学会学術標準化委員会DIC部会ガイドライン作成委員会による『科学的根拠に基づいた感染症に伴うDIC治療のエキスパートコンセンサス』を参照のこと．

■ 造血障害型

また，造血障害型では，十分な抗凝固療法や新鮮凍結血漿の補充の後に以下の抗線溶療法が有益なことがある．ただし，線溶が亢進している場合以外は禁忌であるので注意が必要である．

> トランサミン®(tranexamic acid) (250 mg/5 mL/A) 500～2,500 mg(5～25 mL/1～5 A)を点滴静注

❾ 血球貪食性リンパ組織球症/血球貪食症候群(HLH/HPS)

Hemophagocytic Lymphohistiocytosis/Hemophagocytic syndrome[15, 16)

血球貪食症候群(HPS)は，発熱を主症状とした活性化マクロファージによる血球貪食を特徴とする症候群である．この血球貪食症候群は，組織球であるマクロファージの異常と考えられてきた．しかし，血球貪食症候群の本態である制御不能な活性化マクロファージは，マクロファージ自体の異常で発症するのではなく，活性化マクロファージを除去するはずのNK細胞や細胞傷害性T細胞が何らかの原因で活性化マクロファージを除去できなくなったために発症することが近年判明した．つまり，血球貪食症候群は活性化マクロファージの暴走自体が原因で発症するのではなく，NK細胞や細胞傷害性T細胞が何らかの原因で活性化マクロファージを除去できなくなったことが真の原因で発症するのであって，活性化マクロファージの暴走は結果であることが判明したのである．したがって，血球貪食症候群の病因の本質はマクロファージという組織球ではなく，むしろNK細胞や細胞傷害性T細胞などのリンパ球にあるので，従来「血球貪食症候群(HPS)」という名称は「血球貪食性リンパ組織球症(HLH)」と呼ばれるようになっている．

そして，この「血球貪食性リンパ組織球症」の本質は，サイトカイン過剰分泌(cytokine storm)による制御不能な免疫活性化であることが明らかになったため，その結果である従来「血球貪食症候群」に特徴的であるとされた病理的な「血球貪食像」は診断のために必須所見ではなくなった．

この血球貪食性リンパ組織球症は，単一遺伝病である一次性血球貪食性リンパ組織球症と，感染症・悪性腫瘍・自己免疫疾患などに合併する二次性血球貪食性リンパ組織球症に分類される．

症候としては，発熱・皮疹・中枢神経症状・肝脾腫・リンパ節腫脹・血球減少症・肝機能障害・高LD血症・高フェリチン血症・可溶性IL-2受容体高値・高トリグリセリド血症・凝固能異常などである．これらの症候を認めたときには，積極的に本症を疑うことが大切である．

● 血球貪食性リンパ組織球症(HLH)の診断基準(HLH-2004)

以下のAまたはBのいずれかを満たせばHLHと診断する
A. 家族性HLHに一致した遺伝子異常，または家族歴を有する B. 下記8項目のうち5項目を満たす 　1. 発熱の持続(7日以上，ピークが38.5℃以上) 　2. 脾腫(季肋下3cm以上) 　3. 血球減少(末梢血で2系統以上の減少，骨髄の低形成・異形成によらない) 　　好中球<1,000/μL，ヘモグロビン<9.0g/dL，血小板<10万/μL 　4. 高トリグリセリド血症および/または低フィブリノゲン血症 　　トリグリセリド≧265mg/dL(空腹時) 　　フィブリノゲン≦150mg/dL 　5. 骨髄，脾臓，リンパ節に血球貪食像をみる．悪性を示す所見がない 　6. NK活性の低下 　7. 高フェリチン血症(≧500ng/mL) 　8. 高可溶性IL-2受容体血症(≧2,400U/mL)

治療については，実際には血液内科にコンサルテーションするか，あるいは，化学療法が可能な施設に転院して行うべきである．

文献
1) 青木延雄：血栓の話　出血から心筋梗塞まで．中公新書，2000.
2) Leung LLK：Overview of hemostasis. UpToDate®, 2017.

3) Marino PL : 19. Platelets and Plasma. The ICU Book. 4th ed. Wolters Kluwer Health, Philadelphia, pp 369-390, 2014.
4) Hoffman M, Monroe Ⅲ DM : A Cell-based Model of Hemostasis. Thromb Haemost 85 : 958-65, 2001.
5) 毛利 博：Ⅳ. 後天性疾患の診断と治療 4. 後天性凝固異常症. 日内会誌 98：1648-1654, 2009.
6) 一瀬白帝：後天性血友病ⅩⅢ(13)（出血性後天性凝固第13因子欠乏症）とは？ 日内会誌 99：1934-1943, 2010.
7) 渥美達也：特集 自己免疫性血液疾患：診断と治療の進歩 Ⅱ. 鑑別診断 1. 特発性血小板減少性紫斑病（免疫性血小板減少症）と抗リン脂質抗体症候群. 日内会誌 103：1580-1585, 2014.
8) 早川峰司：播種性血管内凝固症候群 各診断基準の特性と治療薬の動向. INTENSIVIST 7：231-239, 2015.
9) 関 義信：播種性血管内凝固症候群(DIC) 診断と治療は基礎疾患により考慮される. Hospitalist 3：930-940, 2015.
10) 丸藤 哲, 的場敏明, 江口 豊, 他：学会通信 急性期DIC診断基準 多施設共同前向き試験結果報告. 日救急医会誌16：188-202, 2005.
11) 日本救急医学会DIC特別委員会：急性期DIC診断基準第二次多施設共同前向き試験結果報告. 日救急医会誌18：237-272, 2007.
12) 丸山征郎, 坂田洋一, 和田英夫, 他：日本血栓止血学会学術標準化委員会DIC部会ガイドライン作成委員会 科学的根拠に基づいた感染症に伴うDIC治療のエキスパートコンセンサス. 日血栓止血会誌 20：77-113, 2009.
13) 丸山征郎, 坂田洋一, 丸藤 哲, 他：日本血栓止血学会学術標準化委員会DIC部会ガイドライン作成委員会 科学的根拠に基づいた感染症に伴うDIC治療のエキスパートコンセンサスの追補. 日血栓止血会誌 25：123-125, 2014.
14) 樋口敬和：DIC〈disseminated intravascular coagulation：播種性血管内凝固〉. 日内会誌101：3256-3260, 2012.
15) 森本 哲：血球貪食性リンパ組織球症/血球貪食症候群 抗菌薬不応性の持続性発熱をみたら本症を鑑別に挙げ, フェリチンを測定. INTENSIVIST 7：343-351, 2015.
16) McClain KL, Eckstein O：Clinical features and diagnosis of hemophagocytic lymphohistiocytosis. UpToDate®, 2017.

14 循環器系マーカー cardiac markers

❶ トロポニン[1]（保険点数　心筋トロポニン T 120 点）

心筋細胞が虚血状態になり細胞膜が傷害されると，最初に心筋の細胞質中に存在する可溶性分画マーカーが血中に流出する（早期マーカー）．その後さらに心筋細胞が傷害されると，心筋細胞内の筋原線維が蛋白分解酵素によって分解されて筋原線維蛋白が血中に流出する（後期マーカー）．早期マーカーは診断感度が高いが診断特異度が低く，逆に後期マーカーは診断感度は低いが診断特異度は高くなるので，正確な診断のためには感度が高い早期マーカーと特異度が高い後期マーカーの 2 種類の検査を行わなければならない．

ところが，トロポニンは心筋傷害の早期マーカーであると同時に後期マーカーであるので，診断の感度および特異度がともに高いという利点がある．このためトロポニンは 1 つの検査で感度と特異度がともに高いために，現在では臨床上日常的に使用されるようになった．

トロポニンには C, I, T の 3 種類があるが，心筋に特異的なのは I と T であるので，I と T が臨床的に用いられる．

特に 2000 年 9 月に ESC/ACC（European Society of Cardiology/American College of Cardiology）により，急性冠症候群の生化学的診断基準の第一選択がそれ以前の CK, CK-MB からトロポニンに変更されてから，トロポニンは急性冠症候群の診断に必須の検査項目となった．そして，日本では 2014 年の診療報酬改定で心筋梗塞の診療報酬算定のためにトロポニンの測定が必須となっている．

さらに 2014 年 AHA/ACC, 2015 年 ESC の非 ST 上昇 ACS ガイドラインでは，トロポニンの検査については高感度トロポニンの測定が推奨された．この高感度トロポニンは，トロポニン T が 0.003 ng/mL まで検査可能なもので現在日本でも使用されている．

各種高感度トロポニンの急性冠症候群の診断のための ROC 曲線下面積 AUC 値を次頁の表 4-14-1 に示す．

表 4-14-1. 各種高感度トロポニンの急性冠症候群の診断のための ROC 曲線下面積 AUC 値〔文献 2〕より〕

	Abbot-Architect 高感度トロポニン I	ロシュ高感度トロポニン T	ロシュトロポニン I	シーメンストロポニン I ウルトラ
急性心筋梗塞全体	0.96 (0.94～0.98)	0.96 (0.94～0.98)	0.95 (0.92～0.97)	0.96 (0.94～0.98)
亜急性心筋梗塞(発症3時間以内)	0.93 (0.88～0.99)	0.92 (0.87～0.97)	0.92 (0.86～0.99)	0.94 (0.90～0.98)
NSTEMI	0.96 (0.93～0.98)	0.96 (0.94～0.98)	0.95 (0.92～0.98)	0.96 (0.93～0.98)
STEMI	0.96 (0.94～0.98)	0.96 (0.94～0.98)	0.95 (0.90～0.99)	0.97 (0.95～0.99)
不安定狭心症	0.65 (0.59～0.71)	0.76 (0.71～0.81)	0.56 (0.50～0.63)	0.68 (0.62～0.74)

注) NSTEMI：非 ST 上昇型心筋梗塞, STEMI：ST 上昇型心筋梗塞, カッコ内の数字は 95％ 信頼区間

このように各種高感度トロポニンは不安定狭心症以外の診断については高い ROC 曲線下面積 AUC 値を示す. 従来の心筋壊死のマーカーである CK-MB とミオグロビンの ROC 曲線下面積 AUC 値がそれぞれ 0.88(0.85～0.92)と 0.84(0.80～0.88), そして, 通常のトロポニンの ROC 曲線下面積 AUC 値が 0.90(0.86～0.94)であることと比較するといかに各種高感度トロポニンの ROC 曲線下面積 AUC 値が高いかが分かる. そして, これらの各種高感度トロポニンは, 男女差はなく, 年齢 70 歳以上, そして, 腎障害および eGFR 60 mL/分/1.73 m² 未満の患者にも適応可能である. また, 各種高感度トロポニンの ROC 曲線下面積 AUC 値は発症後から時間が経過するにつれて上昇するので, 発症 2 時間以内の早期の患者から発症後 10 時間以上の患者まで広く使用可能である.

参考のために急性心筋梗塞診断のための各種高感度トロポニンの検査特性を次頁の**表 4-14-2** に示す.

表4-14-2. 急性心筋梗塞診断のための各種高感度トロポニンの検査特性
〔文献2)より〕

高感度トロポニン	感度 (%)	特異度 (%)
Abbott-Architect 高感度トロポニン I Cut off 値：0.028 ng/mL	86 (79〜92)	92 (90〜94)
ロシュ高感度トロポニン T Cut off 値：0.014 ng/mL	95 (90〜98)	80 (77〜83)
ロシュトロポニン I Cut off 値：0.160 ng/mL	84 (76〜90)	94 (91〜95)
シーメンストロポニン I ウルトラ Cut off 値：0.040 ng/mL	89 (82〜94)	92 (89〜94)

注) カッコ内の数字は95%信頼区間

ロシュ・ダイアグノスティックス社の高感度トロポニンTでは，0.014 ng/mL を rule out 値，0.1 ng/mL を rule in 値としている．

このように，高感度トロポニンは急性心筋梗塞診断のための感度は非常に高いがそれでも100%ではないので，高感度トロポニンが陰性だからといって急性心筋梗塞である可能性を100%否定できない．そのため，現在救急室で急性心筋梗塞の可能性をできる限り少なくするために，急性心筋梗塞と初診時に診断されなかった高リスク患者に，高感度トロポニンを数時間後に再検して急性心筋梗塞を拾い上げるいくつかのプロトコールが存在する．そのうちの1つを次頁の図4-14-1に紹介する．

図4-14-1に示したアルゴリズムの結果は，受診時の高感度トロポニンTの値と1時間以内の高感度トロポニンTの絶対的変化で心筋梗塞疑いの患者を鑑別するもので，欧州での多施設前向き臨床研究で実証された結果である．ちなみに，米国では高感度トロポニン検査は実用化されていないので，このような臨床研究は行われていない．

また，トロポニンが陽性であるが急性心筋梗塞以外の疾患を考えるときには，トロポニンが偽陽性となる病態には下記のような病態を検討する．

● トロポニン偽陽性の病態[4]

心不全，心筋炎，ショック，大動脈解離，脳卒中，肺塞栓，急性呼吸促迫症候群，敗血症，頻脈性不整脈，電気的除細動，マラソンなどの強度運動後，腎疾患など

現在ではトロポニンはこのように心筋傷害の診断に有用なだけでは

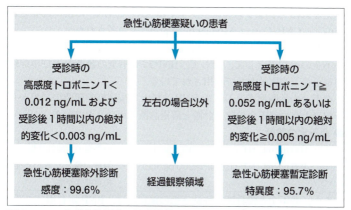

図 4-14-1. 急性心筋梗塞の迅速診断のための 1 時間アルゴリズム
〔文献 3) より〕

なく,心筋傷害の範囲,予後,再梗塞なども評価できることも判明している.トロポニンはまさに心筋傷害評価のゴールド・スタンダードとなっているのである.

❷ BNP/NT-proBNP[5] (保険点数 BNP 136 点,NT-proBNP 140 点)

心房細胞のなかには組織学的に顆粒が存在して,その顆粒は長らくホルモンではないかと考えられていた.その顆粒にナトリウム利尿作用があることが確認されて,1984 年には旧宮崎医大の松尾・寒川がその顆粒の単離・精製に成功し,心房性ナトリウム利尿ペプチド(ANP:atrial natriuretic peptide)と命名した.

この心房性ナトリウム利尿ペプチドの発見は当時世界に衝撃を与えた.なぜならば,それまで心臓は 1628 年の William Harvey の『動物における心臓と血液の運動の解剖学』以後全身に血液を送る単なるポンプと考えられていたが,この発見はその循環器臓器であるはずの心臓が何とホルモンを産生していることを示したからに他ならないからである.つまり,この発見は心臓が単なる循環器臓器ではなく心臓は内分泌臓器でもあることを示したのである.この発見以後心臓をホルモン産生および標的臓器として考える「心臓内分泌学」が始まった.

その後,同様のナトリウム利尿ペプチドは脳からも発見されてこれは BNP(brain natriuretic peptide)と命名された.そして,3 つ目に

発見されたナトリウム利尿ペプチドはANPとBNPの次に発見されたので，CNP(C-type natriuretic peptide)と命名された．

これら3つのナトリウム利尿ペプチドのうち，臨床的にはANPは心不全の治療薬として，そして，BNPは心不全の診断および重症度判定予後予測因子として利用されている．

心不全の診断検査としてのBNPは様々な臨床疫学研究の結果から下記のように心不全の除外診断と確定診断に用いられている．

● 心不全の診断

BNP＜100 pg/mL (NT-proBNP＜400 pg/mL)	→	心不全の可能性は低い
BNP＞400 pg/mL (NT-proBNP＞900 pg/mL)	→	治療対象となる心不全の可能性が高い

また，心不全と慢性閉塞性肺疾患の鑑別には，BNPが有用である．BNPのカット・オフ値を100 pg/mL (NT-proBNPでは400 pg/mL) とすると，最も感度と特異度が高く，正診率は83％となる．

また，BNPの測定値に影響を与える因子も明らかになった．特にBNPが高値となる病態には下記のようなものがある．

● BNP高値となる病態

体　　　質	：高齢者・女性・痩せ
心　疾　患	：慢性心不全，心房細動，虚血性心疾患，高血圧性心疾患，大動脈弁狭窄症，肥大型心筋症など
心疾患以外	：腎機能障害，肺塞栓，肺高血圧，敗血症性ショック，ARDS(急性呼吸促迫症候群)，甲状腺機能亢進症など

これとは逆に心不全でもBNPが上昇しにくい下記のような病態も明らかになった．

● BNPが上昇しにくい心不全

発症1時間以内の電撃性肺水腫，急性僧帽弁逆流症あるいは狭窄症，収縮性心膜炎，心タンポナーデなど

なお，BNPは，心筋細胞からBNP前駆体として産生されて，血中に分泌される際に生理的活性をもつBNPと不活性型のNT-proBNPに分離される．したがって，BNPを測定してもNT-proBNPを測定しても大きな相違はないはずである．しかし，BNPは血漿でしか測定できないのに対して，NT-proBNPは血清でも血漿でも測定できる．そして，生物学的半減期はBNPは約20分であるのに対して，NT-proBNPは120分で採血後も72時間まで安定している．このため，NT-proBNPは他の採血と同一のスピッツで計測でき，かつ採血

後検査項目を追加測定する場合，新たに採血せずに保存してある採血検体で測定可能である．このような検査上の利点のために，検査項目として BNP よりも NT-proBNP を採用する施設も多い．

❸ D-dimer[6]（保険点数　定性 128 点，半定量 131 点，D-dimer 137 点）

D-dimer は血栓の分解物であるので，血栓症の診断に用いられる．血栓症のなかでも脳梗塞や急性冠症候群は血栓量が微量であるため，D-dimer で診断は不能であるので，欧米では血栓量が多量である深部静脈血栓症・肺塞栓の診断に利用する研究が頻繁になされている．

肺血栓塞栓症の診断における D-dimer の感度は 95% 以上，特異度 25〜60% である．しかし，肺血栓塞栓症の診断では，決して D-dimer という検査項目だけから診断するのではなく，必ず臨床項目を含む臨床診断ルールとともに用いるべきである．すなわち，D-dimer の数値だけで診断するのではなく，肺塞栓の診断であれば修正 Wells Score を，深部静脈血栓症であれば DVT の修正 Wells Score などを参考にすべきである．

D-dimer の BNP/NT-proBNP と同様に様々な病態で上昇することが知られている．下記にその例を提示する．

● D-dimer が上昇する病態

妊婦，高齢者，術後患者，がん患者，肺塞栓症の既往，外傷，心筋梗塞，鎌形赤血球症，腎障害など

このように D-dimer は年齢とともに上昇するので，D-dimer の基準値を下記の式のように年齢で補正した補正値を利用すると肺塞栓症が有効に除外できることが示されている．

● D-dimer の基準値の年齢補正式[7]

50 歳未満：500 μg/L
50 歳以上：年齢補正式＝年齢×10 μg/L 　　　　　　例えば，68 歳ならば，基準値を 680 μg/L とする

血栓症ではないが，大動脈解離でも大量の血栓を伴うことが多い．したがって，D-dimer が陰性であれば，理論的には確かに大動脈解離は否定的である．しかし，大動脈解離のなかには壁内血栓などで必ずしも D-dimer が上昇しない場合などもあり，かつ，大動脈解離については臨床診断ルールが存在しない．したがって，D-dimer 陰性だからといって大動脈解離を完全には否定できないことには注意すべきである．

文献

1) Jaffe AS, Morrow DA：Troponin testing：Clinical use. UpToDate®, 2017.
2) Reichlin T, Hochholzer W, Bassetti S, et al：Early Diagnosis of Myocardial Infarction with Sensitive Cardiac Troponin Assays. N Engl J Med 361：858-67, 2009.
3) Reichlin T,Twerenbold R, Wildi K,et al：Prospective validation of a 1-hour algorithm to rule-out and rule-in acute myocardial infarction using a high-sensitivity cardiac troponin T assay. CMAJ 187：E243-252, 2015.
4) 佐藤幸人：1. 急性冠症候群における血中心筋トロポニンの診断特性は？ レジデントノート 18(増刊)：264(1620)-269(1625), 2016.
5) 庄司 聡, 香坂 俊：2. 血中BNPやNT-ProBNPをどう使う？ レジデントノート 18(増刊)：270(1626)-275(1631), 2016.
6) 林 寛之：4. 肺血栓塞栓症の診断について教えてください. レジデントノート 18(増刊)：176(1532)-181(1537), 2016.
7) Shouten HJ, Geersing GJ, Koek HL, et al：Diagnostic accuracy of conventional or age adjusted D-dimer cut-off values in older patients with suspected venous thromboembolism：systematic review and meta-analysis. BMJ 346：2492 doi：10.1136/bmj.f2492, 2013.

15 急性期反応因子 acute phase reactants[1]

炎症状態の期間に血清濃度が最低 25% 増加あるいは低下する蛋白質は急性期蛋白質 acute phase proteins と定義される．この急性期蛋白質は，炎症状態の期間に血清濃度が最低 25% 増加する陽性急性期反応因子 positive acute phase reactant と炎症状態の期間に血清濃度が最低 25% 減少する陰性急性期反応因子 negative acute phase reactant に分類される．陽性急性期反応因子には，CRP，ESR，α-1 アンチトリプシン，IL-1 受容体拮抗因子，ヘプシジン，フェリチン，プロカルシトニンなどがある．一方，陰性急性期反応因子には，アルブミン，トランスフェリン，そして，トランスサイレチンなどがある．

ここでは，臨床上日常的に使用される CRP，ESR，プロカルシトニン，フェリチン，そして，急性期反応因子ではないが不明熱の検査でしばしば用いられる可溶性 IL-2 受容体について解説する．

❶ CRP C-reactive protein（保険点数 16 点）

CRP はもともと肺炎球菌性肺炎の急性期の患者の血清から発見された急性期蛋白質である．CRP には病原体の認識と排除を促進し，壊死あるいは自然死した細胞の排出を増強する役割がある．

CRP はその値によって下記のような評価が可能である．

● CRP の評価

<0.3 mg/dL	基準値
0.3〜1.0 mg/dL	軽度上昇
1.0 mg/dL<	著明な炎症
10 mg/dL<	約 80% が細菌感染
50 mg/dL<	約 88〜94% が細菌感染

また，CRP は年齢とともに変化するので，下記のような年齢による予測式がある．

CRP の基準値の上限（mg/dL）
男性：年齢÷50
女性：年齢÷50+0.6

細菌感染症の診断のために CRP は感度 77%，特異度 56% である．しかし，CRP が上昇する疾患は感染症以外に多数存在する．下記に CRP が上昇する疾患としない疾患を示す．

CRP が上昇する疾患

- 感染症：細菌感染・真菌感染・ウイルス感染（デング熱以外）・抗酸菌感染など
- 感染後のアレルギー症状：リウマチ熱・結節性紅斑など
- 炎症性疾患：関節リウマチ・若年性慢性関節炎・強直性関節炎・乾癬性関節炎・血管炎・リウマチ性多発筋痛症・反応性関節炎（ライター症候群）・クローン病・家族性地中海熱など
- 壊死性：心筋梗塞・腫瘍塞栓・急性膵炎など
- 外傷性：手術後・熱傷後・骨折後など
- 悪性腫瘍：リンパ腫・癌・肉腫など

CRP が上昇しないとされる疾患

SLE，強皮症，皮膚筋炎，潰瘍性大腸炎，白血病，GVHD（移植片対宿主病），デング熱など

日本には「CRP が強度陽性だと重症細菌感染症である．」「CRP 10 mg/dL 以上は即入院．」などというような風潮がある．上記のように CRP>10 mg/dL では約 80% が細菌感染であることは実際に示されている．ただその細菌感染症が果たして重症かというとそれは CRP の値とは別に臨床的に診断しなければならない．いずれにしろ CRP という検査値の数値だけでは医療はできないし，してはならない．必ず患者という人間を診るべきである．

❷ ESR erythrocyte sedimentation rate（保険点数　9 点）

ESR は試験管のなかで赤血球が沈降する速度（mm/時）で日本では「赤沈」と呼ばれる急性期反応因子である．この ESR は血漿粘稠性とフィブリノゲンなどの急性期蛋白質を反映する．

ESR が上昇する原因

- 全身性そして局所性炎症そして感染性疾患
- 悪性腫瘍
- 組織障害や虚血
- 外傷など

特に ESR>100 mm/時の高度な上昇では，感染症（33%），悪性腫瘍（17%），腎疾患（17%），そして，炎症性疾患（14%）が頻度の高い原因である．

ESR も年齢とともに変化して下記のような予測式が存在する．

ESR の基準値の上限（mm/時）
　男性：年齢÷2
　女性：（年齢＋10）÷2

年齢以外に炎症と関係なく ESR が増加する要因には、女性・貧血・腎疾患・肥満・技術的因子などがある.

● ESR が減少する原因

- 赤血球異常
- 極度の高白血球増加症
- 極度に高い血清胆汁塩レベル
- 心不全
- 低フィブリノゲン血症
- るい痩
- 技術的因子(検体の凝固, 2時間以上経過してからの計測, 低い室温, ESR の試験管が短い, など)

❸ CRP と ESR の乖離

CRP と ESR は通常ともに上昇して、どちらかが陰性ということはない. しかし、ESR は上昇しているが CRP は上昇していない場合がある. このような場合のほとんどは ESR が偽陽性の場合である. すなわち、炎症とは関係ないが ESR を上昇させる単クローン性免疫グロブリンが存在している場合などが原因である. この CRP と ESR が乖離する場合については、ESR の偽陽性の場合以外では、SLE が特徴的である.

膠原病では CRP が膠原病の炎症の重症度と相関するという一般則があるが、SLE はその例外である. SLE 患者では、Ⅰ型インターフェロンが高度に表現されていて、その Ⅰ 型インターフェロンが肝臓における CRP の誘導を抑制する結果 CRP が陰性化するようである. SLE 患者で CRP が陽性である場合には、SLE による漿膜炎あるいは慢性滑膜炎、そして、特に CRP が 6〜7 mg/dL の場合には細菌性感染症が強く疑われる.

❹ プロカルシトニン PCT : procalcitonin[2] (保険点数 301 点)

プロカルシトニンは1993年に初めて敗血症関連蛋白として報告された. 甲状腺ホルモンであるカルシトニンの前駆体蛋白の 116 個のアミノ酸配列と同一でカルシトニンと同じ遺伝子に由来するが、誘導は異なる機構で行われている. このプロカルシトニンが、敗血症・感染症・重症炎症反応時に血漿中に検出されたのである.

プロカルシトニンの誘導の程度は、炎症反応の重症度と細菌感染症の2つの要因に依存する.

現在ではプロカルシトニンの測定値によって下記のような解釈がさ

れている.

基準値	<0.05 ng/mL
<0.5 ng/mL	全身性炎症反応の可能性は低い
0.5〜2.0 ng/mL	中等度の全身性炎症反応
2.0〜10 ng/mL	重症の全身性炎症反応
>10 ng/mL	Sepsis-3 での敗血症

　プロカルシトニンの血漿中半減期は約1日であるので，プロカルシトニンの測定間隔は最低24時間である．

　集中治療室の患者における敗血症性ショックに対する，プロカルシトニン・CRP・IL-6・乳酸のROC曲線は図4-15-1のようになる．

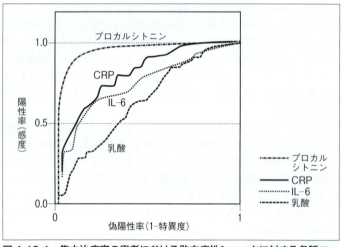

図4-15-1．集中治療室の患者における敗血症性ショックに対する各種マーカーのROC曲線〔文献2)の図を筆者改変〕

　この図の示す通りROC曲線下面積AUC値は4つの指標のなかで明らかにプロカルシトニンが最も高い．また，CRPと比較して，プロカルシトニンは迅速に反応するマーカーで，疾患の重症度・進展度と予後をより鋭敏に反映し，感染症と敗血症に対してより特異的であることが判明している．日本ではプロカルシトニンは2006年に敗血症疑いに対して保険適用となった．

注意しなければならないのは，プロカルシトニンは細菌感染症に特異的であるが，局所細菌感染症の場合には偽陰性となることがあること，そして，下記の場合には偽陽性となる可能性があることである．

● プロカルシトニンが偽陽性となることがある病態

- 手術後
- 重症外傷後
- 重症熱傷後
- 遷延性心原性ショック
- 重症の循環不全・多臓器不全・膵炎・腸管の微小穿孔と bacterial translocation の結果
- 重症腎機能障害および腎置換療法
- 重症肝硬変および急性・慢性ウイルス肝炎
- 生後数日以内の新生児
- 抗リンパ球グロブリン, 抗 CD3（OKT3）抗体などの抗リンパ球抗体の投与後
- 熱中症
- 真菌感染症
- 一部の自己免疫疾患（川崎病・グッドパスチャー症候群・肉芽腫性多発性血管炎 GPA・ANCA 関連血管炎など）
- 高用量の炎症性サイトカインの投与後
- 腫瘍随伴性症候群（通常甲状腺髄様癌にみられる）
- 末期腫瘍
- 重症横紋筋融解症の一部（非常に高いプロカルシトニンレベルが確認されることがある）
- 長時間にわたる心肺蘇生後など

上記のプロカルシトニンが偽陽性となることがある病態は，細菌感染症以外の全身性炎症反応がプロカルシトニンを誘導することがあることを考えれば理解できる．

なお，日本版敗血症診療ガイドライン 2016 では，プロカルシトニンについては下記のような記述があるが，その使用法についてはあくまで臨床的に判断すべきである．

- 集中治療室などの重症患者において敗血症が疑われる場合，感染症診断の補助検査として P-SEP または PCT を評価することを弱く推奨する（P-SEP：2B，PCT：2C）（同意率 89.4％）
- 救急外来や一般病棟などの非重症患者において敗血症が疑われる場合，感染症診断の補助検査として P-SEP または PCT または IL-6 を日常的に評

価しないことを弱く推奨する(P-SEP：2C，PCT：2D，IL-6：2D)(同意率94.7%)
・敗血症において，PCTを利用した抗菌薬の中止を行うことを弱く推奨する(2B)(同意率78.9%).(書籍版では「敗血症，敗血症性ショックにおける抗菌薬治療で，プロカルシトニン値を指標に抗菌薬の中止を行わないことを弱く推奨する」であったものが，新たなRCT 1件を追加してメタアナリシスを行った結果，2017年9月8日付の日本集中治療医学会ホームページ http://www.jsicm.org/news170908.html で上記のように訂正された.)

注)P-SEP：プレセプシン

❺ フェリチン Ferritin[3] (保険点数　111点)

鉄欠乏性貧血や慢性炎症に伴う貧血の診断(→162頁)時に使用する貯蔵鉄の指標であるフェリチンは，同時に急性期反応因子でもある．フェリチンの測定が不明熱において重要な役割を果たすことがある．

基準値　12〜300 ng/mL(男性)，12〜150 ng/mL(女性)

貧血においては，フェリチンは診断目的だけではなく，鉄欠乏性貧血ではフェリチン>25 ng/mLで腎性貧血の場合にフェリチン>100(あるいは500)ng/mLというように治療目標にもなっている．

また，不明熱の患者でフェリチンが高値の場合には，SLE，成人型Still病，巨細胞性動脈炎，骨髄異形成症候群，リンパ腫，悪性腫瘍，リンパ網系腫瘍が考えられる．

フェリチンはその数値によって下表のように鑑別診断が絞られる．

● フェリチンの数値による不明熱の鑑別診断

数値(ng/mL)	鑑別診断
≧500	血球貪食性リンパ組織球症/血球貪食症候群(HLH/HPS)の診断基準項目の一つ
≧561	非感染性疾患
≧1,000	成人型Still病の可能性出現
≧2,000	血球貪食性リンパ組織球症/血球貪食症候群(HLH/HPS)の可能性(感度：70%，特異度：68%)
≧10,000	成人型Still病か血球貪食性リンパ組織球症/血球貪食症候群(HLH/HPS)，HIV感染者ならば，日和見感染症(特にhistoplasma capsulatum，播種性結核症)

そして，下記のような組み合わせも診断に特異的である．

```
フェリチン高値＋ESR＞100 mm/時  →  悪性腫瘍と膠原病
フェリチン高値＋類白血病反応＋相対的リンパ球減少症＋ESR亢進  →
 Hodgkinリンパ腫，粟粒結核，SLEなど
```

このように不明熱患者ではフェリチンの値で鑑別診断がごく少数の診断に絞られるので盲目的に画像検査を行うよりはフェリチンを測定すべきである．

鉄代謝の指標であるフェリチンが，なぜ感染症・膠原病や炎症疾患の指標になるのかが最新の研究で明らかにされつつある．その最新の研究によると，鉄代謝，酸化還元反応，そして，炎症反応が強固に連関していて，感染や炎症時にフェリチンが上昇するのはどうやら生体の防御反応によるということである．

すなわち，生体は感染時に細菌が成長に必要な鉄を細菌に与えないようにするために血中に循環している鉄を回収して貯蔵鉄を増加させる．また，鉄を回収することにより生体内のフリー・ラジカルの産生も抑制でき炎症反応を制御できるということである[4]．

❻ 可溶性IL-2受容体(sIL-2R)[5]（保険点数　438点）

基準値　0〜496 U/mL

1970年代半ば，IL-2(インターロイキン2)は，レクチン刺激リンパ球培養上清にT細胞刺激活性が発見されて，そこからT細胞増殖因子として同定された．その後，IL-2は1980年に単離され，1982年に遺伝子クローニング，1983年にリコンビナントタイプIL-2(rIL-2)が作成された．

当初IL-2の役割は，主にT細胞の増殖と活性化と考えられていたが，その後B細胞の増殖と抗体産生亢進，あるいは単球・マクロファージ活性化，ナチュラルキラー(NK)細胞の増殖・活性化にも作用することが明らかとなった．

このIL-2の受容体であるIL-2Rは，α鎖(CD25)，β鎖(CD122)とγ鎖(CD132)の3つの細胞膜表面蛋白質から構成されているが，可溶性IL-2受容体(sIL-2R)とはIL-2Rのα鎖(CD25)の切断断片であるので，別名可溶性CD25とも呼ばれている．

すなわち，このsIL-2Rは，IL-2がT細胞を活性化するとCD25の産生が増加してsIL-2Rすなわち可溶性CD25(sCD25)が増加する．したがって，sIL-2Rは，T細胞活性化を反映する検査と言える．

> **Point**　「sIL-2R 高値＝悪性リンパ腫」ではない

「sIL-2R 高値＝悪性リンパ腫」というイメージがあるが，前述のように sIL-2R は T 細胞活性化の指標である．したがって，sIL-2R 高値は T 細胞が活性化する感染症，自己免疫疾患や腫瘍でも起こり，また，sIL-2R は腎臓から排泄されるので，腎障害でも高値となるので注意が必要である．

sIL-2R はその数値によって下表のような解釈ができる．

● sIL-2R の数値による鑑別診断

数値（U/mL）	鑑別診断
＞2,000	免疫活性化状態 感染症，自己免疫疾患，腫瘍
≧2,400	血球貪食性リンパ組織球症の診断基準項目
＞5,000	B 細胞性リンパ腫の可能性
＞10,000	ほぼ悪性リンパ腫
＞100,000	ほぼ ATLL

上表のように sIL-2R が高ければ確かに悪性リンパ腫の可能性は高まる．しかし，sIL-2R の数値による悪性リンパ腫の診断のための感度と特異度を示した論文は発見できなかった．したがって，悪性リンパ腫の確定診断は決して sIL-2R だけでは行わず組織診断が絶対に必要である．

文献
1）Kushner I：Acute phase reactants. UpToDate®, 2017.
2）Meisner M：Procalcitonin-Biochemistry and Clinical Diagnosis. UNI-MED Verlag AG, Bremen, 2010.
3）大野城太郎：各論　さて，この検査をしよう！　③「この検査のおかげで助かりました！」というものもあります　非特異的検査が特異的検査に変身する時．総合診療 27：438-442, 2017.
4）Kerman K, Carcillo JA：Hyperferritinemia and inflammation. Int Immunol. 2017 May 25. Doi:10.1093/intimm/dxx031.
5）藤﨑智明（演者），高橋　聡（座長）：知っているようで知らない臨床検査．可溶性 IL-2 受容体（sIL-2R）．検査の意味と迅速性の意義．共催：第 57 回日本臨床化学会年次学術集会/積水メディカル株式会社．積水メディカル株式会社提供．

第5部 動脈血ガス
―診断・治療の羅針盤―

血液ガス分析 blood gas analysis	280	1
呼吸不全 respiratory failure	282	2
高酸素血症 hyperoxemia	286	3
低酸素血症 hypoxemia	287	4
高二酸化炭素血症 hypercarbia (hypercapnia)	295	5
低二酸化炭素血症 hypocarbia (hypocapnia)	298	6
酸塩基平衡障害の評価 evaluation of acid-base disorders	301	7
練習問題 questions	324	8
代謝性アシドーシス metabolic acidosis	332	9
代謝性アルカローシス metabolic alkalosis	338	10

1 血液ガス分析 blood gas analysis

❶ 動脈血ガス分析の適応

動脈血を採取しガス分析することを「動脈血ガス分析(ABG：arterial blood gas analysis)」と呼ぶ．日本では，これを「血液ガス分析(BGA：blood gas analysis)」と呼ぶ施設もある．この「血液ガス分析」という言葉は「動脈血ガス分析」と同義で用いられることが多い．しかし，「血液ガス分析」という用語は，元来動脈血や静脈血にかかわらずに単に血液のガスを分析することを意味しているので，静脈血のガス分析でも血液ガス分析と呼んでよいことになる．しかし，通常「血液ガス分析」という言葉を用いるときには実際には「動脈血ガス分析」を意味することが多い．

臨床上動脈血を採取し動脈血ガス分析を行うのは通常以下の4つの場合である．

1. 呼吸状態の評価
2. 酸塩基平衡障害の評価
3. 一酸化炭素中毒の診断(COHb の測定)
4. 痙攣の状況証拠(代謝性アシドーシス)

この他の場合に，動脈血ガス分析で同時に測定できる電解質(特にカリウム)や血糖などをチェックすることも可能である．

❷ 動脈血の採血方法[1]

動脈血の採血時にはヘパリンでぬぐったシリンジで採血する．シリンジ内に空気が混入していると，動脈血は大気のガス分圧に近づくので血液ガス・データの pH と PaO_2 は上昇し $PaCO_2$ は低下する．また，動脈血採血の検体は10分以内にガス分析するか，すぐに氷冷する．これは，検体を氷冷しないと血液中の赤血球が酸素を消費して二酸化炭素を排出し，血液ガス・データを変化させるからである．逆に，検体を氷冷した場合には30〜60分間血液ガス・データは影響を受けないといわれている．

❸ 静脈血ガス分析

ここで，呼吸状態の評価のためには動脈血の酸素分圧と二酸化炭素分圧のデータが必要であるので，動脈血の血液ガス分析が必須である．しかし，酸塩基平衡障害を評価するためならば，動脈血も静脈血もほぼ同様の酸塩基平衡状態であるので，必ずしも動脈血を採血しなくてもよいはずである．

これについては，動脈血と静脈血の血液ガス・データの相関についてのいくつかの研究がある．動脈血と静脈血の pH，$PaCO_2$ と HCO_3^- は，それぞれ相関係数 0.9 以上の高い相関性があり，平均誤差は pH 0.036(0.030〜0.042)，$PaCO_2$ 6.0(5.0〜7.0)と HCO_3^- 1.5(1.3〜1.7)(括弧内は 95% 信頼区間)であることが判明している[2]．また，救急室において急性呼吸器疾患の患者の静脈血ガス分析で $PvCO_2>45$ mmHg をカット・オフ値にとれば，$PaCO_2>50$ mmHg の著明な高二酸化炭素血症を，感度 100%，特異度 57% でスクリーニングできるという報告もある[3]．

一方で，重症患者については，動脈血ガスは末梢循環状態を反映せず静脈血ガスと乖離するという事実から，血行動態が不安定な重症患者については，動脈血ガスよりも静脈血ガスを指標にすべきだという記載もある．

このように静脈血ガス分析とパルス・オキシメータを利用すれば，静脈血採血よりも苦痛を伴う動脈血採血を削減することが可能になるはずである．また，呼吸状態の評価の際にもパルス・オキシメータと二酸化炭素分圧をモニタする呼気ガスモニタを用いれば，動脈血採血を削減でき，それによって頻回の採血によって起こるいわゆる「ICU 貧血」(集中治療室の患者の頻回の採血によって起こる貧血)などを軽減することも可能である．

文献
1) 上田剛士(著)，酒見英太(監)：A．主要症候・内科一般．12　血液ガス．ジェネラリストのための内科診断リファレンス．医学書院，pp 49-55, 2014．
2) Rang LCF, Murray HE, Wells GA, et al：Can peripheral venous blood gases replace arterial blood gases in emergency department patients? Can J Emerg Med 4：7-15, 2002．
3) Kelly AM, Kyle E, McAlpine R：Venous pCO2 and pH can be used to screen for significant hypercarbia in emergency patients with acute respiratory disease. J Emerg Med 22：15-19, 2003．

2 呼吸不全 respiratory failure

❶ 定義と分類

呼吸システムの機能不全によるガス交換障害を呼吸不全 respiratory failure と呼ぶ．呼吸不全は具体的には，低酸素血症（動脈血酸素分圧 $PaO_2 < 60$ mmHg）あるいは高二酸化炭素血症（動脈血二酸化炭素分圧 $PaCO_2 > 45$ mmHg）を合併していることが多い．

後述する「呼吸不全」の診断基準にあるように，「呼吸不全」とは客観的な検査異常すなわち「徴候」であるのに対して，「呼吸困難」は患者の主観的な「症状」である．通常「呼吸不全」があれば「呼吸困難」があるが「呼吸不全」があっても「呼吸困難」がない場合や逆に「呼吸不全」がないのに「呼吸困難」がある場合もある．

呼吸不全は古典的に以下の2つの型に分類される．

Ⅰ型 低酸素血症のみの呼吸不全
（肺不全，ガス交換障害）
Ⅱ型 低酸素血症と高二酸化炭素血症を伴う呼吸不全
（換気不全，肺胞低換気）

呼吸不全が発症する原因は，主に肺疾患などのように肺胞でのガス交換が障害される場合と，薬物などにより呼吸中枢が抑制され換気が障害される場合に大きく2つに分けられる．ここで，肺におけるガス交換が障害される場合には，肺胞から酸素が吸収されないのでⅠ型呼吸不全となることが多い．一方，換気が障害される場合には，肺胞低換気を合併し高二酸化炭素血症を伴うので，Ⅱ型呼吸不全となることが多い．

Ⅰ型呼吸不全の原因としては，肺炎，気管支喘息，間質性肺臓炎，ARDSなどがある．Ⅱ型呼吸不全の原因としては，筋ジストロフィーのような筋疾患，Guillain-Barré症候群のような神経疾患，薬物などによる呼吸中枢抑制，そして，外傷によるflail chestのように気道や胸郭障害などがある．

> **Point** 低酸素血症＋高二酸化炭素血症（Ⅱ型呼吸不全）は，急速に循環不全と死に陥る

このため，Ⅱ型呼吸不全は迅速に対処する必要がある．

日本では，1981年に厚生省特定疾患「呼吸不全」調査研究班から，以下のような「呼吸不全」の診断基準が出されている．

● 呼吸不全の診断基準（1981）[1]
〔厚生省特定疾患呼吸不全調査研究班　昭和56年度研究報告書〕

1. 室内気吸入時の動脈血 O_2 分圧が 60 Torr 以下となる呼吸障害またはそれに相当する呼吸障害を呈する異常状態を呼吸不全と診断する
2. 呼吸不全を動脈血 CO_2 分圧が 45 Torr を超えて異常な高値を呈するものと然らざるものとに分類する
3. 慢性呼吸不全とは呼吸不全の状態が少なくとも1か月間持続するものをいう

   さらに，$PaCO_2$ の程度により下記に分類される

   1) I型呼吸不全（$PaCO_2$ が 45 Torr 以下のもの）
   2) II型呼吸不全（$PaCO_2$ が 45 Torr を超えるもの）

実際呼吸不全は，前述のように「肺不全」と「換気不全」の2つに明確には分類されないことが多い．したがって，呼吸不全をI型とII型に分類するのはあまり意味がない．呼吸不全は以下のように単純に2つに分類する考え方もある．

● 呼吸不全の新たな分類

組織低酸素症性呼吸不全 hypoxic respiratory failure
高二酸化炭素血症性呼吸不全 hypercapnic respiratory failure

❷ アプローチ（図 5-2-1）

呼吸不全へのアプローチは呼吸困難へのアプローチと同様である．詳細は『問題解決型救急初期診療 第2版』第2部 症状編 18. 呼吸

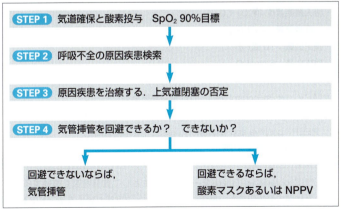

図 5-2-1．呼吸不全へのアプローチのフロー・チャート

困難の章参照のこと.

❸ 気管挿管の適応[2]

気管挿管の判断は以下の条件を基にして,患者の病態や社会的状況なども考慮して総合的に判断する.

- 換気不十分
- 酸素化不十分
- 過剰な呼吸労力
- 気道確保(GCS 8 以下の持続的意識障害,口腔内出血,吐血あるいは嘔吐など)
- 死戦期呼吸(下顎呼吸,喘ぎ呼吸)
- 呼吸不全
    $PaCO_2>60$ mmHg
    $PaO_2<70$ mmHg 50% マスクで
    呼吸数>30 回/分
- 著明な肺水腫などの胸部単純X線異常
- 心不全での大理石様皮膚
- 全身管理(多発外傷や多臓器不全など)

❹ 呼吸器の設定[3]

呼吸不全の患者を気管挿管した後には,患者を人工呼吸器に接続し人工呼吸器をまずは以下のように設定する.

● 人工呼吸器の初期設定例

- 換気モード:ACV あるいは CMV
- 吸入酸素濃度:F_IO_2 1.0
- 一回換気量:8 mL/kg
- 換気回数:10 回/分
- PEEP 値:5 cmH$_2$O

注)ACV:<u>a</u>ssist-<u>c</u>ontrol <u>v</u>entilation 補助調節換気
CMV:<u>c</u>ontinuous <u>m</u>andatory <u>v</u>entilation 持続的強制換気
PEEP:<u>p</u>ositive <u>e</u>nd-<u>e</u>xpiratory <u>p</u>ressure 終末呼気陽圧

● NPPV の初期設定例

- モード S/T
  S/T(<u>S</u>pontaneous/<u>t</u>imed)モードとは,主として自発呼吸を補助するが,一定時間自発呼吸のない場合にはバックアップ呼吸が始まるモードである
- EPAP   4 cmH$_2$O

- IPAP　　　　　　　　8 cmH$_2$O
- トリガー　　　　　　最大感度
- バックアップレート　15/分
- バックアップ I:E 比　1:3

注）EPAP：Expiratory Positive Airway Pressure
　　IPAP：Inspiratory Positive Airway Pressure

　この後，動脈血ガス，あるいは，パルス・オキシメータと呼気ガスモニタなどをフォローしながら人工呼吸器を調節し適切な換気状態に保つように努力する．

文献
1）厚生省特定疾患「呼吸不全」調査研究班（編）：「呼吸不全」診断と治療のためのガイドライン．メジカルビュー社，pp 10-13, 1996.
2）Gomella LG, Haist SA：Indications for Intubation. Clinician's Pocket Reference, 11th ed. McGraw Hill Medical, New York, pp 430-431, 2007.
3）Marino PL：26. Conventional Modes of Ventilation. The ICU Book. 4th ed. Wolters Kluwer Health, Philadelphia, pp 505-520, 2014.

3 高酸素血症 hyperoxemia

❶ 酸素中毒[1]

低酸素血症という用語は存在するが，高酸素血症 hyperoxemia という用語は通常使用しない．しかし，集中治療領域では高濃度の酸素が活性化酸素となって肺胞を障害することが知られている．F_IO_2 0.6 より高い酸素濃度で 48 時間以上酸素を吸入し続けると，酸素中毒が起こるとされている．

しかし，集中治療領域の重症患者ではアンチオキシダントが欠乏している病態にあるため，室内気（F_IO_2 0.21）以上のどんな酸素濃度でも酸素中毒は起こりえると考えられている．このため動脈血酸素分圧は必要最低限に保つべきである．

❷ 動脈血酸素分圧 PaO_2

成人の動脈血酸素分圧 PaO_2 の基準値は以下のような予測式から推測する[2]．

> 基準値　$PaO_2 = 100.0 - 0.4 \times 年齢 (mmHg)$　臥位
> 　　　　$PaO_2 = 100.0 - 0.3 \times 年齢 (mmHg)$　立位

文献
1) Marino PL：22. Oxygen Therapy. The ICU Book. 4th ed. Wolters Kluwer Health, Philadelphia, pp 427-446, 2014.
2) 中井利昭：117　動脈血 O_2 分圧（PaO_2）．基準値・診断マニュアル　第 8 版．中外医学社, pp 128-129, 2003.

4 低酸素血症 hypoxemia

❶ 定義

動脈血酸素分圧の低下を低酸素血症 hypoxemia と呼ぶ．これに対して，組織に酸素が十分に行き届かない状態を組織低酸素症 hypoxia と呼ぶ．組織低酸素症は，低酸素血症の他，循環不全や貧血などによっても生じる．

診断	$PaO_2 < 100.0 - 0.4 \times$ 年齢(mmHg) 臥位
	$PaO_2 < 100.0 - 0.3 \times$ 年齢(mmHg) 立位
あるいは	$PaO_2 < 60$ mmHg

上記の予測式から算出した動脈血酸素分圧よりも実際の動脈血酸素分圧が低い場合を，あるいは一般的に PaO_2 が 60 mmHg 未満を低酸素血症と呼ぶ．

❷ 鑑別診断[1]

低酸素血症では，前述の呼吸不全へのアプローチのフロー・チャートに従って，まず第1に SpO_2 90% を目標に治療する．その後，以下のようにして低酸素血症の原因検索を行う．

一般的に低酸素血症の原因には，

①F_IO_2(吸気酸素濃度)の低下
②肺胞低換気
③シャント
④換気血流不均等
⑤拡散障害

の5つがある．①F_IO_2 の低下とは，吸入酸素濃度の低下によるものである．②肺胞低換気とは，呼吸抑制や神経筋疾患による肺胞低換気状態をいう．③シャントとは，ガス交換を行う肺胞を通過しない血流が増加した状態をいう．具体的には，無気肺，肺炎，肺水腫，心臓内シャント，肺内血管のシャントなどがある．④換気血流不均等とは，換気されている肺胞に十分に血流が行き届いていない状態をいう．この例には，気管支喘息や COPD のような気道疾患，間質性肺疾患，肺胞疾患そして肺塞栓などのような肺血管疾患などがある．⑤拡散障害とは，肺胞から血流へ酸素が拡散する過程が障害される場合で，肺線維症などがこれにあたる．ただし，この拡散障害は通常急性の低酸素血症の原因にはならないといわれていて，慢性的な低酸素血症の原

因の場合にのみ考える．実際拡散障害を確定診断するためには，呼吸機能検査を行って肺拡散能力（DLCO）を測定する．

実際低酸素血症には図 5-4-1 のようにしてアプローチする．

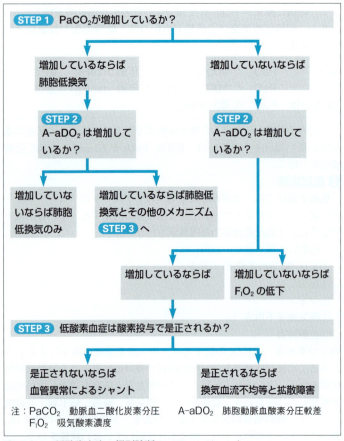

図 5-4-1．低酸素血症の鑑別診断のフロー・チャート
〔文献 1) の図を筆者改変〕

低酸素血症の鑑別診断は，胸部 X 線あるいは CT に異常がある場合には明確である．上記のフロー・チャートは胸部 X 線や CT に異常がない「見えない低酸素血症」の鑑別診断に有効である．

STEP 1 $PaCO_2$ が増加しているか?

$PaCO_2$ が増加していれば肺胞低換気があると考える.

STEP 2 $A-aDO_2$ は増加しているか?

次に $A-aDO_2$(肺胞動脈血酸素分圧較差)を以下の式に従って計算する. $A-aDO_2$ は,肺胞と動脈血の間の酸素分圧の較差で,肺胞と動脈血の間のガス交換状態を評価する指標で,正常にガス交換が行われているならばこの値は上昇しないが,ガス交換が正常に行われていないとこの値は上昇する.すなわち,シャント,換気血流不均等と拡散障害で $A-aDO_2$ は上昇する.

$A-aDO_2 = P_AO_2 - PaO_2$

基準値　15 mmHg 未満(30 歳以下)

　　　　　予測式　$A-aDO_2 = 2.5 + 0.21 \times$ 年齢

ここで

　$P_AO_2 = F_IO_2 \times (P_B - P_{H2O}) - PaCO_2/R$

　P_B(大気圧)=760 mmHg, P_{H2O}(水の蒸気圧)=47 mmHg,

　R(呼吸商)=0.8 を代入すると

　$P_AO_2 = F_IO_2 \times 713 - PaCO_2 \times 1.25$

　$F_IO_2 = 0.21$ ならば

　$P_AO_2 = 150 - PaCO_2 \times 1.25$

したがって,

　$A-aDO_2 = F_IO_2 \times 713 - PaCO_2 \times 1.25 - PaO_2$

$F_IO_2 = 0.21$ ならば

　$A-aDO_2 = 150 - PaCO_2 \times 1.25 - PaO_2$

注) $A-aDO_2$　　肺胞動脈血酸素分圧較差

　　P_AO_2　　　肺胞酸素分圧

　　PaO_2　　　動脈血酸素分圧

　　$PaCO_2$　　動脈血二酸化炭素分圧

　　F_IO_2　　　吸気酸素濃度

F_IO_2 は次頁の**表 5-4-1** の値を用いるのが便利である.

表 5-4-1. 各種 O_2 投与器具による O_2 流量と F_IO_2 の関係〔文献2)より〕

吸入器具	100% O_2 流量(L/分)	F_IO_2
鼻カニューレ	1	0.24
	2	0.28
	3	0.32
	4	0.36
	5	0.40
	6	0.44
フェイスマスク	5〜6	0.40
	6〜7	0.50
	7〜8	0.60
リザーバ付きマスク	6	0.60
	7	0.70
	8	0.80
	9	0.90
	10	0.90〜

STEP 3 低酸素血症は酸素投与で是正されるか?

シャントでは,肺胞の酸素濃度が上昇しても血流が肺胞と接触せずガス交換が行われないので,酸素投与によって低酸素血症は是正されない.しかし,換気血流不均等と拡散障害では,酸素投与によってガス交換が行われている肺胞から血流に酸素が取り入れられるので,低酸素血症が是正される.

低酸素血症の病態がシャント,換気血流不均等と拡散障害のいずれであるかがわかれば,次にそれらの原因疾患が何であるのかを,問診・診察・胸部単純X線所見などから総合的に診断する.

❸ 低酸素血症の治療例

酸素投与 $SpO_2 \geq 90\%$ を目標

人工呼吸器の適応があれば,気管挿管し人工呼吸管理

人工呼吸器管理状態で PaO_2 を増加させようとすると,
 ① F_IO_2 を増加させる
 ②一回換気量を増加させる
 ③PEEPを増加させる
 のいずれかしかない

肺炎や痰詰まりによる無気肺のときには必要に応じて気管支鏡で吸引を行うこともある

❹ 急性呼吸促迫症候群（ARDS）[3]
A. 歴史

1967年，Ashbaugh，Pettyらが，新生児の肺胞サーファクタント欠乏によって起こるIRDS（idiopathic respiratory distress syndrome）と呼ばれた疾患と同様の病像を呈する12例の成人の急性呼吸不全症例を発表した．

そして，1971年，彼らはこれらの症例についてIRDSと区別する意味で成人型呼吸促迫症候群（ARDS：adult respiratory distress syndrome）という概念を提唱した．それによると，成人型呼吸促迫症候群とは，ある基礎疾患が存在しその経過中に急性に治療抵抗性の呼吸不全として発症し，胸部単純X線で両側の肺にびまん性の浸潤影がみられ，その原因としては左心不全が否定されたものである．病理学的には，肺水腫や硝子膜形成を特徴とする．この成人型呼吸促迫症候群の原因は，肺が直接障害されるもの（direct lung injury）と肺以外の臓器不全が原因で間接的に肺が障害されるもの（indirect lung injury）の2つに分類される．このdirect lung injuryとしては，肺炎や誤嚥などがあり，indirect lung injuryとしては敗血症，膵炎，熱傷や多発外傷などがある．

1994年，Bernardらは，この成人型呼吸促迫症候群の病態は成人だけでなく小児にもみられるので，この病態を新たに急性呼吸促迫症候群（ARDS：acute respiratory distress syndrome）と命名し，それの前段階として急性肺損傷（ALI：acute lung injury）という概念も提唱した．これによりALI/ARDSの定義が明確にされ，かつ，ALI/ARDSは全身性炎症反応症候群（SIRS：systemic inflammatory response syndrome）による多臓器不全（MODS：multiple organ dysfunction syndrome）の一形態として位置づけられた．現在では，ARDSはSIRSによる高サイトカイン血症によって肺胞の好中球が活性化され，肺胞上皮が破壊された結果，肺胞の毛細血管の透過性が亢進して肺水腫が起こる病態と理解されている．

B. 定義

1994年米国欧州合意形成会議によりALI/ARDSが定義されたが，2012年の下記の通称「Berlin定義」でALIは抹消された．

● Berlin 定義(2012 年)(ARDS の診断基準と重症度分類)

重症度分類	Mild 軽症	Moderate 中程度	Severe 重症
PaO_2/F_IO_2 (酸素化能, mmHg)	300≧PaO_2/F_IO_2>200 (PEEP, CPAP≧5 cmH$_2$O)	200≧PaO_2/F_IO_2>100 (PEEP≧5cmH$_2$O)	100≧PaO_2/F_IO_2 (PEEP≧5 cmH$_2$O)
発症時期	侵襲や呼吸器症状(急性/増悪)から 1 週間以内		
胸部画像	胸水,肺虚脱(肺葉/肺全体),結節ではすべてを説明できない両側性陰影		
肺水腫の原因(心不全,溢水の除外)	心不全,輸液過剰ではすべて説明できない呼吸不全:危険因子がない場合,静水圧性肺水腫除外のため心エコーなどによる客観的評価が必要		

この Berlin 定義では,下記の点が改訂された.

① 発症時期の明確化:単に「急性発症」とだけ記載されていたものを明確に「1 週間以内の発症」とした.
② 画像所見の明確化:以前は胸部 X 線写真正面像で両側肺浸潤影があるものと定義されていたが,胸部 CT も含めて胸水や無気肺,結節では説明がつかないものと追記された.
③ 肺水腫の成因の明確化:肺動脈楔入圧のような侵襲的な検査の代わりに,心エコーなどの客観的評価に変更した.
④ 酸素化能の評価条件の改訂:以前は酸素化能の評価は PEEP レベルを問わないとされていたが,PEEP, CPAP≧5 cmH$_2$O で酸素化能を評価することにした.
⑤ 重症度分類の改訂:重症度は PaO_2/F_IO_2 で分類されて,従来の ALI は軽症 ARDS と分類されるようになった.

C. 治療

ARDS は基礎疾患に引き続いて発症するので,その治療の大原則はまず基礎疾患の治療である.そして,ARDS ではこの基礎疾患を治療する間に呼吸不全を対症療法的に人工呼吸療法で治療することになる.人工呼吸療法は,治療上ガス交換の改善と呼吸労力の軽減という 2 つの利点が存在する.しかし,近年この人工呼吸療法自体が肺を障害するということが判明し,これは人工呼吸器関連肺障害 (VALI:ventilator-associated lung injury)と呼ばれるようになった.

この人工呼吸器関連肺障害は以下の 4 つに分類される.

> 人工呼吸器関連肺障害(VALI：ventilator-associated lung injury)
> - 圧損傷 barotrauma
> - 容積損傷 volutrauma
> - 無気肺損傷 atelectrauma
> - 生物学的損傷 biotrauma

 圧損傷とは，気道内圧の上昇によって生じる肺損傷で，これはさらに，気胸・縦隔気腫・心嚢気腫・空気塞栓など画像検査などで肉眼的に診断できるmacrotraumaと，顕微鏡的にしか診断できない微細な肺胞損傷などのmicrotraumaに分類される．この人工呼吸器による圧損傷により透過性亢進型肺水腫が起こることを人工呼吸器誘発型肺損傷(VILI：ventilator-induced lung injury)と呼んでいる．つまり，VILIはVALIの一種である．

 容積損傷とは，肺胞容積の上昇によって起こる肺損傷である．

 無気肺損傷とは，肺胞が虚脱と膨張を繰り返すときに生じるずり応力で引き起こされる肺損傷をいう．

 生物学的損傷とは，肺胞の過伸展や虚脱と膨張によってサイトカインが産生されてそれによって肺胞が損傷することである．

 ARDSの呼吸不全の治療では，このように両刃の剣である人工呼吸器を，VALIを最小限に留めるように緻密にコントロールしながら治療する必要がある．そこで，考え出されたのが**肺保護戦略(lung protective strategy)**とopen lung strategyである．

 肺保護戦略(lung protective strategy)とは，VALIを予防するために**低容量換気(low tidal ventilation)**と，その結果としての**高二酸化炭素血症を許容すること(permissive hypercapnia)**である．ARDSの胸部単純X線像はびまん性の肺胞性あるいは間質性浸潤影を呈するために，当初肺全体が障害されている均一な疾患と考えられていた．しかし，ARDSの患者の胸部CT所見によって肺の障害部位は主に背側の重力依存部位に限局され，腹側の重力非依存部位は健康な肺であるという事実が判明した．つまり，ARDSの肺障害は均一な障害ではなく不均一な障害であったのである．このような健康な肺と障害を受けた肺が混在するARDSの肺に，酸素化を改善するために高容量で換気を行うと，コンプライアンスが高い，つまり，拡張しやすい健康な肺ばかりが換気されて，障害を受けたコンプライアンスの低い肺は換気されないことになる．このとき，健康な肺では過膨張による圧損傷・容量損傷や生物学的損傷などより，VALIが引き起こされるこ

とになる．**低容量換気**(一回換気量 6〜8 mL/kg)と**高二酸化炭素血症許容**(pH 7.15, $PaCO_2$ 80 mmHg)はこのような機序による VALI を防ぐ目的で考案された．

一方，**open lung strategy** は，呼期終末で虚脱する肺胞を防止するために PEEP を加え，肺胞の虚脱による無気肺損傷などの VALI を防ぐために考案された．

ARDS については，2016 年日本集中治療医学会・日本呼吸療法医学会・日本呼吸器学会から『ARDS 診療ガイドライン 2016』[3]が発刊された．詳細はこちらを参照のこと．

文献
1) Weinberger SE, Drazen JM：234. Disturbances of respiratory function. Harrison's Principles of Internal Medicine, 16th ed (ed Kasper DL, Braunwald E, Fauci AS, et al). McGraw-Hill, New York, pp 1498-1505, 2005.
2) 日本呼吸器学会肺生理専門委員会，日本呼吸管理学会酸素療法ガイドライン作成委員会(編)：酸素療法ガイドライン．メジカルビュー社，2011.
3) 日本集中治療医学会・日本呼吸療法医学会・日本呼吸器学会 3 学会 2 委員会合同：ARDS 診療ガイドライン 2016. 総合医学社，2016.

5 高二酸化炭素血症 hypercarbia（hypercapnia）

❶ 定義

定義　$PaCO_2 > 45\ mmHg$

　動脈血二酸化炭素分圧は，COPDの患者ではもともと基準値よりも上昇していることがある．この現象は一般にCO_2 retentionと呼ばれていて，データ自体は基準値ではないが，COPDに対する正常な生理的反応と見なされている．このようなときに動脈血二酸化炭素分圧の正常・異常を判断するには，過去の動脈血ガス分析データが参考になる．また，過去のデータが入手できないときには，動脈血ガス分析データが慢性呼吸性アシドーシスを呈しているか，患者に呼吸困難などの症状があるか，呼吸数が多いか少ないか，などの情報から総合的にそのデータが正常なのか異常なのかを判断することになる．

鉄則　高二酸化炭素血症では，まずCO_2 retentionを否定する

❷ アプローチ（図5-5-1）

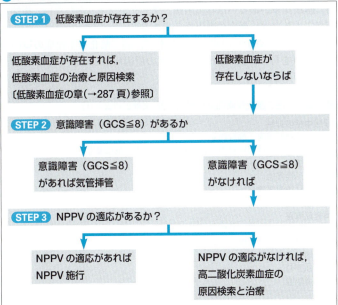

図5-5-1．高二酸化炭素血症へのアプローチのフロー・チャート

STEP 1 低酸素血症が存在するか？

過去に「高二酸化炭素血症＝危険」という考え方があったが，前章の❹急性呼吸促迫症候群(ARDS)の項(→291頁)で述べた高二酸化炭素血症許容 permissive hypercapnia が明らかにしたように，高二酸化炭素血症は人体では pH 7.15，$PaCO_2$ 80 mmHg のレベルの呼吸性アシドーシスまでは有害でないということが判明している．また，低酸素血症が同時に存在していれば，低酸素血症のほうが緊急性が高いので，この場合は先に低酸素血症を治療し低酸素血症の原因検索を行う．

STEP 2 意識障害（GCS≦8）があるか？

意識障害(GCS≦8)が存在すればそれ自体で気管挿管適応である．この場合は人工呼吸で高二酸化炭素血症を是正する．

STEP 3 NPPVの適応があるか？

COPD の急性増悪に対しては，NPPV が致死率・気管挿管の必要性・合併症と入院期間を著明に減少させるという臨床疫学的なエビデンスがある．NPPV の禁忌は，循環不全，意識障害，NPPV に非協力，喀痰が多いあるいは喀出困難，マスクがフィットしない，極端な肥満，あるいは，極度の熱傷などである[1]．

このような NPPV の適応がなければ，高二酸化炭素血症の原因検索と治療を行う．高二酸化炭素血症の原因疾患には**表 5-5-1** のようなものがある．

表 5-5-1. 高二酸化炭素血症の鑑別診断〔文献 2)の表より〕

呼吸中枢の抑制
・中枢神経障害：脳幹病変
・薬物による呼吸中枢の抑制：麻薬，鎮静薬，麻酔薬など
・破傷風
胸郭変形性疾患
・脊柱後彎側彎症
・肥満
神経筋障害
・神経筋疾患：重症筋無力症，Guillain-Barré 症候群
・神経筋毒素：有機リン酸中毒，ボツリヌス菌
死腔増加を伴う肺疾患
・COPD
上気道閉塞

❸ 治療例

人工呼吸器あるいは NPPV 管理の場合，$PaCO_2$ を低下させようとすると，
　①一回換気量を増加させる
　②呼吸数を増加させる
のいずれかである．
酸素を投与している場合には，投与酸素濃度を低下させて呼吸中枢が刺激され，一回換気量と呼吸数が増加することによって $PaCO_2$ が低下することを期待することも可能
それ以外の場合，原因疾患の治療

文献

1) Cydulka RK, Bates CG：70. Chronic Obstructive Pulmonary Disease. A Comprehensive Study Guide, 8th ed (American College of Emergency Physicians®, editor-in-Chief Tintinalli JE). McGraw-Hill, New York, pp 475-479, 2016.
2) Sarko J, Stapczynski JS：62. Respiratory Distress. A Comprehensive Study Guide, 8th ed (American College of Emergency Physicians®, editor-in-Chief Tintinalli JE). McGraw-Hill, New York, pp 427-436, 2016.

6 低二酸化炭素血症 hypocarbia（hypocapnia）

❶ 定義[1]

> 定義　$PaCO_2 < 35$ mmHg

　低二酸化炭素血症は，今日まで比較的無害，あるいは，高二酸化炭素血症に比べれば少なくとも安全であると信じられてきた．しかし，最近の研究で低二酸化炭素血症は今までに信じられてきたほど安全ではなく，様々な有害な副作用を起こすことが判明してきた．

　この低二酸化炭素血症は，低二酸化炭素血症に対して人体では脳血管は収縮し肺血管が拡張するという生理学的根拠から，脳圧亢進患者や新生児の肺高血圧症に対して意図的な治療としても用いられてきた．

　しかし，このような治療効果の反面，最近の研究から過度の，あるいは長期間の低二酸化炭素血症は，生体に様々な有害な副作用を起こすことが判明した．その有害な副作用としては，新生児の脳損傷，成人での高次機能障害，心筋虚血や肝障害などである．また，臨床症状としては，しびれ，動悸，筋痙攣や痙攣などを起こす．いわゆる「過換気症候群」の症状は，実はこの低二酸化炭素血症の症状で説明できる．

　このような知見から，現在では低二酸化炭素血症を治療として用いる場合には，上記のような有害な副作用を起こさないように慎重に行うことが勧められている．また，人工呼吸管理患者などで偶発的に低二酸化炭素血症になった場合には，速やかに低二酸化炭素血症を是正する必要がある．脳圧亢進症状がない頭部外傷患者に対して予防的に過換気療法を行うことは，逆に予後を悪くするという無作為臨床試験のエビデンスがある．

❷ アプローチ

　低二酸化炭素血症には図 5-6-1 のようにアプローチする．

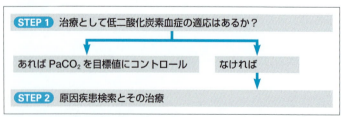

図 5-6-1．低二酸化炭素血症へのアプローチのフロー・チャート

STEP 1 治療として低二酸化炭素血症の適応はあるか？

現在治療として低二酸化炭素血症の適応があるのは，脳圧亢進患者や新生児の肺高血圧症だけである．その場合に，治療として低二酸化炭素血症を誘導するときには，$PaCO_2$ を目標値にコントロールする．

その $PaCO_2$ 目標値は例えば重症頭部外傷では，

頭蓋内圧亢進時　30～35 mmHg
頭蓋内圧正常時　35～45 mmHg

である[2]．

STEP 2 原因疾患検索とその治療

低二酸化炭素血症の原因疾患には表 5-6-1 のようなものがある．

表 5-6-1．低二酸化炭素血症の原因疾患〔文献 1）より〕

低酸素血症
・高地，肺疾患
肺疾患
・肺炎，間質性肺臓炎，肺線維症，肺水腫，肺塞栓，肺血管疾患，気管支喘息，気胸
心血管疾患
・うっ血性心不全，低血圧
代謝疾患
・アシドーシス（糖尿病性，腎性，あるいは，乳酸性），肝不全
中枢神経疾患
・精神科的あるいは不安誘発性過換気，中枢神経系感染症，中枢神経系腫瘍
薬物
・サリチル酸，キサンチン誘導体，β アドレナリン作動薬，プロゲステロン
その他
・発熱，敗血症，疼痛，妊娠

❸ 治療例

低二酸化炭素血症の治療は，原則として原因疾患の治療である．しかし，人工呼吸管理の患者では強制的に呼吸数をコントロールすることによって低二酸化炭素血症を是正できる．

人工呼吸器あるいは NPPV 管理の場合，$PaCO_2$ を増加させようとすると，
　①一回換気量を低下させる
　②呼吸数を低下させる
　のいずれかである

酸素を投与している場合には，投与酸素濃度を増加させて呼吸中枢が抑制さ

れ，一回換気量と呼吸数が低下することによって $PaCO_2$ が増加することを期待する

それ以外の場合，原因疾患の治療

文献
1) Laffey JG, Kavanagh BP：Hypocapnia. N Engl J Med 347：43-53, 2002.
2) 日本脳神経外科学会，日本脳神経外傷学会(監)，重症頭部外傷治療・管理のガイドライン作成委員会(編)：重症頭部外傷治療・管理のガイドライン，第3版．医学書院，2013.

7 酸塩基平衡障害の評価 evaluation of acid-base disorders

1 酸塩基平衡 acid-base balance

化学ではその進歩に伴って酸塩基は以下のように3通りに定義されてきた[1].

A. Arrheniusの定義(1884)

1884年Arrhenius SAは,「電解質は水溶液中ではイオンに解離している」というイオン説を発表し,酸とは水溶液中で水素イオンH^+を生じ,塩基は水溶液中で水酸化物イオンOH^-を生じる物質であると定義した.

B. Brønsted-Lowryの定義(1923)

1923年Brønsted JとLowry Tは,酸とはプロトン(H^+)を与える物質で,塩基とはプロトンを受け取る物質であると定義した.

C. Lewisの定義(1923)

1923年上記の酸塩基の定義をさらに拡大して,Lewisは酸とは電子を受け取る物質(ルイス酸)で,塩基とは電子対を与える物質(ルイス塩基)と定義した.

このように酸塩基の定義を拡大することによって,より多くの化学反応を単なる酸塩基反応ではなく酸化還元反応として理解することが可能となった.

上記のように酸塩基となる物質は定義によって異なるが,生体内には多くの酸性物質と塩基性物質が存在する.血液のpHは一定範囲内に収まるように調節されていて,そのメカニズムを酸塩基平衡と呼ぶ.この酸塩基平衡が破れて,液性が酸性かアルカリ性のどちらかに傾いた状態を酸塩基平衡障害 acid-base disorderと呼び,この状態が続くと生体内の蛋白質や核酸が変性し,様々な機能障害が生じて生命を維持することが困難となる.

この酸塩基平衡は,以下のようなHenderson-Hasselbalchの式で表される.

$$pH = 6.1 + \log_{10}\{[HCO_3^-]/(0.03 \times PaCO_2)\}$$

この式から理解できるように,人体の酸塩基平衡は$PaCO_2$を規定する肺と$[HCO_3^-]$を規定する腎臓でコントロールされている.一般的

に心臓,肺と腎臓には図5-7-1のような関係がある.それぞれの臓器は互いに影響しあうので他の臓器も理解する必要がある.

このHenderson-Hasselbalchの式から生体内の酸塩基平衡は古典的には肺と腎臓でコントロールされていると考えられていた.しかし,現在では生体内の酸塩基平衡は,CO_2とアンモニアからオルニチン回路で尿素を合成する肝臓によっても影響を受けることが知られていて,肝臓は酸塩基平衡の「第3の臓器」と呼ぶ考え方もある.

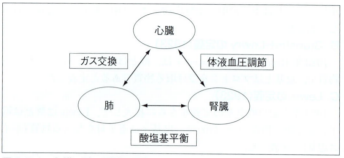

図5-7-1. 心臓・肺・腎臓の関係

❷ 基準値

血液ガスデータから酸塩基平衡を評価するときには以下の項目の基準値を知っておく必要がある.

	基準値	記憶法	単位
pH	7.35〜7.45	7.40±0.05	
$PaCO_2$	35〜45	40±5	mmHg
HCO_3^-	22〜26	24±2	mmol/L
AG(新基準値)*	3〜11	7±4	mmol/L
Na−Cl	34〜38	36±2	mEq/L

*高あるいは低アルブミン血症時のAG補正値(corrected AG:AGc)
 AGc=AG+2.5×|4.5−アルブミン濃度(g/dL)|
(低アルブミン血症時だけでなく,高アルブミン血症時にも補正することに注意)
注)AG(アニオン・ギャップ)=Na−(Cl+HCO_3^-)
 ただし,このアニオン・ギャップについては,

> $AG = (Na + K) - (Cl + HCO_3^-)$
>
> とカリウムを入れて定義されることもあるが,本書では上記のようなより一般的なカリウムを入れない定義を用いることにする
> 基準値については文献により様々なものがあるが,本書では上記の基準値を採用する.AGの基準値については,従来の12±2 mmol/Lを用いても ΔAG計算時に12から差分を計算するので大きな相違はない

　AGの計算時に使用する HCO_3^- は,欧米では通常静脈血の生化学検査の測定値を使用する.一方,血液ガスデータの HCO_3^- はHenderson-Hasselbalchの式からの計算値である.両者の間にはおおよそ1～2 mmol/Lの誤差しかないので,AG計算時に血液ガスデータの HCO_3^- 値を用いても構わない.しかし,もしも静脈血の HCO_3^- 測定値が計測できるのであれば,その値を用いたほうが正確である.<u>また,AGは血液ガスデータで計算した値は不正確であることがあるので,AGを計算する際には静脈血のNa,Clと HCO_3^-,あるいは,静脈血のNa,Clと血液ガスの HCO_3^- からその都度計算すべきである</u>.

　これらの血液ガス分析のデータを通常以下のようにして記載する.

$ABG(F_iO_2)$　　pH / $PaCO_2$ / PaO_2 / HCO_3^- / SBE / SaO_2

例:ABG(room air)
　pH 7.40 / $PaCO_2$ 40 mmHg / PaO_2 88 mmHg /
　HCO_3^- 24 mmol/L / SBE± 0 mmol/L / SaO_2 96%

　酸塩基平衡の判読をするときには後述するように pH / $PaCO_2$ の順で判読するので,血液ガス分析のデータは pH / $PaCO_2$ / PaO_2 の順に記載するのがよい.しかし,日本では慣例から pH / $PaCO_2$ / PaO_2 の順でなく pH / PaO_2 / $PaCO_2$ の順に記載する人が多い.このような場合,血液ガス分析の数値だけを記載すると誤解を招くことがあるので,血液ガス結果の記載の際には上記のように測定項目と数値の両方を記載すべきである.

❸ acidemia, alkalemia と acidosis, alkalosis

　酸塩基平衡障害について述べる前に,acidemia, alkalemia と acidosis, alkalosis という用語の意味について説明する.

　acidemia(酸血症)とは pH<7.35 の酸塩基平衡が酸性である状態で,逆に alkalemia(アルカリ血症)とは pH>7.45 の酸塩基平衡がアルカリ性である状態をいう.一方,acidosis とは酸塩基平衡を酸性に傾ける病態をいい,逆に alkalosis とは酸塩基平衡をアルカリ性に傾ける病

態をいう.

この acidemia, alkalemia と acidosis, alkalosis の概念の相違を理解するためには, 物理学における物体の運動の「位置」と力の「ベクトル」を考えればわかりやすい. つまり, acidemia と alkalemia というのは, 酸塩基平衡状態の「位置」である. 言い換えると, 酸塩基平衡状態の acidemia あるいは alkalemia とは, acidemia あるいは alkalemia という「土地」があると考えればよい. これに対して, acidosis と alkalosis とは物体に作用している力という「ベクトル」に例えることができる.

簡単のために酸塩基平衡を大海原を航海するヨットに例えよう(図 5-7-2). ヨットは大海原を風の力と潮流の流れを受けて航海している. そして, その風の力と潮流の流れの合力によって現在航海している大海原の位置が決定しているのである.

例えば, ヨットが acidemia という海を航海していれば当然その

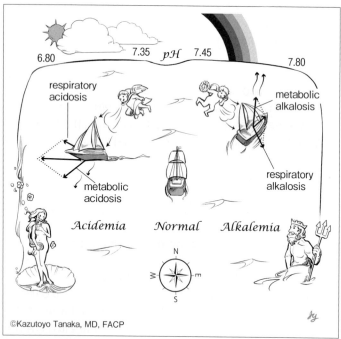

図 5-7-2. 酸塩基平衡の海

ヨットには少なくとも1つ acidemia の方向に働く風の力(呼吸性アシドーシス)，あるいは潮流の流れ(代謝性アシドーシス)が存在するはずである．同様に，ヨットが alkalemia という海を航海していればそのヨットには少なくとも1つの alkalemia の方向に働く風の力(呼吸性アルカローシス)，あるいは潮流の流れ(代謝性アルカローシス)が存在するはずである．

このように，間違った方向に航海してしまっているヨット(酸塩基平衡障害の患者)の「位置」(病状)を把握するだけでなく，そのヨットに働いている風の力(呼吸性障害)と潮流の流れ(代謝性障害)を分析(病態分析)して，その原因を探り(原因疾患検索)，それぞれの力をコントロールしてヨットを適切な航路にもどすこと(酸塩基平衡障害の患者を治療すること)が，酸塩基平衡障害の評価の目的である．その意味で血液ガス分析は診断と治療の羅針盤なのである．

❹ 酸塩基平衡障害の分類

Henderson-Hasselbalch の式からわかるように，酸塩基平衡は肺と腎臓でコントロールされている．したがって，酸塩基平衡障害は肺の障害などによる呼吸性と腎臓の障害などによる代謝性によって通常以下のように分類する．

呼吸性アシドーシス	respiratory acidosis
呼吸性アルカローシス	respiratory alkalosis
代謝性アシドーシス	metabolic acidosis
代謝性アルカローシス	metabolic alkalosis

呼吸性の酸塩基平衡障害はこれからさらに急性と慢性に分類される．しかし，代謝性の変化は一定の時間を伴い急激には変動しないので，代謝性の酸塩基平衡障害には急性と慢性の区別はない．

それでは，これらの酸塩基平衡障害は理論的にいくつまで合併することがあるであろうか？ これを前述の大海原を航海するヨットに例えていうと，ヨットにはいくつの力が同時に働くことが可能なのかを考えよう．

前述の酸塩基平衡障害で，呼吸性アシドーシスと呼吸性アルカローシスは原則として同時には存在しえない．なぜならば，過換気と低換気が同時に存在することは生理的に不可能であるからである．したがって，呼吸性障害は原則として1種類しか存在しえないのである．それでは，この他に代謝性障害は同時にいくつ存在しうるであろうか？ 呼吸性と違い異なる病態であれば代謝性障害は複数同時に存在

することが可能である．実際は，代謝性アシドーシスであるAG開大性代謝性アシドーシスとAG非開大性代謝性アシドーシス，そしてそのうえに，代謝性アルカローシスの3つの病態は理論的に同時に存在することが可能である．つまり，以下に示す4つの酸塩基平衡障害は理論的に同時に存在可能なのである．

> 理論的に同時に存在可能な酸塩基平衡障害
> ・呼吸性障害（呼吸性アシドーシスあるいは呼吸性アルカローシスのどちらか）
> ・AG開大性代謝性アシドーシス
> ・AG非開大性代謝性アシドーシス
> ・代謝性アルカローシス

このように，酸塩基平衡障害の評価を行うときには，酸塩基平衡障害がただ単一な酸塩基平衡障害（例えば，単純な急性呼吸性アルカローシス）なのか，それとも，いくつかの酸塩基平衡障害が合併しているのかどうかを評価しなければならないのである．

❺ 評価法

A. 酸塩基平衡障害研究の歴史[2-5]

人体に対する酸塩基平衡障害の臨床的な評価方法の研究はもともと1952年のデンマークでのポリオ大流行時にポリオ患者の適正な人工呼吸管理目的に始まった．デンマークのAstrupは平衡技術によって血液中のCO_2総量とpHを計測することに成功した．このAstrupの器機で人工呼吸管理のポリオ患者の血液のCO_2総量とpHを計測することによって人工呼吸器を調節したのである．そして，この発明によって，当時それまで主流であったVan Slykeの器機による血液中のCO_2総量計測は，Van Slykeの器機ではpHを同時に計測できなかったために，Astrupの器機に取って代わられた．

しかし，このAstrupの方法では，呼吸性障害しか評価できなかったために，その後Siggaard-AndersenはpCO_2と独立した代謝性障害の指標として下記の3つの指標を提唱した．

● pCO_2と独立した代謝性障害の3つの指標

Standard bicarbonate
Buffer Base
Base Excess（BE）

1954年にStow/SeveringhausがpCO_2電極を，1956年にClarkeがpO_2電極を開発して，pH, pCO_2とpO_2が1つの器機で同時に直接計

測可能となった.この血液ガス分析機器が1973年にRadiometer社から発表されたABL1(the Acid Base Laboratory 1)である.これ以降血液ガス分析機器は現在でも世界的にこの北欧型が主流となった.

以上のようなデンマークのCopenhagenに始まる血液ガス分析の学派をCopenhagen学派とよび,そのCopenhagen学派の血液ガス評価方法を「Copenhagenアプローチ」と呼ぶ.1960年代初頭には酸塩基平衡の分野ではCopenhagenが世界の中心となり,この時代には血液ガス分析自体を"Astrup"とCopenhagen学派の教祖の名前で呼んでいたようである.

しかし,このCopenhagen学派をボストンのWilliam SchwartzとArnold Relmanという2人の内科医が批判した.このBoston学派は,Base Excess(BE)は特に高炭酸ガス血症のときにはpCO_2と独立していないので,真の代謝障害の指標としては血中のHCO_3^-を指標に用いるべきであると主張した.これに対して,Copenhagen学派は血中のHCO_3^-は代謝と呼吸障害が混合した指標であるので純粋な代謝障害の指標とはならないと反論した.

これが有名なThe Great Trans-Atlantic Acid-Base Debateと呼ばれる大論争である(図5-7-3).Copenhagen学派はBoston学派の批判を受けて,BEを修正して,"Base Excess of the extracellular fluid (BEecF)"あるいは"titrable acid"〔現在では後述するSBE(standard base excess)〕などの新たな指標を作成した.これに対して,Boston学派はBEを *in vitro* の単なる計算値であって生体内での意味はないとして完全に否定している.このCopenhagen学派とBoston学派の間の1960年代に始まるThe Great Trans-Atlantic Acid-Base Debateは未だに決着も着いておらず和解もない.

その後,Boston学派は1970年代に提唱されたanion gapやΔAG/ΔHCO_3^-を取り入れて,1990年にMorganrothが酸塩基平衡解釈の6つのステップを発表した[6].1990年にはWennによるdelta gap[7],そして,1998年のFigge and Fenclのcorrected AGという概念も発表されて発展し続けている.このようなBoston学派による一連の酸塩基平衡障害の評価法を「Bostonアプローチ」と呼ぶ.

ところが,このCopenhagen学派とBoston学派と全く別に1983年にカナダ人のPeter A. Stewartによって新しい酸塩基平衡障害の評価方法が発表された.この「Stewartアプローチ」と呼ばれる新しい評価方法は,酸塩基平衡の評価にイオンの電離しやすさを考慮した物理

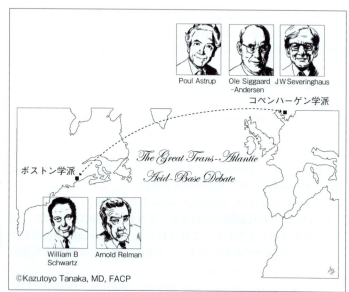

図 5-7-3. The Great Trans-Atlantic Acid-Base Debate

化学の手法を導入したものである．この「Stewart アプローチ」によって，それまで説明不可能であった，生理食塩水大量輸液による代謝性アシドーシス，人工心肺中の代謝性アシドーシス，肝機能障害・敗血症・小児集中治療患者の代謝性アシドーシスの病態を説明することが可能となった．この「Stewart アプローチ」は一部の外科・麻酔科・集中治療領域で受けられている．

B. 酸塩基平衡障害の3つの評価法

このように酸塩基平衡障害の評価法には下記の3つのアプローチが存在する．

● 酸塩基平衡障害の3つのアプローチ法

「Copenhagen アプローチ(別名　BE アプローチ)」
「Boston アプローチ(別名　生理学的アプローチ)」
「Stewart アプローチ(別名　物理化学的アプローチ)」

現在日本では，主に麻酔科・救急領域では BE を用いる「Copenhagen アプローチ」が，そして，内科，特に腎臓内科領域では「Boston アプローチ」が主流で，各々の臨床現場で異なる酸塩基平衡の評価方法が

行われている.この「Copenhagen アプローチ」と「Boston アプローチ」という全く異なるアプローチ方法の臨床現場での混在が,初学者の酸塩基平衡障害の評価法の理解を妨害していると筆者は考えている.実際に医療現場ではこの混乱が1884年のArrheniusの酸塩基の定義以来130年続いているという[8]).

ここで重要なのは,それぞれのアプローチ法は生体内の酸塩基平衡という同一の現象を異なる3つの側面からアプローチしてのであるので,この3つのアプローチの内どれが真でどれが優っているかという議論は無意味であるということである.要は様々な臨床現場でその状況に合わせて最善のアプローチ法で酸塩基平衡を評価すればよいのである.

本書では,酸塩基平衡障害の評価法として,より深い病態理解が得られる「Boston アプローチ」を最初に記載し,その後にBEを用いる「Copenhagen アプローチ」を記載する.通常の臨床であれば,これらの「Boston アプローチ」あるいは「Copenhagen アプローチ」でほとんど対応可能である.「Stewart アプローチ」は理論自体が難解でかつ実際の医療現場で用いるのには非実用的である.初期臨床研修医は本書で記載する「Boston アプローチ」と「Copenhagen アプローチ」をマスターすべきで,「Stewart アプローチ」については学ぶ必要はない.したがって,「Stewart アプローチ」については最後に参考のために記載する.

C. Boston アプローチ[9, 10])

a. pH が基準値以内にないとき(図 5-7-4)

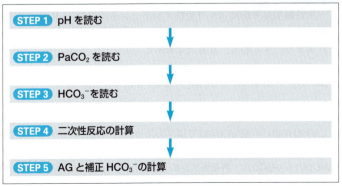

図 5-7-4. 複合する酸塩基平衡障害の判読法

STEP 1 pHを読む

pH<7.35ならばacidemiaで，pH>7.45ならばalkalemiaで，7.35≦pH≦7.45ならばpHは基準値である．まずヨットの位置を把握するのである．ここで大切なのは複数の酸塩基平衡障害が存在する場合に，結果としてpHが基準値内になることがあるということである．例えば，糖尿病性ケトアシドーシスの患者が激しい嘔吐をした場合，糖尿病性ケトアシドーシスによるAG開大性代謝性アシドーシスと嘔吐による代謝性アルカローシスが同時に存在する結果として，pHが基準値範囲内にある場合がこれである．したがって，pHが基準値内ならば酸塩基平衡障害が存在しないとはいえないのである．

Point 「pHが基準値内ならば酸塩基平衡障害はない」とはいえない！

STEP 2 $PaCO_2$ を読む

次に $PaCO_2$ を見てacidemiaがあるときに，$PaCO_2$>45ならばacidemiaの原因として呼吸性アシドーシスが存在し，$PaCO_2$≦45ならばacidemiaの原因として代謝性アシドーシスが存在するはずである．

一方，alkalemiaがあるときに，$PaCO_2$<35ならばalkalemiaの原因として呼吸性アルカローシスが存在し，$PaCO_2$≧35ならばalkalemiaの原因として代謝性アルカローシスが存在するはずである．

このようにして，acidemiaあるいはalkalemiaを生じさせている一次性酸塩基平衡障害が判読できる．ここで，一次性酸塩基平衡障害が呼吸性ならば，それが急性なのかそれとも慢性なのかを判別する必要がある．

STEP 3 HCO_3^- を読む

一次性酸塩基平衡障害が呼吸性アシドーシスの場合，「$PaCO_2$ が基準値から1 mmHg上昇するあたり HCO_3^- がいくつ増加しているのか」を計算する．すなわち，計算式で表すと

$$\Delta HCO_3^- / \Delta PaCO_2 = (HCO_3^- - 24)/(PaCO_2 - 40)$$

である．

この $\Delta HCO_3^- / \Delta PaCO_2$ 値で以下のように呼吸性アシドーシスが急性か，それとも慢性なのかが判別できる．

$\Delta HCO_3^- / \Delta PaCO_2$	呼吸性アシドーシス
≦0.1	急性
0.1<	慢性

〔文献10)を筆者改変〕

一方,一次性酸塩基平衡障害が呼吸性アルカローシスの場合,「$PaCO_2$ が基準値から 1 mmHg 低下するあたり HCO_3^- がいくつ減少しているのか」を計算する.すなわち,計算式で表すと

$$\Delta HCO_3^- / \Delta PaCO_2 = (24 - HCO_3^-)/(40 - PaCO_2)$$

である.
 この $\Delta HCO_3^-/\Delta PaCO_2$ 値で以下のように呼吸性アルカローシスが急性か,それとも慢性なのかが判別できる.

$\Delta HCO_3^- / \Delta PaCO_2$	呼吸性アルカローシス
≦0.2	急性
0.2<	慢性

〔文献 10)を筆者改変〕

 このようにして **STEP 1** から **STEP 3** までで,acidemia あるいは alkalemia を起こしている一次性酸塩基平衡障害が判読されることがわかった.次に,問題にしている酸塩基平衡障害はこの一次性酸塩基平衡障害によってのみ引き起こされている(つまり単純性酸塩基平衡障害である)のか,それとも,これに他の酸塩基平衡障害が共存するのかを判読する必要がある.

 ここで,酸塩基平衡障害が一次性酸塩基平衡障害のみによって起こる単純性酸塩基平衡障害と仮定すると,だいたいどれくらいの $pH/PaCO_2/HCO_3^-$ の値になるのかという二次性反応が基礎研究から判明している.そこで,この二次性反応によって HCO_3^- 値あるいは pH/HCO_3^- 値を計算し,計算値が実測値に近ければ単純性酸塩基平衡障害と判断し,計算値と実測値がかけ離れていれば共存する別の酸塩基平衡障害が存在すると判断するのである.

STEP 4 二次性反応の計算

 二次性反応は一次性酸塩基平衡障害によって,それぞれ以下のような式で計算できる.

● 一次性酸塩基平衡障害に対する二次性反応の予測式

代謝性アシドーシスならば
  $PaCO_2$ 予測値 $= 40 - [1.2 \times (24 - HCO_3^-)]$
代謝性アルカローシスならば
  $PaCO_2$ 予測値 $= 40 + [0.7 \times (HCO_3^- - 24)]$
急性呼吸性アシドーシスならば
  HCO_3^- 予測値 $= 24 + [0.1 \times (PaCO_2 - 40)]$

慢性呼吸性アシドーシスならば
　　HCO_3^-予測値 $= 24 + [0.35 \times (PaCO_2 - 40)]$
急性呼吸性アルカローシスならば
　　HCO_3^-予測値 $= 24 - [0.2 \times (40 - PaCO_2)]$
慢性呼吸性アルカローシスならば
　　HCO_3^-予測値 $= 24 - [0.4 \times (40 - PaCO_2)]$

注)二次性反応の予測式はこの予測式以外にも複数存在する．本書旧版の予測式は40年前の予測式であったので，今版では近年発表された最新の文献11)の予測式を用いる．

例えば，一次性酸塩基平衡障害が代謝性障害の場合，実際の$PaCO_2$実測値がこの二次性反応の計算式で計算した予測$PaCO_2$よりも高ければ共存する呼吸性アシドーシスがあり，低ければ共存する呼吸性アルカローシスがあると判断する．

同様に，一次性酸塩基平衡障害が呼吸性障害の場合，実際のHCO_3^-実測値が上記の二次性反応の計算式で計算した予測HCO_3^-よりも高ければ共存する代謝性アルカローシスがあり，低ければ共存する代謝性アシドーシスがあると判断する．

<u>注意しなければならないのは，この二次性反応は，物理学での「作用」に対する「反作用」のようなもので病理的な反応ではないということである．したがって，生理的な二次性反応をアシドーシスとかアルカローシスと呼ぶのは正確ではない．</u>

例えば，呼吸性アシドーシスの二次性反応を，呼吸性アシドーシスによる代謝性アルカローシスと呼ぶことがある．しかし，このように表現すると，呼吸性アシドーシスに二次性反応ではない別の代謝性アルカローシスを合併しているかのような誤解を与えてしまう．このような誤解を避けるために，二次性反応を「呼吸性アシドーシスによる二次性高重炭酸血症」などと，高または低重炭酸血症，あるいは，高または低炭酸ガス血症と表現するようになっている．

<u>また，従来この二次性反応は代償(補償)反応と呼ばれてきたものであるが，現在では誤解を防ぐために二次性反応と呼ぶようになっている</u>．その理由は，この代償(補償)反応は，実際には完全に代償(補償)することはほとんどないので代償(補償)と呼ぶのは正確ではないこと，そして，この代償(補償)反応は完全または不完全代償(補償)と分類されることがあるが，実際に完全に代償(補償)されることがほとんどないのであれば，わざわざ完全あるいは不完全代償(補償)などと分

類する必要がないことなどである[11].

そして、二次性反応にはpHを反対側にまで、つまりacidemiaをalkalemiaに、alkalemiaをacidemiaにまで変えるような過剰代償はしないという大原則がある.

STEP 5　AGと補正HCO_3^-の計算

最後に他の方法を用いて他の酸塩基平衡障害が合併していないかどうかをチェックする.

AGを計算しそれが基準値以内であればこれ以外に合併する酸塩基平衡障害は存在しないので、補正HCO_3^-を計算する必要はない. しかし、AGが上昇していればその場合には、STEP 4 までで検索された酸塩基平衡障害の他に、少なくともAG開大性代謝性アシドーシスが存在することになる.

AGが増加している場合に酸塩基平衡障害を検索する方法として、補正HCO_3^-を含めて以下の3つの方法が知られている.

● AG開大時の合併する酸塩基平衡障害の検索法

Delta Gap
補正HCO_3^-
Gap-gap

これらの3つのAG開大時の合併する酸塩基平衡障害の検索法の原理は次の通りである.

AGが開大していれば、有機酸が蓄積されていてAG開大性代謝性アシドーシスが存在する. ここでAG開大性代謝性アシドーシスが存在すれば、正常よりも増加分の有機酸は生体内で重炭酸により中和されるはずである. すなわち、酸塩基平衡障害が純粋なAG開大性代謝性アシドーシスだけであるならば、有機酸の増加分(ΔAG)は重炭酸の喪失分(ΔHCO_3^-)となる. つまり、

$$\Delta AG \fallingdotseq \Delta HCO_3^-$$

となるはずなのである.

このとき、実際のΔHCO_3^-がΔAGよりも少ないときには、AG開大性代謝性アシドーシスによって喪失した重炭酸の他に何らかのメカニズムで重炭酸が増加したということである. このことは言い換えると、AG開大性代謝性アシドーシスに代謝性アルカローシスが合併していることである.

また，実際の ΔHCO_3^- が ΔAG よりも大きいときには，AG 開大性代謝性アシドーシスによって喪失した重炭酸以外の酸によって重炭酸が消費されたということである．ここで，AG 開大性代謝性アシドーシス以外に酸を産生するメカニズムは，AG 非開大性代謝性アシドーシスしかない．したがって，この場合，AG 開大性代謝性アシドーシスに AG 非開大性代謝性アシドーシスが合併しているといえる．

この ΔAG と ΔHCO_3^- の比較を ΔAG と ΔHCO_3^- の差分で行ったものが Delta Gap という概念である．

● Delta Gap（Δgap）の定義

$\Delta gap = \Delta AG - \Delta HCO_3^-$
基準値：$-6 \sim +6$

$\Delta AG = AG$ 実測値 -15（AG 基準値上限）
$\Delta HCO_3^- = 25$（HCO_3^- 基準値下限）$- HCO_3^-$ 実測値

ΔAG は AG 増加分で ΔHCO_3^- は HCO_3^- 喪失分である．
ΔHCO_3^- は 25 から HCO_3^- 実測値を引くことに注意する．

● Delta Gap（Δgap）の解釈〔文献7）を筆者改変〕

$\Delta gap = \Delta AG - \Delta HCO_3^- > +6$ ならば，
　AG 開大性代謝性アシドーシスと代謝性アルカローシスの合併

$\Delta gap = \Delta AG - \Delta HCO_3^- < -6$ ならば，
　AG 開大性代謝性アシドーシスおよび
　AG 非開大性代謝性アシドーシスの合併

この Delta Gap の他に，補正 HCO_3^- というものを計算して HCO_3^- の基準値と比較して複合する酸塩基平衡障害を検索する方法もある．

● 補正 HCO_3^- の定義[12]

補正 $HCO_3^- = HCO_3^-$ 実測値 $+ (AG - 12)$
基準値：$23 \sim 28$

補正 HCO_3^- は定義からわかるように，ΔAG と ΔHCO_3^- を比較する代わりに，HCO_3^- を補正して基準値と比較したものであるので，Delta Gap と同様の概念で方法が異なるだけである．<u>日本ではこの補正 HCO_3^- を用いる方法が，暗算するのも簡単であるので最も一般的になっている</u>．

● 補正 HCO_3^- の解釈

補正 HCO_3^- ＞ 28 ならば，
　AG 開大性代謝性アシドーシスと代謝性アルカローシスの合併
補正 HCO_3^- ＜ 23 ならば，
　AG 開大性代謝性アシドーシスおよび
　AG 非開大性代謝性アシドーシスの合併

　この他 Gap-gap というものもあるが，ΔAG と $ΔHCO_3^-$ を比にしたもので，上記の 2 つの方法と概念は全く同じである．

● Gap-gap の定義[13]

Gap-gap ＝ ΔAG ／ $ΔHCO_3^-$
基準値：1〜2

ΔAG ＝ AG − 12
$ΔHCO_3^-$ ＝ 24 − HCO_3^- 実測値

Delta gap の定義の際の ΔAG と $ΔHCO_3^-$ の定義が異なることに注意．

● Gap-gap の解釈

Gap-gap ＜ 1 のとき
　AG 開大性代謝性アシドーシスおよび
　AG 非開大性代謝性アシドーシスの合併
　あるいは尿中ケトン体喪失
　あるいは慢性腎不全
Gap-gap 1〜2
　単純 AG 開大性代謝性アシドーシス
Gap-gap ＞ 2
　AG 開大性代謝性アシドーシスと代謝性アルカローシスの合併

　これらの AG 開大時の合併する酸塩基平衡障害の検索法は，後述するように複数の酸塩基平衡障害が共存して，その結果として pH が基準値以内になっているときの酸塩基平衡障害を発見するのに最も役立つ．実際には，AG 開大時の合併する酸塩基平衡障害の検索法としては，暗算しやすい補正 HCO_3^- の方法を用いることを筆者は勧める．

　一方，AG が低下する場合には以下のような場合がある．

● AG が低下する病態[14]

高 Ca 血症,高 Mg 血症,高 K 血症
IgG 多発性骨髄腫
低アルブミン血症
ブロマイド中毒

 AG が低下(負の値になることもある)する場合は,プラス・イオンが増えて相対的に Na^+ イオンが低下する場合(高 Ca 血症,高 Mg 血症,高 K 血症と IgG 多発性骨髄腫)とマイナス・イオンが減って相対的に Cl^- と HCO_3^- イオンが増加する場合(低アルブミン血症とブロマイド中毒)である.

b. pH が基準値以内のとき

(1) $PaCO_2$ が上昇して HCO_3^- が減少しているとき

 呼吸性アシドーシスと代謝性アシドーシスの合併.

(2) $PaCO_2$ が減少して HCO_3^- が増加しているとき

 呼吸性アルカローシスと代謝性アルカローシスの合併.

(3) 上記以外のとき,あるいは,さらに AG が開大していれば,上記の AG 開大時の合併する酸塩基平衡障害の検索法を用いる

 AG 基準値以内であれば,正常あるいはまれに AG 非開大性代謝性アシドーシスおよび代謝性アルカローシスの合併.

● 症例

48歳 女性 主訴 嘔気・嘔吐
ABG(room air):
pH 7.419 / $PaCO_2$ 29.1 mmHg / PaO_2 71 mmHg / HCO_3^- 18.9 mmol/L / SBE −6 mmol/L / SaO_2 95%
血液検査:
Na 128mEq/L, K 3.8mEq/L, Cl 84mEq/L, BUN 27.8 mg/dL, Cr 0.7 mg/dL, Glu 415 mg/dL
尿検査:ケトン体(3+)

 この症例を通常の酸塩基平衡障害を判読する方法で解読すると pH が基準値以内であるので,酸塩基平衡障害は存在しないことになる.しかし,この症例を上記の複合する酸塩基平衡障害の判読法を用いて解読する.

 pH が基準値以内で,$PaCO_2$ と HCO_3^- がともに減少しているので,AG を計算する.

$$AG = Na - (Cl + HCO_3^-)$$
$$= 128 - (84 + 18.9)$$
$$= 25.1 > 12$$

とAGが開大しているので，補正HCO_3^-を計算する．

$$補正 HCO_3^- = HCO_3^- 実測値 + (AG - 12)$$
$$= 18.9 + (25.1 - 12)$$
$$= 32 > 28$$

となり，AG開大性代謝性アシドーシスと代謝性アルカローシスの合併と読み取れる．

このことを臨床的に解釈すると，糖尿病性ケトアシドーシスによるAG開大性代謝性アシドーシスと嘔吐による代謝性アルカローシスの2つの酸塩基平衡障害が同時に合併していて，その結果としてpHが基準値以内となっているといえる．つまり，この症例はacidemiaもalkalemiaもないが，acidosisとalkalosisは存在する症例なのである．

ちなみに本症例の血液ガスを後述するCopenhagenアプローチで解釈すると，「呼吸性アルカローシスと代謝性アシドーシスの合併」ということになる．

以上のようなBostonアプローチによって，複数の複合する酸塩基平衡障害を判読することができる．<u>ここで，酸塩基平衡障害の判読法は，特にどのような二次性反応の計算式を適応するかで同じ血液ガスデータでも解釈が複数存在するようになることに注意してほしい．大切なのは，解釈の結果よりも酸塩基平衡障害の判読法の思考プロセスを理解することと，患者の病態を把握することである．</u>

また，酸塩基平衡障害の判読時にPaO_2は必要ないことにも注意して欲しい．PaO_2の異常は前述したように呼吸不全という問題として酸塩基平衡障害とはほぼ独立した問題として扱って構わない．

そして，複合する酸塩基平衡障害が明らかになったら，それぞれの酸塩基平衡障害を起こしている疾患を次に検索する．通常それぞれの酸塩基平衡障害を起こしている疾患は病態から臨床的に明らかである．しかし，酸塩基平衡障害の原因疾患が明らかでない場合には，9.代謝性アシドーシス(→332頁)，10.代謝性アルカローシス(→338頁)で示すように1つ1つの酸塩基平衡障害の原因疾患を検索するこ

とになる.

D. Copenhagen アプローチ[15]

Copenhagen 学派の Copenhagen アプローチでは動脈血ガス分析機器に表示される pH, pCO_2, および, Base Excess (BE) (実際には後述する SBE) の3つの値を用いて酸塩基平衡障害を評価する. ここで, pH と pCO_2 の値は動脈血ガス分析機器で直接計測された値であるが, BE は動脈血ガス分析機器で直接計測された pH と pCO_2 の値から, 前述の Henderson-Hasselbalch の式を用いて $[HCO_3^-]$ を計算した後に後述する BE の計算式を用いて計算された値である.

もともと BE は,「生体内において 1 L の十分に酸素化された全血試料を標準状態 (pH 7.40, PCO_2 40 mmHg, 気温 37℃) にまで戻すために必要な強酸滴定量 (単位:mmol/L)」と定義されたものである. しかし, この BE という概念は, 前述の"The Great Trans-Atlantic Acid-Base Date"で Boston 学派から, BE はあくまで血液内の HCO_3^- の緩衝能だけ評価していて, 実際の生体内では間質液にも緩衝作用があり BE では間質液の緩衝能が評価されていないので, 緩衝能の指標としては不正確という批判を受けた.

この批判に対して Copenhagen 学派の Siggaard-Andersen は, 細胞外液内でのヘモグロビンの緩衝能を近似するために, 全体の BE のうち間質液の緩衝能を加味した細胞外液内での緩衝能は, Hb 5.0 g/dL 分に相当すると仮定して BE を計算し直して反論した. これが "BE of the extracellular fluid"で, 現在では Standard Base Excess (SBE) と呼ばれているものである.

参考のためにそれぞれのパラメータの計算式を下記に示す.

● BE と SBE の計算式

BE = $(HCO_3^- - 24.4) + (2.3 \times Hb + 7.7) \times (pH - 7.4) \times (1 - 0.023 \times Hb)$
(van Slyke の式)
Actual HCO_3^- = $0.0307 \times PaCO_2 \times 10^{(pH-6.105)}$
SBE = Actual HCO_3^- $- 24.8 + [16.2 \times (pH - 7.40)]$
別名:BE of the extracellular fluid あるいは *in vivo* BE

実際の臨床現場では現在 BE というときには, もともとの BE ではなく SBE を用いることが多い.

SBE の基準値　0±2.0 mmol/L

● Copenhagen アプローチによる酸塩基障害評価方法

呼吸性障害の評価
   $pCO_2 > 45\,mmHg$　　→　呼吸性アシドーシス
   $pCO_2 < 35\,mmHg$　　→　呼吸性アルカローシス
代謝性障害の評価
   SBE > +2.0 mmol/L　→　代謝性アルカローシス
   SBE < −2.0 mmol/L　→　代謝性アシドーシス

この呼吸性障害と代謝性障害を二次元的に図示したものが，有名な「Siggaard-Anderson の酸塩基チャート」と呼ばれるものである．この「Siggaard-Anderson の酸塩基チャート」を用いて酸塩基平衡障害を評価することもあるが，通常は上述の評価方法で十分である．このように Copenhagen アプローチによる酸塩基障害評価方法は Boston アプローチによる酸塩基平衡障害の評価方法に比べてはるかに簡単であるので，動脈血ガス分析の測定値から迅速な対応が要求される麻酔・救急領域(特に外傷)で受け入れられてきた事情がよく理解できる．

E. Stewart アプローチ[16-18]

本章 C. Boston アプローチ(→309 頁)で最初に紹介した「Boston アプローチ」は，酸塩基の Brønsted-Lowry の定義を基にした Henderson-Hasselbalch の式を原理とする評価方法である．しかし，この方法では，酸塩基平衡の第3の臓器である肝機能が全く考慮されていないこと，および，アルブミンの状態が全く考慮されていないことなどの大きな2つの欠点が存在する．ここで，第2の欠点であるアルブミンの状態は，低アルブミン血症が存在するときに AG を補正する補正 AG によってほぼ解消された．つまり，この補正 AG によって「Boston アプローチ」はほぼ完成し，ほとんどすべての酸塩基平衡障害が評価できるようになったのである．

ところが，このほぼ完璧な「Boston アプローチ」によっても説明のつかない酸塩基平衡障害が存在するのである．その例が，生理食塩水大量輸液による代謝性アシドーシス，人工心肺中の代謝性アシドーシス，肝機能障害・敗血症・小児集中治療患者の代謝性アシドーシスなどの病態である．これらの特別な主に代謝性アシドーシスの病態を説明する方法が，「Stewart アプローチ」なのである．

この「Stewart アプローチ」は，1983 年に Peter A. Stewart により提唱された新しい酸塩基障害の評価方法である．この「Stewart アプローチ」は，酸塩基平衡の評価にイオンの電離しやすさを考慮した物

理化学の手法を導入したものである．この方法は，主に外科・麻酔科・集中治療領域で受け入れられてきた．

その方法による酸塩基平衡の評価方法の概略を示す(詳細は文献[15-17]を参照のこと)．まず，Stewartは酸を水の電離平衡の式でプロトンH^+濃度を上昇させ，かつ，水酸化イオンOH^-を低下させるイオンと定義した．そして，物理化学における強酸・弱酸や強塩基・弱塩基などの強イオン・弱イオンの電離度を考慮して，プロトン(水素イオン)濃度についての6つの関係式を定義した．その6つの関係式をプロトンについて表記すると，それはプロトンについての4次方程式となる．これをプロトンについて解くと，プロトンは$PaCO_2$，[SID]，[ATOT]の3つの変数で表されることになる．ここで，

$PaCO_2$：二酸化炭素分圧
[SID] (strong ion difference) $= [Na^+] + [K^+] + [Ca^{2+}] + [Mg^{2+}]$
$\qquad\qquad\qquad\qquad\qquad - [Cl^-] - [lactate^-]$
[ATOT] (nonvolatile total weak acid)

である．

この「Stewartアプローチ」によると，プロトン濃度は$PaCO_2$，[SID]，[ATOT]の3つの独立した変数で決定されるということである．このことは言い換えると，酸塩基平衡は，換気状態($PaCO_2$)および電解質と輸液(強塩基[SID]と弱酸[ATOT])でコントロールできるということになる．この「Stewartアプローチ」と，Henderson-Hasselbalchの式を原理とする伝統的な「Bostonアプローチ」の最大の相違点は，Henderson-Hasselbalchの式では重炭酸[HCO_3^-]が独立した変数であるのに対して，「Stewartアプローチ」ではそれが独立した変数ではなくて従属した変数として扱われている点である．

1991年Figgeらは，この「Stewartアプローチ」を踏襲して3つの指標を提唱した．彼らは，二酸化炭素ガス$PaCO_2$，アルブミンとリンの酸塩基平衡に対する影響を定量的に数式で表現することに成功して，effective strong ion difference：SIDeffを以下のように定義した．

$$SIDeff = 1{,}000 \times 2.46 \times 10^{-11} \times PaCO_2 / (10^{-pH}) + 10 \times [ALB] \\ \times (0.123 \times pH - 0.631) + [phosphate] \\ \times (0.309 \times pH - 0.469)$$

一方,StewartのSIDをSIDa(apparent strong ion difference)とし,改めて

$$SIDa=[Na^+]+[K^+]+[Ca^{2+}]+[Mg^{2+}]-[Cl^-]-[lactate^-]$$

と定義した.
　そして,この2つの指標の差分をSIG:strong ion gapとし,

$$SIG=SIDeff-SIDa$$

と定義した.
　それぞれの指標の意味は,SIDeffは弱酸の濃度で,SIDaは強塩基と強酸の差の濃度,そして,それらの差分であるSIGは有機酸などのundetermined anionsの濃度であると筆者は解釈している.ここで,SIDeffの基準値は定められていないが,他の指標の基準値はSIDa約40 mEq/Lで,SIG 0 mEq/Lである.以前から,Na-ClあるいはNa/Clが異常なときには酸塩基平衡障害があるといわれていたが,SIDaはこれらの別表現であると考えられる.
　したがって,SIDeffの上昇は代謝性アシドーシスを,低下は代謝性アルカローシスを,そして,SIDaが40 mEq/Lよりも大きければ代謝性アルカローシス,40 mEq/Lよりも小さければ代謝性アシドーシスと解釈できることになる.また,SIGは「Bostonアプローチ」のAGと同じような意味で,これが正ならば有機酸が蓄積していることになる.
　これらのことから,「Stewartアプローチ」では,一次性酸塩基平衡障害を以下の6つに分類している.

①respiratory acidosis
②respiratory alkalosis
③strong ion acidosis
④strong ion alkalosis
⑤nonvolatile buffer ion acidosis
⑥nonvolatile buffer ion alkalosis

　この「Stewartアプローチ」によって,40年以上前から"dilution acidosis"として報告されてきたが原因不明であった生理食塩水大量輸液による代謝性アシドーシスは，塩素イオン濃度の上昇によるSIDaの低下による"strong ion acidosis"として説明できる．また，人工心肺による代謝性アシドーシスも，プライミング液の塩素イオンによるSIDaの低下とコロイド物質によるSIGの上昇によるSIG上昇を伴う"strong ion acidosis"として説明できることになった．

以上のように，この「Stewartアプローチ」は「Bostonアプローチ」よりも詳細な酸塩基平衡障害の分析方法であるといえる．しかし，前述の3つの指標からもわかるとおり計算式が煩雑であること，また，「Bostonアプローチ」ではアルブミン濃度を考慮していないという欠点があったが，補正AGによってその欠点は克服されたこと，そして，いくつかの特殊な病態以外は伝統的な「Bostonアプローチ」で説明がつくことなどの理由から，実臨床においてこの「Stewartアプローチ」が絶対に必要となることはほとんどない．したがって，この「Stewartアプローチ」は「Bostonアプローチ」で説明のつかない特殊な集中治療室の患者に適応すべきであると筆者は考えている．

文献

1) 東京大学教養学部化学部会(編)：Ⅵ 化学反応 61 アレニウスとブレンステッドの酸・塩基，62 ルイスの酸・塩基．化学の基礎77講．東京大学出版会，pp 132-135, 2003.
2) Kofstad J：100 years of blood gas and acid base analysis in clinical medicine. 2012 https://acutecaretesting.org
3) Severinghaus JW：The Invention and Development of Blood Gas Analysis Apparatus. Anesthesiol 97：253-256, 2002.
4) Bunker JP：The Great Trans-Atlantic Acid-Base Debate. Anesthesiol 25：591-594, 1965.
5) 諏訪邦夫：[特集]血液ガスへの個人的な「思い」と「思い出」．Radiometer QA Journal 2：1-5, 2003.
6) Morganroth ML：Six steps to acid-base analysis：Clinical applications. A systematic approach to sorting out complex disorders. J Crit Illness 5(5)：460-469, 1990.
7) Wenn K：The delta gap：An approach to mixed acid-base disorders. Ann Emerg Med 19：1310-1313, 1990.
8) Berend K：Acid-base pathophysiology after 130 years：confusing, irrational and controversial. J Nephrol 26：254-265, 2013.
9) Marino PL：31. Acid-Base Analysis. The ICU Book. 4th ed. Wolters Kluwer Health, Philadelphia, pp 587-600, 2014.
10) Berend K, de Vries APJ, Gans ROB：Physiological Approach to Assessment of Acid-Base Disturbances. N Engl J Med 371：1434-1445, 2014.
11) Androgué HJ, Madias NE：Secondary responses to altered acid-base status：The rules of engagement. J Am Soc Nephrol 21：920-923, 2010.

12) Saint S, Frances CD : 42. Approach to Acid-Base Disorders. Saint-Frances Guide To Inpatient Medicine, 2nd ed. Lippincott Williams & Wilkins, Philadelphia, pp 238-245, 2004.
13) Emmett M, Palmer BF : The delta anion gap/delta HCO_3 ratio patients with a high anion gap metabolic acidosis. UpToDate®,2017.
14) 黒川 清 : 30 分析のすすめ方：症例 6, 7. 水・電解質と酸塩基平衡-step by step で考える- 改訂第 2 版. 南江堂, p 179, 2004.
15) Berend K : Diagnostic Use of Base Excess in Acid-Base Disorders. N Engl J Med 378 : 1419-28, 2018.
16) Sterns RH : Strong ions and the analysis of acid-base disturbances (Stewart approach). UpToDate®, 2017.
17) 森松博史, 内野滋彦：酸塩基平衡に関する新しいアプローチ：Stewart approach. 日集中医誌 10 : 3-8, 2003.
18) Rhodes A, Cusack RJ : Arterial blood gas analysis and lactate. Current Opinion in Critical Care 6 : 227-231, 2000.

8 練習問題 questions

❶ 症例 1

pH 7.11 / PaCO₂ 17 mmHg / HCO₃⁻ 5 mmol/L
Na⁺ 141mEq/L / K⁺ 4.0mEq/L / Cl⁻ 105 mEq/L

判読法

STEP 1 pH 7.11 < 7.35 acidemia である

STEP 2 $PaCO_2$ 17 mmHg ≦ 45 mmHg
より代謝性アシドーシスが存在する

STEP 3 $PaCO_2$ 予測値 = 40 − [1.2 × (24 − HCO_3^-)]
STEP 4   = 40 − [1.2 × (24 − 5)]
              = 17.2

$PaCO_2$ 予測値と実測 $PaCO_2$ がほぼ一致するので合併する呼吸性障害はない.

STEP 5 AG = 141 − (105 + 5)
        = 31 > 12

AG が増加しているので,AG 開大性代謝性アシドーシスが存在する.次に,AG 開大時の合併する酸塩基平衡障害の検索法である補正 HCO_3^- を計算する.

補正 HCO_3^- = 24

基準値内であるので他に合併する酸塩基平衡障害はない.

診断	単純 AG 開大性代謝性アシドーシス

❷ 症例 2

pH 7.11 / PaCO₂ 17 mmHg / HCO₃⁻ 5 mmol/L
Na⁺ 140 mEq/L / K⁺ 4.5 mEq/L / Cl⁻ 125 mEq/L

判読法

STEP 1 pH 7.11 < 7.35 acidemia である

STEP 2 $PaCO_2$ 17 mmHg ≦ 45 mmHg
より代謝性アシドーシスが存在する

STEP 3 $PaCO_2$ 予測値 = 40 − [1.2 × (24 − HCO_3^-)]

STEP 4　　　　　　　$=40-[1.2\times(24-5)]$
　　　　　　　　　　　$=17.2$

$PaCO_2$ 予測値と実測 $PaCO_2$ がほぼ一致するので合併する呼吸性障害はない．

STEP 5　$AG=140-(125+5)$
　　　　　　$=10\leqq 11$

AG が基準値内であるので，AG 非開大性代謝性アシドーシスが存在し，他に合併する酸塩基平衡障害はない．

診断　単純 AG 非開大性代謝性アシドーシス

❸ 症例 3

pH 7.49 / $PaCO_2$ 48 mmHg / HCO_3^- 36 mmol/L
Na^+ 140 mEq/L / K^+ 3.0 mEq/L / Cl^- 93 mEq/L

判読法

STEP 1　pH 7.49 > 7.45　alkalemia である

STEP 2　$PaCO_2$ 48 mmHg $\geqq$ 35 mmHg
　　　　　　より代謝性アルカローシスが存在する

STEP 3　$PaCO_2$ 予測値$=40+[0.7\times(HCO_3^--24)]$
STEP 4　　　　　　　　$=40+[0.7\times(36-24)]$
　　　　　　　　　　　　$=48.4$

$PaCO_2$ 予測値と実測 $PaCO_2$ がほぼ一致するので合併する呼吸性障害はない．

STEP 5　$AG=140-(93+36)$
　　　　　　$=11\leqq 11$

AG が基準値以内であるので，他の方法でも合併する酸塩基平衡障害は存在しない．

診断　単純代謝性アルカローシス

❹ 症例 4

pH 7.06 / $PaCO_2$ 83.1 mmHg / HCO_3^- 28.2 mmol/L
Na^+ 141 mEq/L / K^+ 4.4 mEq/L / Cl^- 102 mEq/L

判読法

STEP 1　pH 7.06 < 7.35　acidemia である

STEP 2 $PaCO_2$ 83.1 mmHg > 45 mmHg
より呼吸性アシドーシスが存在する

STEP 3 $\Delta HCO_3^- / \Delta PaCO_2 = (HCO_3^- - 24)/(PaCO_2 - 40)$
$= (28.2 - 24)/(83.1 - 40)$
$= 0.097 < 0.1$

よって，急性呼吸性アシドーシス．

STEP 4 HCO_3^- 予測値 $= 24 + [0.1 \times (PaCO_2 - 40)]$
$= 24 + [0.1 \times (83.1 - 40)]$
$= 28.31$

HCO_3^- 予測値と HCO_3^- 実測値がほぼ一致するので合併する代謝性障害はない．

STEP 5 $AG = 141 - (102 + 28.2)$
$= 10.8$

AG が基準値以内であるので，他の方法でも合併する酸塩基平衡障害は存在しない．

診断　単純急性呼吸性アシドーシス

5 症例5

pH 7.31 / $PaCO_2$ 70 mmHg / HCO_3^- 35 mmol/L
Na^+ 140 mEq/L / K^+ 4.0 mEq/L / Cl^- 94 mEq/L

判読法

STEP 1 pH 7.31 < 7.35　acidemia である

STEP 2 $PaCO_2$ 70 mmHg > 45 mmHg
より呼吸性アシドーシスが存在する．

STEP 3 $\Delta HCO_3^- / \Delta PaCO_2 = (HCO_3^- - 24)/(PaCO_2 - 40)$
$= (35 - 24)/(70 - 40)$
$= 0.37 > 0.1$

よって，慢性呼吸性アシドーシス．

STEP 4 HCO_3^- 予測値 $= 24 + [0.35 \times (PaCO_2 - 40)]$
$= 24 + [0.35 \times (70 - 40)]$
$= 34.5$

HCO_3^- 予測値と HCO_3^- 実測値がほぼ一致するので合併する代謝性障害はない．

> **STEP 5** AG=140−(94+35)
> =11≦11

AGが基準値以内であるので，他の方法でも合併する酸塩基平衡障害は存在しない．

| 診断 | 単純慢性呼吸性アシドーシス |

⑥ 症例6

| pH 7.462 / PaCO$_2$ 32.2 mmHg / HCO$_3^-$ 22.5 mmol/L
Na$^+$ 137 mEq/L / K$^+$ 4.1 mEq/L / Cl$^-$ 104 mEq/L |

判読法

> **STEP 1** pH 7.462 > 7.45 alkalemia である

> **STEP 2** PaCO$_2$ 32.2 mmHg < 35 mmHg
> より呼吸性アルカローシスが存在する

> **STEP 3** ΔHCO$_3^-$ / ΔPaCO$_2$=(24 −HCO$_3^-$)/(40−PaCO$_2$)
> =(24−22.5)/(40−32.2)
> =0.192 ≦ 0.2

よって，急性呼吸性アルカローシス．

> **STEP 4** HCO$_3^-$予測値=24−[0.2×(40−PaCO$_2$)]
> =24−[0.2×(40−32.2)]
> =22.44

HCO$_3^-$予測値とHCO$_3^-$実測値がほぼ一致するので合併する代謝性障害はない．

> **STEP 5** AG=137 −(104+22.5)
> =10.5 ≦ 11

AGが基準値以内であるので，他の方法でも合併する酸塩基平衡障害は存在しない．

| 診断 | 単純急性呼吸性アルカローシス |

⑦ 症例7

| pH 7.46 / PaCO$_2$ 20 mmHg / HCO$_3^-$ 16 mmol/L
Na$^+$ 135 mEq/L / K$^+$ 3.5 mEq/L / Cl$^-$ 108 mEq/L |

判読法

> **STEP 1** pH 7.46 > 7.45 alkalemia である

STEP 2 $PaCO_2$ 20 mmHg < 35 mmHg
より呼吸性アルカローシスが存在する

STEP 3 $\Delta HCO_3^- / \Delta PaCO_2 = (24-HCO_3^-)/(40-PaCO_2)$
$= (24-16)/(40-20)$
$= 0.40 > 0.2$

よって,慢性呼吸性アルカローシス.

STEP 4 HCO_3^- 予測値 $= 24 - [0.4 \times (40-PaCO_2)]$
$= 24 - [0.4 \times (40-20)]$
$= 16$

HCO_3^- 予測値と HCO_3^- 実測値が一致するので合併する代謝性障害はない.

STEP 5 $AG = 135 - (108+16)$
$= 11 \leq 11$

AG が基準値以内であるので,他の方法でも合併する酸塩基平衡障害は存在しない.

診断　単純慢性呼吸性アルカローシス

❽ 症例8

pH 7.108 / $PaCO_2$ 19.0 mmHg / HCO_3^- 6.0 mmol/L
Na^+ 145 mEq/L / K^+ 5.6 mEq/L / Cl^- 89 mEq/L

判読法

STEP 1 pH 7.108 < 7.35　acidemia である

STEP 2 $PaCO_2$ 19.0 mmHg ≦ 45 mmHg
より代謝性アシドーシスが存在する

STEP 3 $PaCO_2$ 予測値 $= 40 - [1.2 \times (24-HCO_3^-)]$
STEP 4 $= 40 - [1.2 \times (24-6)]$
$= 18.4$

$PaCO_2$ 予測値と $PaCO_2$ 実測値がほぼ一致するので合併する呼吸性障害はない.

STEP 5 $AG = 145 - (89+6.0)$
$= 50 > 12$

AG が増加しているので,AG 開大性代謝性アシドーシスが存在する.

次に，AG 開大時の合併する酸塩基平衡障害の検索法である補正 HCO_3^- を計算する．

$$補正\ HCO_3^- = HCO_3^- + (AG-12)$$
$$= 44 > 28$$

以上の結果から，AG 開大性代謝性アシドーシスと代謝性アルカローシスの合併と判読する．

> **診断** AG 開大性代謝性アシドーシスと代謝性アルカローシスの合併

❾ 症例 9

pH 7.11 / $PaCO_2$ 17.0 mmHg / HCO_3^- 5.0 mmol/L
Na^+ 140 mEq/L / K^+ 4.0 mEq/L / Cl^- 115 mEq/L

判読法

STEP 1 pH 7.11 < 7.35　acidemia である

STEP 2 $PaCO_2$ 17.0 mmHg ≦ 45 mmHg
より代謝性アシドーシスが存在する

STEP 3 $PaCO_2$ 予測値 = 40 − [1.2 × (24 − HCO_3^-)]
STEP 4 　　　　　　 = 40 − [1.2 × (24 − 5)]
　　　　　　　　　　 = 17.2

$PaCO_2$ 予測値と $PaCO_2$ 実測値がほぼ一致するので合併する呼吸性障害はない．

STEP 5 AG = 140 − (115 + 5.0)
　　　　　 = 20 > 12

AG が増加しているので，AG 開大性代謝性アシドーシスが存在する．次に，AG 開大時の合併する酸塩基平衡障害の検索法である補正 HCO_3^- を計算する．

$$補正\ HCO_3^- = HCO_3^- + (AG-12)$$
$$= 13 < 23$$

以上の結果から，AG 開大性代謝性アシドーシスと AG 非開大性代謝

性アシドーシスの合併と判読する．

> 診断　AG 開大性代謝性アシドーシスと AG 非開大性代謝性アシドーシスの合併

⑩ 症例 10

pH 7.681 / $PaCO_2$ 57.0 mmHg / HCO_3^- 67.5 mmol/L
Na^+ 146 mEq/L / K^+ 3.1 mEq/L / Cl^- 78 mEq/L

判読法

STEP 1 pH 7.681 > 7.45　alkalemia である

STEP 2 $PaCO_2$ 57 mmHg ≧ 35 mmHg
より代謝性アルカローシスが存在する

STEP 3 $PaCO_2$ 予測値 = 40 + [0.7 × (HCO_3^- − 24)]
STEP 4 　　　　　　 = 40 + [0.7 × (67.5 − 24)]
　　　　　　　　　　 = 70.45

$PaCO_2$ 予測値よりも $PaCO_2$ 実測値が低いので同時に呼吸性アルカローシスも存在する．この場合急性か慢性かは判別不能．

STEP 5 AG = 146 − (78 + 67.5)
　　　　　 = 0.5 < 3

AG が基準値以下である．AG 低値の原因検索が必要 (→316 頁)．この他に酸塩基平衡障害は存在しない．

> 診断：代謝性アルカローシスと呼吸性アルカローシス

⑪ 症例 11

pH 7.514 / $PaCO_2$ 18.8 mmHg / HCO_3^- 14.1 mmol/L
Na^+ 139 mEq/L / K^+ 4.5 mEq/L / Cl^- 107 mEq/L

判読法

STEP 1 pH 7.514 > 7.45　alkalemia である

STEP 2 $PaCO_2$ 18.8 mmHg < 35 mmHg
より呼吸性アルカローシスが存在する

STEP 3 $\Delta HCO_3^- / \Delta PaCO_2 = (24 - HCO_3^-)/(40 - PaCO_2)$
　　　　　　　　　　　　　 $= (24 - 14.1)/(40 - 18.8)$

$$= 0.47 > 0.2$$

よって，慢性呼吸性アルカローシス．

STEP 4 HCO_3^-予測値 $= 24 - [0.4 \times (40 - PaCO_2)]$
$= 24 - [0.4 \times (40 - 18.8)]$
$= 15.52 > HCO_3^-$実測値 $= 14.1$ mmol/L

HCO_3^-予測値はHCO_3^-実測値よりも大きいので，代謝性アルカローシスが存在する．

STEP 5 $AG = 139 - (107 + 14.1)$
$= 17.9 > 12$

AGが増加しているので，AG開大性代謝性アシドーシスが存在する．次に，AG開大時の合併する酸塩基平衡障害の検索法である補正HCO_3^-を計算する．

補正$HCO_3^- = HCO_3^- + (AG - 12)$
$= 20 < 23$

補正HCO_3^-は低下しているので，AG開大性代謝性アシドーシスにAG非開大性代謝性アシドーシスを合併している．

> **診断** 慢性呼吸性アルカローシス，代謝性アルカローシス，
> AG開大性代謝性アシドーシス，および，
> AG非開大性代謝性アシドーシス
> の4つの酸塩基障害の合併

本症例は，嘔吐を主訴に来院した糖尿病の既往歴のある50歳男性の急性胃腸炎による糖尿病性ケトアシドーシスの検査データである．急性胃腸炎の下痢による腸液損失に起因するAG非開大性代謝性アシドーシス，糖尿病性ケトアシドーシスによるAG開大性代謝性アシドーシス，急性胃腸炎の脱水症による代謝性アルカローシス，そして，糖尿病性ケトアシドーシスのクスマウル呼吸による慢性呼吸性アルカローシスの4つの酸塩基障害を合併しているごくごくまれな症例である．このように「Bostonアプローチ」を用いると，最大4つの合併する酸塩基平衡障害が解読できるのである．

以上の症例でAGは簡単のため補正していないが，もしも高あるいは低アルブミン血症が存在すれば，補正AGを計算して評価する．

9 代謝性アシドーシス metabolic acidosis

呼吸性アシドーシスは高二酸化炭素血症，呼吸性アルカローシスは低二酸化炭素血症と同様にアプローチできるので，呼吸性障害のアプローチについてはここでは省略する．ここでは代謝性障害についてのアプローチについて解説する．

❶ アプローチ[1]

代謝性アシドーシスには図 5-9-1 のようにアプローチする．

STEP 1 透析の適応はあるか？
↓
STEP 2 重炭酸投与の適応はあるか？
↓
STEP 3 原因疾患検索とその治療

図 5-9-1．代謝性アシドーシスへのアプローチのフロー・チャート

STEP 1 透析の適応はあるか？

第 4 部 血液検査 9. 腎機能の章(→214 頁)の透析の適応があれば緊急透析を行う．なければ次に重炭酸投与の適応を考える．

STEP 2 重炭酸投与の適応はあるか？

以下のような場合に重炭酸を投与することがある．

● 重炭酸投与の適応

- 重度低重炭酸血症　$HCO_3^- < 4$ mEq/L
- 対症療法に迅速に反応しないショック徴候あるいは心筋易刺激性を伴う高度 AG 開大性代謝性アシドーシスで重度 acidemia（pH＜7.00〜7.15）
- 重度高 Cl 血症性 acidemia（AG 非開大性代謝性アシドーシスによる重度 acidemia）

■ 重炭酸投与法

治療目標：$[HCO_3^-] = 8$ mEq/L あるいはショックや不整脈が臨床的に改善すること

投与量：（目標$[HCO_3^-]$値－実測$[HCO_3^-]$値）×0.5×体重(kg)mEq
　メイロン® 8.4% は 1 mL＝1 mEq，メイロン® 7%（sodium bicarbonate）は 1 mL＝0.84 mEq で計算

通常側管から必要量を 1 時間かけて点滴静注

その後血液ガス検査で酸塩基平衡障害を再評価

STEP 3 原因疾患検索とその治療

以下のようにして AG 開大性代謝性アシドーシスと AG 非開大性代謝性アシドーシスに分類して原因疾患の検索をする．

❷ AG 開大性代謝性アシドーシス
A. AG 開大性代謝性アシドーシスの鑑別診断

AG 開大性代謝性アシドーシスの鑑別診断には，米国では以下のような記憶法があった．

SLUMPEED（スラムピード）	MUD PILES（マッド　パイルズ）
Salicylates	Methanol
Lactic acid	Uremia
Uremia	Diabetic Ketoacidosis
Methanol	Paraldehyde, Phenformin, Propylene glycol Iron, INH
Paraldehyde	
Ethylene glycol	Lactic acidosis
Ethanol	Ethanol, Ethylene glycol
Diabetic Ketoacidosis	Salicylates, Starvation

上記の記憶法には ethanol が含まれているが，現在では ethanol 単独では原則としてアシドーシスは起こさないと理解されている．また，iron と INH は間接的に乳酸アシドーシスを引き起こすことによって代謝性アシドーシスを起こすとされている．

しかし，上記の記憶法にある原因物質について実際は，paraldehyde 中毒はほとんど見ることがなく，乳酸アシドーシスは鉄や INH だけではなく多くの薬物によって起こり，かつ，近年明らかになった新しい 3 つの酸，すなわち，D 型乳酸，5-oxoproline，そして，propylene glycol が含まれていない．

これらの欠点を修正して AG 開大性代謝性アシドーシスの鑑別診断の 21 世紀の記憶法は「GOLD MARK」とされている[2]．

GOLD MARK	
Glycols（ethylene and propylene）	Methanol
Oxoproline	Aspirin
L-lactate	Renal failure
D-lactate	Ketoacidosis

要するに AG 開大性代謝性アシドーシスの鑑別診断は，以下のように 4 つに分類できる．

1. 乳酸アシドーシス
2. ケトアシドーシス(糖尿病性, アルコール性, 飢餓性)
3. 腎障害(急性, 慢性)
4. 中毒(エチレン・グリコール, メタノール, サリチル酸など)

つまり, AG 開大性代謝性アシドーシスの原因は乳酸アシドーシス, ケトアシドーシスと腎障害という内因性疾患と中毒という外因性疾患に大別できる. 実際には, AG 開大性代謝性アシドーシスは内因性疾患によることが多い. しかし, 外因性疾患の場合には, AG 開大性代謝性アシドーシスが診断の鍵となり, 急性薬物中毒と診断されることもある.

B. 原因疾患検索

AG 開大性代謝性アシドーシスの原因疾患は通常臨床的に明らかである. しかし, 臨床的に原因疾患が明らかでない場合には以下のような検査を追加して原因疾患を確定する.

検査

血中アルコール濃度

尿中ケトン体(必要ならば血中ケトン体)

血中乳酸値

浸透圧ギャップ＝血漿浸透圧測定値－血漿浸透圧予測値

血漿浸透圧予測値＝$2 \times$[Na]＋BUN / 2.8＋血糖 / 18

C. アルコール性ケトアシドーシス(AKA)[3]

エタノールは体内で NAD(nicotinamide adenine dinucleotide)という酵素などで分解され最終的にアセチル CoA に変換される. 大酒家ではこの NAD が枯渇しているために, エタノールが分解されずにアセチル CoA に変換されなくなってしまう. このため, 好気性代謝のために絶対に必要なアセチル CoA が枯渇して嫌気性代謝が亢進してアルコール性ケトアシドーシスが発症するとされている.

最も頻度の高い症状は嘔気・嘔吐, そして, 非特異的な腹痛である. AKA には以下のような診断基準がある.

● AKA の診断基準

・低い, 正常の, あるいは, 軽度上昇している血清グルコース濃度
・大酒に続く嘔気・嘔吐, そして, 経口摂取減少
・大きな AG 開大性代謝性アシドーシス
・血清ケトン体陽性
・他に説明の付かない大きな AG 開大性代謝性アシドーシス

■ AKA の治療例

```
ソルデム®3A　1〜2L　点滴
ネオラミン・スリービー®　1A　点滴に混注
```

　AKA の治療と通常の急性アルコール中毒の治療の相違点は，AKA には飢餓が根本にあるので糖の入った維持輸液で点滴をすること，そして，Wernicke 脳症の予防のために必ずビタミン B_1 を点滴することの2点である．

D. 糖尿病性ケトアシドーシス(DKA)

　DKA と診断するためには，糖尿病(血糖＞250 mg/dL)，ケトン血症，そして，AG 開大性代謝性アシドーシスの3つを証明することが必須である．ここで，ケトン血症を示すために注意しなければならないのは，尿中ケトン体検査の試薬はニトロプルシド反応を用いているため，ケトン体の1つである β-ヒドロキシ酪酸は検出できないことである．したがって，尿中ケトン体が陰性でもケトン血症は完全に否定できないので，その場合には血中ケトン体を検査する必要がある．

　DKA の治療については，『問題解決型救急初期診療 第2版』第2部 症状編 20. 嘔気・嘔吐の章参照のこと．

E. 乳酸アシドーシス[4, 5)]

　乳酸アシドーシスは以下のようにして診断する．

血中乳酸値＞4 mEq/L(mmol/L)，AG 開大は必ずしも必要としない

　血中乳酸値の測定は血液ガスで行われることが多い．
　ちなみに，血中乳酸値＞2 mmol/L を高乳酸血症とする．<u>乳酸アシドーシスでは AG が増加しないことがある．したがって，AG が増加していないからといって乳酸アシドーシスを否定してはならない</u>．
　乳酸アシドーシスは，循環障害による A 型と代謝障害による B 型に分類されるが，治療は両者とも原因疾患の治療である．

F. 浸透圧ギャップの開大

> **Point**　浸透圧ギャップ ＞ 20 mOsm/kg・H_2O ならば，
> エタノール，エチレン・グリコール，メタノール中毒を疑う

❸ AG 非開大性代謝性アシドーシス

A. 鑑別診断

　AG 非開大性代謝性アシドーシスの鑑別診断には以下のようなものがあり，米国には以下のような記憶法がある．

HARD UP（ハードアップ）	
<u>H</u>ypocapneic (post)	<u>D</u>iarrhea
<u>A</u>cetazolamide	<u>U</u>reterosigmoidostomy
<u>R</u>enal tubular acidosis	<u>P</u>ancreatic fistula

また，AG 非開大性代謝性アシドーシスは HCO_3^- の損失による代謝性アシドーシスであるので，その HCO_3^- の損失部位により以下のように分類することもある．

消化管損失型	腎臓損失型
・下痢	・低二酸化炭素血症(後)
・尿管腸管瘻	・アセタゾラミド
・膵瘻	・尿細管アシドーシス

AG 非開大性代謝性アシドーシスでは通常血清 K 濃度は正常か上昇するが，低 K 血症を合併している場合には原因疾患として下痢あるいは尿細管アシドーシスが強く疑われる．

B. アプローチ[6]

上記の鑑別を行うために AG 非開大性代謝性アシドーシスでは，尿アニオン・ギャップ UAG（urinary anion gap）という概念を用いる．

● 尿アニオン・ギャップ（UAG）の計算

尿アニオン・ギャップ（UAG）＝$(U_{Na}+U_K)-U_{Cl}$

注）U_{Na}：尿中 Na 濃度，U_K：尿中 K 濃度，U_{Cl}：尿中 Cl 濃度

UAG は過去に urine net change（UNC）と呼ばれていた．<u>注意しなければならないのは，尿アニオン・ギャップでは計算に用いるイオンが血液のアニオン・ギャップと異なることである</u>．理由は定かではないが，urine net change と言う言葉は使われなくなった．

尿中アンモニアは直接計測不能である．したがって，UAG を尿中のアンモニア排泄の指標として用いる．この UAG が陰性であるときには，尿中のマイナス・イオンが増加しているので，プラス・イオンである尿中アンモニアも増加している．HCO_3^- が消化管や腎臓で損失されると，このように腎臓で過剰な H^+ イオンをアンモニア・イオンとして排泄するために，尿中アンモニアが増加する．逆に，UAG が陽性であるときには，尿中アンモニアが低下している．これは腎臓での酸排泄機能が低下しているときに起こる．したがって，AG 非開大性代謝性アシドーシスは，UAG によって以下のように鑑別できる．

UAG<0 HCO$_3^-$損失型＝尿中アンモニア排泄増加
- 腎臓でのHCO$_3^-$損失，近位尿細管アシドーシス（しばしば低P血症，高尿酸血症，腎性尿糖を伴う）
- 腸管からのHCO$_3^-$損失（下痢，尿管腸管瘻，膵瘻など）
- Na点滴

UAG>0 酸排泄機能障害型＝尿中アンモニア排泄低下
- 1型尿細管アシドーシス：血清K減少，尿pH>5.5
- 4型尿細管アシドーシス：血清K増加，低アルドステロンでは尿pH>5.5

ただし，下記の場合UAGは信頼できない．
- 多尿
- 尿pH>6.5
- 尿アンモニアが塩素イオン以外の陰イオンとともに排泄される場合（例えば，ケト酸，アセチルサリチル酸，D型乳酸，そして大量のペニシリンなど）
- 尿Na濃度<20 mmol/L

これらの場合，尿浸透圧ギャップを計算する
もしも尿浸透圧ギャップ<40 mmol/Lならば，尿アンモニア排泄障害が疑われる

文献

1) Kelen GD, Nicolaou DD, Cline DM：15. Acid-Base Disorders. A Comprehensive Study Guide, 8th ed (American College of Emergency Physicians®, editor-in-Chief Tintinalli JE). McGraw-Hill, New York, pp 79-89, 2016.
2) Mehta AN, Emmett JB, Emmett M：GOLD MARK：an anion gap mnemonic for the 21st century. Lancet 372：892, 2008.
3) Woods WA, Perina DG：226. Alcoholic Ketoacidosis. A Comprehensive Study Guide, 8th ed (American College of Emergency Physicians®, editor-in-Chief Tintinalli JE). McGraw-Hill, New York, pp 1464-1465, 2016.
4) Emmett M, Szerlip H：Causes of lactic acidosis. UpToDate®, 2017.
5) Kraut JA, Madias NE：Lactic Acidosis. N Engl J Med 371：2309-19, 2014.
6) Berend K, de Vries APJ, Gans ROB：Physiological Approach to Assessment of Acid-Base Disturbances. N Engl J Med 371：1434-1445, 2014.

10 代謝性アルカローシス metabolic alkalosis

❶ アプローチ[1)]

代謝性アルカローシスには図 5-10-1 のようにしてアプローチする．

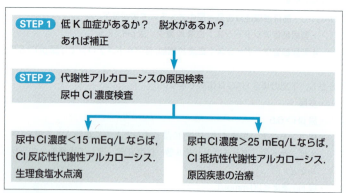

図 5-10-1．代謝性アルカローシスへのアプローチのフロー・チャート

STEP 1 低 K 血症があるか？ 脱水があるか？ あれば補正

代謝性アルカローシスは代謝性アシドーシスと比較して頻度も低く，それ自体で死亡する可能性は少ない．したがって，代謝性アルカローシスは代謝性アシドーシスよりも緊急度は低い．

しかし，代謝性アルカローシスはしばしば低 K 血症や脱水を合併していることがあるので，これら合併症があればまず治療する．また，重度の代謝性アルカローシスで治療に反応しない場合には，HCl や NH_4Cl を投与すると記載している文献もあるが，実際に行うことは少ない．

STEP 2 代謝性アルカローシスの原因検索 尿中 Cl 濃度検査

次に，代謝性アルカローシスの原因検索を行う．代謝性アルカローシスは，消化管や腎臓から Cl イオンを損失する Cl 反応性と，鉱質コルチコイド過剰による Cl 抵抗性に分類される．これらの 2 つの鑑別は尿中 Cl 濃度で行い，尿中 Cl 濃度 <15 mEq/L ならば Cl 反応性代謝性アルカローシスで，尿中 Cl 濃度 >25 mEq/L ならば，Cl 抵抗

性代謝性アルカローシスと分類する．ただし，この尿中 Cl 濃度の閾値については文献により異なる．

代謝性アルカローシスの鑑別には，尿中の Na ではなく Cl を用いる．その理由は下記の通りである．

代謝性アルカローシスでは血中 HCO_3^- が増加していることに伴って尿中 HCO_3^- が増加する．この尿中 HCO_3^- が増加すると尿中の電気的中性を保つために尿中 Na も増加する．したがって，代謝性アルカローシスの場合，尿中 Na は実際よりも多く排泄されているので，血管内容量の評価には使用できない．このような理由で尿中 Na の代わりに尿中 Cl を用いるのである[2]．

Cl 反応性代謝性アルカローシスと Cl 抵抗性代謝性アルカローシスには，表 5-10-1 のような疾患がある．

表 5-10-1．代謝性アルカローシスの鑑別診断

Cl 反応性代謝性アルカローシス（尿中 Cl 濃度<15 mEq/L）
- 脱水（通称"contraction alkalosis"）
- 嘔吐・下痢
- 利尿薬
- Cl 損失性疾患（cystic fibrosis, chloride-wasting enteropathy など）
- 偽性 Bartter 症候群（利尿薬や下剤の乱用などによる）

Cl 抵抗性代謝性アルカローシス（尿中 Cl 濃度>25 mEq/L）

高血圧
- 腎動脈狭窄
- レニン産生腫瘍
- 原発性アルドステロン症
- 続発性アルドステロン症（ネフローゼ症候群や肝硬変などでの有効血漿量低下による）
- 偽性アルドステロン症（甘草，グリチルリチン酸，鉱質コルチコイド投与など）
- Cushing 症候群
- Liddle 症候群（アミロライド感受性 Na チャンネルの異常，遠位尿細管での Na 再吸収の亢進）

血圧正常
- Bartter 症候群（フロセミド感受性 Na-K-Cl 輸送体の異常）
- Gitelman 症候群（サイアザイド感受性 Na-K-Cl 輸送体の異常，Bartter 症候群と異なり低 Mg 血症や高 Ca 血症を伴う）

なお，米国で代謝性アルカローシスの鑑別診断には以下のような記憶法を用いることもある．

D.VAGAL	
<u>D</u>iuretics	<u>G</u>astric drainage
<u>V</u>omiting	<u>A</u>lkali intake
<u>A</u>ldosteronism	

　実際,Cl反応性代謝性アルカローシスの原因として,最も多いのは脱水で,脱水によるCl反応性代謝性アルカローシスを,血管が収縮しているので,英語では通称"contraction alkalosis"と呼ぶことがある.

　治療については,Cl反応性代謝性アルカローシスには,生理食塩水を点滴し,Cl抵抗性代謝性アルカローシスには原因疾患を検索してその治療を行う.

文献
1) Marino PL : 33. Metabolic Alkalosis. The ICU Book. 4th ed. Wolters Kluwer Health, Philadelphia, pp 619-632, 2014.
2) American College of Physicians® : Item 72. ACP|MKSAP17 Nephrology. American College of Physicians® Leading Internal Medicine, Improving Lives, p 153, 2015.

第 6 部 心電図 electrocardiogram
―心筋の電気活動を通して見る人体―

基本事項 fundamentals	342	1
心電図の判読方法 how to read EKG	349	2
特殊な波形パターン specific wave patterns	367	3
不整脈 dysrhythmia	372	4

1 基本事項 fundamentals

心電図検査は臨床上採血と同じくらい頻回に行われる検査である．この心電図の判読方法に関する本は多数存在する．それらのほとんど多くの書籍が循環器内科専門医によって書かれていて，プライマリ・ケア医にとってはレベルが高すぎ，かつ，通読するのに時間がかかるものである．

実際プライマリ・ケアを行う臨床医には心電図の判読に関してそれほど詳細な知識は必要としない．要は致死的な疾患を見落とさず，診断や疾患の評価が行えればよいのである．ここでは，心電図判読の詳細は他書に譲り，プライマリ・ケア医が日常診療で最低限必要なポイントだけ記載する．

なお，心電図は英語では ECG（electrocardiogram）と省略されるが，発音上脳波（EEG：electroencephalogram）との混同を避けるために EKG と省略されることもある．

❶ 適応

心電図検査は以下のような場合に検査する．

1. 心疾患や呼吸器疾患の診断と評価
2. 不整脈の診断と評価
3. 電解質異常の診断と評価
4. スクリーニング（入院時検査や健康診断など）

❷ 計測方法

12誘導心電図は以下のように電極を取りつけて記録する．

胸部誘導

- V_1：右第4肋間胸骨右縁
- V_2：左第4肋間胸骨左縁
- V_3：V_2 と V_4 の中点
- V_4：左第5肋間左鎖骨中線
- V_5：左第5肋間腋窩前線
- V_6：左第5肋間腋窩中線

四肢誘導

右腕，左腕，左脚，右脚

肋間は，胸骨頭と胸骨体の間の膨隆部（Luis角）に第2肋骨が付着するので，その下の第2肋間から数えるのがよい．心電図の電極の位置を取り違えると波形が変わり，患者の診断ひいては生死にも影響

することがあるので細心の注意を払うこと．胸部誘導の電極の色は，V_1(赤)，V_2(黄)，V_3(緑)，V_4(茶)，V_5(黒)，V_6(紫)の順で取りつける．一般的に，「あきみちゃんくろし」などと語呂合わせで覚える．四肢誘導は，右腕から時計回りに右腕(赤)，左腕(黄)，左脚(緑)，右脚(黒)で，胸部誘導の「あきみ」の順で最後が「黒」である．

一般に虚血性心疾患の患者などで，心電図を頻回に記録するときには，心電図の電極の位置の違いによるアーチファクトを防ぐために，油性のマジックで胸部誘導の電極の位置を患者の胸に記録することもある．

また，下壁の急性心筋梗塞で右室梗塞を診断するために，右心電図を記録するときがある．そのときには，以下のような誘導で心電図を記録する．

$V_{3R, 4R, 5R, 6R}$：それぞれ V_3，V_4，V_5，V_6 誘導を右胸部へ正中線に関して線対称移動した点

❸ 推薦図書

多数存在する心電図関連の書籍のなかで筆者は以下の書籍を推薦する．なお，本書は以下の書籍を参考にして記載する．

① Dale Dubin(著)，村川裕二(訳)：図解心電図テキスト　原著第6版．文光堂，2007．

② Andrew R. Houghton, David Gray(著)，村川裕二，山下武志(訳)：ECGブック　心電図センスを身につける　第2版．メディカル・サイエンス・インターナショナル，2004．

③ 村松 準，長谷川延広：新初心者のための心電図の読みかた．新興医学出版社，1989．

④ 和田 敬：心電図の ABC．南山堂(絶版)

❹ 12 誘導心電図の原理

通常心電図は12誘導心電図が用いられる．この12誘導心電図は誘導方法により大きく単誘導と双極誘導に分類される．

単誘導 unipolar lead は，**図 6-1-1** のように心臓の電気活動がその電極に向けて活動すると正の電気信号として記録し，逆にその電極と反対側に活動すると負の電気信号として記録するものである．

一方，双極誘導 bipolar lead は，**図 6-1-2** のように数学的には心臓の電気信号を双極誘導に正射影したベクトルを電気信号として記録する．

もともとの心臓の電気活動は三次元ベクトルで表現される．この心

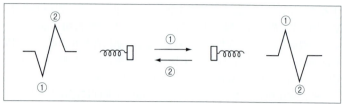

図 6-1-1. 単誘導の原理

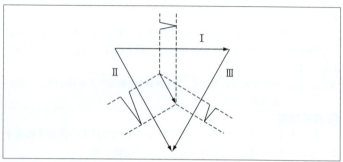

図 6-1-2. 双極誘導の原理

臓の三次元的な電気活動を単誘導と双極誘導で記録したものが 12 誘導心電図である．したがって，心電図を判読するとは，この 12 誘導心電図からもともとの心臓の三次元的な電気活動をイメージして心疾患の診断や評価を行うことである．このことを言い換えると，心臓の三次元的な電気活動を再構成するために必要十分な誘導が四肢誘導と胸部誘導の 12 誘導なのである．

> **Point** 心電図判読では 12 誘導心電図から三次元的な心臓の電気活動をイメージする

また，四肢誘導は心臓の三次元的な電気活動を冠状断面から観察したもので，一方，胸部誘導は心臓の三次元的な電気活動を水平横断面から観察したものである．このことは，後述する reciprocal change を理解するうえで非常に重要となる．

❺ 正常心電図

正常心電図には以下のような所見がある．

● 正常心電図所見

・aV$_R$ では P 波，QRS 波と T 波のすべてが陰性

- PQ 間隔は 0.12〜0.20 秒である
- QRS 間隔は 0.06〜0.12 秒である
- QT 間隔は RR 間隔の半分以下である
- R 波の振幅は V_1 から V_5 に向けて次第に大きくなる（これを R wave progression と呼ぶ）
- S 波の振幅は V_1 から V_6 に向けて次第に小さくなる
- V_3 で R 波と S 波の振幅はほぼ同じである（V_3 を移行帯と呼ぶ）

このような正常心電図の所見がないときには，必ず心電図の誘導のつけ間違えを疑うことが重要である．

> **鉄則** 正常心電図所見がないときには必ず心電図の誘導の取り違えを疑う

心電図の誘導を取り違えたかどうか不明な場合には，安全のために心電図をもう一度取り直すべきである．

❻ 波形の名称

正常心電図の波形には**図 6-1-3** のような名称がつけられている．

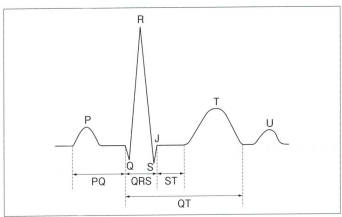

図 6-1-3．心電図波形
（ただし，J 点は S 波と ST 部分移行部の点の名称である）

ここで，QRS 波のアルファベットは振幅が 5 mm 以上のときは大文字で，5 mm 未満のときは小文字で表記する．また，QRS 波のそれぞれの波のアルファベットは，最初の陰性波が Q 波，最初の陽性波を R 波，そして，2 つめの陰性波を S 波とつける．2 つめ以降の陽性波はそれぞれ R′，R″，…と，そして 2 つめ以降の陰性波はそれぞれ S′，S″，…などと呼ぶことになっている．次頁の**図 6-1-4** に例を示す．

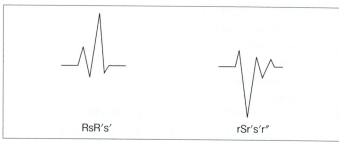

図 6-1-4. QRS 波の各波の名称のつけ方

　大文字・小文字の区別は基線からの振幅の大きさで判断する．
また，異常 Q 波 abnormal Q wave は以下のように定義される．

> 異常 Q 波 abnormal Q wave
> ＝幅が 0.04 秒（1 mm）以上で，かつ，深さが R 波の 1/4 以上の Q 波

この特殊な形で図 6-1-5 のように R 波を伴わないものを QS 型 QS pattern と呼ぶ．

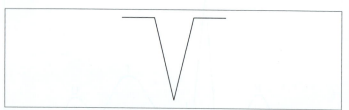

図 6-1-5. QS 型 QS pattern

この QS 型が V_1〜V_3 の胸部誘導に存在すると前壁中隔梗塞が疑われる．

❼ reciprocal change

　単誘導で同じ電気活動を正反対向きから記録するとその波形は次頁の図 6-1-6 のように水平軸に関して線対称，つまり，ひっくり返した形となる．つまり，図 6-1-6 のようにある単誘導で ST 上昇の波形が記録されたとき，その正反対の単誘導からは ST 低下の波形が記録される．この正反対の誘導の波形をもとの波形の reciprocal change と呼ぶ．この reciprocal change を mirror change（鏡像）と呼ぶこともあるが，mirror change（鏡像）とはもともと垂直軸に関する線対称な図形の関係をいうもので正確な名称ではない．したがって，本書では

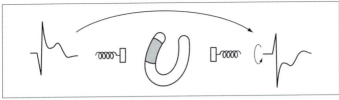

図 6-1-6. reciprocal change

これを reciprocal change と呼ぶことにする.

この reciprocal change はほぼ正反対の誘導同士で起こる. 以下にほぼ正反対となる誘導を示す.

胸部誘導(横断面上で)
　V_1, V_2 と V_5, V_6
四肢誘導(冠状断面上で)
　Ⅱ, Ⅲ, aV_F と aV_R
　Ⅱ, Ⅲ, aV_F と Ⅰ, aV_L
胸部誘導と四肢誘導
　Ⅱ, Ⅲ, aV_F と 胸部誘導(V_1〜V_6)
　胸部誘導(V_1〜V_6) と aV_R
---

reciprocal change が観察されたとき臨床的に意味があるのは ST 上昇である.

> **Point**　reciprocal change では ST 上昇に臨床的意味がある

この reciprocal change は急性心筋梗塞の部位判定するときに非常に重要である. つまり, 心電図上で ST 上昇と ST 低下の両者が認められれば, 心筋梗塞の障害部位は ST 低下の部位ではなく ST 上昇の部位である.

急性心筋梗塞の部位診断については, reciprocal change による急性心筋梗塞の後壁梗塞の診断は有名である. 心臓の後壁を直接観察する単誘導は存在しないので, 心臓の後壁は正反対の単誘導である胸部誘導で観察することになる. そうすると, 胸部誘導, 特に V_1〜V_3 では後壁の急性心筋梗塞は次頁の図 6-1-7 のように Q 波と ST 上昇を伴う通常の心電図所見の reciprocal change として, つまり, ST 低下を伴う R 波が増高した波形として観察されるのである.

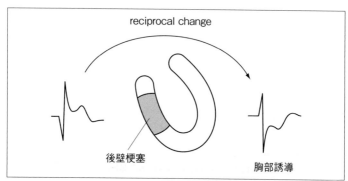

図 6-1-7. reciprocal change を用いた後壁梗塞の診断

また reciprocal change は，以下のように急性心外膜炎と非 ST 上昇型心筋梗塞(心内膜下梗塞)の鑑別上でも重要である．

- 急性心外膜炎：aV_R で ST 低下と aV_R 以外の誘導で ST 上昇
- 非 ST 上昇型心筋梗塞(非 Q 波梗塞，心内膜下梗塞)：aV_R で ST 上昇と aV_R 以外の誘導で ST 低下

2 心電図の判読方法 how to read EKG

❶ アプローチ

血液ガスや胸部単純X線を系統的に判読するように,心電図も見落としを少なくするために系統的に**図 6-2-1**のような順序で所見をとる.

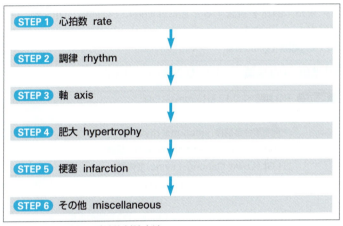

図 6-2-1. 心電図の系統的判読方法
〔Dale Dubin(著),村川裕二(訳):図解心電図テキスト 原著第6版.文光堂,2007 を筆者改変〕

心電図を判読する際には,この順序で所見をとり,病歴,身体所見,その他の検査所見や胸部単純X線所見などから,必ず心電図所見を臨床的に解釈する必要がある.また,心電図の判読方法にはこの方法以外にP波,PQ,Q波,QRS波,ST,T波,QT,U波などのそれぞれの波形に注目して判読する方法もある.

次にそれぞれの STEP について解説する.

❷ 心拍数 rate

STEP 1 心拍数 rate

RR間隔に注目する.RR間隔が5 mmのます1つ分であれば,心拍数300/分である.したがって,心拍数を計算するには300をRR間隔の5 mmのますの個数で割ればよい.

> **Point** 心拍数=300÷RR間隔の5 mmのますの個数

例えば，RR 間隔が 5 mm のます 5 つ分であれば心拍数は 300÷5＝60/分となる．心拍数＞100/分は頻脈 tachycardia で，心拍数＜60/分は徐脈 bradycardia である．

❸ 調律 rhythm

STEP 2 調律 rhythm

1 つの P 波のあとに 1 つの QRS 波が等間隔で規則的に続いていればそれは洞調律 sinus rhythm である．それ以外の場合は不整脈である．また，調律を判読するときには同時に PQ 間隔，QRS 幅，QT 間隔もチェックする．

A. PQ 間隔 PQ interval

基準値 PQ 間隔 0.12～0.2 秒（3～5 mm）

Point PQ 間隔 ＜ 0.12 秒（3 mm）ならば，

房室接合部調律 junctional rhythm
WPW（Wolff-Parkinson-White）症候群
LGL（Lown-Ganong-Levine）症候群

Point PQ 間隔 ＞ 0.2 秒（5 mm）ならば，

Ⅰ度房室ブロック 1st AV Block：PQ 間隔の延長のみ
Ⅱ度房室ブロック 2nd AV Block
　・Mobitz Ⅰ型 Mobitz type Ⅰ：PQ 間隔がしだいに延びて QRS 波が欠落するもの
　・Mobitz Ⅱ型 Mobitz type Ⅱ：突然 QRS 波が欠落するもの
高度房室ブロック Advanced AV Block
房室伝導比が 3：1 かそれ以上悪い房室ブロック
Ⅲ度房室ブロック 3rd AV Block
PP 間隔と RR 間隔はともに一定であるが，その間に連関がないもの．通常 P 波の数が QRS 波の数よりも多い

同様な場合で，QRS 波の数が P 波の数よりも多いときには，**房室解離 AV dissociation** と呼ぶ

B. QRS幅 QRS width

> 基準値　QRS幅 < 0.12秒（3 mm）

QRS幅 > 0.12秒（3 mm）ならば，
　高K血症（通常P波なく徐脈）
　心室固有調律
　Ⅰa型抗不整脈薬副作用
　完全脚ブロック
　心室頻拍
　心室内変行伝導を伴う上室性頻拍

　脚ブロックには，完全脚ブロック，不完全脚ブロック，二枝ブロックとヘミブロックの4種類がある．これらのブロックの相違を理解するためには，図6-2-2に示したような刺激伝導路を理解する必要がある．

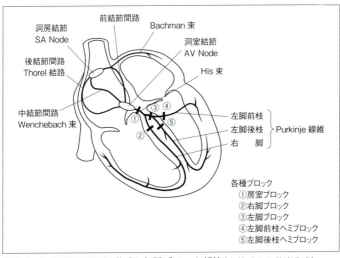

図6-2-2．心臓の刺激伝導系と各種ブロック部位〔文献1）より筆者作成〕

脚ブロックは以下のようにして診断する.

● 脚ブロックの診断

右脚ブロック(RBBB:right bundle branch block)
- 右側胸部誘導(V_1, V_2):rsR′型あるいは rR′型(M字型), ST部分の低下, 二相性T波
- 左室側誘導(I, aV_L, V_5, V_6):幅の広いS波

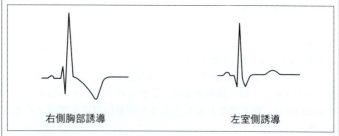

右側胸部誘導　　　　　　　　左室側誘導

左脚ブロック(LBBB:left bundle branch block)
- 右側胸部誘導(V_1, V_2):幅の広いS波
- 左室側誘導(I, aV_L, V_5, V_6):幅の広いM字型のR波, q(septal q)波の消失, ST部分の低下, 二相性T波

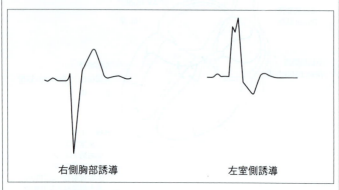

右側胸部誘導　　　　　　　　左室側誘導

ここで, QRS幅が0.12秒以上のものを完全脚ブロック(CBBB:complete bundle branch block), そして, QRS幅が0.10秒以上0.12秒未満のものを不完全脚ブロック(IBBB:incomplete bundle branch block)という.

Purkinje線維の左脚はさらに前枝と後枝に分かれ, それぞれがブロックされた状態をヘミブロックと呼び, 以下のようにして診断する.

● ヘミブロックの診断

左脚前枝ヘミブロック(LAHB:left anterior hemiblock)
- 左軸変位
- Q_IS_{III}型(I誘導にQ波とIII誘導にS波)
- QRS幅 0.10秒以内

左脚後枝ヘミブロック(LPHB:left posterior hemiblock)
- 右軸変位
- S_IQ_{III}型(I誘導にS波とIII誘導にQ波)
- QRS幅 0.10秒以内

また,Purkinje線維の右脚,左脚前枝と左脚後枝のうち3つがブロックされた状態を二枝ブロックと呼び,以下のようにして診断する.

● 二枝ブロック

右脚ブロックおよび左脚前枝ヘミブロック
　右脚ブロック+左軸変位
右脚ブロックおよび左脚後枝ヘミブロック
　右脚ブロック+右軸変位

左脚前枝ブロックと左脚後枝ブロックの二枝ブロックは完全左脚ブロックである.

C. QT間隔 QT interval

QT時間は心拍数に依存するので,以下のBazettの公式のようにQT時間を心拍数で補正した補正QT時間を見る.

補正QT時間　Bazettの公式
　$QTc = QT(秒) / \sqrt{RR(秒)}$

基準値　0.35〜0.43秒

通常補正QT時間は心電計が自動的に計算し心電図に表示される.また,おおまかにQT時間が延長していないことを確認するためには,QT時間がRR間隔のほぼ1/2以下であることを確認する.もしもQT時間がRR間隔の1/2以上であればQT延長を疑う.

QTc < 0.35秒ならば,
　高Ca血症
　ジギタリス効果
　高体温

QTc > 0.43 秒ならば，
1. 特発性（遺伝性）
    Jervell-Lange-Nielsen 症候群
    Romano-Ward 症候群
2. 続発性
    ①薬物
        抗不整脈薬（キニジン，ジソピラミド，アミオダロンなど）
        向精神薬（フェノチアジン誘導体，三環系抗うつ薬など）
        抗菌薬（エリスロマイシン，クラリスロマイシンなど）
        抗真菌薬（フルコナゾール，イトラコナゾールなど）
        抗アレルギー薬（テルフェナジンなど）
        抗癌剤（ドキソルビシンなど）　　など
    ②電解質異常
        低 Ca 血症，低 K 血症，低 Mg 血症
    ③徐脈性不整脈
        完全房室ブロック，洞不全症候群など
    ④中枢神経障害
        脳出血，脳梗塞，クモ膜下出血，頭部外傷など
    ⑤心疾患
        虚血性心疾患，僧帽弁逸脱症，心筋炎など
    ⑥その他
        低体温など

〔文献 2）の表を筆者改変〕

　Jervell-Lange-Nielsen 症候群は先天性高音難聴を伴い常染色体劣性遺伝であるが，Romano-Ward 症候群は聴力障害を伴わず常染色体優性遺伝である．

　QTc 短縮と延長ともに治療は原因疾患の治療である．しかし，急性薬物中毒などで一過性に QTc が延長してその結果心室細動を繰り返す場合には，薬物が体外に排泄されて QTc が正常化するまでの期間，心室細動を予防するために一時的経静脈的ペースメーカを挿入して overdrive pacing を行うこともある．また，遺伝性疾患によって QTc 延長がありかつ心室細動が起こっている場合には，植え込み型除細動器（ICD：implantable cardioverter defibrillator）を植え込むことがある．

❹ 軸 axis

STEP 3 軸 axis

軸では，冠状面内での心臓の短軸に関する回転を表す電気軸と水平横断面内の心臓の長軸に関する回転の2つを読む．

A. 電気軸

電気軸の簡単な判読方法を示す．

まず aV_F 誘導でのQRS波が陽性優位か陰性優位かを見る．陽性優位とは，R波とS波を比較してR波が相対的に優位なことである．一方，陰性優位とはR波とS波を比較してS波が相対的に優位なことである．もしも，aV_F 誘導のQRS波のR波とS波の振幅が等しい，つまり等相帯 isophasic zone であれば電気軸は0°である．

次に四肢誘導でQRS波のR波とS波の振幅が等しい，つまり，等相帯である誘導を探す．

その後，図6-2-3にしたがって電気軸を判読する．

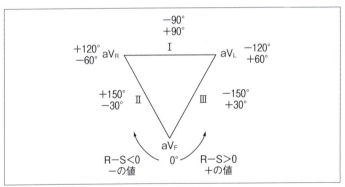

図6-2-3．電気軸の簡易判読方法

例えば，aV_F 誘導でのQRS波が陽性優位で，等相帯が aV_R 誘導にあったとすると，図6-2-3で aV_F 誘導から反時計回りに aV_R 誘導まで回転しその横に記載された角度が電気軸となる．つまり，この場合+120°である．また，aV_F 誘導でのQRS波が陰性優位で，等相帯がⅡ誘導にあったとすると，図6-2-3で aV_F 誘導から時計回りにⅡ誘導まで回転しその横に記載された角度が電気軸となる．つまり，この場合-30°である．電気軸の計算はこのように誘導を1つ回転するごとに30°ずつ加えていく．

> **電気軸の基準値**
>
> −30°〜+100°（簡単のため 0°〜+90° とすることもある）
>
> 左軸変位　電気軸 < −30° あるいは 0°
> 右軸変位　電気軸 > +100° あるいは +90°

次に，水平横断面内の心臓の長軸に関する回転を判読する．

B. 回転

正常の胸部誘導では**図 6-2-4** のように V_1 から V_4 に従って R 波が増高し，V_3 から V_6 まで S 波が漸減する．そして，通常 V_3 で R 波と S 波の振幅が等しくなる．これを四肢誘導の等相帯に対して移行帯 transitional zone と呼ぶ．この移行帯は解剖学的に心室中隔の位置に相当する．

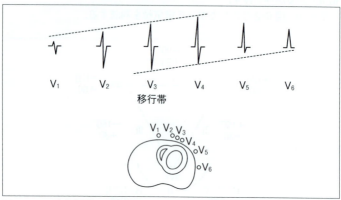

図 6-2-4．胸部誘導と移行帯（図下の心臓は下から上を見上げた図）

ここで，心臓が長軸に関して下から見上げた図で時計回りに回転していると，移行帯は次頁の**図 6-2-5** のように V_4〜V_6 に変位する．これを時計回りの回転 clockwise rotation という．

逆に，心臓が長軸に関して下から見上げた図で反時計回りに回転していると移行帯は次頁の**図 6-2-6** のように V_1〜V_2 に変位する．これを反時計回りの回転 counterclockwise rotation という．

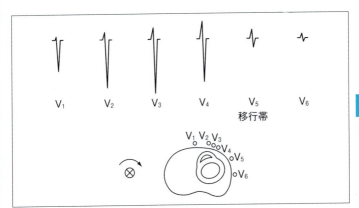

図 6-2-5. 時計回りの回転

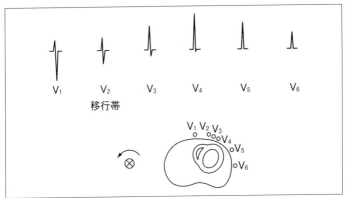

図 6-2-6. 反時計回りの回転

❺ 肥大 hypertrophy

STEP 4 肥大 hypertrophy

肥大は,右房,左房,右室そして左室の肥大があるかどうか判読する.

● 心房肥大の診断

右房肥大

高尖性 P 波：Ⅱ,Ⅲ,aV_F 誘導で P 波の振幅が 2.5 mm 以上であるが幅は正常.呼吸器疾患でこの所見がみられるときこれを pulmonary P（肺性 P）と呼ぶ

V₁ 誘導で P 波の初期陽性部分が増高

左房肥大

2峰性または結節性P波：I, II誘導でP波の幅が3 mm以上となるが, 振幅は正常. 僧帽弁疾患でこの所見がみられるときこれを mitral P（僧帽性P）と呼ぶ

V_1 誘導でP波の終末陰性部分が幅広く深くなる

両房肥大

P波の振幅と幅の増大

V_1 誘導でP波の初期陽性部分が高尖化し, 終末陰性部分が深くなる

以上を図示すると以下のようになる

	右房肥大	左房肥大	両房肥大
II誘導	⌒	⌒⌒	⌒⌒
V_1誘導	⌒⌄	⌄	⌒⌄

● 右室肥大の診断

- 電気軸 > 110°
- R/S 比 V_1 ≧ 1
- R/S 比 V_6 ≦ 1 　　以上3項目で感度87.2%で特異度62%

右室肥大は V_1, V_2 誘導の波形によって図6-2-7のようにさらに右室量負荷と右室圧負荷に分類される.

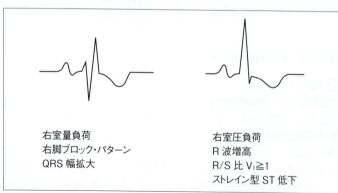

右室量負荷
右脚ブロック・パターン
QRS幅拡大

右室圧負荷
R波増高
R/S 比 V_1≧1
ストレイン型 ST 低下

図 6-2-7. 右室量負荷と右室圧負荷の鑑別

● 左室肥大の診断（Sokolow-Lyonの診断基準，1964）

$SV_1 + RV_5$ または $RV_6 > 35$ mm

感度 68%，特異度 10%

かつ/あるいは

$RaV_L > 11$ mm

左室肥大も V_5，V_6 誘導の波形で図 6-2-8 のようにさらに左室量負荷と左室圧負荷に分類される．

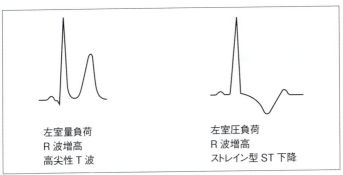

図 6-2-8. 左室量負荷と左室圧負荷の鑑別

⑥ 梗塞 infarction

STEP 5 梗塞 infarction

急性心筋梗塞では図 6-2-9 のように経時的に心電図が変化する．

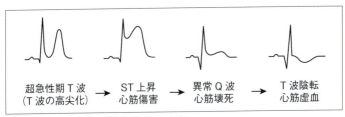

図 6-2-9. 急性心筋梗塞での心電図変化

したがって，心電図で梗塞を探すには，超急性期 T 波，ST 上昇，異常 Q 波，T 波陰転を探せばよい．これらの心電図所見と問診・身体所見を参考にして診断が急性心筋梗塞であることを診断する，つまり，急性心筋梗塞の存在診断を行うのである．その後に，心臓のどこ

の部位に急性心筋梗塞が起こっているのかを判断する，つまり，急性心筋梗塞の局在診断を行うのである．急性心筋梗塞の診断過程をまとめると図 6-2-10 のようになる．

> **Point** 急性心筋梗塞の局在診断は ST 上昇と異常 Q 波の誘導で行う．ST 低下や T 波陰転の誘導では原則としてできない！

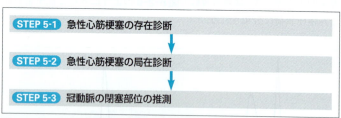

図 6-2-10．急性心筋梗塞の診断プロセス

急性心筋梗塞の局在診断の推測は表 6-2-1 のようにする．ただし，表 6-2-1 はあくまで推測で閉塞部位の確定診断は心臓カテーテル検査で行う．

表 6-2-1．心電図所見からの冠動脈責任部位の推測〔文献 3）より筆者作成〕

ST 上昇または異常 Q 波の誘導	心筋障害部位	冠動脈責任部位
$V_1 \sim V_6$，I，aV_L	広範囲前壁	LMT ⑤番あるいは LAD ⑥番
$V_1 \sim V_4$	前壁中隔	LAD ⑦番
V_1，V_2	前壁	LAD ⑧番
I，aV_L	側壁	LCx または D_1 ⑨番
II，III，aV_F（V_{4R} で ST 上昇なし）	下壁	RCA ②〜④番
II，III，aV_F（V_{4R} で ST 上昇あり）	下壁 右室梗塞合併	RCA ①番
V_1，V_2 で R 波増高と ST 低下	後壁	PL ⑭番

略号は後述の冠動脈造影所見の記載方法を参照．

> **鉄則** 下壁梗塞のときには，右室梗塞の合併を検索する

下壁梗塞のとき右室梗塞の合併を検索する理由は，急性心筋梗塞の中で右室梗塞を合併しているときのみ低血圧に対する治療の第一選択はカテコラミンではなく輸液負荷であること，そして，前負荷を軽減する薬物である硝酸薬や塩酸モルヒネは血圧を低下させることがある

ので避けることの2点が,マネジメントとして異なるからである.

なお,急性心筋梗塞の心電図所見で異常Q波が出現するのは,発症から少なくとも数時間経過して遅くとも発症後24時間以内である.したがって,急性心筋梗塞の心電図で異常Q波が認められれば,それは発症後数時間経過しているか,それとも,それ以前に発症した陳旧性心筋梗塞と考えられる.

心臓のどこの壁の急性心筋梗塞なのかわかり,図6-2-11のような冠動脈の解剖が理解できていれば,どこの冠動脈が閉塞しているのかが推測できる.

図6-2-11のように右冠動脈と回旋枝が房室面を取り囲み,左前下行枝と右冠動脈の枝である後下行枝が心室間面を形成することを三次元的に理解する.

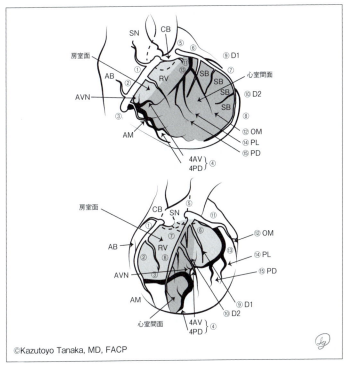

図6-2-11. 冠動脈の解剖

以下に冠動脈造影所見の記載方法を示す．

● 冠動脈造影所見の記載方法[4, 5]

右冠動脈（RCA：right coronary artery） ①〜④まで
　①右冠動脈近位　　　　　③右冠動脈遠位
　②右冠動脈中位　　　　　④PD 枝と AV 枝

左冠動脈（LCA：left coronary artery） ⑤〜⑮まで
　⑤左冠動脈主幹部（LMT：left main truncus）
　　LCA 主幹部から回旋枝分岐部まで

左前下行枝（LAD：left anterior descending artery） ⑥〜⑩まで
　⑥近位（第 1 中隔枝まで）　　⑨D_1
　⑦中位　　　　　　　　　　　⑩D_2
　⑧心尖部

左回旋枝（LCx：left circumflex artery） ⑪〜⑮まで
　⑪回旋枝近位　　　　　⑭PL 枝
　⑫OM 枝　　　　　　　⑮PD 枝
　⑬回旋枝遠位

冠動脈の番号①〜③と⑦，⑧はおおまかに近位・中位・遠位で割り振られていて，原則として特定の枝の分岐部までではないことに注意する

略語

SN	洞房結節枝	PD	後下行枝
CB	円錐枝	AV	房室枝
RV	右室枝	D_1	第 1 対角枝
AB	心房枝	D_2	第 2 対角枝
AM	鋭縁枝	OM	鈍縁枝
AVN	房室結節枝	PL	後側壁枝
SB	中隔枝	PD	後下行枝

また，心臓の刺激伝導系の各部位の冠動脈支配を次頁の**表 6-2-2**および**図 6-2-12**に示す．

この表から急性心筋梗塞で冠動脈が閉塞すると，その冠動脈が支配する刺激伝導部位でブロックを伴いやすいことが理解できる．すなわち，右冠動脈が閉塞すると房室ブロック（Ⅰ度，Ⅱ度，Ⅲ度）が，そして，左前下行枝が閉塞すると右脚ブロックと左脚前枝ヘミブロックの2枝ブロックを合併しやすいのである．

表6-2-2. 心臓の刺激伝導系の冠動脈支配

	右冠動脈	左回旋枝	前下行枝
洞房結節	○55%	○45%	
房室結節	○90%	○10%	
右脚枝			○
左脚前枝			○
左脚後枝	○	○	

注）洞房結節は右冠動脈から55%，左回旋枝から45%の血流で養われ，房室結節は右冠動脈から90%左回旋枝から10%の血流で養われる．

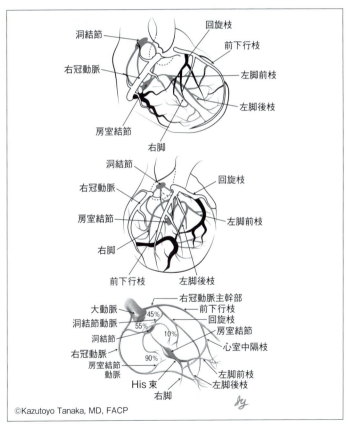

図6-2-12．冠動脈と刺激伝導系

ここで,従来心電図で脚ブロックが存在するときには,急性心筋梗塞の存在診断と部位診断は不可能といわれてきた.しかし,右脚ブロックが存在するときには,異常 Q 波があれば急性心筋梗塞の存在診断も部位診断も,ともにほぼ可能であると考えられている.また,左脚ブロックが存在するときには,原則として急性心筋梗塞の存在診断と部位診断はともに不可能であるが,図 6-2-13 に示す Sgarbossa's criteria が満たされた場合には急性心筋梗塞を診断することも可能である.

> **Point** 脚ブロック存在時の急性心筋梗塞の存在診断と部位診断
> 右脚ブロックの場合　異常 Q 波があれば可能
> 左脚ブロックの場合　Sgarbossa's criteria を満たせば可能

QRS 波と極性が一致した
(つまり同じ向きの) 1 mm 以上の
ST 上昇 = 5 点
concordant な ST 変化

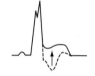

V₁, V₂, V₃ 誘導で 1 mm 以上の
ST 低下 = 3 点
concordant な ST 変化

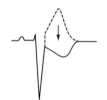

QRS 波と極性が一致しない
(つまり反対向きの) 5 mm 以上の
ST 上昇 = 2 点
極度の discordant な ST 変化

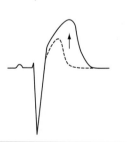

図 6-2-13. Sgarbossa's criteria〔文献 6)より〕

上記の所見の得点を合計して3点以上であれば，急性心筋梗塞の存在診断と部位診断が可能である(感度約80%，特異度約90%).

脚ブロックは二次性のST変化を起こし，通常QRS波の最後の成分とそれに続くST部分は反対方向に動く(discordant). これがQRS波の最後の成分とそれに続くST部分が同じ方向に動いている(concordant)場合には，異常でST上昇と同じと見なされる(上記Sgarbossa's criteriaの最初の2項目). また，脚ブロックに続くST変化が正常なdiscordantな場合でも，程度が極度であれば，ST上昇と見なせるのである(上記Sgarbossa's criteriaの最後の1項目)[7].

❼ その他 miscellaneous

STEP 6 その他 miscellaneous

最後に心電図から以下のような情報も読みとれる.

---

1. **肺性効果 pulmonary effect**
   (1) 肺気腫：全誘導で低電位
   (2) 肺塞栓：SⅠQⅢTⅢ型(Ⅰ誘導にS波とⅢ誘導にQ波とT波)，右脚ブロック様パターン，V_1〜V_4でT波陰転など

2. **電解質異常**
   (1) 高K血症：幅の広いQRS，P波がない徐脈
   (2) 低K血症：U波の出現
   (3) 高Ca血症：QT間隔短縮
   (4) 低Ca血症：QT間隔延長

3. **薬剤効果**
   ジギタリス効果：STの盆状低下

4. **ペースメーカ効果**
   ペースメーカを装着しているか，ペースメーカの形式，そして，ペースメーカが正常に機能しているかなど

文献

1) 日本医師会(編)：心臓の刺激伝導系. 改訂版 心電図のABC. 日本医師会発行, p 6, 1999.
2) 比江嶋一昌, 飯沼宏之, 小坂井嘉夫：17 QT延長症候群. 一目でわかる不整脈. メディカル・サイエンス・インターナショナル, pp 34-35, 1995.
3) 山科 章(編)：1 循環器系 ⑮心筋梗塞の心電図部位診断. 全科レジデントデータブック 第2版. 医学書院, p 26, 2002.
4) 山科 章(編)：Ⅰ 循環器系 ⑤冠動脈造影(CAG)所見の記載. 内科レジデントデータブック 第2版. 医学書院, p 16, 2002.
5) 山科 章(編)：1 循環器系 ⑤冠動脈造影(CAG)所見の記載. 全科レジデントデータブック 第2版. 医学書院, pp 10-13, 2002.

6) Sgarbossa EB, Pinski SL, Barbagelata A, et al：Electrocardiographic diagnosis of evolving acute myocardial infarction in the presence of left bundle-branch block. N Engl J Med 334：481-487, 1996.
7) 香坂　俊：循環器で必要なことはすべて心電図で学んだ．第16回　心電図のレッドゾーン"ST上昇"(その4)　本当は怖い右脚ブロック．医学書院，週刊医学界新聞　第2940号(9), 2011年8月8日．

3 特殊な波形パターン specific wave patterns

以下のような特殊な波形パターンは診断の重要な手がかりとなるので記憶しておくこと.

❶ ST 上昇・低下 ST elevation and depression

ST 上昇と ST 低下は臨床的によく遭遇するが,以下のような鑑別診断がある.

■ ST 上昇の鑑別診断

- 早期再分極
- LVH with strain の reciprocal change (特に $V_1 \sim V_3$ で)
- 肥大型心筋症
- たこつぼ(カテコラミン)心筋症
- 異型狭心症
- 心外膜炎
- 急性心筋梗塞
- 陳旧性心筋梗塞
- 心筋挫傷
- 急性大動脈解離
- 心室瘤
- Brugada 症候群
- クモ膜下出血
- 高 K 血症
- 肺塞栓
- cardioversion 後
- 完全左脚ブロックなど

ST 上昇の鑑別診断は上記のように多数ある.したがって,ST 上昇だけでは急性心筋梗塞とはいえないのである.

> **Point** 「ST 上昇=急性心筋梗塞」ではない!

■ ST 低下の鑑別診断

- 狭心症
- 非 ST 上昇型心筋梗塞
  (非 Q 波心筋梗塞,心内膜下梗塞)
- ST 上昇の reciprocal change
- Strain pattern
- 急性大動脈解離
- ジギタリス効果
- 低 K 血症
- クモ膜下出血
- 非特異的 ST 変化など

ST 上昇と ST 低下が同時に 1 枚の心電図に存在するときには,通常それらは reciprocal change の関係にあるが,この場合 ST 上昇に意味がある.また,貫壁性の急性心筋梗塞の ST 上昇は,通常 reciprocal change を伴う.しかし,reciprocal change を伴わない ST 上昇だからといって,急性心筋梗塞は完全には否定できないので注意が必要である.

> **鉄則** reciprocal change を伴わない ST 上昇の所見だけでは急性心筋梗塞は完全には否定できない!

❷ 早期再分極 early repolarization

臨床的に最もよく遭遇する ST 上昇は図 6-3-1 のような早期再分極である.

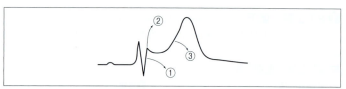

図 6-3-1. 早期再分極
J 点上昇①, J 点のノッチ②と凹型の ST 上昇③

早期再分極による ST 上昇は以下のような特徴がある.

● 早期再分極の心電図上の特徴[1]

- 広範囲(多くの誘導)での ST 上昇
  (四肢誘導よりも前胸部誘導に多くみられる)
- J 点上昇
- ST 部分の最初の上向き部分が凹型(下に凸)
- J 点のノッチあるいは不整な波形
- 著明で R 波と同じ向きの T 波(大電位)
- 比較的固定したあるいは一定の波形
- 交感神経刺激様因子による ST 上昇の低下

早期再分極とは, 文字通り再分極が通常より早期に起こったものである. 図 6-3-2 の左図の正常心電図波形で T 波がより早期に出現する, つまり, 左方に移動すると, QRS 波と T 波が合成され, 図 6-3-2 の右図のような早期再分極の波形となる.

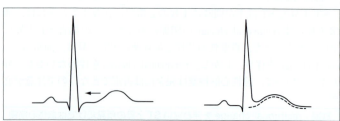

図 6-3-2. 早期再分極波形のメカニズム

> **Point** 早期再分極波形を呈する急性冠症候群もある．疑わしきは急性冠症候群として扱う

この早期再分極であるが，スポーツ選手，若年者そして徐脈時により多く認められたので，近年まで健康状態良好の徴候とされてきた．

ところが，1984年以降次第にこの事実は見直されることになった．特に2008年にHaïssaguerre Mらが，器質的心疾患を認めない特発性心室細動の既往のある患者206例についてcase-control研究を行ったところ，対照群の5%に早期再分極が認められるのに対して，特発性心室細動群では31%に早期再分極を認め，かつ，早期再分極を有する特発性心室細動の既往のある患者群では，早期再分極を認めない特発性心室細動群と比較して心室細動の再発率が有害比2.1と高かったことを報告し，早期再分極を伴うJ波と心室細動の明確な関連が証明された[2]．

早期再分極はもともと動物実験で不整脈を誘発することは知られていたが，それが人間でも実際に起こり得ることが示されて，現在ではある種の早期再分極は心室細動と関係していることが強く疑われるようになったのである．

現在では心電図上の早期再分極は以下のように定義されている．

● 心電図上の早期再分極の定義[3]

- 正のQRS complexに直結するST部分の起始部に鋭く明らかにそれとわかる正の向きの振れ，すなわち，ノッチが存在する場合(つまり，J波が観察できること)
- QRS complexの最終部分にスラーが存在する場合(前頁の図6-3-2のようにJ波あるいはJ点の上昇がQRS complexの最終部分に隠されている結果QRS complexの最終部分がスラーとなる)

そして，早期再分極は心室細動発症のリスクによって下記の4つに分類することも提唱されている．

● 心室細動のリスクによる早期再分極の分類[3]

1型：側壁に早期再分極が分布．健康な男子スポーツ選手に多く通常良性である
2型：下壁あるいは下側壁に早期再分極が分布．中等度の心室細動のリスク
3型：下壁，側壁そして右前胸壁に広く早期再分極が分布．最も高い心室細動の相対危険度
4型：Brugada症候群．右前胸壁でJ波あるいはJ点上昇

そして，早期再分極パターンと早期再分極症候群という用語も下記

のように定義されている[3]．

> 早期再分極パターン(ER pattern：Early Repolarization pattern)
> 　心電図で明らかな早期再分極を認めるが，症状を呈する不整脈がない場合
> 早期再分極症候群(ER syndrome：Early Repolarization syndrome)
> 　心電図で明らかな早期再分極を認め，かつ，症状を呈する不整脈が存在する場合

これとは別に，上述の早期再分極パターンと早期再分極症候群をひとまとめにして，良性の早期再分極と悪性のBrugada症候群を両極端とした1つのスペクトラムと見なす「J波症候群 J wave syndrome」という概念も提唱されている[4]．

❸ V_1 でのR波増高

胸部誘導の V_1 でのR波は低く，これが増高しているのは異常である．この場合以下のような鑑別診断を考える．

> ・右室肥大
> ・後壁梗塞
> ・WPW症候群
> ・肺塞栓など

❹ poor R wave progression[5]

胸部誘導の V_1〜V_4 でR波が漸増しないのは異常所見で，これをpoor R wave progression と呼ぶ．この場合，以下のような鑑別診断を考える．

> ・電極の位置の取り違え
> ・前壁中隔あるいは前壁心筋梗塞
> ・左室肥大
> ・左脚前枝ヘミブロック
> ・左脚ブロック
> ・浸潤型あるいは拡張型心筋症
> ・WPW症候群
> ・慢性肺疾患
> ・心臓の長軸に関する時計回りの回転など

文献
1) Brady WJ, Chan TC：Electrocardiographic manifestations：Benign Early Repolarization. J Emerg Med 17：473-478, 1999.
2) Haïssaguerre M, Derval N, Sacher F, et al：Sudden cardiac arrest associated with early repolarization. N Engl J Med, 358：2016-2023, 2008.
3) Krahn A, Obeyesekere M：Early repolarization. UpToDate®, 2017.

4) Antzelevitch C, Yan GX：J wave syndrome. Heart Rhythm 7：549-558, 2010.
5) Prutkin JM：ECG tutorial：Miscellaneous diagnoses. UpToDate®, 2017.

4 不整脈 dysrhythmia

脈が不整なことを不整脈"arrhythmia"というが，英語の"arrhythmia"はもともと「無脈」という意味である．だから，不整脈は"arrhythmia"ではなく"dysrhythmia"と呼ぶべきである．したがって，本書では不整脈については以下"dysrhythmia"という用語を用いることにする．

不整脈は日常診療で頻回に遭遇するが，不整脈のパターンの判読方法は難解である．房室ブロック（Ⅰ度，Ⅱ度，Ⅲ度），発作性上室性期外収縮（PAC：paroxysmal atrial contraction）や発作性心室性期外収縮（PVC：paroxysmal ventricular contraction）などの単純な不整脈以外については，筆者は以下のように簡単にアプローチしている．

❶ アプローチ[1]

不整脈には以下の図6-4-1のようにしてアプローチする．

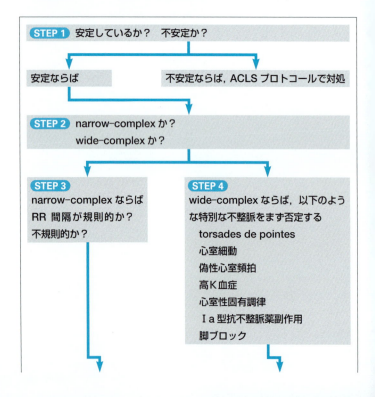

RR 間隔が不規則的ならば,
　心房細動
　洞不全症候群など

規則的ならば,
　多源性心房性頻拍
　心房粗動
　房室接合部調律
　発作性上室性頻拍
　洞調律など

STEP 5
STEP 4 の特別な不整脈でなければ,
　Brugada の基準にしたがって上室性と心室性を鑑別する

図 6-4-1. 不整脈へのアプローチのフロー・チャート

　不整脈の診断では,徐脈性か頻脈性かというように脈拍数による分類も大切である.しかし,正常脈拍数でも不整脈であることもありうるので,ここでは不整脈を脈拍数により徐脈性不整脈と頻脈性不整脈とは分類せずに QRS 波の幅によってのみ分類する.

STEP 1　安定しているか？　不安定か？

　症状に胸痛・呼吸困難や意識障害があるか,低血圧・ショック・肺水腫・心不全などの徴候がある場合には,循環動態が不安定と判断して,ACLS の徐脈あるいは頻脈のプロトコールにしたがって蘇生する.このような場合には通常緊急 cardioversion あるいは除細動が適応となる.詳細については,『問題解決型救急初期診療 第2版』第4部 救命・救急編 1. 蘇生法の章参照のこと.

STEP 2　narrow-complex か？
　　　　wide-complex か？

　循環動態が安定していれば,次に QRS 幅が狭いか広いかを見る.QRS 幅が狭い narrow-complex ならば,それは上室性不整脈である.一方,QRS 幅が広い wide-complex ならば,上室性か心室性かを鑑別する必要がある.

STEP 3　narrow-complex ならば,RR 間隔が規則的か？　不規則的か？

　narrow-complex ならば,RR 間隔が規則的か不規則的かを見る.そして,RR 間隔が不規則的ならば,心房細動や洞不全症候群などを考え,規則的ならば,多源性心房性頻拍,心房粗動,房室接合部調律,発作性上室性頻拍や洞調律などを考える.

> **STEP 4** wide-complex ならば，以下のような特別な不整脈をまず否定する
>
> torsades de pointes　心室細動　偽性心室頻拍
> 高K血症　心室性固有調律　Ⅰa型抗不整脈薬副作用
> 脚ブロック

　上記の不整脈は wide-complex のなかでも特徴的であるのでまず除外する．特に，torsades de pointes と心室細動は持続すれば脈が触知できなくなり心停止となる．それ以外の不整脈は原則として脈は触知できるはずである．心電図波形が torsades de pointes や心室細動に見えるとき，<u>心電図波形が実は患者の手足のふるえや振戦によるアーチファクトであることがある．その場合，心電図の電極が体幹ではなく四肢についていないかどうかを確認する，あるいは，患者の手足を押さえて心電図を記録するなどして，必ずアーチファクトを除外する必要がある</u>．

　偽性心室頻拍とは，心室内変行伝導を伴う上室性頻拍や心房細動で心室頻拍と間違えやすい波形を呈する不整脈をいう．心室内変行伝導とは，Purkinje 線維の右脚と左脚の不応期の持続時間の差によって生じる脚ブロックのことをいう．すなわち，Purkinje 線維の右脚と左脚の不応期の持続時間は右脚のほうが長いため，右脚が不応期で，左脚が不応期を脱している間に上室からインパルスが Purkinje 線維に伝達された場合，インパルスは左脚から右脚に伝導することになる．この現象は心電図上では通常不完全あるいは完全右脚ブロックとして観察される．この心室内変行伝導は，心房性期外収縮，上室性頻拍，心房細動や心房粗動の際に生じることが多く，この場合，不整脈は上室性であるのに心電図波形は wide-complex となるのである．したがって，wide-complex では上室性か心室性かを鑑別する必要があるのである．なぜならば，不整脈が上室性不整脈か心室性不整脈かによって使用する抗不整脈薬が異なるからである．

　高K血症による不整脈はP波がなく QRS 幅が広く徐脈を呈するのが特徴的である（**図 6-4-2**）．このような波形を見たときには，不整脈が心室細動に移行することがあるので，迅速な対処が必要である．しかし，高K血症は他の不整脈と異なり，治療がカルシウム剤投与やGI（グルコース・インスリン）療法である．したがって，病歴などから高K血症を疑わなければ見逃されることがある．高K血症については，本書第4部 血液検査 6.カリウムの章（→191頁）参照のこと．

> **鉄則** wide-complex（特に徐脈）では必ず高K血症を除外する！

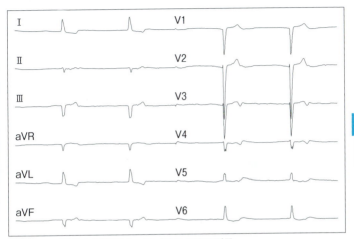

図6-4-2. 高K血症（K 7.1 mEq/L）の心電図所見

STEP 5　STEP 4 の特別な不整脈でなければ，Brugadaの基準にしたがって上室性と心室性を鑑別する

　Brugadaの基準による上室性と心室性不整脈の鑑別方法については，『問題解決型救急初期診療 第2版』第2部 症状編 19.動悸の章 参照のこと．

　Brugada基準以降新たに4つの基準が提唱されたが，これら5つの基準の比較研究は存在するが論文により最も優れている基準が異なっている[2]．したがって，本書では最も普及しているBrugada基準を採用する．この5つの基準のなかで最も簡単な基準はPavaの基準（2010）で，「II誘導での基線からR波の頂点までの時間が50 ms（1.25 mm）を超えるならば心室性」とするものである．

> **鉄則** wide-complex tachycardiaが上室性か心室性か明確でないときには，必ず心室性頻拍として扱う

　これは心室性頻拍に上室性頻拍の治療薬であるベラパミル，ジルチアゼムやアデノシンが投与されると血圧低下を起こすことがあるからである．

❷ 代表的な不整脈

　不整脈の鑑別診断は，徐脈性不整脈の場合には洞性徐脈，洞停止，

房室ブロック,洞不全症候群,補充収縮・補充調律や房室解離などでその鑑別診断は難しくない.したがって,不整脈の鑑別診断が問題となるのは頻脈性不整脈の場合である.

> 鉄則　脈拍数 > 150/分では不整脈を考える!

洞調律が頻脈になり洞性頻脈となった場合,その脈拍数の最高値は150/分くらいまで生理的に可能であると考えられている.したがって,脈拍数 > 150/分では何らかの不整脈があると考えて心電図を判読するべきである.

以下に脈拍数と考えられる不整脈の種類を**表 6-4-1**に列記する[3)].

表 6-4-1. 脈拍数と考えられる不整脈

脈拍数(回/分)	考えられる不整脈
20〜 45	第Ⅲ度房室ブロック
20〜 60	第Ⅱ度房室ブロック
30〜 40	心室性補充調律(wide-complex)
40〜 60	房室接合部性徐脈
< 60	洞性徐脈
50〜100	促進性心室固有調律 AIVR(wide-complex)
60〜100	正常洞調律 NSR,促進性房室接合部調律
50〜150	心房粗動 Aflutter
50〜200	心房細動 Afib
100〜160	洞性頻脈 ST
100〜200	多源性心房性頻脈 MAT
140〜220	発作性心房性頻脈 PAT,房室接合部性頻脈 JT,発作性上室性頻拍 PSVT
150〜250	心室性頻拍 VT(wide-complex)
200〜250	torsades de pointes(wide-complex)
>250	心室細動 VF(wide-complex)

以下に代表的な不整脈の診断を列記するが,それぞれの不整脈の治療については,『問題解決型救急初期診療 第2版』第2部 症状編 19. 動悸および第4部 救命・救急編 1. 蘇生法の章参照のこと.

A. 心房細動 Afib の診断 Afib は「エイフィブ」と発音:<u>a</u>trial <u>fib</u>rillation, AF と表記することもある(次頁の図 6-4-3)

・不規則な RR 間隔

・細動波(f 波)の存在

・等電位線(水平な基線)の欠如

・narrow-complex,心室内変行伝導を伴えば wide-complex

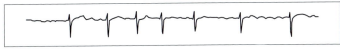

図 6-4-3. 心房細動

B. 心房粗動 Aflutter の診断 Aflutter は「エイフラッター」と発音：atrial flutter, AFL と表記することもある（図 6-4-4）

- 規則的な RR 間隔
- 鋸歯波（F 波）の存在
- 等電位線（水平な基線）の欠如
- narrow-complex, 心室内変行伝導を伴えば wide-complex

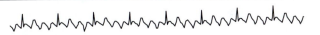

図 6-4-4. 心房粗動 4：1 のブロック

心房細動は完全に不規則な不整脈であるので，"irregularly irregular"と表現され，一方心房粗動は不規則ながら規則性があるので，"regularly irregular"と表現される．

C. 多源性心房性頻拍 MAT：multiatrial tachycardia の診断 （図 6-4-5）

- 100/分以上の心房レート
- 3 種類以上の波形の異なる P 波の存在
- 不規則な PP 間隔
- 等電位線の存在
- narrow-complex

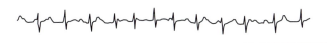

図 6-4-5. 多源性心房性頻拍

D. 発作性上室性頻拍 PSVT：paroxysmal supraventricular tachycardia の診断[4]

- narrow-complex
- 明らかな P 波が存在しない，あるいは，陰性 P 波が QRS 波の後に存在
- 頻脈（110～230/分）
- 細動波（f 波）や鋸歯波（F 波）の欠如

発作性上室性頻拍は心室より上部でインパルスが回旋する(これをリエントリー reentry と呼ぶ)ことによって起こる．発作性上室性頻拍はリエントリーが生じる場所によって，さらに洞結節リエントリー性頻拍，心房内リエントリー性頻拍，房室リエントリー性頻拍そして房室結節リエントリー性頻拍に分類される．これらの発作性上室性頻拍のなかで房室結節リエントリー性頻拍(AVNRT：AV nodal reentrant tachycardia)が最も頻度的に多く約2/3を占める．

房室結節リエントリー性頻拍とは，房室結節の中の不応期が長く伝導速度の速い fast pathway と不応期が短く伝導速度の遅い slow pathway で構成されるリエントリー回路をインパルスが回旋して起こるものである．このインパルスの回旋方向には図6-4-6のように2種類あり，slow-fast の順に旋回する通常型がほぼ80～90%で，残りの約10%は fast-slow の順に旋回する稀有型である．この房室結節リエントリー性頻拍では，房室結節から通常と逆方向に心房に興奮が伝わるのでP波は陰性になる．これを心房エコー波(P′波)と呼ぶ．通常型(図6-4-7)では，この心房エコー波(P′波)はQRS波に隠れて見えないが，稀有型(図6-4-8)では心房エコー波(P′波)は次のQRS波の近くに現れる．すなわち，R−P′ / P′−R > 1 となる．

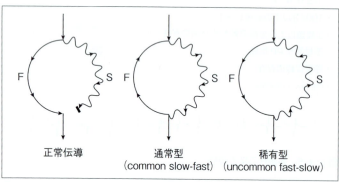

図6-4-6．房室結節リエントリー性頻拍のメカニズム

● **房室結節リエントリー性頻拍(AVNRT)の分類**

通常型(common slow-fast)：心房エコー波(P′波)がない，あるいは，QRS波の直前にある
稀有型(uncommon fast-slow)：R−P′ / P′−R > 1

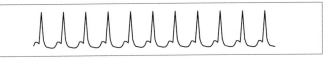

図 6-4-7. 通常型 AVNRT

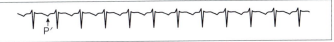

図 6-4-8. 稀有型 AVNRT

ここで，房室結節リエントリー性頻拍（AVNRT：AV nodal reentrant tachycardia）の reentry 回路は正確には房室結節の中だけには留まらずに房室結節の外の組織も含まれるので，現在房室結節リエントリー性頻拍（AVNRT：AV nodal reentrant tachycardia）はより正確に房室接合部リエントリー性頻拍（AV junctional reentrant tachycardia）と呼ばれるようになっている．

E. 洞不全症候群 SSS：sick sinus syndrome の診断（図 6-4-9）

洞房結節やその他の周辺組織の電気生理学的異常に起因する不整脈を総称して洞不全症候群と呼ぶ．症状としては，回転性めまい，浮遊感，頭重感，四肢の冷感，動悸，胸痛，失神などを起こす．その洞不全症候群は心電図から以下のように分類される．

● 洞不全症候群の心電図的分類（Rubenstein の分類）

I 群：原因不明の著しい洞性徐脈（心拍数 ＜ 50/分）
II 群：洞停止，洞房ブロック（補充収縮を伴う）
III 群：徐脈頻脈症候群

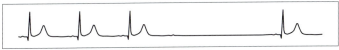

図 6-4-9. 洞不全症候群（Rubenstein II 型）

F. WPW 症候群 Wolff-Parkinson-White syndrome の診断と治療例

先天的な副伝導路である Kent 束 bundle of Kent によって頻脈性不整脈を起こす疾患を WPW 症候群と呼ぶ．

● WPW症候群の診断（図6-4-10，6-4-11）

・PQ間隔の短縮
・QRS幅の拡大
・デルタ波の存在

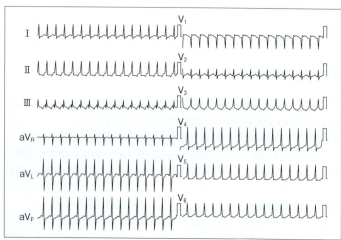

図6-4-10．WPW症候群　PSVT発作（反回転性回帰性頻拍）時
（Rosenbaum B型，Ⅱ，aV_F，V_3〜V_6にデルタ波）

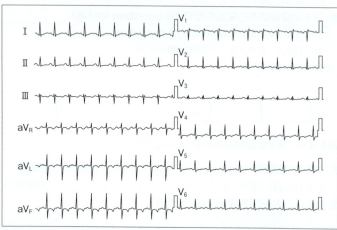

図6-4-11．WPW症候群　非発作時（図6-4-10．と同一の患者）

先天的な副伝導路は Kent 束以外にも知られていて，James 束，Mahaim 線維，心房-His 束路（atrio-His pathway）などがある．James 束（bundle of James）によって頻脈性不整脈を起こす疾患は LGL（Lown-Ganong-Levine）症候群と呼ばれ，この場合 PQ 間隔は短縮するがデルタ波は存在しない．これらの副伝導路によって引き起こされる心室の早期興奮を総称して，早期興奮症候群 pre-excitation syndrome と呼ぶ．

WPW 症候群は以下のように分類される．

● WPW 症候群の分類（Rosenbaum の分類）

A 型：V_1，V_2 誘導で高い R 波
B 型：V_1，V_2 誘導で深い S 波

A 型と B 型では Kent 束の存在部位が異なり，A 型では Kent 束は左室後基部に，B 型では右室側壁にある．このことは，A 型が心電図上右脚ブロック様パターンと考えれば，心室の興奮が左室から始まるので，Kent 束が左室側にあることが理解できる．同様にして，B 型は心電図上左脚ブロック様パターンと考えれば，心室の興奮が右室から始まるので，Kent 束が右室側にあることが理解できる．日本では以下のような山田の分類を用いることもある．

● WPW 症候群の分類（山田の分類）

A 型：V_1 誘導における QRS 波が R または Rs 型
B 型：V_1 誘導における QRS 波が rS 型
C 型：V_1 誘導における QRS 波が陰性デルタ波を伴い QS，QR，W 型

C 型の場合 Kent 束は心室中隔に存在する．

WPW 症候群の頻脈性不整脈としては，発作性上室性頻拍が最も多く，その次に心房細動が多い．WPW 症候群によって発作性上室性頻拍が起こるメカニズムは，正規の刺激伝導系と Kent 束の間でインパルスが回転しマクロ・リエントリーが起こるためと考えられている．このマクロ・リエントリーが房室リエントリー性頻拍 AV reentrant tachycardia となり，発作性上室性頻拍となるのである．この房室リエントリー性頻拍はインパルスの回転方向によって次頁の**図 6-4-12** のように 2 つに分類される．

また，偽性心室頻拍と呼ばれる WPW 症候群による頻脈性心房細動発作を次頁の**図 6-4-13** に示す．

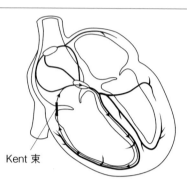

正回転性回帰性頻拍 normodromic reciprocating tachycardia:
正規の刺激伝導系→ Kent 束

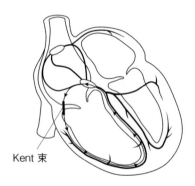

反回転性回帰性頻拍 antidromic reciprocating tachycardia:
Kent 束→正規の刺激伝導系

図 6-4-12. WPW 症候群による房室リエントリー性頻拍

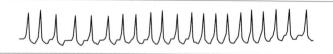

図 6-4-13. 偽性心室頻拍(WPW 症候群による頻脈性心房細動発作)

■ WPW症候群による頻拍発作の治療例

アミサリン®(procainamide)（100 mg/1 mL/A）100 mg（1 A）＋5％ ブドウ糖 4 mL　1分間で静注

慎重投与 WPW症候群に慎重投与の薬物
- ベラパミル
- ジゴキシン
- β遮断薬
- アデノシン

G. Ⅲ度房室ブロック

回転性めまい，浮遊感，嘔気・嘔吐，全身虚脱感などの症状で心電図をとったときに，Ⅲ度房室ブロックが偶然に発見されることがある．

■ Ⅲ度房室ブロックの治療例

2010年ACLSガイドラインでは硫酸アトロピンは勧められなくなった
経皮的体外ペースメーカ装着

上記のような緊急処置を行ったあとに，以下のようなⅢ度房室ブロックの原因疾患を検索する．感染症や膠原病でⅢ度房室ブロックになることもあるが，実際には虚血性疾患をまず最初に否定することを考える．

● Ⅲ度房室ブロックの原因疾患〔文献5）の表を筆者改変〕

- 冠動脈疾患
- 冠動脈攣縮
- 薬物
    ジゴキシン，β遮断薬，Ca拮抗薬，アミオダロン，プロカインアミド，Ⅰc型抗不整脈薬
- 浸潤型心筋疾患
    アミロイドーシス，ヘモクロマトーシス，サルコイドーシス，腫瘍（原発性または転移性）
- 不整脈源性右室異形成
- 膠原病
    SLE，関節リウマチ，強皮症，強直性脊椎炎，リウマチ熱
- 感染症
    トキソプラズマ，トリパノソーマ（Chargas病），細菌性心内膜炎，ウイルス性心筋炎，梅毒，ライム病

H. 発作性心室性期外収縮(PVC)の short run[6]

> 鉄則　PVCの3連発以上は心室頻拍とみなす！

PVCは2連発までは経過観察してよいが，3連発ならばそれは心室頻拍が起こったとみなす．心室性期外収縮が3連発以上連続して30秒以内に停止するものを非持続性心室性頻拍(NSVT：nonsustained ventricular tachycardia)と呼び，一方30秒以上持続するものを持続性心室性頻拍(SVT：sustained ventricular tachycardia)と呼ぶ．

非持続性心室性頻拍が起こった場合には，適応があれば抗不整脈薬を投与し，電解質異常(特にカリウム)などの原因疾患検索を行いその原因を治療する．

■ PVC 3連発以上の short run の治療例

インデラル®(propranolol hydrochloride)(2 mg/2 mL/A) 2 mg(1A)　徐々に静注

ただし，心不全がある場合には，インデラル®は心収縮力を抑制するので投与を控え，心不全を治療する．

I. torsades de pointes の診断と治療例

torsades de pointes とはフランス語で「軸のねじれ」という意味で，以下のような特徴的な心電図所見(図6-4-14)を示す不整脈である．

● torsades de pointes の診断

1. QRSの電気的極性が通常5～20拍ごとに変動する(QRS波があたかも等電位線のまわりでねじれているように見える)
2. 長い周期の後，延長したT(＋U)波上に心室性期外収縮が重畳して生じる(long-short sequence)
3. 多くの場合自然停止するがときに心室細動に移行する

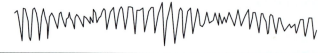

図6-4-14．torsades de pointes

■ torsades de pointes の治療例

血行動態不安定のとき，除細動
血行動態安定のとき，硫酸Mg補正液(20 mL/A) 1A(20 mL) 1～2分間で静注

文献

1) 比江嶋一昌,飯沼宏之,小坂井嘉夫:一目でわかる不整脈.メディカル・サイエンス・インターナショナル,1995.
2) Brady WJ, Laughrey TS, Ghaemmaghami CA:18. Cardiac Rhythm Disturbances. A Comprehensive Study Guide, 8th ed(American College of Emergency Physicians®, editor-in-Chief Tintinalli JE). McGraw-Hill, New York, pp112-134, 2016.
3) Masterson T, Handler J, Tenner S, et al:The EKG Pocket Survival Guide. International Medical Publishing, 1993.
4) Knight BP:Atrioventricular nodal reentrant tachycardia. UpToDate®, 2017.
5) Harris NL, McNeely WF, Shepard JO, et al:Case Records of the Massachusetts General Hospital. Case 17-2002. N Engl J Med 346:1732-1738, 2002.
6) Phang R:Nonsustained VT in the absence of apparent structural heart disease. UpToDate®, 2017.

第7部 尿・体液検査
―局所から得られる全身の情報―

尿検査 urine test	388
髄液 cerebrospinal fluid：CSF	399
胸水 pleural effusion	408
腹水 ascites	417
関節液 synovial fluid	423

1 尿検査 urine test

人体の老廃物は尿・汗と便から排泄される．尿から排泄される老廃物は腎臓を通して排泄される水溶性物質で，汗から排泄される老廃物は皮膚を通して排泄される水溶性物質である．一方，便から排泄される老廃物は，肝臓で最終的にグルクロン酸抱合されて水溶性物質に代謝され，胆道を通して消化管に排泄される脂溶性物質である．

排泄物質	代謝部位	排泄形態
水溶性物質	腎臓	尿
	皮膚	汗
脂溶性物質	肝臓	便（胆汁）

このように，薬物の排泄も水溶性薬物は腎臓を通して尿として排泄され，脂溶性薬物は肝臓を通して胆汁から排泄される2つの経路に分類される．水溶性薬物には腎臓で代謝されるので腎毒性の副作用があり，脂溶性薬物は肝臓で代謝されるので肝毒性の副作用がある．また，水溶性薬物は腎臓に移行性がよいので尿路感染症の治療には水溶性抗菌薬が適していて，逆に胆道感染症には胆道移行性がよい脂溶性抗菌薬が適している．

このように尿には人体の老廃物が排泄されるので，尿を検査することによって体内に老廃物が蓄積していないか，あるいは，老廃物の排泄機能が低下していないかなどの重要な生体の情報を得ることができるのである．

❶ 適応
尿検査を行うのは以下のような場合である．

> スクリーニング
> 腎・尿路系疾患，糖尿病，尿路感染症，妊娠などの検査
> 横紋筋融解や溶血性疾患の検索
> ケトン血症のスクリーニング

以下に尿検査から得られる情報を列挙する．

❷ 一般検査
A. 尿比重

> 基準値　1.005〜1.030

尿は体液量減少時に濃縮され，逆に体液量増加時に希釈される．し

たがって、尿比重は体液量の評価の目安に使用されることがある。すなわち、尿比重が低下(特に尿比重<1.005)していれば体液量が増加していて、尿比重が上昇(特に尿比重>1.030)していれば体液量が低下していると考える。実際に体液量の判定はこの尿比重以外に口渇感、呼吸困難などの症状、頸静脈怒張、皮膚 turgor や浮腫などの徴候、皮膚や粘膜の湿潤・乾燥、尿量、IN/OUT バランスなどから総合的に判定することが多い。

B. 尿浸透圧

基準値　100〜800 mOsm/kg

　尿浸透圧は尿比重と同様に体液量の評価に用いられるが、体液量の評価は尿比重でほぼ十分である。したがって、実際には尿浸透圧は測定できない施設も多い。このような場合には、以下のような尿浸透圧の近似式を用いる。

● 尿浸透圧の近似式[1]

尿浸透圧＝(尿比重−1)×20,000〜40,000　　(筆者は 30,000 で計算)

C. 潜血

　尿中に血液が混入していると尿潜血が陽性になる。しかし、「尿潜血陽性＝真の血尿(尿中に血液が混入している)」ではない。これは、血尿ではなくミオグロビン尿やヘモグロビン尿などの色素尿でも尿潜血が陽性になるためである。逆に、アスコルビン酸やテトラサイクリンなどの還元物質によって真の血尿が偽陰性になることもある。したがって、尿潜血が陽性の場合、真の血尿なのか否かを判定しなければならない。

Point　「尿潜血陽性＝真の血尿(尿中に血液が混入している)」ではない！

　尿潜血陽性には次頁の図 7-1-1 のようにアプローチする。
　尿潜血が陽性の場合、尿沈渣の検査を行い尿沈渣中に赤血球がなければ、ミオグロビン尿とヘモグロビン尿などの色素尿を考える。もしも尿沈渣に赤血球があれば真の血尿と考える。
　真の血尿の場合、尿の色調が肉眼で赤色ならば肉眼的血尿 gross hematuria と呼び、尿の色調が肉眼で赤色でなく正常な色調であれば顕微鏡的血尿 microscopic hematuria と呼ぶ。
　潜血、糖や蛋白などの定性検査は(1+)までは経過観察可能だが、(2+)以上は病的意義があり精査が必要と筆者は考えている。

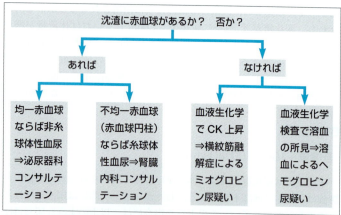

図 7-1-1. 尿潜血陽性へのアプローチのフロー・チャート

D. 糖定性

> 基準値　陰性（100 mg/dL 未満）
> （1+）　100 mg/dL　　（4+）　1,000 mg/dL
> （2+）　250 mg/dL　　（5+）　2,000 mg/dL
> （3+）　500 mg/dL
>
> 注）試験紙により異なる

　正常な腎臓では，血糖値が腎閾値 renal threshold である 170〜180 mg/dL を超えると尿中に糖が漏出する．したがって，持続的に尿糖が検出される場合には糖尿病を疑う．これに対して，糖尿病によるのではなく，腎閾値が生来低いことにより尿中に糖が漏出している病態を腎性尿糖 renal glycosuria と呼ぶ．

E. 蛋白定性

> 基準値　陰性（25 mg/dL 未満）

　正常な人体でも尿中に蛋白が排出される．このような蛋白尿を生理的蛋白尿といい，発熱・運動後・入浴後や起立時などにみられる．したがって，尿蛋白定性が陽性であれば蓄尿検査を行って尿蛋白の定量を行う．尿蛋白定量検査で蛋白量が 150 mg/日以上持続する場合を病

的蛋白尿と定義する.

病的蛋白尿は,病態生理的に①腎前性,②糸球体性,③尿細管性と④腎後性の4つに分類される.これらを鑑別するには,問診,身体所見,血尿の有無,血尿があれば均一赤血球か不均一赤血球か,尿円柱が存在するか,などの情報から総合的に判断する.

急性尿細管壊死(ATN)を疑う場合には,尿中 β_2-ミクログロブリンや尿中 NAG(N-アセチル-β-D-グルコサミニダーゼ)を提出する.また,特殊ではあるが,多発性骨髄腫を疑う場合には尿 Bence Jones 蛋白を,糖尿病性腎症を疑う場合には尿中微量アルブミンなどの検査を行う.

なお,1日の尿蛋白量が 3.5 g 以上持続する場合には,ネフローゼ症候群を疑い,以下の診断基準を満たすか検討する.

● 成人ネフローゼ症候群の診断基準(2011) 〔文献2)より〕

1. 蛋白尿:3.5 g/日以上が持続する
   (随時尿において尿蛋白/尿クレアチニン比が 3.5 g/gCr 以上の場合もこれに準ずる)
2. 低アルブミン血症:血漿アルブミン値 3.0 g/dL 以下
   血漿総蛋白量 6.0 g/dL 以下も参考になる
3. 浮腫
4. 脂質異常症(高 LDL コレステロール血症)

注)1:上記の尿蛋白量,低アルブミン血症(低蛋白血症)の両所見を認めることが本症候群の診断の必須条件である
   2:浮腫は本症候群の必須条件ではないが,重要な所見である
   3:脂質異常症は本症候群の必須条件ではない
   4:卵円形脂肪体は本症候群の診断の参考となる

また,尿蛋白2+,あるいは,血尿1+かつ尿蛋白1+の場合には腎生検適応の可能性があるので,腎臓内科医にコンサルテーションする〔メモ2(→223頁)を参照〕.

F. ケトン体

基準値 定性 陰性

尿中ケトン体が陽性になるほとんどの場合は,絶食・飢餓の場合とケトン血症の場合のいずれかである.

尿ケトン体をケトン血症のスクリーニングとして用いる場合,注意

しなければならないことは「尿中ケトン体陰性＝ケトン血症がない」ではないということである．

すなわち，ケトン体にはアセトン，アセト酢酸とβ-ヒドロキシ酪酸の3種類があるが，尿試験紙法の尿ケトン体検査ではアセト酢酸は敏感に検出するが，他の2つのケトン体の検出力は弱い．したがって，糖尿病性ケトアシドーシスの診断でケトン血症を検出する，あるいは，否定する場合には，さらに血中ケトン体の検査を追加すべきである．

❸ 尿沈渣
A. 赤血球

> 基準値　0～2/HPF
> HPF：高倍率 high power field

尿沈渣中赤血球＞2/HPF ならば
　均一赤血球　→　非糸球体性血尿
　不均一赤血球　→　糸球体性血尿

糸球体性血尿の赤血球が不均一赤血球となるのは赤血球が糸球体から濾過される時に赤血球の大きさよりも細い糸球体膜間隙を通過するために赤血球が破壊されて変形するためである．不均一赤血球の中でも形状が特に円柱状となったものを「赤血球円柱」と呼び，これも糸球体性血尿の一種である．一方，腎盂以下の出血では経路の内径が太いために，赤血球は破壊されずにそのまま尿中に出現するので均一赤血球となる．したがって，非糸球体性血尿は泌尿器科に，糸球体性血尿は腎臓内科にそれぞれコンサルテーションする．

肉眼的血尿のアプローチについては，『問題解決型救急初期診療 第2版』第2部 症状編 25. 肉眼的血尿の章参照のこと．

> **鉄則**　血尿の患者では，膀胱タンポナーデと出血性ショックを否定する
> 　　膀胱タンポナーデならば膀胱洗浄
> 　　出血性ショックならば出血性ショックの治療(大量輸液など)

血尿の患者では，膀胱タンポナーデと出血性ショックの2つが緊急性のある病態である．この2つの病態が存在する，あるいは，その可能性があれば緊急に対処する必要がある．

膀胱タンポナーデとは，非糸球体性血尿が膀胱内で凝固し尿道を閉塞して膀胱が過膨張する病態である．このようなとき，あるいは，このような危険性がある場合には，膀胱内の凝血塊を膀胱洗浄によって

洗い流す必要がある．一方，糸球体性血尿は腎臓内のウロキナーゼなどが含まれているので絶対に凝固しないといわれている．言い換えると，凝固している血尿は必ず非糸球体性血尿である．

> **鉄則** 糸球体性血尿は絶対に凝固しない！

B. 白血球[3]

> **基準値** 0～2/HPF
> HPF：高倍率 high power field

尿中白血球≧4/HPFの場合，膿尿 pyuria と呼ぶ．この膿尿の最も多い原因は尿路感染症である．

また，尿培養が陰性であるにもかかわらず尿中に白血球が存在することを，無菌性膿尿 sterile pyuria と呼ぶ．この無菌性膿尿の原因には，結核・間質性腎炎（通常軽度の蛋白尿も伴う）・腎結石・腎移植拒絶反応などがある．特に無菌性膿尿と白血球円柱は間質性腎炎に特徴的である．

膿尿が存在する場合，その炎症の場は白血球の形態によって推定可能である．

● 白血球の形態による炎症の部位の鑑別

白血球が正常白血球 →	炎症の部位は腎盂以下の尿路
白血球が白血球円柱 →	炎症の部位は糸球体

これは赤血球同様，糸球体由来の白血球は糸球体膜を通過するときに間隙の内径が細いために形状が変形するが，腎盂以下の尿路由来の白血球は細い部分を通過しないので変形せずに尿に出現するためである．

> **Point** 「尿中白血球陽性＝尿路感染症」ではない！

炎症の原因としては，通常感染症を考える．しかし，尿道カテーテルなどの異物が尿道にある場合にも，異物による炎症で尿中に白血球が出現する．また，機序は不明であるが，急性虫垂炎，骨盤内炎症疾患や感染性心内膜炎などの疾患でも尿中白血球陽性となることがある．このような場合は尿路感染症と鑑別する必要があり，白血球エステラーゼ反応と尿中亜硝酸塩が有用である．

次頁の表 7-1-1 に参考のために腎盂腎炎に対する各種尿検査項目の感度・特異度を示す．

表7-1-1. 腎盂腎炎に対する尿検査〔文献4)より〕

検査項目	結果	感度(%)	特異度(%)
検尿	WBC 5個/HPF	72～95	48～82
	WBC 10個/HPF	58～82	65～86
白血球エステラーゼ	陽性	74～96	94～98
亜硝酸塩	陽性	92～100	35～85
白血球エステラーゼと亜硝酸塩	片方が陽性	75～84	82～96
尿潜血	陽性	44	88
グラム染色(遠心分離なし)	1細菌以上/HPF	93	95

HPF：強拡大

上記の結果から，尿中白血球エステラーゼ反応と亜硝酸塩がともに陽性であればほぼ尿路感染症であり，逆に，尿中白血球エステラーゼ反応と亜硝酸塩がともに陰性であれば尿路感染症はほとんど否定できる．

また，亜硝酸塩はグラム陰性菌によって尿中の硝酸塩が亜硝酸塩に変換されて出現する．このため尿路感染症で亜硝酸塩が陽性の場合には，起因菌として *Escherichia coli*, *Klebsiella pneumoniae*, *Proteus* や緑膿菌を考える．逆に亜硝酸塩が陰性の場合には，*Enterococcus* のようなグラム陽性菌を起因菌として考える．

上部尿路感染症，すなわち，腎盂腎炎を疑うならば尿培養検査も提出する．また，菌血症も合併していることを疑う，あるいは，否定したいのならば，同時に血液培養2セットも提出する．

❹ 尿電解質

特別な病態を把握するために尿の電解質を検査することがある．

A. 尿Na濃度

急性腎障害の腎前性と腎性の鑑別診断，低Na血症の鑑別診断〔第4部 血液検査 5.ナトリウム，❸低Na血症(→181頁)参照〕やSIADの診断で使用する．

尿Na濃度の基準値は，50～100 mEq/Lである．すなわち，低Na血症の鑑別診断で使用される尿Na濃度≦30 mEq/Lという基準の病態では，利尿薬の使用の有無にかかわらず，有効動脈血量低下が存在するとされている．

B. 尿Na濃度+尿K濃度

尿Na濃度+尿K濃度は尿の有効浸透圧である．この尿Na濃度+尿K濃度と血漿Na濃度，あるいは輸液のNa濃度を比較することに

よって，検査時点で水利尿が優勢なのか，浸透圧利尿が優勢なのかが把握できる．ここで，血液と尿の間の水の移動を考えるにあたって尿浸透圧測定値を利用せずに，尿 Na 濃度＋尿 K 濃度を指標とするのは，尿浸透圧には尿中アンモニアが影響しているが，尿中アンモニアは血漿と尿の両方に等濃度で分布するために，血漿と尿の間の水の移動には関与しないからである．

すなわち，次のように判断する．

● **尿 Na 濃度＋尿 K 濃度による血漿浸透圧の変化の予測**

尿 Na 濃度＋尿 K 濃度＞血漿 Na 濃度あるいは輸液の Na 濃度ならば，
　血液よりも濃い尿が出ている＝浸透圧利尿
　＝血液は薄まる＝血液の浸透圧は低下する
尿 Na 濃度＋尿 K 濃度＝血漿 Na 濃度あるいは輸液の Na 濃度ならば，
　血液と同じ浸透圧の尿が出ている＝血液の浸透圧は変わらない
尿 Na 濃度＋尿 K 濃度＜血漿 Na 濃度あるいは輸液の Na 濃度ならば，
　血液よりも薄い尿が出ている＝水利尿
　＝血液は濃くなる＝血液の浸透圧は上昇する

この方法は，輸液の治療効果の予測などに用いられる．これを浸透圧調節系・容量調節系および血漿 Na 濃度のダイアグラムで表現すると図 7-1-2 のようになる．

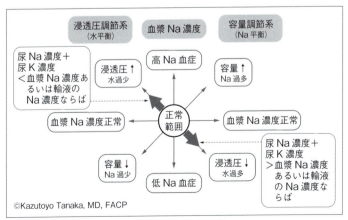

図 7-1-2．尿電解質による血漿浸透圧変化の評価

C. FE_{Na}, FE_{UN}

急性腎障害の腎前性と腎性の鑑別診断で,FE_{Na}が用いられる〔第4部 血液検査 9. 腎機能の章(→214頁)参照〕.

FE_{UN}はFE_{Na}の計算式で,尿中Naの代わりに尿中UNを,血漿Naの代わりに血漿UNを使用して計算する.利尿薬内服時の急性腎障害の腎前性と腎性の鑑別診断には,$FE_{Na}<1\%$よりも$FE_{UN}<35\%$のほうが感度(79〜100%)および特異度(33〜91%)が優れている[5].また,同様に利尿薬内服中の患者に尿中Na濃度の代わりに$FE_{UA}>12\%$でSIADと診断できる(感度:86%,特異度:100%)という報告がある[6].

利尿薬内服時	
$12\%<FE_{UA}$	SIAD(感度:86%,特異度:100%)
$FE_{UA}<35\%$	腎前性腎不全(感度:79〜100%,特異度:33〜91%)

この2つの論文によると,FE_{UA}が12〜35%ではSIADかつ脱水症となってしまう.

D. 尿Cl濃度

代謝性アルカローシスのCl反応性代謝性アルカローシスとCl抵抗性代謝性アルカローシスの鑑別に用いられる〔第5部 動脈血ガス 10. 代謝性アルカローシスの章(→338頁)参照〕.

E. 尿アニオン・ギャップ

AG非開大性代謝性アシドーシスの鑑別〔第5部 動脈血ガス 9. 代謝性アシドーシスの章(→332頁)参照〕に用いられる.

❺ 尿妊娠反応

基準値　陰性

尿妊娠反応のカット・オフ値には,尿中βhCGが20〜50 IU/Lの高感度のものと1,000 IU/Lの低感度のものがある.前者は妊娠約3〜4週(最終月経から数えて)に,後者は妊娠約5週に相当する.現在では前者のものが主流である.したがって,高感度の検査キットであっても妊娠3週以前の妊娠は完全に否定できないことになるので注意が必要である.

一方,妊娠反応陽性であれば,次に正常妊娠であるのか,それとも子宮外妊娠や胞状奇胎などの異常妊娠であるのかを鑑別しなければならないので,腹部または経腟エコー検査および産婦人科的診察が必要になる.

❻ 薬物検査

尿検査で薬物中毒の検査を行うことも可能である．現在日本で市販されている尿中薬物検査のキットには，トライエージ®DOA，INSTANT-VIEW®M-I および MEDICAL STAT™ の3種類がある．

参考のために最も使用されているトライエージ®DOA の検出可能な尿中乱用物質とそれぞれの物質の感度・特異度を下表に示す[7]．

尿中乱用物質	感度	特異度
フェンシクリジン類(PCP)	100.0%	100.0%
大麻(THC)	100.0%	100.0%
ベンゾジアゼピン類(BZO)	98.6%	95.8%
モルヒネ系麻薬(OPI)	100.0%	100.0%
コカイン系麻薬(COC)	100.0%	100.0%
バルビツール酸類(BAR)	100.0%	100.0%
覚せい剤(AMP)	100.0%	99.1%
三環系抗うつ薬(TCA)	99.5%	100.0%

モルヒネ系麻薬の感度・特異度はともに100%とあるが，実際にはジヒドロコデインおよびリン酸コデインを含む医薬品を服用した患者尿でも偽陽性となることがある．また，マオウを含む感冒薬などの医薬品またはマオウあるいはマオウメタボライト成分を含有するナチュラルハーブや自然食品を摂取した患者の尿は，覚せい剤検出ゾーンで偽陽性となることがある．また，市販の鎮痛薬に配合されている鎮静催眠作用のあるブロムワレリル尿素は，トライエージ®DOA では検出されず，かつ，X線不透過性(つまり画像に写る)が特徴的である．

<u>これらの検出キットを使用する際には，検出キットによって検出可能な物質が異なり，かつ，どのキットの検査項目も偽陽性と偽陰性がありうるということを考えて臨床判断することが重要である．</u>

文献
1) 小松康宏，西﨑祐史，津川友介：シチュエーションで学ぶ輸液レッスン 改訂第2版．メジカルビュー社，pp 94-95, 2015.
2) 厚生労働省難治性疾患対策進行性腎障害に関する調査研究班 難治性ネフローゼ症候群分科会：ネフローゼ症候群診療指針．日腎会誌 53：78-122, 2011.
3) American College of Physicians®：Clinical Evaluation of Kidney Function. ACP|MKSAP17 Nephrology. American College of Physicians® Leading Internal Medicine, Improving Lives, pp 1-10, 2015.

4) 坂本和雄, 清田雅智:12 ER での発熱, 腰痛へのアプローチ ER マガジン. 8:381-386, 2011.
5) Gotfried J, Wiesen J, Raina R, et al:Finding the cause of acute kidney injury: which index of fractional excretion is better? Cleve Clin J Med 79:121-126, 2012.
6) Fenske W, Störk S, Koschker AC, et al:Value of Fractional Uric Acid Excretion in Differential Diagnosis of Hyponatremic Patients on Diuretics. J Clin Endocrinol Metab 93:2991-2997, 2008.
7) 薬物中毒検出用キット トライエージ DOA 添付文書

以下本書で引用はないが, 優れた教材であるので掲載しておく.
・安田 隆:『Dr. 安田のクリアカット腎臓学』ケアネット DVD, 2010. 第 2 回「尿沈渣を理解する!」

2 髄液 cerebrospinal fluid：CSF

❶ 適応[1, 2]

腰椎穿刺により髄液検査を行うときには以下のような場合がある．

- 髄膜炎の診断と治療効果の判定
- クモ膜下出血の確定診断
- 脱髄疾患（Guillain-Barré症候群と多発性硬化症など）の診断と治療効果判定
- 中枢疾患（癌性髄膜炎，中枢リンパ腫，神経梅毒，neuro-Behçet病など）の診断
- 脳脊髄液減少症の確定診断など

通常救急室で腰椎穿刺を行うのは，髄膜炎とクモ膜下出血の確定診断の場合が多い．

腰椎穿刺の禁忌
- 重度の脳圧亢進
- 血小板減少症（血液悪性疾患がある場合：血小板数1万/μL未満，血液悪性疾患がない場合：血小板数4万/μL未満）
- 凝固能異常
- 穿刺部位の感染症など

重度の脳圧亢進時に腰椎穿刺を行うと脳ヘルニアを起こすことがある．血小板減少症や凝固異常があるときに腰椎穿刺を行うと穿刺部位から出血を起こしたり，また，穿刺部位に感染症があると腰椎穿刺によって細菌が髄液中に入り髄膜炎を起こすことがある．

❷ 検体

通常髄液の検体は約1 mLずつスピッツに4本採取する．そして，筆者はそれぞれのスピッツを以下のような順序で，それぞれの検査項目に割り当てている．

1本目：特殊検査
2本目：細胞診
3本目：培養
4本目：細胞数・生化学

1本目は皮膚常在菌の混入の可能性があるため培養の検体とはしない．一方，4本目を細胞数に提出する理由は，腰椎穿刺のときに体表の血管損傷による血液が混入すること（traumatic tap）があるが，その血液の混入はしだいに薄くなるので，より後のサンプルのほうが髄液中の細胞数の組成に近いと考えられるからである．

髄膜炎を疑う2本目の細胞診を提出しない場合には，この検体を遠心分離してグラム染色してもよい．

クモ膜下出血の腰椎穿刺による確定診断は，髄液が4本とも血性であること，および，血性の髄液を3,000 rpm×5分遠心分離して「キサントクロミー」を証明することにより行う．わざわざこのようなことをする理由は，traumatic tapを否定するためである．通常traumatic tapによる血性の髄液は4本の髄液を採取する際に次第に薄くなる．また，クモ膜下出血の血性の髄液は髄液内で赤血球がビリルビンに分解・代謝されているため，遠心分離すると「キサントクロミー」が出現するが，traumatic tapによる血性の髄液は赤血球が分解・代謝されていないために，遠心分離しても「キサントクロミー」は出現しない．クモ膜下出血でこの「キサントクロミー」は発症後約6時間で出現し，発症後約2週間後まで存在するといわれている．

近年頭部CT陰性のクモ膜下出血疑いの患者は，腰椎穿刺よりも次に脳MRIを撮影することが多くなった．このため腰椎穿刺でクモ膜下出血を確定診断する症例は以前よりも少なくなった．実際には頭部CT陰性のクモ膜下出血疑いの患者に次にどの検査をするかは，脳神経外科医にコンサルテーションすべきである．

❸ 外観

脳脊髄液は正常では水様透明である．正常でない場合にはその外観を記載する．すなわち，血性，キサントクロミー(黄色調)，混濁，線維素網などに分類する．

❹ 髄液圧[3]

> 基準値　60〜150 mmH$_2$O

髄液圧が上昇している場合は，髄膜炎，脳腫瘍，頭蓋内出血，静脈洞血栓症や高二酸化炭素血症などがある．また，髄液圧が低下している場合には，脱水症，外傷性髄液漏出，脳脊髄液減少症などがある．

また，脊髄疾患で脊髄管腔のブロックと脳静脈洞血栓症を疑うときには，Queckenstedt試験を行うことがある．このQueckenstedt試験は，上記の2つの疾患を疑う場合にだけ行うもので，腰椎穿刺時にルーティンで行う検査ではないので注意する必要がある．Queckenstedt試験とは，腰椎穿刺で髄液圧を計測しているときに両側の頸静脈を手などで圧迫して髄液圧の変化を観察することにより，髄腔内にブロックがあるかどうかを推測する検査である．両側の頸静脈の圧迫に

より髄液圧が100 mmH$_2$O以上速やかに上昇して,圧迫を解除すると20秒以内に髄液圧がもとにもどる場合が正常である.一方,圧の上昇がないか,遅いか,もとの値にもどるのに時間がかかる場合が異常あるいは陽性である.このようにQueckenstedt試験陽性となる場合には,脊髄腫瘍,椎間板ヘルニア,脊椎異常,癒着性クモ膜下炎などがある.

❺ 脳脊髄液減少症 cerebrospinal fluid hypovolemia[4, 5]

脳脊髄液減少症は従来「低髄液圧症候群 intracranial hypotension」と呼ばれていた病態とほぼ同一である.<u>低髄液圧症候群は髄液圧が低下することによって起こる症候群と考えられていたが,実際には髄液圧は正常でも髄液量が減少しているだけで低髄液圧症候群の症状を呈することがあることが判明した.したがって,このような正常髄液圧でもいわゆる低髄液圧症候群の症状を呈する疾患を含めるために,「脳脊髄液減少症」という疾患名が採用されるようになった.</u>

この脳脊髄液減少症は,脳脊髄液の産生低下,吸収亢進,漏出の機序により,脳脊髄液が減少し,頭痛・頸部痛・めまい・耳鳴・視機能障害・倦怠感・易疲労感などの様々な症状を呈する疾患と定義される.

頭痛は起立あるいは座位で悪化し,安静臥床で軽快するいわゆる起立性頭痛が多い.

原因が,医原性,外傷,全身性疾患(例えば,腰椎穿刺後,開頭術後,脳室-腹腔短絡術(V-P shunt)後,頭蓋底骨折による脳脊髄液漏など)などによる場合,症候性脳脊髄液減少症と呼び,これに対して,原因は不明であるが脳脊髄液の漏出が確認できる場合を特発性脳脊髄液減少症と呼ぶ.

脳脊髄液減少症の病態生理は2つ考えられている.第1の病態生理は,脳が下方に偏位する物理的な牽引力によるものである.この牽引力により硬膜と脳の間の架橋静脈が牽引され,主に三叉神経硬膜枝が刺激を受けることで頭痛が生じるというものである.第2の病態生理は,髄液の減少に伴うMonro-Kellie原理に基づく代償性の血管床の増大である.Monro-Kellie原理とは,「頭蓋内容積は,脳実質・血液・脳脊髄液およびその他の病的状態で発生する頭蓋内成分,例えば,脳腫瘍や血腫などの総和で表され,すべての成分が非圧縮性であるとするならば,その総和は常に一定でなければならない」というものである.このMonro-Kellie原理によって,脳脊髄液が減少した分

だけ頭蓋内容積を一定に保つために代償的に血管床が増大して脳血流が増加して拍動性頭痛を生じるというものである．

この脳脊髄液減少症の主症状と随伴症状には下記のようなものがある．

主症状
　頭痛，頸部痛，めまい，耳鳴，視機能障害，倦怠・易疲労感
随伴症状
　1. 脳神経症状と考えられるもの
　　目のぼやけ，眼振，動眼神経麻痺（瞳孔散大，眼瞼下垂），複視，光過敏，視野障害，顔面痛，顔面しびれ，聴力低下，めまい，外転神経麻痺，顔面神経麻痺，耳鳴，聴覚過敏など
　2. 脳神経以外の神経機能障害
　　意識障害，無欲，小脳失調，歩行障害，パーキンソン症候群，認知症，記憶障害，上肢の痛み・しびれ，神経根症，膀胱直腸障害など
　3. 内分泌障害
　　乳汁分泌など
　4. その他
　　嘔気嘔吐，項部硬直，肩甲骨間痛，腰痛など

〔文献4)より〕

A. 脳脊髄液減少症の診断

脳脊髄液減少症の診断基準は，脳脊髄液減少症の診断基準に相当する『国際頭痛分類第2版』の特発性低髄液圧性頭痛の診断基準を代用する．

A. 頭部全体かつ/あるいは鈍い頭痛で，座位または立位をとると15分以内に増悪し，以下のうち少なくとも1項目を有し，かつDを満たす
　1. 項部硬直
　2. 耳鳴
　3. 聴力低下
　4. 光過敏
　5. 悪心
B. 少なくとも以下の1項目を満たす
　1. 低髄液圧の証拠をMRIで認める（硬膜の増強など）
　2. 脳脊髄液濾出の証拠を通常のミエログラフィー，CTミエログラフィー，または脳槽造影で認める
　3. 座位での脳脊髄液の初圧は60 mmH$_2$O未満
C. 硬膜穿刺やその他の脳脊髄液漏の原因となる既往がない
D. 硬膜外自家血注入療法後，72時間以内に頭痛が消失する

〔文献4)より〕

B. 脳脊髄液減少症の治療

通常数週間で自然治癒する場合が多いので，保存的治療を第一選択とする．

■ 治療例

```
安静臥床
輸液（1,000～2,000 mL/日）
鎮痛：NSAID は無効
カフェイン（caffeine hydrate）（100 mg）　1 回 100 mg　1 日 3 回　毎食後
　経口
あるいは
アンナカ®（caffeine and sodium benzoate）（200 mg/1 mL/A）500 mg（2.5
　A）　点滴に混注
```

カフェインがなければ，薬理学的に同類のキサンチン誘導体であるテオフィリンを処方してもよい．アンナカ®とは安息香酸ナトリウムカフェインのことで，拡張した頭蓋内血管によって活性化しているアデノシン受容体に拮抗して，脳血管を収縮させて頭痛を改善すると言われている．

保存的治療に改善しない場合には，硬膜外自家血注入療法や硬膜外生理食塩水注入療法の適応が考えられるので専門医に紹介する．

❻ 細胞

```
細胞数
　基準値：5/μL 以下
細胞種類
　正常：赤血球なし，リンパ球と内皮細胞などの単核球
```

A. 髄液中細胞数増加

> 定義　10/μL 以上

白血球優位に髄液中細胞数が増加する疾患には，髄膜炎，脳炎，神経梅毒，神経系腫瘍，脳膿瘍などの神経系感染症，多発性硬化症，脊髄空洞症などがある．

しかし，髄液中細胞数増加がないからといって脳炎やてんかんは完全に否定できない．

● 髄液所見による髄膜炎の鑑別診断[6]

髄膜炎を疑う場合には髄液所見から次頁の**表 7-2-1** のように原因を推測できる．

表 7-2-1. 髄液所見による髄膜炎の鑑別診断

	外観	髄液圧	細胞数 細胞種類	蛋白 (mg/dL)	糖 (mg/dL)
細菌性	混濁 膿性	高度上昇	500〜 1,000 好中球	50〜1,000	高度減少
結核性	日光微塵 水様透明	上昇	30〜500 リンパ球	50〜500	40 以下
ウイルス性	水様透明	正常または 軽度上昇	10〜1,000 リンパ球	40〜100	正常ないし 軽度上昇
真菌性	水様, ときに混濁	上昇	10〜1,000 リンパ球	50〜500	40 以下
癌性	水様〜白濁	正常または 軽度上昇	0〜500 リンパ球 異型細胞	40〜500	40 以下

B. 感染性髄膜炎の治療例

　感染性髄膜炎の治療では，髄液検査の結果を表 7-2-1 に従って細菌性かウイルス性かを鑑別して抗菌薬あるいは抗ウイルス薬を投与するのが原則である．しかし，『細菌性髄膜炎診療ガイドライン 2014』では，抗菌薬の治療開始を 1 時間以内に完了することを目標としている．実際には髄液検査の結果を待ってから抗菌薬投与を行うとこの 1 時間以内という目標を達成することは困難である．したがって，筆者は感染性髄膜炎疑いの患者には髄液検査の結果を待たずに，初回は下記の細菌性髄膜炎の治療とウイルス性髄膜炎の治療の薬物の両方を投与している．その後髄液検査の結果を見て，どちらか一方の治療に絞っている．

■ 細菌性髄膜炎のカルバペネムを温存する治療例

起因菌が肺炎球菌，インフルエンザ桿菌，髄膜炎菌(ブドウ球菌では推奨されていない)であることが予測される場合のみ，抗菌薬投与 10〜20 分前に副腎皮質ステロイド薬投与
　デカドロン®(dexamethasone sodium phosphate)(6.6 mg/2 mL/V) 1 回
　　0.15 mg/kg＋生理食塩水　100 mL　点滴静注　6 時間ごと　4 日間
免疫能が正常と考えられる 16〜50 歳未満
　ロセフィン®(ceftriaxone sodium)(1 g/1 V) 2 g (2 V)＋生理食塩水 100 mL　点滴静注　24 時間ごと
　　効果が得られない場合にのみ，塩酸バンコマイシンを追加する

免疫能が正常と考えられる 50 歳以上の成人例

> ロセフィン®(ceftriaxone sodium)(1 g/1 V)2 g(2 V)＋生理食塩水 100
> mL　点滴静注　24 時間ごと
> および
> 塩酸バンコマイシン(vancomycin hydrochloride)(0.5 g/V)1 回 1 g(2 V)
> ＋生理食塩水 100 mL　60 分以上かけて点滴静注　1 日 2 回
> および
> ビクシリン®(ampicillin)(2 g/V)2 g(1 V)＋生理食塩水 100 mL　60 分以
> 上かけて点滴静注　1 日 2 回

神経内科あるいは感染症内科へ緊急コンサルテーション

　『細菌性髄膜炎診療ガイドライン 2014』では，肺炎球菌の耐性化が進んでいるために，抗菌薬の推奨は第 3 世代セフェムからカルバペネム系抗菌薬に変更になった．米国ではペニシリン耐性肺炎球菌が増加しているために 2004 年米国感染症学会が第 3 世代セフェムにバンコマイシンの併用を推奨した．しかし，その後米国ではバンコマイシン耐性菌が増加したために，日本の『細菌性髄膜炎診療ガイドライン 2014』では免疫能が正常と考えられる 16～50 歳未満の患者にはバンコマイシンを温存する方針となった[7]．また，50 歳以上ではリステリアをカバーするための ampicillin も追加する．

■ **ウイルス性髄膜炎の治療例**

> ゾビラックス®(aciclovir)(250 mg/V)＋生理食塩水　100 mL　1 回 10 mg/
> kg　1 日 3 回　1 時間以上かけて点滴　7 日間

　臨床的に明らかにヘルペス以外のウイルス性髄膜炎を疑っても，後日ヘルペス PCR が陽性となることがある．したがって，このような患者にもヘルペス PCR が陰性であることを確認するまではゾビラックス® を投与したほうが安全である．

> **鉄則**　髄膜炎を疑う場合は，できるだけ迅速に抗菌薬を開始する

　髄膜炎を強く疑う場合には，髄膜炎による神経障害を最小限に留めるようにするため，血液培養・頭部 CT および腰椎穿刺を速やかに行い髄液培養を採取してから，抗菌薬を投与する．これが不可能なときには，血液培養 2 セット採取してから腰椎穿刺を施行する前に抗菌薬投与を開始することも可能である．

C. 赤血球混入[3]

　髄液に赤血球が混入しているのは原則として異常である．髄液が血性である場合には前述の方法で traumatic tap を否定し血液が髄液内

に由来することを確認する.

> **Point** 「血性髄液＋キサントクロミー＝クモ膜下出血」ではない

髄液が血性で，かつ，遠心分離でキサントクロミーが出現したということは，髄液中に赤血球つまり出血があったということである．鑑別診断には，クモ膜下出血の他，出血性髄膜炎，出血性梗塞，外傷，脳出血，脳出血からの出血，脳動脈解離や脳脊髄液減少症などがある．したがって，クモ膜下出血と決めつけてはいけない．

❼ 蛋白[3]

基準値　15～45 mg/dL

髄液中の総蛋白増加には，炎症，頭蓋内出血，脳および脊髄腫瘍，代謝性疾患(糖尿病，粘液水腫など)，外傷，中毒，脱髄性疾患(Guillain-Barré症候群と多発性硬化症など)などの原因がある．このうち，髄液中の総蛋白が増加しているが細胞数が正常である，いわゆる細胞蛋白解離は診断的価値が高い．

細胞蛋白解離を起こす疾患
- Guillain-Barré症候群
- Froin症候群(髄液中蛋白が200 mg/dL以上に増加すると，黄色調を呈し，液が自然に凝固し脊髄腔障害を起こすもの)

❽ 糖[3]

基準値　50～75 mg/dL

髄液中の糖の値はおおよそ血糖の1/2～2/3といわれている．したがって，上記の絶対値を用いて髄液糖の高低を判断するよりも実際は血糖と比較して高低を判断することが望ましい．

髄液糖は髄液中で真核細胞あるいは腫瘍細胞が増殖すると糖を消費するので減少する．したがって，髄液糖が低い場合には細菌性，結核性，真菌性，癌性の髄膜炎，サルコイドーシス，髄膜梅毒を考え，ウイルス性髄膜炎は否定的である．

文献
1) Gomella LG, Haist SA：LUMBER PUNCTURE. Clinician's Pocket Reference, 11th ed. McGraw Hill Medical, New York, pp 289-296, 2007.
2) Johnson KS, Sexton DJ：Lumbar puncture：Technique；indications；contraindications；and complications in adults. UpToDate®, Vol. 15, No. 1, 2007.
3) 田崎義昭，斉藤佳雄(著)，坂井文彦(改訂)：15　ベッドサイドにおける補助的検査　5. 髄液検査での注意. ベッドサイドの神経の診かた　改訂17版. 南山

堂, pp 272-276, 2010.
4) 松本英之, 宇川義一:脳脊髄液減少症. 日内会誌 100:1076-1083, 2011.
5) 脳脊髄液減少症研究会ガイドライン作成委員会(編):脳脊髄液減少症ガイドライン 2007. メジカルレビュー社, 2007.
6) 山科　章(編):5　神経系　14　髄液所見による鑑別診断. 全科レジデントデータブック　第 2 版. 医学書院, p 130, 2002.
7) 亀井聡:診療ガイドライン at a glance 細菌性髄膜炎診療ガイドライン 2014. 日内会誌 106:986-993, 2017.

3 胸水 pleural effusion

❶ アプローチ

胸水には図 7-4-1 のようにアプローチする.

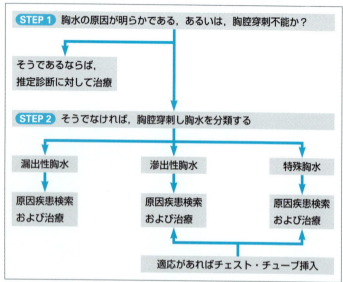

図 7-4-1. 胸水へのアプローチのフロー・チャート

❷ 胸腔穿刺 thoracentesis[1, 2]

A. 適応

生理的な胸水は 1 日に 3〜7 mL 産生される. この生理的な胸水中には, 1,500/μL ほどのリンパ球, 中皮細胞・貪食細胞などの細胞が存在する. しかし, 好中球は炎症が存在しなければ胸水中には出現しない[1].

胸腔内に胸水が貯留していて, 穿刺するのに十分な量があり, 胸水の病因が不明である場合には, 原則として胸腔穿刺を行って胸水を採取する. 胸水を採取して検査する理由は, 胸水はその病因によりその治療法が全く異なるので, その原因疾患を明らかにする必要があるからである. 胸腔穿刺が禁忌であるのは, 血小板減少症や凝固能異常などがあるときである. <u>胸腔穿刺するときには, 穿刺する対象が無気肺</u>

や肺炎などの胸水以外のものでないことを必ず確認して穿刺すること．したがって，胸腔穿刺するときにはできるだけエコーで胸水を確認して穿刺することが望ましい．胸水の量は，立位胸部単純 X 線写真で CPA（肋骨横隔膜角）が不明瞭であればおよそ 200～500 mL 貯留しているといわれている．胸水がエコーで深さ 10 mm 以上あるのが確認できれば穿刺可能である．

> **鉄則** 胸水が胸水であることを確認して胸腔穿刺すること
> 　　　　無気肺や肺炎を穿刺しない

　胸腔穿刺時に空気を吸引した，あるいは，胸腔穿刺後に新たな症候が出現したなどのことがなければ，胸腔穿刺後気胸などの合併症検索のため胸部単純 X 線撮影は不要であるとされている．

　胸水の穿刺量はチェスト・チューブによる胸腔ドレナージも含めて 1 回に 1,000 mL 以内に留める．その理由は，一度に大量の胸水を排出すると血圧が低下することがあること，そして胸水の大量排出に伴って収縮していた肺が急激に膨張すると，再膨張性肺水腫 reexpansion pulmonary edema と呼ばれる肺水腫が出現することがあるからである．この再膨張性肺水腫とは，肺の急激な再膨張に伴って肺胞の内皮細胞が傷害されて肺胞の透過性が亢進して肺水腫が発生するものである．この再膨張性肺水腫に対してステロイド薬を用いることがあったが，現在では酸素療法そして必要ならば人工呼吸器療法などの対症療法で自然に軽快するとされている．

B. 検査項目

　胸腔穿刺を行って胸水を採取する目的は，胸水を引き起こしている病因を診断することである．そのため，胸腔穿刺を行う場合にはあらかじめ病歴と身体所見などの情報から考えられる鑑別診断を挙げて，必要な検査を提出する必要がある．胸水は通常以下のような検査項目を提出する．

- 細胞数，生化学
- 微生物検査：細菌培養，グラム染色
- 結核を疑えば抗酸菌染色，ADA（adenosine deaminase），PCR（polymerase chain reaction）
- 細胞診（検体 9 mL にヘパリンナトリウム N 注 1,000 単位/1 mL 追加）
- 心不全を疑えば NT-proBNP
- 食道破裂や膵炎による胸水を疑えば，AMY 追加（この場合は左胸水しか起こらない）

- ANA（SLE 患者では感度が高いのでループス胸膜炎を否定できる）
- 乳び胸とコレステロール胸水を疑えばコレステロール Chol と TG 追加
- 膿胸あるいは parapneumonic effusion（肺炎・肺膿瘍や気管支拡張症などによる滲出性胸水）を疑えば，pH（動脈血ガス分析器で測定）測定
- 尿胸を疑えば，クレアチニン追加

❸ 胸水の分類[1-3]

胸水はその検査所見から以下のように大きく3つに分類される．

1. 漏出性　transudative
2. 滲出性　exudative
3. その他の特殊胸水
    - 膿胸　empyema
    - 血胸　hemothorax
    - コレステロール胸水　cholesterol effusion
    - 乳び胸　chylothorax
    - 偽乳び胸　pseudochylothorax
    - 胆汁性胸水　bilious pleural effusion
    - 尿胸　urinothorax

漏出性とは，胸腔内での静水圧と浸透圧のバランスがくずれて生じる胸水で，その病因は心不全・腎不全・肝不全・低アルブミン血症などの全身性疾患である．一方，滲出性とは，胸水の産生と吸収に影響を与える局所的疾患が原因であることが多い．

> **Point**　漏出性胸水＝全身性疾患
> 　　　　　滲出性胸水＝局所性疾患

したがって，胸水は特殊な胸水を除いてはまず漏出性か滲出性かに分類することを考え，次に胸水が漏出性であればその原因が何であるのか，そして，滲出性であればその原因が何であるのかを検索する．漏出性胸水と滲出性胸水の鑑別診断には以下のようなものがある．

● 漏出性胸水の鑑別診断

・うっ血性心不全	・粘液水腫
・腎不全	・上大静脈症候群
・肝不全（肝硬変）	・尿胸
・低アルブミン血症	・肺塞栓など

● 滲出性胸水の鑑別診断

- 腫瘍性疾患：肺癌，中皮腫など
- 感染症：肺炎，胸膜炎など

- 呼吸器疾患：肺塞栓，アスベスト，サルコイドーシスなど
- 消化器疾患：食道破裂，膵臓疾患，腹腔内膿瘍，横隔膜ヘルニアなど
- 自己免疫疾患：関節リウマチ，SLE，薬剤性 SLE，多発血管炎性肉芽腫症（Wegener 肉芽腫），好酸球性多発血管炎症性肉芽腫症（Churg-Strauss 症候群）など
- その他：尿毒症，Meigs 症候群，放射線治療後，開胸術後など

肺塞栓は漏出性胸水と滲出性胸水ともに起こしうることに注意する．

❹ 診断基準[2-8)]

A. 漏出性と滲出性の診断基準

漏出性と滲出性の鑑別には古典的な 1972 年の Light 基準が有名である．

● Light 基準 Light's criteria (1972)

胸水中総蛋白/血清総蛋白 > 0.5
胸水中 LD/血清 LD > 0.6
胸水中 LD > 200 IU/L〔血清 LD 上限値の 2/3〕

この 3 条件のうち 1 つでも陽性であれば滲出性胸水で，逆にすべて当てはまらなければ漏出性胸水である．ここで，Light 基準の第 3 条件は当初胸水中 LD > 200 IU/L と発表されたが，以後検査機器の相違による変動を防ぐために，胸水中 LD > 血清 LD 上限値の 2/3 と変更された．文献によって第 3 条件が異なるのはこのためである．

この漏出性と滲出性の鑑別をより正確に行うために，1997 年に Heffner らによって meta-analysis が発表された．それによると，診断を最も正確にするためには上記の Light 基準の第 3 項目の cut off 値を血清 LD の基準値上限の 0.45 倍に置き換えた以下のような修正 Light 基準が有効であるとのことであった．

● 修正 Light 基準 modified Light's criteria (1997)

胸水中総蛋白/血清総蛋白 > 0.5
胸水中 LD/血清 LD > 0.6
胸水中 LD > 血清 LD の基準値上限×0.45

また，同時に漏出性と滲出性の鑑別の有効性を統計的に解析した結果，これらを鑑別するためには上記の修正 Light 基準の最初の 2 項目で十分で，第 3 項目は省略しても診断の正確度には何の影響もあたえないということが判明した．そこで，以下のような簡易 Light 基準というものも提唱された．

● 簡易 Light 基準 abbreviated Light's criteria (1997)

胸水中総蛋白/血清総蛋白 > 0.5
胸水中 LD/血清 LD > 0.6

しかし, これらの基準はいずれも鑑別診断のために胸水のデータだけでなく血清のデータが必要となり, 胸水の採取日と同じ日に採血検査がなされていないと鑑別診断が不可能となる. この欠点を克服するために, 胸水の検査値だけから漏出性と滲出性の鑑別する方法が検討された. その結果 Heffner らは漏出性と滲出性の鑑別のために胸水の検査結果だけを用いた以下のような新しい基準を提唱した.

● Heffner らの基準(1997)

胸水中 LD > 血清 LD の基準値上限×0.45
胸水中コレステロール > 45 mg/dL(1.16 mmol/L)
のうちいずれか 1 つ,
あるいは,
胸水中総蛋白 > 2.9 g/dL(29 g/L)
胸水中 LD > 血清 LD の基準値上限×0.45
胸水中コレステロール > 45 mg/dL(1.16 mmol/L)
のうちいずれか 1 つを満たせば滲出性胸水

これとは別に, 漏出性と滲出性の鑑別には, 以上のような基準以外に以下のような血清滲出液アルブミン勾配 serum-effusion albumin gradient という概念も提唱されている.

● serum-effusion albumin gradient

血清滲出液アルブミン勾配=血清アルブミン-胸水中アルブミン
血清滲出液アルブミン勾配≦1.2 g/dL ならば滲出性胸水
血清滲出液アルブミン勾配>1.2 g/dL ならば漏出性胸水

この方法は, 最初から単独で用いられることは少なく, Light 基準の補助として用いられる. Light 基準は滲出性胸水の診断に優れているが, 一部の漏出性胸水も滲出性胸水と過大評価してしまう. したがって, 臨床的には漏出性胸水であるにもかかわらず Light 基準で滲出性胸水となってしまう場合に, 血清滲出液アルブミン勾配>1.2 g/dL ならば最終的に漏出性胸水と判定する. 例えば, 利尿薬投与後の心不全による胸水が漏出性胸水であることを確認するのに特に有効である.

B. 特別な胸水の診断基準

漏出性と滲出性の胸水以外の特別な胸水には以下のような診断基準がある.

- 膿胸 empyema:胸水が肉眼的に膿であるもの. 膿胸の明確な定義は存在しないが,胸水の検査結果が以下のいずれかであれば膿胸と見なしてもよい
    loculate した胸水
    pH<7.20
    糖<60 mg/dL
    胸水の培養あるいはグラム染色陽性
    胸腔内に肉眼的に膿が存在すること
- 血胸 hemothorax:胸水 Hct/血液 Hct>0.5
- コレステロール胸水 cholesterol effusion:胸水コレステロール>200 mg/dL で胸水 Chol/胸水 TG>1
- 乳び胸 chylothorax:胸水 TG>110 mg/dL. 胸管の障害
    外傷性
    非外傷性:悪性腫瘍(リンパ腫, 慢性リンパ球性白血病, 転移性癌など)
    　　　　　結核, サルコイドーシス, Castleman 病, アミロイドーシス, リンパ管腫, ヒストプラズマ, フィラリア症など
- 偽乳び胸 pseudochylothorax:乳白色の胸水で胸水 TG<110 mg/dL のもの. 胸腔内の細胞が破壊されてコレステロールの成分が増加したもの. 原因はほぼ結核か慢性のリウマチ性胸水のいずれか
- 胆汁性胸水 bilious pleural effusion:胸水グリココール酸陽性, あるいは胸水 TBII/血清 TBII>1.0(感度 100%). 肝疾患(エキノコッカス, 結核, アメーバ), 肝周囲膿瘍・胆汁性腹膜炎, 経皮的胆管ドレナージ・肝生検に伴うものなど
- 尿胸 urinothorax:胸水 Cr/血清 Cr>1.0 が必須で, >1.7 ならば診断的

C. 鑑別診断に有益な胸水検査所見

- 白血球分画　好中球優位:感染症
    　　　　　　好酸球優位:胸腔内に空気あるいは血液混入
    　　　　　　リンパ球優位:悪性腫瘍あるいは結核
    　　　　　　形質細胞優位:多発性骨髄腫
- 糖 60 mg/dL 未満:結核, 悪性腫瘍, 関節リウマチ, あるいは肺炎による胸水
- アミラーゼ高値:膵臓疾患, 悪性腫瘍あるいは食道破裂

D. 結核性胸水 tuberculous pleural effusion の診断[9)]

- 胸水リンパ球/胸水好中球>0.75　かつ胸水中 ADA>40 U/L
- 胸水の糖<60 mg/dL
- 胸水中 ADA>45〜60 U/L であれば，感度100%，特異度95〜97%で結核性胸水
- 胸水結核 PCR 陽性

必要があれば胸膜生検の組織診や培養を行うこともある

　喀痰の抗酸菌染色で排菌していないことを確認する．もしも，患者が排菌していれば患者にマスクをつけて隔離する．排菌していなければマスクも隔離も不要である．結核性胸水と診断したら「結核」を診断したことになるので，新感染症法により直ちに保健所に報告する義務がある．

❺ 治療

A. 漏出性胸水

　漏出性胸水の原因は全身性疾患であるので，治療は原則として原因疾患を検索してそれを治療する．

> **鉄則** 漏出性胸水は原因疾患を治療する

　漏出性胸水で呼吸不全を合併している場合には，呼吸状態を改善させるために大量に胸水をドレナージすることがある．この場合，合併症として低血圧や再膨張性肺水腫を予防するために，1日1,000 mL 以内のドレナージに留める．病状を迅速に改善させるために1,000 mL 以上ドレナージしなければならないときには，胸腔穿刺を毎日連続して数日間行うこともある．このようなときには，毎日胸腔穿刺を繰り返すか，あるいはその手間を省くために胸腔内にアスピレーション・キットなどの細い管を留置する．漏出性胸水ならば，アスピレーション・キットなどの細い管は閉塞する心配はなく，管はチェスト・チューブと比べて細いので患者の苦痛も少ない．

> **Point** 漏出性胸水にチェスト・チューブ挿入の適応は原則としてない

　漏出性胸水は全身性疾患によって生じるので，原因疾患を治療しないかぎり胸水は減少しない．したがって，漏出性胸水に対してチェスト・チューブ挿入の適応は原則としてない．胸水が大量にある場合にも，上記のように何回か胸腔穿刺するか，あるいは，チェスト・チューブではなくアスピレーション・キットなどの細い管を留置したほうが患者に対する侵襲は少ない．

B. 滲出性胸水

漏出性胸水に対して滲出性胸水の原因は局所性疾患である．したがって，漏出性胸水と同様に原因疾患の治療が必要であるが，必要に応じてチェスト・チューブ挿入の適応になる場合がある．

> **Point** 滲出性胸水の治療
> 原因疾患の治療＋必要に応じてチェスト・チューブ挿入

肺炎による胸水ではpH＜7.20ならば膿胸である可能性が高いので，チェスト・チューブによる胸腔ドレナージを行ったほうがよい．また，癌性胸水の場合には胸膜癒着療法を行うことがあるので，この場合にはダブル・ルメンのチェスト・チューブを挿入する．

C. 膿胸[10]

> **鉄則** 膿胸ならば原則として6時間以内にチェスト・チューブを挿入し抗菌薬を投与する

膿胸は胸腔内の膿瘍であるので原則としてチェスト・チューブによるドレナージが必要である．また，ドレナージは6時間以内に行わないと膿瘍が固形化してloculateすることがあるので，できるだけ早期に行う．

■ 膿胸の治療例

> チェスト・チューブによるドレナージ
> ユナシン®-S（sulbactam sodium/ampicillin sodium）（1.5 g/V）3 g（2 V）＋生理食塩水　100 mL　点滴　6時間ごと

膿胸の起因菌は，通常黄色ブドウ球菌，連鎖球菌やインフルエンザ桿菌などの肺炎の起因菌と同じである．

胸腔内洗浄を行う場合には，ダブル・ルメンのチェスト・チューブを挿入する．また，チェスト・チューブから抗菌薬の胸腔内投与を追加投与することが有効であるかどうかを検証した比較試験は行われていないので，この方法は推薦されていない．

抗菌薬は通常3～4週間投与する．チェスト・チューブは1日の排液が50 mL未満になり，かつ，胸部CTで膿胸腔が縮小したのを確認してから抜去する．

D. 血胸

■ 血胸の治療例[11]

> 少量ならば経過観察
> それ以外は，原則としてチェスト・チューブ挿入
> 胸腔ドレナージ施行時1,000 mL以上の血液を吸引，胸腔ドレナージ開始後

1時間で 1,500 mL 以上の血液を吸引, 2～4時間で 200 mL/時以上の排液が持続, あるいは, 持続する輸血が必要ならば, 開胸手術を検討

E. チェスト・チューブ挿入の適応

- 胸水が肉眼で膿と判断される場合
- 胸水のグラム染色で細菌が確認できる場合, あるいは胸水の細菌培養結果が陽性の場合
- 臨床的に「膿胸」と診断した場合
- 胸水の糖が 60 mg/dL 未満の場合
- 胸水の pH が 7.20 未満の場合
- loculate している胸水の場合
- 外傷性血胸, 癌性胸膜炎

文献

1) 青木 眞:第7章 呼吸器感染症 D. 胸水, 膿胸 レジデントのための感染症診療マニュアル 第3版. 医学書院, pp 565-579, 2015.
2) Heffner JE:Diagnostic evaluation of a pleural effusion in adults:Initial testing. UpToDate®, 2017.
3) Strange C:Parapneumonic effusion and empyema in adults. UpToDate®, 2017.
4) Heffner JE, Brown LK, Barbieri CA:Diagnostic value of tests that discriminate between exudative and transudative pleural effusions. Chest 111:970-980, 1997.
5) Roth BJ, O'Meara TF, Cragun WH:The serum-albumin gradient in the evaluation of pleural effusions. Chest 98:546-549, 1990.
6) Light RW:316. Disorders of the Pleura. Harrison's Principles of Internal Medicine, 19th ed (ed Kasper DL, Fauci AS, Hauser SL, et al). McGraw-Hill Education, New York, pp 1716-1719, 2015.
7) 青木 眞:第16章 重要な微生物とその臨床像. Memo 乳糜胸水(chylous effusion). レジデントのための感染症診療マニュアル 第3版. 医学書院, p 1085, 2015.
8) 皿谷 健:身体所見画像エビデンスで迫る呼吸器診察 第3回 片側性胸水の鑑別. 医学書院, 週刊 医学界新聞 第3239号(4) 2017年9月11日.
9) Frye MD, Huggins JT:Tuberculous pleural effusion. UpToDate®, 2017.
10) Strange C:Parapneumonic effusions and empyema in adults. UpToDate®, 2017.
11) 日本外傷学会, 日本救急医学会(監):第5章 胸部外傷. 表5-2 血胸に対する開胸術の適応. 改訂第5版 外傷初期診療ガイドライン. へるす出版, p 80, 2016.

4 腹水 ascites

❶ アプローチ

腹水には図 7-5-1 のようにアプローチする．

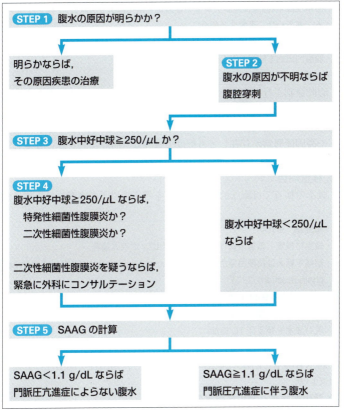

図 7-5-1．腹水へのアプローチのフロー・チャート

❷ 腹腔穿刺 paracentesis[1, 2]

腹水の原因は，肝硬変 81%，癌 10%，心不全 3%，結核 2%，透析 1%，膵臓疾患 1%，その他 2% である．腹水の原因となる疾患の鑑別診断は前項の胸水と比較して限定されているので，臨床的に腹水の原

因が明らかであれば通常腹腔穿刺で腹水を採取することはない．

A. 適応

腹腔穿刺で腹水を採取あるいは除去するのは以下のような場合である．

● 腹腔穿刺の適応

- 感染性腹水(感染性腹膜炎あるいは消化管穿孔による腹膜炎)を確定診断する，あるいは，否定する場合
- 臨床的に腹水の原因が明らかでない場合
- 腹腔内出血を確定診断したい場合
- 治療として大量の腹水を除去する場合

腹腔穿刺を行うときにも，胸水と同様にエコーで腹水が存在することを確認して行う．腹腔穿刺では出血などの合併症を起こすことは理論的に少ないので，臨床的に出血症候がなく DIC がなく血小板減少症や凝固能異常が存在しても軽度であれば，腹腔穿刺を施行してもよい．

B. 検査項目

腹水の検査では臨床的に鑑別診断を考えて以下の検査項目を提出する．

- 細胞数，生化学
- 微生物検査：細菌培養(最低 10 mL 提出)，グラム染色
- 結核を疑えば抗酸菌染色，ADA(adenosine deaminase，PCR(polymerase chain reaction)
- 細胞診(検体 9 mL にヘパリンナトリウム N 注 1,000 単位/1 mL 追加)
- 膵疾患による腹水を疑えば，AMY 追加
- 乳び腹水を疑えば TG 追加

❸ 分類[1,2]

腹水も胸水と同様に過去には以下のように滲出性と漏出性に分類されていた．

● 滲出性腹水と漏出性腹水の診断基準

滲出性腹水　exudative ascites	：腹水中 TP≧2.5 g/dL
漏出性腹水　transudative ascites	：腹水中 TP＜2.5 g/dL

しかし，1992 年に Runyon らが，腹水は胸水と同じように滲出性と漏出性に分類するよりも，SAAG(serum-to-ascites albumin gradient)が門脈圧亢進症とよく相関するので，この SAAG を用いて分類する方が有効であることを示した．それ以来，欧米では腹水の分類に

はこの指標が用いられている.

● SAAG serum-to-ascites albumin gradient

SAAG＝腹水アルブミン値－血清アルブミン値

SAAG≧1.1 g/dL ならば門脈圧亢進症あり
SAAG＜1.1 g/dL ならば門脈圧亢進症なし

診断正確度 96.7%

このSAAGによる腹水の鑑別診断には以下のようなものがある.

● SAAGによる腹水の鑑別診断

SAAG≧1.1 g/dL	SAAG＜1.1 g/dL
・肝硬変	・癌性腹膜炎
・アルコール性肝炎	・結核性腹膜炎
・うっ血性心不全	・膵炎
・広範囲肝転移	・漿膜炎
・収縮性心膜炎	・ネフローゼ症候群
・Budd-Chiari症候群	
・門脈血栓症	
・特発性門脈線維症	

特別な場合で，乳び腹水 chylous ascites は，腹水中 TG が血清 TG よりも大きく，かつ，腹水中 TG＞200 mg/dL（しばしば＞1,000 mg/dL）であるものをいう．

❹ 細菌性腹膜炎 bacterial peritonitis[3-6)]

細菌性腹膜炎は，肝硬変で腹水が貯留している患者に起こる特発性細菌性腹膜炎（SBP：spontaneous bacterial peritonitis）と，外科的処置により治療可能な腹腔内感染源によって起こる二次性細菌性腹膜炎 secondary bacterial peritonitis の2つに分類される．

特発性細菌性腹膜炎は肝硬変で腹水が貯留している患者に起こる．外科的処置により治療可能な明らかな腹腔内感染源のない腹水感染症と定義される．診断されずに治療されないと容易にショックに陥り死に至る疾患である．特発性細菌性腹膜炎の約13%は全く症候がなく，その典型的な症候は，発熱・腹痛・腹部圧痛・意識障害である．<u>腹水の患者は，腹水により臓側腹膜と壁側腹膜が分離されているので，腹膜刺激症候が出現しにくいと言われている</u>．この特発性細菌性腹膜炎は肝硬変であらかじめ腹水が貯留している患者にのみ発症し，特発性

腹膜炎によって新たに腹水が産生されることはない．また，門脈圧亢進症がない，すなわち，SAAG<1.1 g/dL の患者に特発性細菌性腹膜炎が発症することはまれであるので，SAAG<1.1 g/dL ならば特発性細菌性腹膜炎は否定的である．特発性細菌性腹膜炎の起因菌は，大腸菌 43%，肺炎桿菌 11%，肺炎球菌 9%，肺炎球菌以外の連鎖球菌 19%，そして，その他である．

一方，二次性細菌性腹膜炎は，消化性潰瘍の穿孔などによる穿孔性腹膜炎と腎周囲膿瘍などによる非穿孔性腹膜炎に分類される．この二次性細菌性腹膜炎に外科手術を施行せずに抗菌薬の治療だけ行うと，死亡率はほぼ 100% である．しかし，特発性細菌性腹膜炎に必要のない外科手術を行うと死亡率は約 80% である．したがって，特発性細菌性腹膜炎と二次性細菌性腹膜炎の鑑別は重要となる．つまり，細菌性腹膜炎は特発性にしろ二次性にしろ致死的なのである．

> **Point** 細菌性腹膜炎は致死的疾患である！

A. 細菌性腹膜炎の診断

> 腹水中好中球≧250/μL
>
> さらに以下の 3 項目のうち 2 つ以上の項目が陽性であれば，二次性細菌性腹膜炎を疑って，緊急に外科にコンサルテーションする
> **Runyon の基準**
> ・腹水中 TP>1 g/dL
> ・腹水中糖<50 mg/dL
> ・腹水中 LD>血清 LD 基準値上限

B. 細菌性腹膜炎の治療例

腹水中好中球≧250/μL であれば，治療が遅れれば患者は死に至ることがあるので，緊急に抗菌薬を開始する．

> **鉄則** 細菌性腹膜炎を疑えば必ず抗菌薬を開始する

> **特発性細菌性腹膜炎を疑えば，**
> セフォタックス®(cefotaxime sodium)(1 g/V)1 g(1 V)＋生理食塩水 100 mL　点滴　6 時間ごと　5 日間
> β遮断薬を服用していれば中止
> **二次性細菌性腹膜炎を疑えば，**
> セフメタゾン®(cefmetazole sodium)(1 g/1 V)1 g(1 V)＋生理食塩水 100 mL　点滴　6 時間ごと
> 外科に緊急コンサルテーションして試験開腹術を検討

❺ 肝硬変による腹水[7]

A. 肝硬変による腹水の診断

肝硬変の診断, かつ,
腹水中好中球<250/μL, かつ
SAAG≧1.1 g/dL

B. 肝硬変による腹水の治療例

禁酒
ナトリウム制限（1日2g）
水分制限は血清 Na 120 mEq/L 未満になるまで不要
蛋白摂取制限は腎機能正常ならば不要
NSAID 使用を避ける（腎機能を増悪させるため）

アルダクトン®A(spironolactone)(50 mg) 1回2錠(100 mg) 1日1回　朝食後　経口　および
ラシックス®(furosemide)(40 mg) 1回1錠　1日1回　朝食後　経口　7日分

緊急時には腹腔穿刺によって腹水を5Lまでアルブミン投与なしで除去可能
1週間以内に消化器内科あるいは肝臓病内科受診指示

　アルダクトン®A 100 mg とラシックス® 40 mg の比率の組み合わせが, 血清カリウムを正常に保つといわれている. 長期的な腹水のコントロールには, 欧米では薬物への反応をみながら3〜5日ごとに投与量を2倍ずつ増量し, 最終的に1日最大量アルダクトン®A 400 mg とラシックス® 160 mg まで増量するという方法もあるが, 日本ではアルダクトン®A 100 mg とラシックス® 80 mg を上限とする方法が一般的である. 詳細については, 日本消化器学会編集『肝硬変診療ガイドライン 2015（改訂第2版）』南江堂, 2015 を参照のこと.

文献

1) Runyon BA：Evaluation of adults with ascites. UpToDate®, 2017.
2) Runyon BA, Montano AA, Akriviadis EA, et al：The serum-ascites albumin gradient is superior to the exudates-transudate concept in the differential diagnosis of ascites. Ann Intern Med 117：215, 1992.
3) Runyon BA：Spontaneous bacterial peritonitis：Diagnosis UpToDate®, 2017.
4) Runyon BA：Spontaneous bacterial peritonitis：Clinical manifestations. UpToDate®, 2017.
5) Runyon BA：Pathogenesis of spontaneous bacterial peritonitis. UpToDate®, 2017.

6) Runyon BA : Spontaneous bacterial peritonitis : Treatment and prophylaxis. UpToDate®, 2017.
7) Such J, Runyon BA : Ascites in adults with cirrhosis : initial therapy. UpToDate®, 2017.

5 関節液 synovial fluid

❶ 適応
関節液を穿刺するのは通常以下のような場合である.

| 細菌性関節炎を確定診断あるいは否定する場合 |
| 結晶誘発性関節炎の確定診断 |

実際救急室で関節穿刺を行うのは膝が多い.他の関節を穿刺するときには専門医,特に整形外科医にコンサルテーションしてもよい.

禁忌 関節周囲に蜂窩織炎などの感染があるときには,関節穿刺は禁忌である

関節周囲に感染があるときに関節穿刺を行うと,逆に関節穿刺によって感染性関節炎を起こすことがあるからである.

❷ 鑑別診断[1]

指標	正常	非炎症性	炎症性	感染性	出血性
膝関節液の場合の容量(mL)	<3.5	しばしば>3.5	しばしば>3.5	しばしば>3.5	通常>3.5
透明度	透明	透明	半透明〜不透明	不透明	血性
色調	透明	黄色	黄色	黄色	赤色
粘性	高	高	低	様々	様々
白血球数/μL	<200	0〜2,000	>2,000	>20,000	様々
多核球数(%)	<25	<25	≧50	≧75	50〜75
培養	陰性	陰性	陰性	しばしば陽性	陰性

❸ 感染性関節炎 septic arthritis

A. 感染性関節炎の診断

| 関節穿刺液所見:感染性 |
| 関節液のグラム染色 |

B. 感染性関節炎の治療例[2]

関節液のグラム染色によって抗菌薬を選択する

性感染症のリスクがなく,グラム染色で細菌が確認されないならば
　ロセフィン®(ceftriaxone sodium)(1 g/1V)2 g(2 V)+生理食塩水100 mL　点滴　24時間ごと　および
　塩酸バンコマイシン(vancomycin hydrochloride)(0.5 g/V)1 g(2 V)+生

> 理食塩水 100 mL　1 時間以上かけて点滴　12 時間ごと
>
> グラム染色でグラム陽性球菌が観察できるならば
> 　セファメジン®α(cefazolin sodium)（1 g/1 V）1 g(1 V)＋生理食塩水 100 mL　点滴　6 時間ごと
>
> 感染症内科あるいは整形外科へコンサルテーション

　感染性関節炎は治療が遅れると関節が不可逆的に破壊されるので，疑わしい場合には感染性関節炎があるものとして治療する．

　グラム染色でグラム陽性球菌が観察できるとき抗菌薬でセファメジン®αを選択する理由は，セファメジン®αはロセフィン®よりも黄色ブドウ球菌に有効だからである．

❹ 痛風 gout

A. 痛風の診断

> ・問診・身体所見（第 1 中足趾関節痛が多い）
> ・関節エコー：骨表面に連続した高エコー像
> ・関節穿刺液所見：炎症性，針状結晶，偏光性なし

　通常問診と身体所見から臨床的に診断する．また，痛風は関節 X 線に異常所見がないが，関節 X 線で軟骨の石灰化が認められれば偽痛風を疑う．

B. 痛風の治療例

> ボルタレン®(diclofenac sodium) 25 mg あるいは 50 mg　坐薬あるいは経口
> 　コルヒチン(colchicine)(0.5 mg) 1 錠　経口　頓服
> 後日内科外来受診指示

　偽痛風も治療は同じである．痛風は発作期には対症療法的に鎮痛し，発作がおさまってから高尿酸血症の治療を行う．

文献

1) Sholter DE, Russell AS：Synovial fluid analysis. UpToDate®, 2017.
2) 青木　眞：第 12 章　骨髄炎・化膿性関節炎．レジデントのための感染症診療マニュアル　第 3 版．医学書院，p 851-905, 2015.

第8部 感染症検査
—微生物との戦い—

1 基本戦略 basic strategies	426
2 染色法 stains	428
3 培養 cultures	432
4 各種検査 miscellaneous tests	436
5 結核検査法 tuberculosis tests	442
6 敗血症 sepsis	446

1 基本戦略 basic strategies

 日常診療で感染症は頻回に遭遇するコモン・ディジーズの1つである．しかし，一口に感染症といっても軽度なものから重度なものまで様々なものが存在する．このような軽度から重症なものまですべての感染症について我々は決して同じようには日常診療では対処していない．実際にはそれぞれの感染症の重症度と緊急度に合わせて対処している．ここでは，感染症に対する基本戦略について解説する．

❶ 診療の流れ

 何かしらの臓器の感染症と診断した，あるいは，推定したならば，次にその感染症の重症度を判定する．重症度は疾患によっては診断基準があるものもあるが，通常は患者の全身状態や患者の免疫機能などを考えて判断する．

 ここで，外来で感染症を診察するときに大切なのは，軽症の感染症と重症の感染症ではそのマネジメントが全く異なることである．軽症と重症感染症はそれぞれ以下のようにマネジメントする．

● 軽症感染症のマネジメント

診断あるいは診断の推定→経験的治療→必要に応じてフォロー・アップ

● 重症感染症のマネジメント

診断あるいは診断の推定→培養検査→原因微生物の推測→経験的治療→原因微生物の確定→確定的治療

 輸入感染症などのような特殊感染症も特殊な治療法を要することがあるので，この重症感染症に準じてマネジメントする．

 このように軽症と重症でマネジメントを分ける理由は，まず感染症の数が非常に多く，すべての感染症に対して一律に徹底的な検査や治療が，時間や労力の面から考えても不可能であること，そして，軽症感染症は通常起因菌がほぼ決まっているので，わざわざ検査しなくても経験的な治療でほとんどの場合治癒することなどである．

 このマネジメントの仕方は警察の犯罪捜査に似ている．すなわち，交通違反や窃盗などの軽犯罪を警察は取り締まるが，それは究極的に根絶することを目標としている（もちろん究極的に根絶できればそれに超したことはないが）というよりは，数を抑制することを当面の目標にしている．一方軽犯罪とは違って，殺人などの凶悪犯罪は徹底的に捜査して凶悪犯罪を根絶することを目標にしているのである．

 したがって，感染症も軽症に対して過度に検査・治療しすぎること

なく，かつ，重症感染症に対してもおろそかにしないように対処しなければならない．重要なのは，感染症に対してその重症度と緊急度にかかわらず一律に対応するのではなく，その重症度と緊急度に合わせて個々の症例に対してケース・バイ・ケースに対応することである．

❷ 証拠探し

重症感染症の検査・治療が犯罪捜査に似ているのならば，その過程で最も重要な捜査過程が証拠探しである．犯罪捜査において，証拠には「物証・人証・状況証拠」の3つがある．検察はこの3つの証拠を組み合わせて，犯人を証明する．そして，この3つの証拠は物証＞人証＞状況証拠の順に信頼性が高いといわれている．

これらのことを感染症に例えれば，この感染症ならば通常この起因菌であろうと起因菌を推定することは「状況証拠」である．犯罪捜査で目撃者の証言などの「人証」は，感染症で例えれば患者の咳・痰や熱があるなどの病歴であろう．そして，感染症で「物証」としては，炎症反応などの血液検査や胸部単純X線などの画像検査も大切であるが，感染症検査として最も大切なのは起因菌同定のための特異的な各種培養検査である．つまり，犯罪捜査で犯人の指紋や血液などの物証が「決定的証拠」となるように，感染症検査でも起因菌同定のための各種培養などの検査は決定的な物証となる．したがって，特に重症感染症の場合には，この「物証」という証拠探しを怠ってはならない．

以下に重要な感染症検査について述べる．

2 染色法 stains

　発熱性疾患などの診断で，診断が感染症なのかそれともそれ以外の自己免疫疾患なのか診断したい場合，あるいは，診断で感染症が疑われる場合に起因菌がどのような微生物なのかを迅速に診断する方法として，塗抹染色法がある．この塗抹染色法として，特にグラム染色法と抗酸菌染色法は重要である．

❶ 適応

- 感染症かそれ以外の病態なのかを鑑別したいとき
- 入院患者で起因菌を確認したいとき
- 細菌培養陽性で colonization か感染症かを鑑別したいとき
- 結核感染症の診断あるいは結核感染症を否定したいとき

　明らかな感染症で，症状が軽度の場合には，この塗抹染色法と細菌培養を提出せずに，empiric に抗菌薬投与で治療することも臨床上多い．だから，必ずしもすべての感染症あるいは発熱患者にこの塗抹染色法は必須ではない．

> **Point** すべての感染症患者あるいは発熱患者に塗抹染色法は必須ではない！

　この塗抹染色法は時間がかかり煩雑であるが，以下の点で他の検査から得られない重要な情報を提供することがある．

① 感染症かそれ以外の病態なのかを推測できる
　（グラム染色で細菌が認められれば細菌性感染症が強く疑われ，細菌が認められなければ細菌性感染症は否定的である）
② 感染症のリアル・タイムの情報を知りうる
　（細菌培養の最終結果には時間がかかるが，グラム染色は当日結果が得られる）
③ colonization か真の感染症なのかを鑑別できる
　（colonization の場合にはグラム染色で細菌は観察できるが，その細菌は白血球に貪食されていない．一方，真の感染症の起因菌は白血球に貪食される）

❷ グラム染色法[1]

　グラム染色は 1884 年にデンマークの Hans Christian Gram によって報告され，それ以後細菌はこのグラム染色によって染色される（紫色になる）グラム陽性菌とグラム染色によって染色されない（ピンク色になる）グラム陰性菌に大別されるようになった．

このグラム染色は，アニリン色素とヨードが細菌の細胞内でアルコール可溶性の複合体を形成することを利用している．すなわち，グラム陽性菌はアニリン色素とヨードで染色したあと，アルコールで処理しても細胞壁が厚いためアニリン色素とヨードの複合体は除去されない．しかし，グラム陰性菌は細胞壁が薄く脂質に富んでいるため，アニリン色素とヨードで染色したあとアルコールで処理すると，細胞壁が破壊されアニリン色素とヨードの複合体が除去される．このアルコールによる脱色のあと，サフラニンやパイフェル液などの赤色系の色素で後染色すると，細胞壁が破壊されていないグラム陽性菌は染色されないが，細胞壁が破壊されたグラム陰性菌はピンク色に染色されるのである．このような原理で，グラム陽性菌は紫色に，そして，グラム陰性菌はピンク色に染色される．

グラム染色法は以下のような手順（ハッカーの変法）で行う．

1. 塗抹・乾燥・固定
2. クリスタル紫液で1分間染色
3. 水洗
4. ルゴール液に1分間浸す
5. アルコール（無水メタノール）で脱色（30秒以内）
6. 水洗
7. サフラニン赤液で1分間染色
8. 水洗・乾燥

この手順を使用する液体の頭文字をとって「クルアサ」と記憶する．

グラム染色法はこのハッカーの変法が最も一般的であるが，信頼できる結果を得るには熟練が必要であるという技術的な欠点があった．そこで，現在では信頼する結果を得るのに熟練を要さないフェイバー法やB&M（Bartholomew & Mittwer）法が用いられることがある．参考のためにフェイバー法を示す．

1. 塗抹・自然乾燥・火炎固定
2. ビクトリアブルー液で1分間染色
3. 流水水洗
4. 脱色液で脱色し水洗
5. フクシン液で1分間染色
6. 水洗・乾燥

鏡検はまず×10×10の弱拡大で観察しやすい箇所を選んで，×10×100の強拡大で油浸で詳しく観察する．

❸ 抗酸菌染色法

抗酸菌染色法(チール・ネールゼン染色)は以下のような手順で行う.

1. 塗抹・乾燥・固定
2. 石炭酸フクシンで 10 分間加温染色
3. 水洗
4. 3% 塩酸アルコールで脱色
6. 水洗
7. メチレンブルー液で 20 秒間染色
8. 水洗・乾燥

抗酸菌染色法は熟練を要するので,できるだけ熟練した人が行うべきである.抗酸菌は抗酸菌染色で赤色に染まる.抗酸菌の菌数は日本ではガフキー号数で表現されてきたが,このガフキー号数表示は検鏡した検体の部分によって大きく異なるので再現性に乏しい.このため 2000 年の『新結核菌検査指針』では,蛍光染色標本を鏡検して,ガフキー号数表示ではなく,下記の記載法で記載することになった.

●『新結核菌検査指針』(2000)による鏡検における検出菌数記載法[2]

記載法	蛍光法 (200 倍)	チール・ネールゼン法 (1,000 倍)	備考*
−	0/30 視野	0/300 視野	G 0
±	1〜2/30 視野	1〜2/300 視野	G 1
1+	2〜20/10 視野	1〜9/100 視野	G 2
2+	≧20/10 視野	≧10/100 視野	G 5
3+	≧100/1 視野	≧10/1 視野	G 9

＊相当するガフキー号数

結核の確定診断は培養あるいは結核菌 DNA で行う.非定型抗酸菌感染症を疑えば,このとき同時に MAC DNA も提出する.

なお,「結核」と確定診断したら,新感染症法により直ちに保健所に報告する義務がある.

1951(昭和 26)年から施行された結核予防法は廃止され,2007(平成 19)年 4 月 1 日より新感染症法にとりこまれた.それにともなって,結核患者の報告義務は診断後「2 日以内」であったものが「直ちに」に変更になった.

❹ LAMP 法[3)]

　前述の抗酸菌染色で陽性であっても，真の結核菌か非定型抗酸菌かの確定診断は時間のかかる培養あるいは核酸増幅法であるPCR (<u>P</u>olymerase <u>C</u>hain <u>R</u>eaction) 法の結果を待たなければならない．しかし，近年日本の栄研化学から簡単な器機で短時間で核酸増幅が可能なLAMP (<u>L</u>oop-mediated isothermal <u>a</u>mplification) 法と呼ばれる方法が開発されて臨床現場で利用されている．この方法だと約1時間で結果が得られる．

　下記にこのLAMP法の感度・特異度を示す．

方法	感度（95% 信頼区間）	特異度（95% 信頼区間）
直接LAMP法	88.2（81.4-92.7）	93.9（80.4-98.3）
間接LAMP法	83.5（76.0-88.9）	100
アンプリコア（ロシュダイアグノスティックス）	90.6（84.2-94.5）	93.9（80.4-98.3）
TRC Rapid MTB（東ソー）	89.8（83.3-93.9）	97.0（84.7-99.5）

　上表の下2つ，すなわち，アンプリコアとTRC Rapid MTBは，従来のPCR法である．上記の結果から，LAMP法の感度と特異度は従来のPCR法とほぼ同等であることがわかる．そして，注意しなければならないのはLAMP法も従来のPCR法も感度は100%ではないので，陰性結果であっても結核菌は完全には否定できない．結核菌を完全に否定するためには，培養結果を待たなければならない．

文献
1) 古谷信彦：染色の達人になろう．ERマガジン 2：108-113, 2005.
2) 日本結核病学会（編）：表3　鏡検における検出菌数の記載法．結核診療ガイドライン　改訂第3版．南江堂, p 43, 2015.
3) 御手洗聡：LAMP法を使った結核迅速診断キット．複十字 339：11-13, 2011.

3 培養 cultures

❶ 喀痰培養 sputum culture

喀痰の検体にはしばしば唾液が混入する．唾液が混入している喀痰を培養すると誤った細菌を起因菌として判断してしまうことになる．このような誤りを削減するために，喀痰の検体の品質を評価する必要がある．そのために**表 8-3-1**のような Geckler の分類が用いられる．

表 8-3-1　グラム染色による顕微鏡的品質評価　Geckler の分布（100倍）

グループ	細胞数/1 視野	
	扁平上皮細胞	白血球
6	<25	<25
5	<10	>25
4	10〜25	>25
3	>25	>25
2	>25	10〜25
1	>25	<10

グラム染色による顕微鏡的品質評価では Geckler の分類が代表的で，弱拡大（100倍）で評価する．1〜3 群は唾液の混入が多く，検査に適さない．したがって，通常は 4〜6 群に該当する検体が細菌検査に用いられるが，6 群は検体が TTA（経気管吸引法）や BAL（気管支肺胞洗浄）で採取されたもの，あるいは白血球減少患者の場合に限り検査を実施する．　　　　　　　　　　　　　　〔文献 1）より〕

Geckler 分類でグループ 1〜3 の検体は培養しても，その培養結果陽性の細菌が起因菌である可能性は少ない．

> **Point**　喀痰の検体は，
> 　　　扁平上皮細胞数<25 個/1 視野，白血球>25 個/1 視野
> が理想

❷ 尿培養 urine culture

尿培養は尿中の雑菌と本当の尿路感染症の起因菌を判別するために，尿培養の結果は，尿中白血球と尿培養の菌の定量とともに解釈する．尿路感染症は以下のように尿中白血球と菌定量培養がともに陽性で初めて確定診断できる．

なお尿培養は中間尿を採るのが原則であるが，尿道炎を疑う場合には初尿だけを採る．

● 尿路感染症の診断[2]

| 女性：10^2 CFU/mL→膀胱炎，10^4 CFU/mL→腎盂炎 |
| 男性：10^3 CFU/mL 以上→尿路感染症疑い，10^5 CFU/mL→尿路感染症確定 |

　菌定量培養で 10^5 という値が一部のグラム陰性桿菌による尿路感染症のカット・オフ値に用いられたが，それにこだわる必要はない．

❸ 血液培養 blood culture

A. 適応[3]

　局所感染症が悪化すると細菌は血液中に移行する．この細菌が血液中に存在する状態を菌血症 bacteremia と呼ぶ．この菌血症を証明する検査が血液培養である．したがって，以下のように菌血症が疑われる場合，あるいは，菌血症を否定したい場合には，血液培養を採取する．

- 菌血症を疑う発熱・悪寒・戦慄・頻脈・頻呼吸などの症候がみられたとき
- 原因不明の低体温や低血圧
- 突然変調をきたした高齢者もしくは小児
- 免疫抑制患者での原因不明の呼吸不全・腎障害・肝障害
- 昏迷などの意識の変調（特に高齢者）
- 説明のつかない白血球増加や減少，代謝性アシドーシス
- 抗菌薬の変更時

〔文献3）の表を筆者改変〕

　ここで，大切なのは「発熱→血液培養」ではないということである．たとえば，発熱でも単なる感冒やインフルエンザなどのウイルス疾患を疑うときには，菌血症の可能性は低いので通常血液培養は採取しない．また，感冒やインフルエンザなどのウイルス疾患で悪寒戦慄を伴う場合にも，それは菌血症ではなくウイルス血症の症状であるので通常血液培養は採取しない．

> **Point** 「発熱→血液培養」ではない！

　元来血液は無菌であるので，血液培養は通常陰性である．

B. 採取方法

　血液培養を採取する場合には異なる部位で最低2セット，クロルヘキシジングルコン酸塩消毒後，採取する．採取部位は動脈でも静脈でも構わない．過去には「動脈血＝無菌の血液」で，「静脈血＝汚染された血液」と考えられたことがあったが，現在では動脈血も静脈血もともに無菌で清潔と考えられている．すなわち，血液に常在菌はないのである．

血液培養の1セットとは，1回の採血から嫌気性ボトルと好気性ボトルの2本の検体を提出することを指す．すなわち，血液培養2セットとは2回の異なる採血部位から嫌気性ボトルと好気性ボトルの検体をそれぞれ2本ずつ2セット計4本提出するということである．1セットあたり20 mLを2セット，つまり，合計40 mL採取することが望ましい．

このように血液培養を2セット提出する理由は大きく2つある．第1の理由はコンタミネーションを否定することで，第2の理由は菌血症が持続的菌血症であることを示すためである．

コンタミネーションとは，血液培養を採取する際針で皮膚を刺すときに偶然皮膚の常在菌が血液に混入して血液培養陽性となる場合をいう．コンタミネーションの原因となる細菌は，皮膚の主たる常在菌である表皮ブドウ球菌(CNS：coagulase-negative *Staphylococcus*)が多い．このため，血液培養を2セット採取すれば，このような皮膚の常在菌のコンタミネーションの可能性は少なくなる．

また，菌血症は歯磨きなどで歯茎から出血しただけでも起こるといわれている．このような場合，健康な人間では偶然血液中に侵入した細菌は通常脾臓の細網内皮系のマクロファージに捕獲されて持続的な菌血症となることはない．したがって，1セットだけの血液培養ではその結果が陽性であっても，一過性菌血症なのか持続的菌血症なのかの区別ができないのである．しかし，異なる時間に2回採取された血液培養から同一の細菌が検出された場合には，一過性菌血症ではなく持続的菌血症があると判断することができるのである．

> **鉄則** 血液培養は異なる部位から最低2セット採取する

C. 評価

血液培養は同一の細菌が2セットの培養から陽性となって初めて意味がある．しかし，以下のような特別な細菌の場合には1セット陽性であっても菌血症があると考える．

> **Point** 1セットでも菌血症の原因菌と考える細菌
> グラム陰性桿菌
> 肺炎球菌
> 連鎖球菌

これらの細菌は皮膚の常在菌である可能性は低いのでコンタミネーションであることは考えにくい．したがって，1セットでも陽性であれば，菌血症の起因菌と考えるのである．

D. 血液培養陰性菌血症 blood culture negative bacteremia

第2部 バイタル・サインとモニタ 6.体温の章(→57頁)を参照のこと.

E. 治療

> **鉄則** 菌血症は原則として殺菌性抗菌薬で治療する！

血液や髄液は常在菌が存在してはならない人体の「聖域」である．この「聖域」に細菌が存在するというのは，人体にとって異常事態である．したがって，この「聖域」に侵入した細菌は抹殺する必要がある．だから，菌血症，髄膜炎や感染性心内膜炎などの重篤な疾患では，原則として殺菌性の抗菌薬を投与する．このような重篤な疾患に静菌性抗菌薬を投与すると十分に細菌を除去できなくなる可能性がある．

参考のために，表8-3-2に殺菌性抗菌薬と静菌性抗菌薬を示す．

表8-3-2. 殺菌性抗菌薬と静菌性抗菌薬〔文献4)の表を筆者改変〕

殺菌性抗菌薬	静菌性抗菌薬
ペニシリン系，セファロスポリン系，バンコマイシン，アミノグリコシド系，キノロン系，など	エリスロマイシン，テトラサイクリン系，クリンダマイシン，サルファ剤，など

この分類は便宜上のもので，同じ抗菌薬でも細菌によっては異なる作用を示すことがある．例えば，クラリスロマイシンやアジスロマイシンなどのマクロライド系抗菌薬は，もともと蛋白合成阻害薬であるので静菌性抗菌薬である．しかし，これらの抗菌薬はA群溶連菌，肺炎球菌やインフルエンザ桿菌には殺菌的に作用する．殺菌性抗菌薬の投与は，髄膜炎，感染性心内膜炎，重症ブドウ球菌感染症，重症グラム陰性桿菌感染症，好中球減少症などの重篤な疾患に対しては必須である．

文献
1) 古谷信彦：染色の達人になろう．ERマガジン2：108-113, 2005.
2) 青木 眞：第8章 尿路感染症 A．尿路感染症．レジデントのための感染症診療マニュアル 第3版 医学書院，pp 581-612, 2015.
3) 青木 眞：第4章 検体の取り扱いと検査の考え方．A．検体別の採取法と取り扱い．レジデントのための感染症診療マニュアル 第3版．医学書院，p 355-367, 2015.
4) 青木 眞：Tab.1-6 殺菌性・静菌性抗菌薬と殺菌性抗菌薬が必要な状況．レジデントのための感染症診療マニュアル 第3版．医学書院，p 24, 2015.

4 各種検査 miscellaneous tests

感染症の診断のために様々な簡易検査が行われている。以下に代表的な感染症の簡易検査の要点を記載する。

❶ A群β溶血連鎖球菌検出用キット[1,2)]

A群β溶血連鎖球菌検出用キットであるクリアビュー EZ ストレプ A は、感度 95.2%、特異度 99.0% で A 群β溶血連鎖球菌を検出する。

一方、これとは別に、急性咽頭炎の起因菌が A 群β溶血連鎖球菌かどうかを判定するのには、Centor 基準という症候からの基準がある。

● McIsaac の修正 Centor 基準

発熱(体温 38℃よりも高い)	1 点
咳がない	1 点
腫脹した圧痛のある前頸部リンパ節	1 点
扁桃腺腫脹あるいは滲出物	1 点
年齢	
3〜14 歳	1 点
15〜44 歳	0 点
45 歳以上	−1 点
合計点を計算する	
A群β溶血連鎖球菌による咽頭炎である危険率	
合計点　0 以下で 1〜2.5%、1 点で 5〜10%、2 点で 11〜17%、3 点で 28〜35%、4 点以上 51〜53%	

この McIsaac の修正 Centor 基準の情報だけから抗菌薬を投与すると、抗菌薬の過剰投与につながることが知られている。そこで、抗菌薬過剰投与を避ける方法として、合計点 1 点以下で抗菌薬は投与せず、2 点と 3 点のとき A 群β溶血連鎖球菌迅速診断キットを併用しその結果で抗菌薬投与を決定し、4 点以上でそのまま抗菌薬を投与するという方法、あるいは、3 点以上で A 群β溶血連鎖球菌迅速診断キットで検査する方法などがあり、統一的なガイドラインはない。

❷ インフルエンザ[3)]

インフルエンザ A、B 抗原検出試薬であるイムノエース®Flu での鼻腔ぬぐい液での感度と特異度を示す。

	感度	特異度
A 型	94.3%	95.4%
B 型	100%	98.7%

特異度が高い検査であるので,陽性であればインフルエンザとして抗インフルエンザ薬を処方することを考慮する.

❸ レジオネラ尿抗原[4]

尿中レジオネラニューモフィラ血清型1LPS抗原検出試薬にBinaxNOW® レジオネラという検査試薬がある.この試薬は,レジオネラの15種類ある血清型のうち血清型1の検出目的に作られたものである.この検査試薬の感度は95.7%で,特異度は66.7%である.この試薬の感度は高いが,試薬が原則として血清型1しか検出しないこと,そして,尿中に抗原が出現するようになるのは肺炎症状出現後約3日以降であることが多いなどの状況を考慮して検査結果を解釈しなければならない.したがって,レジオネラが疑わしければ経過中に何回か検査を繰り返すか,培養結果を待たなければならない.

❹ 肺炎球菌莢膜尿抗原[5]

肺炎球菌莢膜尿抗原検出試薬であるBinaxNOW® 肺炎球菌は,喀痰培養陽性の感度61.3%で特異度72.1%で,血液培養陽性の感度は80.0%で特異度73.7%で,海外のデータで髄液検体では髄液培養の陽性の感度96.7%,特異度99.5%である.

この検査試薬の特徴は,尿中に排出される肺炎球菌莢膜尿抗原は抗菌薬投与の影響を受けにくいので,既に抗菌薬が投与されている患者にも検査を行えることである.一方,BinaxNOW® レジオネラと同様に,尿中に抗原が出現するようになるのは肺炎症状出現後約3日以降であることが多いので,肺炎症状出現3日以内で結果が陰性であっても必ずしも肺炎球菌感染を否定できない.しかし,肺炎症状出現後約3日以降で,かつ,他院で抗菌薬投与されている患者には,喀痰培養が陽性になることが期待できないので,この検査は有用である.また,尿中抗原は炎症所見が改善しても数日〜数週間以上にわたって排出されるので,治療効果の判定には用いることはできない.

❺ CD *Clostridium*(*Clostridioides*)*difficile* 検査[6-8]

A. 適応

クロストリジウム・ディフィシル感染症〔CDI:*Clostridium*(*Clostridioides*)*difficile* infection〕は下記の場合に強く疑う.

①症状:下痢,発熱,腹痛のいずれか
②リスク因子:抗菌薬投与後,あるいは,*Clostridium*(*Clostridioides*)*difficile* 曝露(長期入院,高齢者,基礎疾患,電子直腸体温計,経鼻胃管,最近の外科手術,施設入所,制酸薬特にプロトン・ポンプ阻害薬使用など)

CDIは「抗菌薬投与後の発熱および下痢」と思いがちであるが，実際には発熱あるいは腹痛だけが症状の場合もありうる．したがって，発熱あるいは腹痛のみ患者の鑑別診断にもCDIを考慮することは重要である．劇症型腸炎では白血球数40,000/μLを超えることもある．

また，リスクとしては抗菌薬投与が有名であるが，実際には抗菌薬投与なしでもクロストリジウム・ディフィシル曝露だけで感染することがあるいう事実も重要である．

また，クロストリジウム・ディフィシルには無症状の保菌者も存在するので，CD検査を行うのは必ずCDIを疑わせる症候がある患者に限定すべきである．

B. 検査

クロストリジウム・ディフィシル毒素は室温では検体採取後2時間以内に分解する可能性がある．このためすぐに検査不可能なときには検体を4℃で保存すべきである．

CDI診断のため最も感度と特異度が高いと考えられるのは，クロストリジウム・ディフィシルキット「*C. DIFF* QUIK CHEK コンプリート」である．この検査方法は，酵素免疫測定法を測定原理としたイムノクロマトグラフ法による糞便中のクロストリジウム・ディフィシル抗原〔グルタメートデヒドロゲナーゼ(GDH)〕および毒素(トキシンAおよびB)の検出試薬である．

この検査方法で，抗原および毒素がともに陽性であれば，症状があればCDIと診断してよい．しかし，抗原と毒素が相反する結果となってしまった場合には，確定診断はPCRで行う必要がある．しかし，このPCR検査ができない施設では臨床的に診断することとなる．ここで，陰性の場合に同じ検査を繰り返して検査することは感度の上昇が低いため，推奨されていないので注意が必要である．クロストリジウム・ディフィシルキット「*C. DIFF* QUIK CHEK コンプリート」のような多段階診断法は，CDI診断について感度0.68〜1.0，特異度0.92〜1.0である．

C. 診断

「*C. DIFF* QUIK CHEK コンプリート」
抗原陽性，および，毒素陽性 → CDIとして治療開始
抗原陰性，および，毒素陰性 → CDI否定
抗原陽性，および，毒素陰性 → 臨床的に診断

抗原陽性，および，毒素陰性の場合には，毒素を産生しないクロス

トリジウム・ディフィシルに感染している場合と毒素を産生しているが毒素が偽陰性であるクロストリジウム・ディフィシルに感染している場合の2つの場合が考えられる．

前者の毒素を産生しないクロストリジウム・ディフィシルに感染している場合と臨床判断したのであれば，抗菌薬の投与は不要である．一方，後者の毒素を産生しているが毒素が偽陰性であるクロストリジウム・ディフィシルに感染している場合と臨床判断したのであれば，抗菌薬を投与することも可能である．

この毒素が偽陰性になる場合には，毒素量が少ない場合，トキシンAやBではないbinary toxin(actin-specific ADP-ribosyltransferase)という第3のトキシンを産生している場合などが考えらえる．この第3のトキシンであるbinary toxinを産生する株はBI/NAP1/027株と言われて，ニューキノロン抗菌薬に耐性であり，ニューキノロンの抗菌薬投与と関連するとされている．

■ **治療例**

経口可能な軽症から中等症例
フラジール®(metronidazole)(250 mg) 1回2錠 1日3回 経口 毎食後 10〜14日間
経口不可能あるいは重症例
アネメトロ®(metronidazole)(500 mg/100 mL) 1回500 mgを20分以上かけて点滴静注 1日3回

D. 効果判定

治療効果の判定は症状で行う．治癒後も便中への毒素の排泄は継続するので，便中の毒素検査で治療効果判定をしてはならない．

メトロニダゾール耐性，再発例，あるいは，再再発例などの治療については文献6)参照のこと．

6 β-D-グルカン[9-12]

真菌感染症は，特にICUにおいて発生頻度が高く予後不良の重要な合併症である．しかし，真菌感染症の診断においては，確定診断の真菌培養の結果まで時間がかかること，深在性真菌症では検体採取が容易ではないこと，また，重症例では真菌感染症の見逃しと初期治療の失敗が予後不良につながることなどの問題がある．

この真菌感染症の補助診断として開発されたのがβ-D-グルカン測定法である．β-D-グルカン測定法はもともと日本で開発されてその後欧米に普及した．このβ-D-グルカン測定法は，真菌細胞壁特有の

構成成分である 1,3-Beta-D-glucan を検出するものである.

測定原理は, リムルス反応を応用し, カブトガニの血液凝固反応カスケード G 因子を β-D-グルカンが活性化することを利用している. 現在日本では下記の 2 種類の β-D-グルカン測定器キットが販売されている.

	ファンギテック®G テスト MK Ⅱ「ニッスイ」	β-glucan test Wako
測定原理	カイネティック比色法	カイネティック比濁法
検体	血漿あるいは血清	血漿あるいは血清
主剤原料	Limulus polyphemus	Limulus polyphemus
カット・オフ値(pg/mL)	20	11
測定範囲(pg/mL)	4.0〜500	6〜600

〔文献 9〕より〕

しかし, この β-D-グルカンはすべての真菌細胞に存在するわけではなく, Candida, Aspergillus, Pneumocystis などの真菌には存在するが, Cryptococcus, Zygomycetes (Mucor や Rhizopus) などには存在しないことに注意すべきである.

β-glucan test Wako は, 真菌血症(深在性真菌症ではない)の診断について感度 76.1%, 特異度 78.7%, 陽性予測値 3.1%, 陰性予測値 99.7% という報告がある[10]. 欧米での複数の報告では, 日本とは異なる主剤原料を用いた β-D-グルカン測定器キットを用いた診断で, 感度 55〜95%, 特異度 77〜96% である[12].

したがって, この β-D-グルカンは Candida, Aspergillus, Pneumocystis などの真菌感染症の補助診断として用いることができる. しかし, 真菌培養で確定診断ができなかった場合には, 真菌感染症の推定しかできないので, 抗真菌薬の投与は臨床的な暫定診断から行うこととなる.

ここで, この β-D-グルカンを用いた真菌感染症診断を行う際に, 下記の β-D-グルカン偽陽性となる要因は知っておく必要がある.

● β-D-グルカン偽陽性となる要因[12]

・セルロース膜を用いた透析
・免疫グロブリン点滴
・アルブミン
・点滴時にセルロース・フィルターの使用

- 漿膜面にガーゼ・パッキング
- アモキシシリン・クラブラン酸点滴
- 緑膿菌のように細胞内β-D-グルカンを含有する細菌感染症

以上のことから,「β-D-グルカン高値→真菌感染症」という短絡的な診断はせずにβ-D-グルカンはあくまで参考材料とすべきである.

文献
1) クリアビューEZ ストレップA 説明書. 2017年3月改訂(第4版)
2) Wessels MR:Streptococcal Pharyngitis. N Engl J Med 364:648-655, 2011.
3) イムノエース® Flu 説明書.
4) BinaxNOW® レジオネラ 説明書. 2015年3月改訂(第3版).
5) 肺炎球菌莢膜尿抗原検出試薬 BinaxNOW®肺炎球菌 説明書. 2015年3月改訂(第3版).
6) 青木 眞:第10章 腹部感染症 10)抗菌薬の使用に伴う腸炎(偽膜性腸炎, *Clostridium difficile* 腸炎, *Clostridium difficile* 関連下痢症)レジデントのための感染症診療マニュアル 第3版. 医学書院, pp 724-731, 2015.
7) 本村和久:9. クロストリジウム・ディフィシル感染症(CDI)の診断について教えてください. レジデントノート18 8(増刊):208(1564)-215(1571), 2016.
8) Lamont JT:*Clostridium difficile* infection in adults:Clinical manifestations and diagnosis. UpToDate®, 2017.
9) 吉田耕一郎, 二木芳人:深在性真菌症診断とβ-D-グルカン値測定. 日集中医誌17:1-3, 2010.
10) 藤木早紀子, 志馬伸朗, 廣瀬有里, 他:深在性真菌症の診断・治療におけるβ-D-グルカン値の評価. 日集中医誌17:33-38, 2010.
11) 上田晃弘:14. β-D-グルカンの真菌感染症に対する診断特性は? レジデントノート18(8増刊):242(1598)-246(1602), 2016.
12) Marr KA:Diagnosis of invasive aspergillosis. UpToDate®, 2017.

5 結核検査法 tuberculosis tests

❶ インターフェロン γ 遊離試験(IGRA)[1, 2]

インターフェロン γ 遊離試験(IGRA：Interferon Gamma Releasing Assay)の原理は，結核菌に特異的な蛋白抗原によってリンパ球を刺激するとインターフェロン γ(IFN-γ)が遊離される現象を応用したものである．

この IGRA に用いられる結核菌特異蛋白(EAST-6 および CFP-10, QFT-3G には TB7.7 も添加されている)は，BCG を除く結核菌群〔*Mycobacterium*(*M.*) *tuberculosis* complex〕，すなわち *M. tuberculosis*, 病原性の *M. bovis, M. africanum*, および非結核性抗酸菌のうち *M. kansasii, M. marinum, M. szulgai, M. flavescens, M. gastri* などから分泌される．しかし，この IGRA に用いられる結核菌特異蛋白は，すべての *M. bovis* BCG ワクチン亜株，および，日本における非結核性抗酸菌症のほとんどを占める *M. avium, M. intracellulare* には存在しない．したがって，IGRA は，ツベルクリン反応と異なって，過去の BCG 摂取歴や多くの非結核性抗酸菌症の影響は受けない．

現在日本には IGRA としては 2 種類の検査方法が存在する．第 1 の検査方法が，全血中の IFN-γ を測定するクォンティフェロン®TB ゴールド(QFT-3G)で，2009 年 4 月に診断試薬として承認されて，同年 7 月に発売開始された．第 2 の検査方法が，IFN-γ を産生する単球数を計測する T-スポット®.*TB*(T-SPOT)で 2013 年に保険適用となった．

これらの 2 つの検査の診断特性はほとんど同じで，活動性結核についてメタ分析があり QFT-3G は感度 80%，特異度 79% で，T-SPOT は感度 81%，特異度 59% である．ただし，免疫抑制状態やリンパ球低下がある状態では，T-SPOT は検査過程でリンパ球を調整するため QFT-3G よりも影響を受けにくいとされている．

この IGRA については，2014 年 3 月に日本結核病学会予防委員会が「インターフェロン γ 遊離試験使用方針」を策定した．

この使用指針によると，IGRA の適応は下記の 4 つの場合である．

● IGRA の使用指針

接触者健診
医療関係者の結核管理
結核発病ハイリスク者の潜在性結核感染症治療の適応の決定
活動性結核の補助診断

QFT-3G と T-SPOT の判定フロー図を**図 8-5-1**，**8-5-2** に示す．

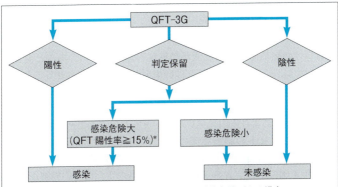

図 8-5-1．QFT-3G の判定フロー図
〔日本結核病学会予防委員会：結核 89：717-725，2014 より〕

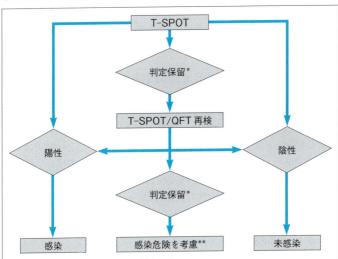

*：陽性・判定保留または陰性・判定保留
**：T-SPOT で再検査を行って，再度「判定保留」であった場合には，総合的に診断する．QFT を用いた場合には陽性率 15％以上，またはそれに相当するリスクの場合のみ感染として取り扱う

図 8-5-2．T-SPOT の判定フロー図
〔日本結核病学会予防委員会：結核 89：717-725，2014 より筆者改変〕

実際の臨床では，このフロー図だけではなく，病歴・身体診察および他の検査所見なども含めて総合的に判断する．

❷ ツベルクリン反応[3]

1882年にRobert Kochが結核菌を発見し，1891年にツベルクリンと名づけた結核菌の培養濾液が結核症の治療に有効であると発表した．しかし，このツベルクリンは病巣をかえって悪化させることがあることなどの理由から治療薬としては使用されなくなった．

その後，1907年にウィーンの小児科医Pirquetによりツベルクリンの経皮投与により皮内にアレルギー反応が起こることが示され，これを利用してヒトの結核感染の判定を1908年にMantouxが開始した．しかし，当時のツベルクリンは不純物が混入していたので，1926年米国の生化学者Seibertが培養濾液の蛋白成分の精製を行い，その精製物質をPPD (purified protein derivative) と名づけ，それ以後このPPDはツベルクリン反応の試薬として用いられている．

従来結核検査にはツベルクリン反応しかなかったが，近年新たに前述したIGRAが登場した．このため従来のツベルクリン反応検査の意義について明確にするために，2006年に日本結核病学会予防委員会は「今後のツベルクリン反応検査の暫定的技術的基準」を提示した．以下にその内容を列記する．

手技：標準的な手技は，日本BCG製造株式会社製「精製ツベルクリン (PPD) 一人用」を用いて，PPD 0.05μgを0.1 mLの溶液として，被検者の前腕屈側中央部に正確に0.1 mLを皮内注射する．

計測方法：発赤は注射の48時間後の最大径をミリメートル単位で測定し記録．二重発赤を伴う反応において，発赤の測定の対象は外側の長径である．硬結は注射の72時間後に注射部位を観察し，腕の軸方向に直交する方向の径（横径）を測定する．計測に際して，発赤径および硬結径に加えて，その他の反応（副反応：水疱形成やリンパ管炎，出血など）の有無を表8-5-1のように記載する．

表8-5-1. 結果の記載

ツベルクリン反応検査成績（　月　日注射，　月　日測定） 　　　発赤　　　　mm　　　　硬結　　　　mm 　　副反応　二重発赤，リンパ管炎，水疱，出血，壊死 　　　　（該当するものを○で囲む）

〔日本結核病学会予防委員会：結核 81：387-391, 2006 より〕

判定基準：有意の反応の判定基準は**表 8-5-2** のように行う．

表 8-5-2．有意の反応の判定基準

		接触歴*	
		なし	あり
BCG 接種歴	なし	硬結 15 mm 以上 または 発赤 30 mm 以上	硬結 5 mm 以上 または 発赤 10 mm 以上
	あり	硬結 20 mm 以上 または 発赤 40 mm 以上	硬結 15 mm 以上 または 発赤 30 mm 以上

＊：原則として喀痰塗抹陽性患者との接触とする．ただしそれ以外でも感染症と考えられる患者との接触を含む．
〔日本結核病学会予防委員会：結核 81：387-391, 2006 より〕

　この表に従って有意と判定した場合，「結核感染が考えられる」または，「結核感染の可能性が有意に大きい」ことを意味するが，実際の臨床の現場では，IGRA と同様に，病歴・身体診察および他の検査所見なども含めて総合的に判断することになる．

　なお，日本ではツベルクリン反応の判定を従来発赤で行ってきたが，欧米では硬結 induration で行っている．欧米でツベルクリン反応を硬結で判定する理由は，皮膚の色が黒色の人種では発赤の判定が困難なことなどの理由による．ちなみに硬結とは皮膚が隆起している部位を言う．現在このツベルクリン反応の判定基準を諸外国との判定基準と統一するかどうかが議論されているので，上記の判定基準は暫定的なものとなっている．

文献
1）日本結核病学会（編）：結核診療ガイドライン　改訂第 3 版．南江堂，2015．
2）松本智成：Ⅱ．診断と治療の進歩　4．IGRA による結核診断．日内会誌 102：2888-2901, 2013．
3）杉山幸比古：Ⅲ．病態から診断へ　4．ツベルクリン反応．日内会誌 89：868-873, 2000．

6 敗血症 sepsis

❶ 概念

尿路感染症などの局所感染症が進展すると起因菌が血中に移行し菌血症となり，感染臓器の以外の臓器にも悪影響を及ぼし，循環不全（敗血症性ショック），呼吸不全（ARDS），急性腎障害（AKI）や血液凝固異常（DIC）などの病態が出現して，やがて多臓器不全となり，死に至ることが昔から知られていた．このような局所感染症による全身の病態は「敗血症」と呼ばれていた．つまり，「敗血症」とは，局所の病巣がやがて全身に転移して全身が侵されてやがて死に至るいわば「死のドミノ」とでも呼ぶべき生物学的進行過程をとる病態なのである．

実は悪性腫瘍の生物学的進行過程も，この「敗血症」の生物学的進行過程と酷似している．悪性腫瘍が別名「悪性新生物 malignant neoplasm」と呼ばれるのはこのためである．悪性腫瘍の転移を抑制していかに生存率を上げるかが「外科学」や「腫瘍学」の大きなテーマであるように，「敗血症」をいかに克服するかは「集中治療医学」や「感染症学」の大きなテーマである．

❷ 歴史[1-4]

1914年 Schott Müller らは，「敗血症は微生物が局所から血液に侵入した病気」と定義して，それ以後「菌血症＝敗血症」という概念が広まっていた．

しかし，1980年代後半に American College of Chest Physician/Society of Critical Care Medicine において severe sepsis と septic shock に対するメチルプレドニンの多施設臨床試験での患者選択基準において，infection, bacteremia, septicemia, sepsis syndrome, septic shock などの用語が混乱を引き起こしていた．これらの用語について，Bone, Sprung, Sibbald, Cerra らで論争が行われた結果，これらの用語の非統一性を解決するために，1991年に American College of Chest Physician/Society of Critical Care Medicine の Consensus Conference が開催され用語の統一が行われたと同時に全身性炎症反応症候群（SIRS：systemic inflammatory response syndrome）という新たな概念が提出された．この会議で，sepsis およびその周辺病態を表す用語が定義され，septicemia という用語は使用しないように勧告された．

この SIRS という概念が提唱されるようになった背景には，sepsis

などの病態が宿主に対する単なる侵襲により起こるのではなく,宿主に対する侵襲と侵襲を受けた宿主との間の相互作用によって生じる病態であるという考え方があった.そして,その相互作用においては侵襲自体よりも宿主の反応のほうが重要な役割を演じると考えたのである.また,このような病態は生体に感染症という侵襲が加わったときだけに起こるのではなく,外傷,膵炎や熱傷などの他の侵襲が加わっても同様に起こることが理解されるようになった.したがって,これらの病態を統合する概念として,各種の侵襲に対する宿主の反応に注目した SIRS という概念を提案するに至ったのである.

SIRS の診断基準と sepsis およびその周辺病態の定義を以下に示す.

A. 全身性炎症反応症候群(SIRS)の診断基準

体温	<36℃,>38℃
脈拍	90回/分以上
呼吸数	20回/分以上または $PaCO_2$<32 mmHg
白血球	12,000/μL 以上か
	4,000/μL 以下または
	10% 以上の幼若球出現
このうち2つ以上を満たす場合,SIRS と診断する	

B. sepsis およびその周辺病態の定義(現在では Sepsis-1 の定義と呼ばれる)

- 感染 infection
  本来は無菌である臓器に微生物が存在したり,侵入することに対する炎症反応で特徴づけられる病態
- 菌血症 bacteremia
  血液中に生きた細菌が存在していること
- 敗血症 sepsis
  敗血症=菌血症を前提としない感染症による SIRS
- 重症敗血症 severe sepsis
  臓器機能障害・循環不全(乳酸アシドーシス,乏尿,意識障害など),血圧低下(収縮期血圧<90 mmHg あるいは平常時血圧から 40 mmHg 以上の低下)を伴う sepsis
- 敗血症性ショック septic shock
  severe sepsis のうち,補液によっても血圧低下が持続し,血管作動薬によって血圧が維持されていても臓器機能障害・循環不全を伴うもの

そして，SIRSとsepsisの関係は**図8-6-1**のように表されている．

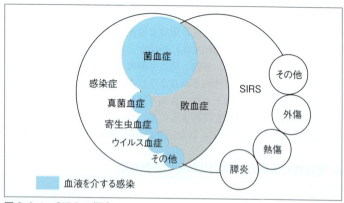

図8-6-1. SIRSの概念

この1991年のConsensus Conference以前には，敗血症は菌血症を前提としていた．しかし，菌血症がないウイルス血症や，重症患者で血流低下した腸管において腸管内の細菌によって産生されるエンドトキシンが血中に移行するいわゆるbacterial translocationによるエンドトキシン血症などの病態においても細菌感染による菌血症を伴う敗血症と同様の病態が起こるという事実から，この1991年のConsensus Conferenceで敗血症の前提として菌血症は除外された．

なお，1991年のConsensus Conferenceでは，多臓器不全の不全という言葉についてfailureではなく臓器機能の終焉としてdysfunctionという用語を用いることを提唱している．

以上のようにしてSIRSは多臓器不全の前段階として重要であり，この段階で病状の進行を阻止する必要があることが判明した．そのため，SIRSが分子生物学的には高サイトカイン血症であることから，敗血症の治療については1990年代に当然のごとく各種のサイトカインをターゲットにした治療の開発に心血が注がれた．しかし，皮肉にも炎症性サイトカインとその関連物質をブロックすることをターゲットにした20近くの無作為化比較試験はすべて失敗に終わったのであった．次頁の**表8-6-1**に1998年までに行われた，敗血症および敗血症性ショックに対する臨床研究の結果を示す．いずれも有意差は認められなかった．

表 8-6-1. 敗血症および敗血症性ショックに対する臨床研究の結果〔文献 5)の表を筆者改変〕

治療法	死亡率(%)	
	Placebo	治療
抗エンドトキシン	35	35
抗 IL-1 receptor 抗体	35	31
抗ブラジキニン	36	39
抗 PAF	50	45
抗 TNF	41	40
可溶性 TNF receptor	38	40
NSAID	40	37
副腎皮質ステロイド	35	39
全成績	38	38

注)IL-1:インターロイキン 1, PAF:血小板活性化因子, TNF:腫瘍壊死因子

これらの一連の結果から,1999 年 Critical Care Medicine で 2 つの論文が,20 世紀が敗血症を克服できなかった事実を厳粛に受け止め,敗血症に対する敗北宣言を出すと同時に新たな敗血症への戦略の必要性を説いた[6,7].

これを受けて,2001 年 SCCM(Society of Critical Care Medicine),ESICM(European Society of Intensive Care Medicine),ACCP(American College of Chest Physicians),ATS(American Thoracic Society),SIS(Surgical Infection Society)の 5 組織が International Sepsis Definitions Conference を開催した.2001 年の International Sepsis Definitions Conference で表 8-6-2 のような敗血症の診断基準が提唱された.

表 8-6-2. Sepsis-2 の定義(2001)〔文献 8)より〕

感染
 記述された感染あるいは感染疑い,および,下記のいくつかを満たすもの
全身因子
 ・発熱(核心体温>38.3℃)
 ・低体温(核心体温<36℃)
 ・心拍数>90 回/分あるいは年齢相当の基準値から 2 SD より大きい
 ・頻呼吸>30 回/分
 ・意識障害
 ・著明な浮腫あるいは正の体液バランス(24 時間に 20 mL/kg より大きい)
 ・糖尿病がない状態での高血糖(血糖>110 mg/dL あるいは 7.7 mM/L)

炎症因子
- 白血球増加症(白血球数>12,000/μL)
- 白血球減少症(白血球数<4,000/μL)
- 白血球数基準値以内で幼若球分画>10%
- CRP>基準値から2SD
- 血漿プロカルシトニン>基準値から2SD

血行動態因子
- 動脈性低血圧(収縮期血圧<90 mmHg, 平均動脈血圧<70 mmHg, または, 収縮期血圧の低下>成人で40 mmHgまたは年齢相当の基準値より2SD低い値)
- 混合静脈血酸素飽和度>70%
- 心係数>3.5 L・min^{-1}・m^{-2}

臓器障害因子
- 動脈血低酸素血症($PaO_2/F_IO_2<300$)
- 急性乏尿(尿量<0.5 mL・kg^{-1}・h^{-1} あるいは少なくとも2時間で45 mmol/L)
- クレアチニンの増加≧0.5 mg/dL
- 凝固能異常(INR>1.5またはAPTT>60秒)
- イレウス(腸雑音の欠如)
- 血小板減少症(血小板数<100,000/μL)
- 高ビリルビン血症(血漿ビリルビン>4 mg/dLまたは70 mmol/L)

組織灌流因子
- 高乳酸血症(>3 mmol/L)
- capillary refillの低下または大理石様皮膚

2001年のInternational Sepsis Definitions Conferenceで上記のような煩雑な敗血症(Sepsis-2)の診断基準が提唱された理由は,1991年のAmerican College of Chest Physician/Society of Critical Care MedicineのConsensus Conferenceでの敗血症(Sepsis-1)は感染症によるSIRSという定義が広すぎたためにある.このように敗血症は感染症によるSIRSと定義すると,軽度の感冒でも敗血症になってしまう欠点がある.このため,この2001年のSepsis-2の定義では感染症によるSIRSのうちでも重症化しそうな患者群を選別するために様々なパラメータが盛り込まれることになった.つまり,Sepsis-2の定義では「臨床的にこの患者は危ない」という熟練した医師の直感を客観的なパラメータに表現しようとしたのである.

しかし,この2001年のSepsis-2の定義以降,敗血症の生物学的進展過程をSIRSとして理解するよりも臓器障害の進展として理解しようという考えが優勢となった.

この考えに従って,2016年2月の"The Third International Consensus Definitions for Sepsis and Septic Shock(Sepsis-3)"による新

しい敗血症の定義(表 8-6-3)が発表された.

表 8-6-3　Sepsis-3 の定義と診断基準〔文献 1)より学会の許諾を得て転載〕

- 敗血症の定義:感染症に対する制御不能な宿主反応に起因した生命を脅かす臓器障害
  留意事項
  (1) 従来の敗血症(SIRS＋感染症のみ)を除外する
  (2) 従来の重症敗血症(敗血症＋臓器障害)から"重症"をはずす
- 敗血症の診断基準:ICU 患者とそれ以外(院外,ER,一般病棟)で区別する
  (1) ICU 患者:感染症が疑われ,SOFA 総スコア 2 点以上の急上昇があれば,敗血症と診断する
  (2) 非 ICU 患者:quick SOFA(qSOFA)2 項目以上で敗血症を疑う.最終診断は,ICU 患者に準じる
- 敗血症性ショックの定義と診断基準
  定義:死亡率を増加させる可能性のある重篤な循環,細胞,代謝の異常を有する敗血症のサブセット
  診断基準:適切な輸液負荷にもかかわらず,平均血圧≧65 mmHg を維持するために循環作動薬を必要とし,かつ血清乳酸値>2 mmol/L(18 mg/dL)を認める

　この新しい Sepsis-3 の定義と従来の敗血症の定義の相違点を図示すると図 8-6-2 のようになる.Sepsis-3 の定義で,①の部分が削除されて,新たに③の部分が加わったことになる.また,敗血症の定義自体に臓器障害が加わったので,従来の「重症敗血症(敗血症＋臓器障害)」という用語は用いずに「重症」を外して単に「敗血症」と呼ぶこととした.

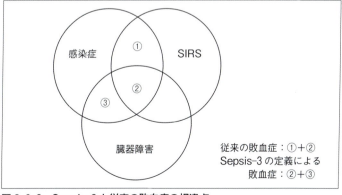

図 8-6-2. Sepsis-3 と従来の敗血症の相違点

敗血症の診断手順を表8-6-4，8-6-5，次頁の図8-6-3に文献1)から学会の許諾を得て転載する.

表8-6-4 qSOFA(quick SOFA)基準〔文献1)より〕

意識変容 呼吸数≧22回/分 収縮期血圧≦100 mmHg	解説：感染症が疑われ，左記3つのクライテリアのうち2項目以上を満たす場合に，敗血症を疑い，集中治療管理を考慮する．敗血症の確定診断は，合計SOFAスコアの2点以上の急上昇による

表8-6-5. SOFAスコア〔文献1)より〕

スコア	0	1	2	3	4
意識 Glasgow Coma Scale	15	13〜14	10〜12	6〜9	<6
呼吸 PaO$_2$/F$_I$O$_2$ (mmHg)	≧400	<400	<300	<200 および呼吸補助	<100 および呼吸補助
循環	平均血圧 ≧70 mmHg	平均血圧 <70 mmHg	ドパミン <5 μg/kg/分あるいはドブタミンの併用	ドパミン 5〜15 μg/kg/分あるいはノルアドレナリン≦0.1 μg/kg/分あるいはアドレナリン≦0.1 μg/kg/分	ドパミン >15 μg/kg/分あるいはノルアドレナリン>0.1 μg/kg/分あるいはアドレナリン>0.1 μg/kg/分
肝 血漿ビリルビン値 (mg/dL)	<1.2	1.2〜1.9	2.0〜5.9	6.0〜11.9	>12.0
腎 血漿クレアチニン値	<1.2	1.2〜1.9	2.0〜3.4	3.5〜4.9	>5.0
尿量 (mL/日)				<500	<200
凝固 血小板数 (×10^3/μL)	≧150	<150	<100	<50	<20

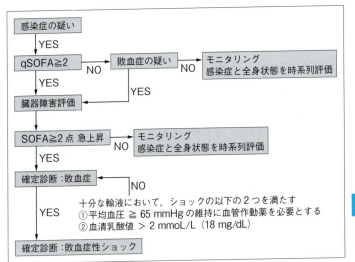

図 8-6-3. 敗血症と敗血症性ショックの診断の流れ〔文献1）より〕

❸ アプローチ

敗血症に対しては図8-6-4のようにアプローチする．

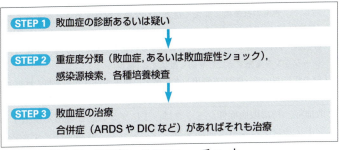

図 8-6-4. 敗血症へのアプローチのフロー・チャート

❹ 治療[1, 9]

1999年 Critical Care Medicine での20世紀における敗血症に対する敗北宣言以後，21世紀になって 2002年 SCCM(Society of Critical Care Medicine)，ESICM(European Society of Intensive Care Medicine)，ISF(International Sepsis Forum)の3組織は The Surviving

Sepsis Campaignという運動を開始し，5年以内に敗血症による死亡率を25%減少させることなどの目標を掲げた(バルセロナ宣言)．そして，2004年には重症敗血症と敗血症性ショックの治療に関してThe Surviving Sepsis Campaign Guidelines(SSCG)を発表した．このSSCGは2008年，2012年，そして，2016年に改訂されて，最新版の2016年版は第4版となる．

21世紀になってSSCGが4回改訂されたが，敗血症の治療についてはいまだ決定打がないまま様々な治療についてのエビデンスが乱立して混沌としている状況である．ここでは日本版の敗血症診療ガイドラインである『日本版敗血症診療ガイドライン2016(J-SSCG2016)』ダイジェスト版からその要点のみを紹介する．詳細は原著参照のこと．この『日本版敗血症診療ガイドライン2016(J-SSCG2016)』は，SSCG 2016の原著と相違点があるが，それについては文献9)参照のこと．

● 抗菌薬治療

- 敗血症，敗血症性ショックに対して，有効な抗菌薬を1時間以内に開始する(意見)
- グラム陰性桿菌感染症を念頭においたルーチンの抗菌薬併用療法をしないことを推奨する(推奨)
- 侵襲性カンジダ症の複数のリスク因子のある敗血症，敗血症性ショックに対して，通常の抗菌薬に加えて抗カンジダ薬を投与することを考慮する(意見)
- 敗血症，敗血症性ショックの患者に対する抗菌薬治療において，デエスカレーションを実施することを弱く推奨する(推奨)
- 敗血症において，PCTを利用した抗菌薬の中止を行うことを弱く推奨する(推奨)

敗血症，特に敗血症性ショックは，主にグラム陰性桿菌が産生するエンドトキシンによって発症する．したがって，敗血症性ショックの患者の初期治療では，血液培養で起因菌が確定するまでは，グラム陰性桿菌をカバーする抗菌薬を投与することが鉄則である．

この抗菌薬の初期投与において，特に敗血症性ショックの場合，相乗効果があるとされているβラクタム系抗菌薬とアミノグリコシド系抗菌薬の併用療法が用いられてきた．筆者も研修医以来，敗血症性ショックに対してはこの相乗効果があるとされているβラクタム系抗菌薬とアミノグリコシド系抗菌薬の併用療法を第一選択で使用して

きた.

しかし,2014年のメタアナリシスによって,単剤と併用で死亡率に差異はなく,併用ではおそらくアミノグリコシドの副作用である腎障害が有意に増加することが示された.

このメタアナリシスの結果をふまえて,今回のガイドラインでは,上記のように「グラム陰性桿菌感染症を念頭においたルーチンの抗菌薬併用療法をしないことを推奨する(推奨)」となった.

プロカルシトニン PCT については,第4部 15. 急性期反応因子,❹プロカルシトニンの項(→273頁)参照のこと.

● 免疫グロブリン(IVIG)療法

> 成人の敗血症患者に対する IVIG 投与の予後改善効果は現時点の RCT では不明であり,IVIG 投与に関して明確な推奨を提示できない(意見)

● 初期蘇生・循環作動薬

> ・敗血症,敗血症性ショックの初期蘇生に EGDT(Early Goal-Directed Therapy)を実施しないことを弱く推奨する(推奨)
> ・敗血症性ショックにおいて血管内容量減少のある患者の初期輸液は,細胞外液補充液を 30 mL/kg 以上投与することを推奨する(意見)
> ・敗血症の初期蘇生では,エコーを用いた心機能評価を行うことを推奨する(意見)
> ・敗血症,敗血症性ショックの初期蘇生に人工膠質液を投与しないことを弱く推奨する(推奨)
> ・敗血症の初期蘇生における標準的輸液としてアルブミンを用いないことを弱く推奨する(推奨と意見)
> ・敗血症の初期蘇生には,乳酸値を用いた経時的な評価を行うことを推奨する(意見)
> ・初期輸液に反応しない敗血症性ショックに対して,第一選択としてノルアドレナリンを投与することを推奨する(推奨)

敗血症の初期治療については,2001年の Rivers らの EGDT が近年まで推奨されてきた.この EGDT とは,敗血症患者に対して中心動脈ラインと動脈ラインなどの血行動態モニタを挿入して,中心静脈圧・平均動脈圧・中心静脈酸素飽和度などのパラメータを指標としてこれらのパラメータが6時間以内に目標値に到達するように治療する治療方法である.

この論文によると,EGDT を導入すると,28日後と60日後の致死率の相対危険度がコントロール群と比較して 0.58(95% 信頼区間:

0.39〜0.87)および0.67(95%信頼区間:0.46〜0.96)と有意に低下するとのことであった.

しかし,近年このEGDTに対するいくつかの追試(2014〜2015年のARISE, ProCESS, ProMISe)が行われていずれにおいても有意差は認められなかった.

EGDTについては,近年のこれらの追試結果をふまえて,「敗血症,敗血症性ショックの初期蘇生にEGDTを実施しないことを弱く推奨する(推奨)」となった.

また,輸液製剤の選択についても,晶質液・膠質液・アルブミン製剤のいずれがよいのかという疑問が長年あったが,その疑問についても数々のエビデンスの集積結果から,現在では晶質液,それも細胞外液でよいという方向になっている.

● **敗血症性ショックに対するステロイド療法**

- 敗血症性ショック患者が初期輸液と循環作動薬によりショックから回復した場合はステロイドを投与するべきではない.初期輸液と循環作動薬に反応しない成人の敗血症性ショックの患者に対して,ショックの離脱を目的として低用量ステロイド(ヒドロコルチゾン)を投与することを弱く推奨する(推奨)
- 成人の敗血症性ショック患者に対してステロイドを投与する場合,ショック発生6時間以内に投与開始することを推奨する(意見)
- 敗血症性ショック患者に対してステロイドを投与する場合,ヒドロコルチゾン300 mg/日相当量以下の量で,ショック離脱を目安に(最長7日間程度)投与することを推奨する(意見)

1990年代にことごとく失敗に終わった抗炎症療法のなかでステロイド療法については再検討することになっていた.その理由は,敗血症患者の中には機能的副腎不全の状態にある患者群があるので,この患者群に対してはステロイドを大量に短期に投与するよりも低用量で長期に投与したほうが効果的ではないかという検証されていない仮説が存在していたからである.

この仮説について検証した様々な研究の結果,上記のようにショック発生6時間以内に,低用量ステロイド(ヒドロコルチゾン 300 mg/日相当量以下)を最長7日間程度に投与することを推奨するとなった.

● **輸血療法**

- 敗血症性ショックの初期蘇生において,赤血球輸血はヘモグロビン値7g/dL未満で開始することを推奨する(推奨)

- 出血傾向がなく外科的処置も要しない場合，凝固異常値を補正する目的では新鮮凍結血漿の投与を行わないことを弱く推奨する（意見）
- 敗血症において，出血傾向が出現した場合または外科的処置が必要な場合は，本邦の血液製剤の使用指針に沿って血小板輸血を行うことを弱く推奨する（意見）

● 急性腎障害・血液浄化法

- 敗血症性 AKI に対する血液浄化療法は，高度な代謝性アシドーシス，高カリウム血症や溢水などの緊急導入が必要な場合を除き，早期導入は行わないことを弱く推奨する（推奨）
- 敗血症性 AKI に対する血液浄化療法は，循環動態が安定した症例に対しては，持続，間欠のどちらを選択しても構わない．循環動態が不安定な症例に対しては持続が望ましい（推奨および意見）
- 国際的標準量（20〜25 mL/kg/時）から血液浄化量を増やさないことが推奨される．また，本邦の保険診療内での血液浄化量（10〜15 mL/kg/時程度）についてのエビデンスは乏しい（推奨および意見）
- 敗血症性ショックに対しては，標準治療として PMX-DHP を実施しないことを弱く推奨する（推奨）
- 敗血症性 AKI の予防および治療を目的としてフロセミド，ドパミン，および，心房性ナトリウムペプチド投与は行わないことを推奨する（推奨）

急性血液浄化療法については，大規模 RCT である EUPHRATES trial の結果発表が待たれている．

● 血糖管理

敗血症患者に対して，144〜180 mg/dL を目標血糖値としたインスリン治療を行うことを弱く推奨する（推奨）

血糖管理については，2001 年に血糖管理目標を 80〜110 mg/dL とした Intensive Insulin Therapy（IIT）が院内死亡率を有意に減少させるという結果が出て，その後血糖管理目標を 80〜110 mg/dL となった．しかし，2009 年の NICE-SUGAR 試験で 90 日死亡率が IIT 群で有意に上昇する（27.5% 対 24.9%，p=0.02）ことが示されて以後，血糖管理目標は緩まって今回のガイドラインでは 144〜180 mg/dL を目標血糖値として推奨している．

● 敗血症における DIC 診断と治療

- 急性期 DIC 診断基準は，治療開始基準としての妥当性や重症度指標として有用性が評価されており，敗血症性 DIC の診断を行う上で有用と考える（意見）

- 敗血症性DIC患者に対するリコンビナント・トロンボモジュリン製剤について，現時点では明確な推奨を提示しない(意見)
- アンチトロンビン活性値が70%以下に低下した敗血症性DIC患者に対してアンチトロンビン補充療法を行うことを弱く推奨する(推奨)
- 敗血症性DICに対して，蛋白分解酵素阻害薬を標準治療としては投与しないことを弱く推奨する(意見)
- 敗血症性DICに対して，ヘパリン，ヘパリン類を標準治療としては投与しないことを弱く推奨する(意見)

1999年はCritical Care Medicineでの20世紀における敗血症に対する敗北宣言が出された年であったが，その年は同時に「炎症反応は凝固反応が関連する」という事実が認識された年でもあった．Esmonはその論文において「炎症反応と凝固反応連関が敗血症性臓器不全の原因であることは論理的に疑いがない」と述べ，敗血症の治療には単に抗炎症を目的とした治療を行うのではなく，抗凝固も視野に入れた治療を行うべきであることが認識されたのであった．

このような理由で21世紀の敗血症の治療戦略として，抗炎症療法ではなく抗凝固療法に重点が置かれていくつかの比較試験が行われた．しかし，残念ながらいずれの薬物も有意な結果が示されないままでいる．

❺ 治療抵抗性敗血症

A. 治療戦略

敗血症診療においては敗血症の起因微生物のなかではまず最初に「細菌感染症」を考慮すべきである．それは，敗血症の起因微生物となりうる微生物のうち「細菌感染症」が最も速く進展して，数時間で，敗血症・敗血症性ショック・多臓器不全と進展し死に至るからである．特に，急激な敗血症性ショックは通常グラム陰性桿菌によるエンドトキシンおよび一部のグラム陽性球菌で起こることが知られている．一方，真菌，寄生虫やウイルス感染症でも敗血症は起こるが，その進展は通常数日単位である．このため敗血症と診断すれば，いち早く細菌感染を念頭において抗菌薬を投与するのである．しかし，抗菌薬を投与しても改善しない治療抵抗性敗血症では，起因微生物としてMRSAなどの耐性菌を考えることも重要であるが，抗菌薬で考えられるすべての細菌をカバーしてもなおかつ治療に反応しない場合には，細菌以外の真菌感染症やウイルス感染症の可能性を考えなければならない．

> **Point** 敗血症治療での起因微生物戦略
> 細菌感染症→耐性菌感染症→真菌感染症→ウイルス感染症

　ここで，大切なのは治療抵抗性の場合，起因微生物の可能性に優先度をつけて，抗菌薬を段階的に追加投与していくことである．すべての抗菌薬を最初から同時に投与しないで，あえて段階的に追加していく理由は，耐性菌感染症，真菌感染症やウイルス感染症では培養結果が必ずしも陽性にならずに確定診断できないことが多いので，抗菌薬を段階的に投与して，その治療反応で耐性菌感染症か真菌感染症かウイルス感染症のどの感染症なのかを推定するからである．したがって，上記の順序で感染症を推定して抗菌薬を段階的に追加していき，治療に反応が認められれば，その段階で抗菌薬の追加投与を中止する．

> **Point** 抗菌薬は段階的に追加する！

B. 耐性菌感染症

　前述の敗血症に対する初期治療例で緑膿菌をカバーする抗菌薬を2剤投与しても治療に反応しない場合には，MRSAなどの多剤耐性菌感染症を考え，MRSAをカバーする抗菌薬を追加投与する．

塩酸バンコマイシン（vancomycin hydrochloride）（500 mg/V）1 g（2 V）＋生理食塩水　100 mL　点滴静注　60分以上かけて　1日2回

腎機能障害がある場合には
　タゴシッド®（teicoplanin）（200 mg/V）400 mg（2 V）＋生理食塩水　100 mL　点滴静注　30分以上かけて　1日2回初日
　以後は腎機能によって投与方法が異なるので，説明書参照のこと．また，投与期間中は血中濃度のモニタが必要である

　塩酸バンコマイシンもタゴシッド®も急激に投与するとショックやレッドマン症候群を起こすので，それぞれ上記の時間以上かけて点滴静注する．

C. 真菌感染症

　耐性菌感染症に対して抗菌薬を追加しても，なお治療に抵抗性の敗血症では，次に真菌感染症を考える．真菌感染症の検査方法と各病態での抗真菌薬の使用方法については，深在性真菌症のガイドライン作成委員会（編）『深在性真菌症の診断・治療ガイドライン2014』が出版されているので，それを参照してほしい．

D. ウイルス感染症

真菌感染症を治療してもなおかつ治療抵抗性の敗血症は最後の可能性として, ウイルス感染症を考える. 可能性は低いがヘルペスやサイトメガロウイルスでも敗血症になることがあり, これらに対して抗ウイルス薬を投与すれば改善することがある.

E. エンドトキシン血症 endotoxemia

以上のような耐性菌感染症, 真菌感染症やウイルス感染症以外に敗血症を起こす原因としてエンドトキシン血症という病態が知られている. このエンドトキシン血症とは, 重症患者で血流低下した腸管で腸管内の細菌によって産生されるエンドトキシンが血中に移行するいわゆる bacterial translocation によって生じる病態である. このエンドトキシン血症については, 診断のために血液検査でエンドトキシン定量を行い, 治療として明らかなエビデンスはないがエンドトキシン吸着を行うこともある.

F. その他

以上の病態以外に, 鑑別診断として, レジオネラ感染症, クロストリジウム・ディフィシル感染症(CDI), *Vibrio vulnificus* 感染症, 結核, HIV 感染症, アメーバ赤痢などの特殊感染症も病状によっては疑い, 検査することも必要である.

❻ 総括

2012年に日本救急医学会が日本で初めて重症敗血症の疫学調査を行った. その結果, 日本における重症敗血症(Sepsis-3 では単なる「敗血症」)の死亡率は29%で, 他国の疫学調査による重症敗血症の死亡率である40〜60%よりも低い死亡率であることが判明した.

このように日本での敗血症の死亡率が低い理由は, 上述のような Surviving Sepsis Campaign Guidelines などの運動の実践, 各専門医の協力, および, 多職種の協力などの集学的治療の結果であろう.

しかし, The ICU Book の著者 Paul L. Marino はその最新版の著書で, 敗血症の病態の本質は,「酸素の供給障害ではなくミトコンドリアにおける酸素利用障害(これを「細胞障害性低酸素症 cytopathic hypoxia」と呼ぶ)」であるという趣旨のことを述べている. したがって, この細胞障害性低酸素症の結果として起こる敗血症性ショックに対してショックだけ治療しても根本治療にはならないと主張している. このことは上述の EGDT という血行動態をモニタして敗血症を治療する治療法が最終的に死亡率を下げなかったという事実と合致す

る．これらの事実から Paul L. Marino は抗活性化オキシダント療法などをもっと研究すべきであると述べている[10]．

　筆者も同感である．敗血症の死亡率を今まで以上に低下させようと考えたら，最新のガイドラインにある治療だけでは限界に来ている．敗血症の病態の本質である細胞障害性低酸素症を是正する何らかの抜本的な治療法の開発を待たなければならない．このような治療上でのブレークスルーがなければ敗血症の死亡率は有意には低下しないのではないかと筆者は感じている．

文献

1) 日本集中治療医学会，日本救急医学会：日本版敗血症診療ガイドライン 2016 (J-SSCG2016) ダイジェスト版．真興交易医書出版部，2017.
2) 廣橋信之，坂本照夫：SIRS, CARS, MARS, MODS. 救急・集中治療 13 (臨時増刊号)：e230-234, 2001.
3) 平澤博之 (編)：SIRS と救急医学．救急医学 20：1001-1126, 1996.
4) 日本救急医学会 (監)：生体反応と SIRS. 標準救急医学 第3版．医学書院, pp 25-27, 2001.
5) Astiz ME, Rackow EC：Septic shock. Lancet 351：1501-1504, 1998.
6) Nasraway SA. Sepsis research：We must change course. Crit Care Med 27：427-430, 1999.
7) Bernard GR：Research in sepsis and acute respiratory distress syndrome：Are we changing course? Crit Care Med 27：434-436, 1999.
8) Levy MM, Fink MP, Marshall JC, et al：2001 SCCM/ESICM/ACCP/ATS/SIS International Sepsis Definitions Conference. Intensive Care Medicine 29：530-538, 2003.
9) 山本良平，林淑朗：特別寄稿　敗血症診療国際ガイドライン SSCG2016 を読み解く．医学書院，週刊医学界新聞　第 3218 号 (1-3) 2017 年 4 月 3 日．
10) Marino PL：*Lactate in Sepsis*. Another Look at Inflammatory Injury. The Vasopressor Folly. The ICU Book. 4th ed. Wolters Kluwer Health, Philadelphia, pp 186-187, pp 276-277, p 956, 2014.

付録 1 基準値一覧

● バイタル・サイン

呼吸数　16〜25 回/分（成人）
脈拍数　60〜100 回/分（成人）
血圧　139〜100/90 未満 mmHg（成人）
体温　36.0〜37.0℃　平熱
SpO_2　96〜99%
血糖　60〜200 mg/dL
尿量　800〜3,000 mL/日 または 0.5〜2.0 mL/kg/時

● 血液検査

白血球　3,300〜8,600 個/μL
骨髄中の芽球　5% 未満
Hb　13.7〜16.8 g/dL（男性），11.6〜14.8 g/dL（女性）
血小板　150,000〜350,000 個/μL
ナトリウム　135〜145 mEq/L
カリウム　3.5〜4.5 mEq/L
カルシウム　8.8〜10.1 mg/dL
リン　2.7〜4.6 mg/dL
マグネシウム　1.5〜2.0 mEq/L
クレアチニン　0.65〜1.07 mg/dL（男性），0.46〜0.79 mg/dL（女性）
尿素窒素（BUN）　8〜20 mg/dL
クレアチニン・クリアランス　91〜130 mL/分
AST（GOT）　13〜30 U/L
ALT（GPT）　10〜42 U/L（男性），7〜23 U/L（女性）
ALB　4.1〜5.1 g/dL
総コレステロール値　TChol 142〜248 mg/dL
コリンエステラーゼ　ChE 240〜486 U/L（男性），201〜421 U/L（女性）（JSCC 標準化対応法）
TBIL　0.4〜1.5 mg/dL
DBIL　0.3 mg/dL 以下
LD　124〜222 U/L（JSCC 勧告法）
ALP　106〜322 U/L（JSCC 法）

γ-GT　13〜64 U/L 以下(男性)，9〜32 U/L 以下(女性)
アンモニア　30〜80 μg/dL(pH 指示薬法)
アミラーゼ　44〜132 IU/L(JSCC 標準化対応法)
CK　59〜248 U/L(男性)，41〜153 U/L(女性)(JSCC 勧告法)
HbA1c　4.6〜6.2%
APTT　30〜40 秒
PT　10〜14 秒
ACT　90〜150 秒
高感度トロポニン T　0.014 mg/mL 以下
BNP　100 pg/mL 未満
NT-pro BNP　400 pg/mL 未満
D-dimer　500 μg/L 未満(50 歳未満)，年齢×10 μg/dL 未満(50 歳以上)
CRP　<0.3 mg/dL〔基準値の上限：年齢÷50(男性)，年齢÷50+0.6(女性)〕
ESR　基準値の上限：年齢÷2(男性)，(年齢+10)÷2(女性)
PCT　<0.05 ng/mL
フェリチン　12〜300 ng/mL(男性)，12〜150 ng/mL(女性)
sILR-2　0〜496 U/mL

● 動脈血ガス分析

pH	7.35〜7.45	7.40±0.05	
$PaCO_2$	35〜45	40±5	mmHg
HCO_3^-	22〜26	24±2	mmol/L
AG(新基準値)	3〜11	7±4	mmol/L

高あるいは低アルブミン血症時の AG 補正値(corrected AG：AGc)

　AGc=AG+2.5×｜4.5−アルブミン濃度(g/dL)｜

低アルブミン血症時だけでなく，高アルブミン血症時にも補正することに注意

Na−Cl	34〜38	36±2	mEq/L
SBE		0±2.0	mmol/L

● 心電図

PQ 間隔　0.12〜0.2 秒（3〜5 mm）
QRS 幅　＜ 0.12 秒（3 mm）
補正 QT 時間　0.35〜0.43 秒
電気軸　−30°〜＋100°（簡単のため 0〜＋90°とすることもある）

● 尿検査

尿比重　　1.005〜1.030
尿浸透圧　100〜800 mOsm/kg
尿赤血球　0〜2/HPF〔HPF：高倍率（high power field）〕
尿白血球　0〜2/HPF

● 髄液検査

髄液圧　60〜150 mmH$_2$O
細胞数　5/μL 以下
蛋白　　15〜45 mg/dL
糖　　　50〜75 mg/dL

● 感染検査

β-D グルカン　＜20 pg/mL（ファンギテック® G テスト　MK II 「ニッスイ」）
　　　　　　　　＜11 pg/mL（β-glacan test Wako）

付録 2 計算式一覧

● 有病率と罹患率

有病率＝罹患率×病期

● 感度・特異度・陽性予測値・陰性予測値

検査＼傷病	陽性	陰性	計
陽性	a	b	a+b
陰性	c	d	c+d
計	a+c	b+d	a+b+c+d

a＝真陽性 true positive　　b＝偽陽性 false positive
c＝偽陰性 false negative　　d＝真陰性 true negative

感度 sensitivity＝a/(a+c)
特異度 specificity＝d/(b+d)
陽性予測値 positive predictive value＝a/(a+b)
陰性予測値 negative predictive value＝d/(c+d)
ここで
　有病率 prevalence＝(a+c)/(a+b+c+d)

● 尤度比（ゆうどひ）

陽性尤度比 positive likelihood ratio
　＝{a/(a+c)}/[b/(b+d)]＝感度/(1−特異度)
陰性尤度比 negative likelihood ratio
　＝{c/(a+c)}/[d/(b+d)]＝(1−感度)/特異度
　（a, b, c, d は上記の表のもの）

● 検査前確率と検査後確率

$$検査後確率＝\frac{検査前確率×感度}{検査前確率×感度＋(1−検査前確率)×(1−特異度)}$$

● オッズと確率

定義 オッズ＝ある事象数またはその確率/それ以外の事象数またはその確率

公式 検査後オッズ＝検査前オッズ×陽性あるいは陰性尤度比

公式 オッズ＝確率/(1−確率) 確率＝オッズ/(オッズ+1)

● バイタル・サイン

ショック指数＝脈拍数(回/分)÷収縮期血圧(mmHg)

尿浸透圧＝(尿比重−1)×20,000～40,000 （筆者は 30,000 で計算）

● 血液検査

Wintrobe の赤血球指数

$MCV(fL) = [Ht(\%)/RBC(10^6/\mu L)] \times 10$ 基準値：$90 \pm 8(fL)$
$MCH(pg) = [Hb(g/dL)/RBC(10^6/\mu L)] \times 10$ 基準値：$30 \pm 4(pg)$
$MCHC(\%) = [Hb(g/dL)/Hct(\%)] \times 100$ 基準値：$34 \pm 3(\%)$

ナトリウム異常

現存する喪失水分量(L)（細胞外液量低下時の高 Na 血症）
　＝現在の体重(kg)×0.5×[血漿 Na 濃度(mEq/L)/140−1]（男性）
女性は 0.5 の代わりに 0.4 を用いる．

現在進行中の喪失水分量および不感蒸泄量の 1 日量の計算方法
　現在進行中の喪失水分量＝自由水クリアランス CeH_2O
　　$CeH_2O = V \times [1 - (U_{Na} + U_K)/P_{Na}]$
V：尿量，U_{Na}：尿中 Na 濃度，U_K：尿中 K 濃度，P_{Na}：血漿 Na 濃度
不感蒸泄量　10 mL/kg/日

喪失塩分量(mEq)（細胞外液量低下時の低 Na 血症）
　＝現在の体重(kg)×0.6×(130−血清ナトリウム濃度)（男性）
女性の場合は 0.6 の代わりに 0.5 を用いる．

Adrogué-Madias の式

輸液 1 L 終了後の血清 Na 濃度の変化量
　＝｛(輸液中の Na 濃度)＋(輸液中の K 濃度)−(血漿 Na 濃度)｝/(体水分量＋1)

補正カルシウム濃度の計算式

補正カルシウム濃度(mg/dL)(本邦)(低 Ca 血症かつ低 ALB 血症の場合のみ)
　=血清カルシウム濃度(mg/dL)+[4-ALB(g/dL)]
補正カルシウム濃度(mg/dL)(米国)
　=血清カルシウム濃度(mg/dL)+|ALB(g/dL)-4.1|×0.8
|ALB(g/dL)-4.1|は，ALB(g/dL)-4.1 の絶対値．アルブミンが高い場合も補正する

カルシウム排泄率(FECa：fractional excretion of Ca)の計算式

FECa(%) ={尿中 Ca 濃度(mg/dL)×血清 Cr 濃度(mg/dL)}
　　　　÷{補正血清 Ca 濃度(mg/dL)×尿中 Cr 濃度(mg/dL)}×100

基準値：1〜2%

クレアチニン・クリアランスの計算式

Ccr=(Ucr/Scr)×V
　Ucr：尿中クレアチニン濃度(mg/dL)
　Scr：血清クレアチニン濃度(mg/dL)
　V：尿量(mL/分)

基準値：91〜130 mL/分

クレアチニン・クリアランスの推測式(Cockcroft & Gault の式)

Ccr=[(140-年齢)×理想体重(kg)]/[血清 Cr(mg/dL)×72]
女性の場合はこれを 0.85 倍する

基準値：70〜130 mL/分

尿中 Na 排泄率 FE_{Na}(%)の計算式

FE_{Na}(%)=[(尿中 Na/血漿 Na)÷(尿中 Cr/血漿 Cr)]×100

基準値：<1%

尿中尿酸排泄率 FE_{UA}(%)の計算式

FE_{UA}(%)=[(尿中 UA/血漿 UA)÷(尿中 Cr/血漿 Cr)]×100
利尿薬内服時
　12%<FE_{UA}　SIAD(感度：86%，特異度：100%)
　FE_{UA}<35%　腎前性腎障害(感度：79〜100%，特異度：33〜91%)

● 動脈血ガス分析

動脈血酸素分圧 PaO_2

基準値	PaO_2=100.0-0.4×年齢(mmHg)	臥位
	PaO_2=100.0-0.3×年齢(mmHg)	立位

肺胞動脈血酸素分圧較差 A-aDO$_2$ の計算式

A-aDO$_2$ = P$_A$O$_2$ − PaO$_2$

基準値　15 mmHg 未満(30 歳以下)
　　　　予測式　A-aDO$_2$ = 2.5 + 0.21 × 年齢

ここで
　P$_A$O$_2$ = F$_I$O$_2$ × (P$_B$ − P$_{H_2O}$) − PaCO$_2$/R
　PB(大気圧) = 760 mmHg, P$_{H_2O}$(水の蒸気圧) = 47 mmHg, R(呼吸商) = 0.8 を代入すると
　P$_A$O$_2$ = F$_I$O$_2$ × 713 − PaCO$_2$ × 1.25
　F$_I$O$_2$ = 0.21 ならば
　P$_A$O$_2$ = 150 − PaCO$_2$ × 1.25
したがって,
　A-aDO$_2$ = F$_I$O$_2$ × 713 − PaCO$_2$ × 1.25 − PaO$_2$
F$_I$O$_2$ = 0.21 ならば
　A-aDO$_2$ = 150 − PaCO$_2$ × 1.25 − PaO$_2$

A-aDO$_2$：肺胞動脈血酸素分圧較差, P$_A$O$_2$：肺胞酸素分圧
PaO$_2$：動脈血酸素分圧, PaCO$_2$：動脈血二酸化炭素分圧
F$_I$O$_2$：吸気酸素濃度

参考：各種 O$_2$ 投与器具による O$_2$ 流量と F$_I$O$_2$ の関係

吸入器具	100% O$_2$ 流量(L/分)	F$_I$O$_2$
鼻カニューレ	1	0.24
	2	0.28
	3	0.32
	4	0.36
	5	0.40
	6	0.44
フェイスマスク	5〜6	0.40
	6〜7	0.50
	7〜8	0.60
リザーバ付きマスク	6	0.60
	7	0.70
	8	0.80
	9	0.90
	10	0.90〜

● 酸塩基平衡障害の判読方法

呼吸性障害の急性・慢性の鑑別

$\Delta HCO_3^-/\Delta PaCO_2$	呼吸性アシドーシス
≦0.1	急性
0.1<	慢性
$\Delta HCO_3^-/\Delta PaCO_2$	呼吸性アルカローシス
≦0.2	急性
0.2<	慢性

一次性酸塩基平衡障害に対する二次性反応の予測式

代謝性アシドーシスならば
　$PaCO_2$ 予測値$=40-[1.2\times(24-HCO_3^-)]$
代謝性アルカローシスならば
　$PaCO_2$ 予測値$=40+[0.7\times(HCO_3^--24)]$
急性呼吸性アシドーシスならば
　HCO_3^-予測値$=24+[0.1\times(PaCO_2-40)]$
慢性呼吸性アシドーシスならば
　HCO_3^-予測値$=24+[0.35\times(PaCO_2-40)]$
急性呼吸性アルカローシスならば
　HCO_3^-予測値$=24-[0.2\times(40-PaCO_2)]$
慢性呼吸性アルカローシスならば
　HCO_3^-予測値$=24-[0.4\times(40-PaCO_2)]$

補正 HCO_3^- の定義とその解釈

補正 $HCO_3^-=HCO_3^-$実測値$+(AG-12)$
基準値：23〜28

補正 $HCO_3^->28$ ならば，
　AG 開大性代謝性アシドーシスと代謝性アルカローシスの合併
補正 $HCO_3^-<23$ ならば，
　AG 開大性代謝性アシドーシスおよび
　AG 非開大性代謝性アシドーシスの合併

重炭酸投与量の計算式

治療目標：$[HCO_3^-]=8$ mEq/L あるいは
　　　　　ショックや不整脈が臨床的に改善すること
投与量：(目標$[HCO_3^-]$値－実測$[HCO_3^-]$値)×0.5×体重(kg)mEq
　メイロン® 8.4% は 1 mL＝1 mEq,
　メイロン® 7%（sodium bicarbonate）は 1 mL＝0.84 mEq, で計算
通常側管から必要量を 1 時間かけて点滴静注
その後血液ガス検査で酸塩基平衡障害を再評価

浸透圧ギャップの計算式

浸透圧ギャップ＝血漿浸透圧測定値－血漿浸透圧予測値
　血漿浸透圧予測値＝$2\times[Na]+BUN/2.8+$血糖$/18$

尿アニオン・ギャップ(UAG)の計算式とその解釈

$UAG=(U_{Na}+U_K)-U_{Cl}$
　U_{Na}：尿中 Na 濃度, U_K：尿中 K 濃度, U_{Cl}：尿中 Cl 濃度

$UAG<0$　HCO_3^-損失型＝尿中アンモニア排泄増加
　腎臓でのHCO_3^-損失　近位尿細管アシドーシス（しばしば低 P 血症, 高尿酸血症, 腎性尿糖を伴う）
　腸管からのHCO_3^-損失（下痢, 尿管腸管瘻, 膵瘻など）
　Na 点滴

$UAG>0$　酸排泄機能障害型＝尿中アンモニア排泄低下
　1 型尿細管アシドーシス：血清 K 減少, 尿 pH＞5.5
　4 型尿細管アシドーシス：血清 K 増加, 低アルドステロンでは尿 pH＞5.5

ただし, 下記の場合 UAG は信頼できない
　多尿
　尿 pH＞6.5
　尿アンモニアが塩素イオン以外の陰イオンとともに排泄される場合（例えば, ケト酸, アセチルサリチル酸, D 型乳酸, そして大量のペニシリンなど）
　尿 Na 濃度＜20 mmol/L

これらの場合, 尿浸透圧ギャップを計算する
もしも尿浸透圧ギャップ＜40 mmol/L ならば, 尿アンモニア排泄障害が疑われる

胸水(serum-effusion albumin gradient の計算式とその解釈)

> 血清滲出液アルブミン勾配＝血清アルブミン－胸水中アルブミン
>
> 血清滲出液アルブミン勾配≦1.2 g/dL ならば滲出性胸水
> 血清滲出液アルブミン勾配＞1.2 g/dL ならば漏出性胸水

腹水〔serum-to-ascites albumin gradient (SAAG) の計算式とその解釈〕

> SAAG＝腹水アルブミン値－血清アルブミン値
>
> SAAG≧1.1 g/dL ならば門脈圧亢進症あり
> SAAG＜1.1 g/dL ならば門脈圧亢進症なし
>
> 診断正確度 96.7%

ing
索引

欧文

ギリシャ・数字
β-D-グルカン 439
―――, 偽陽性となる要因 440
Ⅰ型呼吸不全 282
Ⅱ型呼吸不全 282
Ⅲ度房室ブロック 383
3 rules by Rutcky 157
3% 食塩水 187
4T スコアリング・システム 174
12 誘導心電図 342
24 時間血圧測定 (ABPM) 53

A
A 群 β 溶血連鎖球菌検出用キット 436
A-aDO$_2$ 289
――― の計算式 469
ABPM (ambulatory blood pressure monitoring) 53
accuracy 7
acidemia (酸血症) 303
acidosis 303
acute liver failure 228
acute phase proteins 271
ADAMTS13 172
Adrogué-Madias の式 188, 467
Afib 376
Aflutter 377
AG 開大性代謝性アシドーシス 314, 333
AG が低下する病態 316
AG 非開大性代謝性アシドーシス 314, 335
AHH (acquired hypocalciuric hypercalcemia) 204
AKA 334
AKI (acute kidney injury) 217, 218, 222, 446
ALB 225
ALI (acute lung injury) 291
alkalemia (アルカリ血症) 303
alkalosis 303
anisocoria 36, 37
ANP (atrial natriuretic peptide) 267
anuria 89, 92
APS (antiphospholipid antibody syndrome) 255
APTT (activated partial thromboplastin time) 253
ARDS (acute respiratory distress syndrome) 291, 446
ARDS (adult respiratory distress syndrome) 291
ARF (acute renal failure) 217
Arrhenius の定義 301
Astrup 306
AUC (area under curve) 6
Auspitz phenomenon 127
AVNRT (AV nodal reentrant tachycardia) 378
axis 355

azotemia 214, 222

B

B症状, Ann Arbor分類の 64
bacterial peritonitis 419
Bayes統計学 26
Bayesの定理 8, 26
BEecF (Base Excess of the extracellular fluid) 307
beer potomania 182
Berlin定義 292
bipolar lead 343
blood culture 433
blood culture negative bacteremia 68, 435
B&M (Bartholomew & Mittwer)法 429
BNP 267
—— が上昇しにくい心不全 268
Bostonアプローチ 309
Boston学派 307
bradycardia 47
Brønsted-Lowryの定義 301
BUN 214
BUN/Cr比 222

C

carbon monoxide intoxication 78
cascade model 250
Ccr 215
—— の計算式・推測式 468
CD (*Clostridium difficile*) 検査 437
cell-based model of hemostasis 251

Cerebrospinal fluid hypovolemia 401
CGA分類 219
Child-Pughの分類 232
Choosing Wiselyキャンペーン 3
CK (creatine kinase) 242
CKD (chronic kidney disease) 218
—— での腎臓内科コンサルテーション基準と腎生検の適応基準 223
CKD-EPI (Chronic Kidney Disease Epidemiology Collaboration eGFR) 216
CNP (C-type natriuretic peptide) 268
Cockcroft & Gaultの式 215, 468
cold diuresis 88
conjugate deviation 37
Copenhagenアプローチ 307, 318
Copenhagen学派 307
CPK (creatine phosphokinase) 242
crisis 61
CRP (C-reactive protein) 271
—— とESRの乖離 273
CSW (cerebral salt-wasting) 症候群 185
—— とSIADとの相違点 186
CVA叩打痛 111

D

Darier徴候 126
D-dimer 269
Delta Gap (Δgap) 314
dermography 126
diascopy 126

DIC (disseminated intrarascular coagulation)　257, 446
——, 急性期の診断基準　257
——, 敗血症における診断と治療　457
—— の治療例　260
DIHS (Drug-induced Hypersensitivity Syndrome)　129
DKA (diabetic ketoacidosis)　80, 335
—— の診断基準　81
downward deviation　37
drug fever　69
Duke 基準, 修正　106
D.VAGAL　340
dysrhythmia　372

E

early repolarization　368
EB ウイルス特異抗体　122, 123
EBM　27
eczema　125
EGDT　455
endotoxemia　460
eosinophilia　152
eruption　124
ESR (erythrocyte sedimentation rate)　272
—— と CRP の乖離　273

F

fat embolism syndrome　77
FECa (fractional excretion of Ca)　204, 468

FE_{Na}　396
—— の計算式　468
Ferritin　276
FE_{UA} の計算式　468
FE_{UN}　396
FGF23　201
FHH (familial hypocalciuric hypercalcemia)　204
FN (febrile neutropenia)　153
Froin 症候群　406
fulminant hepatitis　226
FUO (fever of unknown origin)　66, 276

G

Gap-gap　315
GCS (Glasgow Coma Scale)　35
GFR (Glomerular Filtration Rate)　216
GI 療法　194
GOLD MARK　333
gout　424

H

HARD UP (ハードアップ)　336
HbA1c　83
HDS-R　38
Henderson-Hasselbalch の式　301
herpes zoster　129
HHM (humoral hypercalcemia of malignancy)　204
HHS (hyperglycemic hyperosmolar syndrome)　80, 81
histamine intoxication　129

HIT (heparin-induced thrombocytopenia) 170, 173
HIV 検査 122
HLH (Hemophagocytic Lymphohistiocytosis) 261, 262
Hodgkin リンパ腫 64
HPS (Hemophagocytic syndrome) 261
HUS (hemolytic uremic syndrome) 170, 171
Hutchinson 徴候 129
hypercalcemia 202
hypercarbia (hypercapnia) 295
hypermagnesemia 211
hypernatremia 177
hyperoxemia 286
hyperphosphatemia 207
hyperpyrexia 57
hyperthermia 58
hypertrophy 357
hypocalcemia 206
hypocarbia (hypocapnia) 298
hypomagnesemia 212
hyponatremia 181
hypophosphatemia 208
hypoxemia 287

I

ICD (implantable cardioverter defibrillator) 354
ICU 貧血 281
IDA (iron deficiency anemia) 163
IGRA (Interferon Gamma Releasing Assay) 65, 442
infarction 359
INR (International Normalized Ratio) 253

J

J 波症候群 370
JCS (Japan Coma Scale) 34
Jervell-Lange-Nielsen 症候群 354
jolt accentuation 137

K

KDIGO 分類 217
Köbner phenomenon 126

L

LAMP (Loop-mediated isothermal amplification) 法 431
leukemia 148
leukemoid reaction 149
leukocytosis 147
leukopenia 147, 152
Levine の分類 104
Lewis の定義 301
Light 基準 411, 412
liver failure 226
lung protective strategy 293
lymphocytosis 151
lysis 61

M

macrocytic anemia 160
macrotrauma 293
malignant hyperthermia 245

MASCC スコア (Multinational Association for Supportive Care in Cancer scoring system) 154
MAT (multiatrial tachycardia) 377
MCMC 法 27
metabolic acidosis 332
metabolic alkalosis 338
microtrauma 293
miosis 35, 36
mirocytic amenia 162
MMSE (mini mental state examination) 39
MODS (multiple organ dysfunction syndrome) 291, 446
monocytosis 152
Monro-Kellie 原理 401
MPS (myeloproliferative neoplasms) の WHO 分類 167
MRSA 459
MUD PILES (マッド パイルズ) 333
Murphy's sign 111
mydriasis 35, 36

N

narrow-complex 373
negative likelihood ratio 7
neutropenia 153
neutrophilia 150
Nikolsky phenomenon 126
NMS (neuroleptic malignant syndrome) 244
normocytic anemia 161
NPPV 284, 296

NT-proBNP 267

O

O_2 投与器具による O_2 流量と F_1O_2 の関係 469
ocular bobbing 37
ocular dipping 37
ODS 188
oliguria 89, 92
open lung strategy 293
orthopnea 44
osmotic diuresis 88

P

P' 波 378
$PaCO_2$ 289
PaO_2 286, 468
paracentesis 417
PCT (procalcitonin) 273
―― が偽陽性となることがある病態 275
Pel-Ebstein 熱型 61
PERC rule (Pulmonary Embolism Ruleout Criteria rule) 76
permissive hypercapnia 293
platypnea 44
PNH (paroxysmal nocturnal hematuria) 118
polycythemia 158
polyuria 89
poor R wave progression 370
positive likelihood ratio 7
post-test probability 8
PQ 間隔 350

pre-test probability 7
precision 7
pressure diuresis 88
psoas sign 112
PSVT (paroxysmal supraventricular tachycardia) 377
PTH産生腫瘍 (HHM) 204
PT (prothrombin time) 253
pulmonary embolism 75
PVC 384

Q
QRS幅 351
QS型 346
qSOFA (quick SOFA) 基準 452
QT間隔 353
Queckenstedt試験 400
Quincke edema 129

R
R波増高, V_1での 370
RASS (Richmond Agitation-Sedation Scale) 34, 36
rate 349
reciprocal change 346, 367
reexpansion pulmonary edema 409
reference value 19
reliability 7
reproducibility 7
respiratory failure 282
rhabdomyolysis 245
rhythm 350
ROC (receiver operating characteristics) 曲線 5

Romano-Ward症候群 354
Rosenbaumの分類 381
roving eye movement 37
RR間隔 373

S
SAAG (serum-to-ascites albumin gradient) 419
SaO_2 72
SBE (Standard Base Excess) 307, 318
Scribnerの鉄則 176, 182
Sepsis 80, 169, 446
Sepsis-1の定義 447
Sepsis-2の定義 449
Sepsis-3の定義と診断基準 451
septic arthritis 423
Sgarbossa's criteria 364
shock liver 235
SI (Shock Index) 54
SIAD (syndrome of inappropriate diuretics) 185
―― とCSW症候群との相違点 186
SIADH (syndrome of inappropriate diuretic hormone) 184, 185
sIL-2R 277
SIRS (systemic inflammatory response syndrome) 291, 446
―― の診断基準 447
skew deviation 37
SLUMPEED (スラムピード) 333
SnNout 5
SOFAスコア 452

Sokolow-Lyon の診断基準　359
solvent diuresis　88
SpO_2　72, 73
SpPin　5
sputum culture　432
SSS (sick sinus syndrome)　379
ST 上昇・低下　347, 367
Stevens-Johnson 症候群　128
Stewart アプローチ　307, 319
stridor　98
subjective probability　27

T

tachycardia　47
TEN (toxic epidermal necrolysis)
　　　　　　　　　　128
thoracentesis　408
thrombocytopenia　168
thrombocytosis　166
titrable acid　307
torsades de pointes　384
trepopnea　44
TTKG (transtubular potassium concentration gradient)　194
TTP (thrombotic thrombocytopenic purpura)　170, 171
TTP-HUS (thrombotic thrombocytopenic purpura-hemolytic uremic syndrome)　172
tuberculous pleural effusion　414

U

unipolar lead　343
urinary retention　92
urine culture　432
urticaria　127

V

VALI (ventilator-associated lung injury)　293
Virchow の三徴　249

W

waterfall model　251
Wells Score　76
wide-complex　373
Wintrobe の赤血球指数　467
WPW (Wolff-Parkinson-White syndrome) 症候群
　── の診断　379, 381
　── による房室リエントリー性頻拍
　　　　　　　　　　382

和文

あ

アウスピッツ現象 127
アドロゲ・マディアスの式 188, 467
アナフィラキシーの治療例 128
アミラーゼ 236
アミラーゼアイソザイム 238
アメンチア 33
アルカリ血症(alkalemia) 303
アルコール性肝障害の診断 235
アルコール性ケトアシドーシス (AKA) 334
アルドステロン症, 偽性の治療例 199
アルブミン 225
アレニウスの定義 301
アンモニア 226
亜硝酸塩 394
悪性高熱症 245
悪性症候群(NMS) 244
悪性リンパ腫 278
圧利尿 88

い

インターフェロンγ遊離試験(IGRA) 65, 442
インフルエンザ 436
移行帯 356
異常 Q 波 346
異常高熱 57
異常肺音へのアプローチ 102
意識 33, 132
意識障害 33, 296
ーー の鑑別診断 40
ーー の治療 41
意識レベル 33
一次性酸塩基平衡障害に対する二次性反応の予測式 470
一過性エンドトキシン血症 66
一過性菌血症 66
一過性血圧高値の治療例 53
一酸化炭素中毒 78
ーー の治療例 79
一発熱 66
陰性予測値 4, 466

う

ウィルヒョウの三徴 249
ウィントロープの赤血球指数 467
ウイルス感染症 460
ウイルス性髄膜炎 405
右室肥大の診断 358
右方移動 151
植え込み型除細動器(ICD) 354
運動失調 135
運動神経 133

え

エイフィブ 376
エイフラッター 377
エンドトキシン血症 460
ーー, 一過性 66
腋窩リンパ節腫脹 121

お

オッカムの剃刀 22
オッズ 11
ーー と確率 467

悪寒戦慄 65
黄疸 113
　――, 閉塞性 115
　――, 溶血性 117
横紋筋融解症 245
　――の治療例 248
温式自己免疫性溶血 118

か

カリウム 191
　――を豊富に含む果物摂取 199
カルシウム 200
カルシウム排泄率（FECa） 204
　――の計算式 468
ガフキー号数 430
下顎呼吸 43
下壁梗塞 360
下方共同偏視 37
可溶性IL-2受容体（sIL-2R） 277
家族性Ca尿性高Ca血症（FHH） 204
過換気症候群 298
過粘稠症候群 158
臥床呼吸 44
回帰熱 61
改訂長谷川式簡易知能評価スケール（HDS-R） 38
喀痰培養 432
活性化部分トロンボプラスチン時間（APTT） 253
滑車上部リンパ節腫脹 121
甘草 198
肝機能 224
肝硬変による腹水 421

肝細胞障害の程度の評価 224
肝障害, アルコール性の診断 235
肝不全 226
　――の治療例 235
　――の分類 231
冠動脈
　――と刺激伝導系 363
　――の解剖 361
冠動脈造影所見の記載方法 362
陥没呼吸 43
間欠熱 61
渙散 61
寒冷凝集素症 118
寒冷利尿 88
感覚神経 136
感染症
　――, ウイルス 460
　――, 耐性菌・真菌 459
　――に対する基本戦略 426
感染性関節炎 423
感染性心内膜炎 105, 106
感染性髄膜炎 404
感度 4, 466
関節液 423
関節炎, 感染性 423
簡易Light基準 412
眼球運動 37

き

キサントクロミー 400
キシロカイン 196
気管挿管の適応 45, 284
気胸, 緊張性 103
起坐呼吸 44

基準値　19
基準値一覧　463
偽性アルドステロン症の治療例　199
偽性高K血症の否定　192
偽性心室頻拍　374, 382
偽性低Na血症　182
脚ブロック　352
急性期DIC診断基準　257
急性期蛋白質　271
急性期反応因子　271
急性喉頭蓋炎　100
急性呼吸促迫症候群（ARDS）
　　　　　　　　　291, 446
急性骨髄性白血病（AML）　149
急性錯乱状態　33
急性心筋梗塞　367
急性腎障害（AKI）　217, 218, 446
――の治療例　222
急性腎不全（ARF）　217
急性膵炎　238
――の治療例　240
急性尿細管壊死（ATN）　222
急性肺損傷（ALI）　291
共同偏視　37
胸腔穿刺　408
胸水　408, 472
――, 滲出性の治療　415
――, 漏出性の治療　414
――の診断基準　411, 413
凝固系のメカニズム　249
凝固能検査　249
局所性リンパ節腫脹　121
菌血症　433
――, 一過性　66

緊張性気胸　103

く
クインケ浮腫　129
クループ　100
クレアチニン・クリアランス（Ccr）
　　　　　　　　　215
――の計算式・推測式　468
クロストリジウム・ディフィシル感染症（CDI）　437
グラム染色法　428

け
ケブネル現象　126
計算式一覧　466
稽留熱　61
劇症肝炎　226
劇症肝不全　228
血管神経性浮腫　129
血球貪食症候群（HPS）　261
血球貪食性リンパ組織球症（HLH）
　　　　　　　　　261, 262
血胸　415
血小板　166
血小板減少症　168
血小板増加症　166
――, 二次性　167
血小板輸血　170
血清クレアチニン　214
血栓症の分類　250
血栓性血小板減少性紫斑病（TTP）
　　　　　　　　　170, 171
――の治療例　172
血栓性静脈炎　130

血栓生成の 2 過程　250
血糖　80
血糖管理　457
血糖モニタ　83
血圧　49
　── の左右差　50
血圧高値
　──, 一過性の治療例　53
　── へのアプローチ　50
血圧低値へのアプローチ　53
血液ガス分析　280
血液検査の原則　144
血液培養　433
血液培養陰性菌血症　68, 435
血友病　250
結核菌　431
結核検査法　442
結核性胸水　414
検査　2
　── のコスト　16
　── の指標　4
　── の選択　15
検査解釈　3, 19
検査計画　3, 17
検査後オッズ　12
検査前・後確率　7, 466
賢明な選択　3

こ

コッククロフト & ゴールトの式　215, 468
コペンハーゲン・アプローチ　307, 318
コペンハーゲン学派　307

呼吸　43
呼吸異常へのアプローチ　45
呼吸臭　45
呼吸数　43
呼吸性アシドーシス　312
呼吸性アルカローシス　312
呼吸性障害の急性・慢性の鑑別　470
呼吸パターン　44
呼吸不全　282, 446
　── の診断基準　283
呼吸様式の異常　43
好酸球増加症　152
好中球減少症　153
　──, 発熱性の治療例　154
好中球増加症　150
好中球の分化過程　149
抗菌薬　435
抗菌薬治療　454
抗酸菌染色法　430
抗リン脂質抗体症候群 (APS)　255
後頸部リンパ節腫脹　121
後天性低 Ca 尿性高 Ca 血症 (AHH)　204
紅色皮膚描記症　126
高 Ca 血症　201, 202
　── の治療例　205
高 Ca 血症性クリーゼ　202
高 K 血症　191
　──, 偽性の否定　192
　── の治療例　193
高 Mg 血症　211
　── の治療例　212
高 Na 血症　177

高 P 血症　207
　——の治療例　208
高血糖　80, 182
　——の治療例　84
　——の定義　81
高血糖高浸透圧症候群(HHS)　80
　——の診断基準　81
高血圧緊急症　51
　——の治療例　53
高血圧症, 本態性　52
高酸素血症　286
高蛋白血症　182
高窒素血症　214, 222
高二酸化炭素血症　282, 294, 295
高熱症　58
　——, 悪性　245
高ビリルビン血症　113
梗塞　359
喉頭蓋炎, 急性　100
喉頭浮腫　101
骨髄異形成症候群(MDS)　161
骨髄穿刺　148
骨髄増殖腫瘍(MPS)の WHO 分類　167

さ

左室肥大の診断　359
左室流出路障害　106
左方移動　151
再現性　7, 15
再膨張性肺水腫　409
細菌性髄膜炎　404
細菌性腹膜炎　419
細胞障害性低酸素症　461

採血計画　144
錯乱状態, 急性　33
札幌基準　256
殺菌性抗菌薬　435
散瞳　35, 36
酸塩基平衡　301, 305
酸血症(acidemia)　303
酸素中毒　286
酸素飽和度(SpO_2)　72, 73

し

シーソー呼吸　43
シドニー改変, 札幌基準　256
ショック　54
ショック指数(SI)　54
ショック・リバー　235
ジャーベル・ランゲ・ニールセン症候群　354
糸球体濾過量(GFR)　216
弛張熱　61
刺激伝導系と冠動脈　363
姿勢の診療　137
脂肪塞栓症候群　77
自己免疫疾患　65
自律神経　138
軸, 心電図　355
湿疹　125
膝窩部リンパ節腫脹　121
斜偏位　37
主観確率　27
収縮期雑音へのアプローチ　105
修正 Duke 基準　106
修正 Light 基準　411
重症頭部外傷　299

重炭酸投与 332
重炭酸投与量の計算式 471
縮瞳 35, 36
循環器系マーカー 264
徐脈 47
小球性貧血の鑑別診断 162
小脳障害の鑑別 135
症候性脳脊髄減少症 401
硝子圧法 126
静脈血ガス分析 280
静脈採血 144
心因性多飲症 182
心音 104
心筋梗塞, 急性 367
心筋症, 肥大型 106, 109
心雑音の表記方法 104
心室細動 369
心室頻拍, 偽性 374, 382
心電図
―, 正常 344
――の判読方法 349
心電図検査 342
心電図波形 345
心内膜炎, 感染性 105, 106
心拍数 349
心房エコー波 378
心房細動 376
心房性ナトリウム利尿ペプチド（ANP） 267
心房粗動 377
神経学的(スクリーニング)診察 131
侵襲性 15
信頼度 7
真菌感染症 459

滲出性胸水 410, 415
滲出性腹水 418
浸透圧ギャップ
――の開大 335
――の計算式 471
浸透圧性脱髄症候群(ODS) 188
浸透圧利尿 88
診断 21
人工呼吸器 284
人工呼吸器関連肺障害(VALI) 293
迅速性 15
腎機能 214
腎機能障害 217
――, 急性の治療例 222
腎性腎機能障害 221
腎性尿崩症 91
蕁麻疹 127

す

スガルボッサの基準 364
スクリブナーの鉄則 176, 182
スチュワート・アプローチ 307, 319
スティーブンス・ジョンソン症候群 128
スナウト 5
スピン 5
水利尿 88, 90
錐体路 134
膵炎, 急性 238, 240
髄液 399
髄液圧 400
髄液中の総蛋白増加 406
髄液糖 406

髄膜炎
　—— の鑑別診断　403
　—— の治療例　404, 405
髄膜刺激徴候　137

せ

セロトニン症候群　60
せん妄　33
正確度　5
正球性貧血　161
正常心電図　344
成人型呼吸促迫症候群(ARDS)　291
成人ネフローゼ症候群　391
静菌性抗菌薬　435
精密度　7
赤血球形態異常　118
赤血球指数　159
赤血球濃厚液輸血　164
赤血球輸血開始基準　164
先天性赤血球酵素異常症　118
全身性炎症反応症候群(SIRS)
　　　　　　　　291, 446
　—— の診断基準　447
全身性リンパ節腫脹　121
　—— を起こしうる薬物　120
前頸部リンパ節腫脹　121

そ

ソコロウ・リオンの診断基準　359
鼠径部リンパ節腫脹　121
双極誘導　343
早期興奮症候群　381
早期再分極　368
造血障害型　261

た

ダリエ徴候　126
多血症　158
多源性心房性頻拍(MAT)　377
多臓器不全(MODS)　291, 446
多尿　89, 179
代謝性アシドーシス　312, 332
代謝性アルカローシス　312, 338
対光反射　35
体温　57
体質性黄疸　115
体質性低血圧症　55
耐性菌感染症　459
帯状疱疹　129
大球性貧血の鑑別診断　160
大動脈弁狭窄症　106, 108
単球増加症　152
単誘導　343
胆道閉塞の評価　225
胆嚢炎　111
蛋白尿　390

ち

チール・ネールゼン染色　430
チェスト・チューブ　415, 416
チャイルド・ピューの分類　232
治療可能性　16
治療抵抗性敗血症　458
致死性不整脈　196
中枢性尿崩症　91
虫垂炎　112
腸閉塞　112
調律　350

つ

ツベルクリン反応　65, 444
痛風　424

て

デューク基準, 修正　106
低 Ca 血症　201, 206
　—— の治療例　207
低 K 血症　195
低 Mg 血症　212
低 Na 血症　181
低 Na 血症再誘導療法　189
低 P 血症　208
低血糖　80
　—— の定義　84
低血圧症, 体質性　55
低酸素血症　282, 287, 296
　—— の治療例　290
低髄液圧症候群　401
低体温　70
低二酸化炭素血症　298
低ホスファターゼ症　226
低容量換気　294
鉄欠乏性貧血(IDA)　163
電解質異常, 複合する　213
電気軸　355

と

トキソプラズマ　119
トルサード・ド・ポアンツ　384
トロポニン　264
トロポニン偽陽性の病態　266
塗抹染色法　428
頭部外傷, 重症　299

糖尿病性ケトアシドーシス(DKA)　80, 335
　—— の診断基準　81
糖尿病の臨床診断のフローチャート　82
洞性徐脈・頻脈　47
洞不全症候群(SSS)の診断　379
動脈血ガス分析　280
動脈血酸素分圧　286, 468
動脈血酸素飽和度(SaO_2)　72
動脈採血　144
動脈波形　49
瞳孔反射　35
瞳孔不同　35, 37
特異度　4, 466
特発性細菌性腹膜炎　419
特発性脳脊髄液減少症　401

な

ナトリウム　176
ナトリウム異常　467

に

ニコルスキー現象　126
二次性血小板増加症　167
二次性細菌性腹膜炎　419
二次性反応　311
　—— の予測式, 一次性酸塩基平衡障害に対する　311, 470
二枝ブロック　353
入院時一式検査　2
乳酸アシドーシス　335
尿 Cl 濃度　396
尿 K 濃度　394

尿 Na 濃度　394
尿アニオン・ギャップ（UAG）　396
　—— の計算式とその解釈　471
尿検査　388
尿浸透圧　389
尿浸透圧近似式　90
尿潜血　389
尿素窒素（BUN）　214
尿蛋白　390
尿中 β_2-MG　222
尿中 L 型脂肪酸結合蛋白　222
尿中 Na 排泄率の計算式　468
尿中 NAG　222
尿中 NGAL　222
尿中ケトン体　391
尿中尿酸排泄率の計算式　468
尿中白血球エステラーゼ反応　394
尿中薬物検査　397
尿沈渣　392
尿電解質　394
尿糖　390
尿妊娠反応　396
尿培養　432
尿比重　388
尿閉　92
尿崩症　179
　—— の治療例　91
尿量　88
尿路感染症　393
妊娠性高 Ca 血症性クリーゼ　202
認知機能検査　37

ね
猫引っかき病　119

熱型　61
熱源検索　63

の
ノモグラム　9
脳神経　133
脳性塩類喪失（CSW）症候群　185
　—— と SIAD の相違点　186
脳脊髄液減少症　401
　—— の治療　403
膿胸の治療　415
膿尿　393

は
ハッカーの変法　429
ハッチンソン徴候　129
バイタル・サイン　32, 467
　—— とモニタ　32
バソプレシン分泌過剰症（SIADH）　184, 185
バッグ・バルブ・マスク換気　79
バルセロナ宣言　454
パニック発作　99, 101
肺音の分類　101
パルス・オキシメータ　72
波状熱　61
播種性血管内凝固（DIC）　256, 446
　——, 急性期の診断基準　257
　——, 敗血症における診断と治療　457
　—— の治療例　260
肺炎球菌莢膜尿抗原　437
肺音の分類　101
肺水腫, 再膨張性　409
肺塞栓症　75

―― の治療例　77
―― の否定診断（PERC rule）　76
肺胞動脈血酸素分圧較差の計算式
　　　　　　　　　　　　　　　469
肺保護戦略　293
敗血症　80, 169, 446
―― , 治療抵抗性　458
―― と敗血症性ショックの診断の流れ　453
―― における DIC 診断と治療　457
敗血症性 AKI　457
敗血症性ショックに対するステロイド療法　456
白色皮膚描記症　126
白血球　147
白血球減少症　147, 152
白血球増加症　147
白血球分画百分率基準値　150
白血病の診断　148
発熱性好中球減少症（FN）　153
―― の治療例　154
発熱　58, 59
―― の治療　69
―― を起こしうる薬剤　69
反応因子, 急性期　271
汎血球減少症　171

ひ

ヒスタミン中毒　129
ヒッカムの格言　23
ビタミン D 依存症・欠乏症　207
皮質脊髄路　134
皮膚　124
皮膚描記法　126

皮膚病変が診断の鍵になりうる致死性疾患　127
肥大　357
肥大型心筋症　106, 109
脾腫　65
鼻尖注視　37
鼻翼呼吸　43
左鎖骨上部リンパ節腫脹　121
貧血　158
―― の鑑別診断　159
頻度主義統計学　26
頻脈　47

ふ

フェイバー法　429
フェリチン　68, 276
フロアン症候群　406
ブレンステッド・ローリーの定義
　　　　　　　　　　　　　　　301
プロカルシトニン（PCT）　273
―― が偽陽性となることがある病態
　　　　　　　　　　　　　　　275
プロトロンビン時間（PT）　253
不随意運動　135
不整脈　372
―― , 致死性　196
不適切抗利尿症候群（SIAD）　185
―― と CSW の相違点　186
不明熱（FUO）　66, 276
付加価値　16
副甲状腺機能低下症　207
副甲状腺クリーゼ　202
腹腔穿刺　417
―― の適応　418

腹水　417, 472
　——，肝硬変による　421
　——の分類　418
腹部診察　110
腹膜炎　110, 419
複合する電解質異常　213
分利　61

へ

ヘパリン　254
ヘパリン起因性血小板減少症(HIT)　170, 173
ヘマトクリット　157
ヘミブロック　353
ヘモグロビン　157
ヘンダーソン・ハッセルバルヒの式　301
ベイズ統計学　26
ベイズの定理　8, 26
ベルリン定義　292
ペル・エプスタイン熱型　61
閉塞性黄疸　115
片側臥位呼吸　44
片麻痺の部位診断　138
弁膜症　106

ほ

ホジキンリンパ腫　64
ボストン・アプローチ　309
ボストン学派　307
歩行の診療　137
補正 HCO_3^-　314, 315
　——の定義とその解釈　470

補正カルシウム濃度　201
　——の計算式　468
乏尿　89, 92
房室結節リエントリー性頻拍(AVN-RT)　378
房室ブロック，Ⅲ度　383
房室リエントリー性頻拍，WPW症候群による　382
発作性寒冷血色素尿症(PNH)　118
発作性上室性頻拍(PSVT)　377
発作性心室性期外収縮(PVC)　384
発作性夜間血色素尿症　118
発疹　124
本態性高血圧症　52

ま

マーフィー徴候　111
マグネシウム　211
マネジメント　3, 24
マラリア　66
マルコフ連鎖モンテカルロ法(MCMC法)　27
麻痺　133
　——の部位診断　134
末梢リンパ節腫脹　65
慢性腎臓病(CKD)　218
　——での腎臓内科コンサルテーション基準と腎生検の適応基準　223

み

ミオグロビン尿　246
右鎖骨上部リンパ節腫脹　121
脈拍　47

む・め・も

無気肺　66
無菌性膿尿　393
無尿　89, 92
夢幻状態　33

免疫グロブリン(IVIG)療法　455

モンロー・ケリーの原理　401
もうろう状態　33
問題解決型神経学的診察　131, 138
問題解決型身体診察　96

や・ゆ

薬剤性過敏症症候群(DIHS)　129
薬剤性高Ca血症　203
薬剤熱　69
山田の分類　381

輸血　164
尤度比　7, 8, 466
尤度比ノモグラム　9
有病率　4, 466

よ

陽性予測値　4, 466
溶血　117
溶血性黄疸　117
溶血性尿毒症症候群(HUS)　170, 171
　──の治療例　172
溶血性貧血　161
溶質(溶媒)利尿　88

ら・り

ライト基準　411, 412
ライム病　119
ラ音　102

リッチモンド興奮-鎮静スケール
　(RASS)　34, 36
リン　200
リンパ球増加症　151
リンパ腫, 悪性　278
リンパ節腫脹　119
　──, 末梢　65
　──を起こしうる薬物　120
リンパ節診察法　120
罹患率　4, 466
両側声帯麻痺　99

る・れ・ろ・わ

ルイスの定義　301
ルビンの壺　21
類白血病反応　148, 149

レジオネラ尿抗原　437
レバインの分類　104

ローゼンバウムの分類　381
ロマノ・ワード症候群　354
漏出性胸水　410, 414
漏出性腹水　418

ワルファリン　254